临床心血管内科急危重症

田庆印◎主编

中国出版集团
世界图书出版公司
广州·上海·西安·北京

图书在版编目(CIP)数据

临床心血管内科急危重症 / 田庆印主编. —广州：
世界图书出版广东有限公司,2025.1重印
ISBN 978-7-5100-5572-0

Ⅰ.①临…　Ⅱ.①田…　Ⅲ.①心脏血管疾病—急性
病—诊疗②心脏血管疾病—险症—诊疗　Ⅳ.①R540.597

中国版本图书馆 CIP 数据核字(2014)第 004868 号

临床心血管内科急危重症

策划编辑　刘婕妤
责任编辑　曾跃香
出版发行　世界图书出版广东有限公司
地　　址　广州市新港西路大江冲25号
http://www.gdst.com.cn
印　　刷　悦读天下（山东）印务有限公司
规　　格　787mm × 1092mm　1/16
印　　张　25
字　　数　640千
版　　次　2014年1月第1版　　2025年1月第3次印刷
ISBN　978-7-5100-5572-0/R · 0245
定　　价　98.00元

《临床心血管内科急危重症》
编 委 会

主　　编　田庆印　　山东大学齐鲁医院

　　　　　　　王兴东　　山东省庆云县人民医院

副 主 编　（排名不分先后）

　　　　　　　郭文华　　山东省地矿职工医院

　　　　　　　黄　莉　　山东省地矿职工医院

　　　　　　　李　静　　山东大学齐鲁医院

　　　　　　　辛　梅　　山东省济南市第五人民医院

　　　　　　　张　翔　　山东省定陶县人民医院

　　　　　　　朱玉平　　山东省成武县人民医院

　　　　　　　户克庆　　山东大学附属济南市中心医院

前　言
Preface

　　心血管内科急危重症是常见的危重症之一，其表现特点是发病急、病情危重、病情变化快、死亡率及致残率高，高度重视心血管内科急危重症的诊疗理论与实践以提高急诊水平和规范诊治水平十分重要。心血管内科急危重症涵盖许多内容，客观要求急诊医生必须具备丰富扎实的理论知识、熟练的医技技能，全面掌握相关疾病的病因、发病特点、病理生理机制、临床表现、诊断与鉴别诊断、治疗及治疗方法的正确选择、规范化治疗等。

　　当前随着对各种心血管疾病的深入研究，疾病病因、病理生理机制、诊断和治疗技术都有了很大进步，及时更新和全面把握心血管疾病的新知识、新理论和新方法，才能在急诊医疗实践中，得心应手，更好地服务于患者。因而迫切需要一本内容丰富、资料新颖的参考书，为此笔者编写了这部《临床心血管内科急危重症》。

　　本书的编写宗旨是从临床实际需要和医生的实用出发，改变只谈原则、不注重实用的编撰方法，突出"急、危、重"，重在实用，内容主要包括心血管系统常见症状，急重症诊治要点以及急诊常用心血管药物等内容。本书主要介绍与心血管急危重症相关的医学基础知识，以疾病为线索，介绍各个疾病的病因与发病机制、诊断与治疗。该书作者常年致力于心血管内科急危重症临床，有着丰富的临床经验，本书以临床实践能力为重点，特别侧重于理论和实践的联系，各章节内容由熟悉各专业的专家执笔。因此，可以说本书是临床医学专家抢救心内科危重病患者经验和智慧的结晶。

　　由于时间和精力有限，错误之处在所难免，恳请指正。

《临床心血管内科急危重症》编委会

2013 年 10 月

目 录

第一章
Chapter 1

心血管急危重症常见症状

第一节 胸 痛
Section 1

胸痛是内科、心内科患者就医的一个重要症状,有资料显示以急性胸痛为主诉的患者占急诊内科患者的 5%~20%,在三级医院里更是占了 20%~30%。随着社会的现代化和人口的老龄化,在门诊、急诊科因胸痛就诊的患者数量有逐渐增加的趋势。引起胸痛的原因很多,既有心源性,也有非心源性疾病,急性胸痛的临床表现各异,病情千变万化,危险性也存在着较大的区别,多数情况下可能预示有严重的不良预后,比如急性冠脉综合征、主动脉夹层等高危疾病。而越是严重的疾病,其预后就越具有时间依赖性,即诊断越早,治疗越及时,预后越好,反之亦然,比如心源性胸痛。对这些预后不良的疾病,倘若误诊或漏诊就会导致严重的甚至是致命的后果。遇到胸痛的患者,必须做全面的检查,不仅要区分为心源性疾病或非心源性疾病,还应该找出最可能的病因,以便采取相应的治疗措施。

在诊断过程中,首先应注意病史的询问。对于胸痛患者,应了解疼痛部位及其放射部位、疼痛的性质、持续性或阵发性、疼痛发作的时间、何种因素可使疼痛诱发、何种措施又可使疼痛缓解以及伴随疼痛出现的症状。一个可靠的病史往往给诊断提供了重要的依据。查体应全面但也要有重点,全身的情况应该注意,胸腹部更应仔细检查,不要忽略了腹部的检查,因为一些腹部疾患常可引起胸痛。实验室及一些特殊检查对于胸痛的诊断也起着重要作用,甚至有确诊的价值,但不应该过分依赖实验室及特殊检查,特别是心电图检查及一些血清酶的检查,必须结合临床资料进行判断。医生必须了解各种实验室检查及特殊检查的临床应用指征及诊断价值(特异性及敏感性)。

在诊断胸痛患者时,有以下几点需加以强调:遇到急性胸痛患者,如病情重危,先简要地问一下病史,有重点地进行查体,然后根据初步诊断采取必要的治疗措施,等病情稳定后再仔细追问病史及做全面的检查,以免延误治疗时机;腹部疾患如胆囊炎、食管痉挛、胃及结肠胀气等都可能诱发心绞痛,引起所谓胆心综合征或胃心综合征(Roemheld)。此时,对于腹部情况千万不要忽略,有时很可能有急需手术治疗的外科急腹症,必须争取时间及早进行手术;两种可能引起胸痛的疾患可在同一患者身上出现。例如:冠心病可能与颈椎病、食管疾患同时存在,也可能与心脏神经官能症同时存在。因此,当确诊了某一疾患时,该疾患不一定就是引起胸痛的病因,除非用它可以解释全部的临床表现,而且按其进行诊断性治疗试验,确可使胸痛明显缓解或完全消失,否则还应考虑其他疾患存在的可能性。

一、病　　因

胸部的胸壁组织结构和胸腔内的脏器、组织以及膈肌、膈下部分脏器在炎症、缺血、外伤、肿瘤、机械压迫、理化刺激等因素的作用下,都可以引起胸痛这种主观感觉。因此,主要的病因大体上包括有胸腔内结构病变、胸壁病变、膈下脏器病变和功能性疾病等几个方面。

(一)胸腔内结构疾病

(1)心源性胸痛:最常见的是缺血性心脏病引起的心绞痛,尤其是不稳定心绞痛、急性心肌梗死,即急性冠脉综合征,该类胸痛占急性胸痛患者的大部分,并且正在逐年增加。另外一种常见的心源性胸痛是急性心包炎。各种原因引起的纤维素性心包炎均可以引起胸痛,其中尤以非特异性心包炎的胸痛最为剧烈。

(2)非心脏结构引起的胸痛:胸腔内除心脏外的其他器官结构包括肺脏、气管、大血管、纵隔、食管等,在某些病理状态下都可以引起胸痛。①主动脉病变:最严重的是主动脉夹层,可以表现为剧烈的胸痛。近年来,该病的发病率似乎在增高,可能与高血压病、动脉硬化的发病率增高有关,另外,有关主动脉夹层检查手段的进步也是该病报道增加的原因之一。②肺部疾病:肺组织、气管、支气管以及肺部血管的病变都可以引起胸痛,如急性肺栓塞、张力性气胸、大叶性肺炎、肺癌和严重的肺动脉高压等。③胸膜疾病:急性胸膜炎、胸膜间皮瘤、肺癌累及胸膜都可以引起胸痛。④食管疾病:常见的有食管贲门失弛缓症、返流性食管炎、食管下段黏膜撕裂(Mallory-Weiss综合征)等,其中返流性食管炎经常与冠心病的心绞痛合并存在,而食管贲门失弛缓症的胸痛早期常常可以用硝酸甘油缓解,因此,这两种疾病的症状有时容易与心绞痛相混淆。⑤膈肌病变:食管破裂引起的纵隔气肿、纵隔内占位病变都可以表现为不同程度的胸痛。

(二)胸壁组织的疾病

构成胸廓的皮肤、肌肉、肋骨、肋软骨,以及分布在胸廓的肋间神经在出现炎症、损伤或感染时,都可以引起胸痛,如肋软骨炎、带状疱疹等。乳腺疾病也可以引起同侧胸痛。由胸壁组织病变引起的胸痛有一个共同的特点,即病变局部常有明显触动或压痛。反言之,对于胸壁局部有压痛的胸痛患者应该首先考虑胸壁组织的疾病。

(三)膈下脏器的疾病

膈下脏器中,在病理状态下能够引起胸痛的有胃、十二指肠、胰腺、肝脏、胆囊等。这些脏器的病变多数表现为腹痛或是胸腹痛,罕见情况下可以只表现为胸痛,此时容易造成误诊。笔者曾经遇到一个老年男性病例,表现为阵发性的剧烈右胸痛,尤以夜间明显,最后确诊为胃十二指肠多发溃疡,经过抑酸治疗后胸痛未再发作。另外,结肠脾曲过长时,有些情况下也可以引起左侧胸痛,临床上称为结肠脾曲综合征。

(四)功能性胸痛

在年轻人和更年期女性出现的胸痛中,功能性胸痛占有相当的比例,常见的有心脏神经官能症、过度通气综合征等。

由此可见,能够引起胸痛的疾病极其繁杂,这给临床诊断带来了很大的困难。据文献报告,在上述这些胸痛的病因中比较常见的疾病有缺血性心脏病、高血压心脏病、主动脉夹层、食管胃十二指肠和胆道疾病、植物神经功能紊乱、心脏X综合征、气胸、颈椎病、肋软骨炎、肋间神经炎、胸膜炎、心包炎、肺栓塞等十余种。按预后的严重性不同大致可以分为两类:①预后不良,可能致命的疾病,主要有不稳定心绞痛、急性心肌梗死、主动脉夹层、肺栓塞、急性气胸(尤其是张力性气胸)等。这类胸痛的自然预后不佳,造成死亡的危险性很高,及早采取积极干预措施是改善其预后的唯一方案,因此需要尽快明确诊断。②预后较好,一般情况下不会威胁生命的疾病,如返流性食管炎、肋软骨炎、带状疱疹、胸膜炎、心脏神经官能症等。在急诊室,应该优先关注那些可能迅速致命的胸痛。

二、胸痛的特征

胸痛的特征主要通过五方面来描述,即疼痛部位与放射部位、疼痛性质、疼痛时限、诱发因素、缓解因素和伴随症状,这些特征中往往隐含着具有诊断和鉴别诊断意义的线索,因此这些特征是医生接诊急性胸痛患者时需要重点询问的内容,相当部分的胸痛患者单纯依靠详细的病史询问就可以基本诊断。

(一)部位和放射部位

位于胸骨后的胸痛,常提示是心绞痛、急性心肌梗死、主动脉夹层、食管疾病以及纵隔疾病等;以心前区为主要疼痛部位的胸痛则见于心绞痛、急性心包炎、左侧肋间神经炎、肋软骨炎、带状疱疹等;胸部侧面的疼痛则往往发生于急性胸膜炎、急性肺栓塞、肋间肌炎;肝脏或膈下病变也可以表现为右侧胸痛;局限于心尖区或左乳头下方的胸痛多为心脏神经官能症等引起的功能性胸痛,也可以是结肠脾曲综合征等。与胸痛部位一样,放射部位也是提示胸痛病因的重要线索。放射到颈部、下颌、左臂尺侧的胸痛往往是心脏缺血性胸痛的典型症状,此外也可见于急性心包炎。放射到背部的胸痛可见于主动脉夹层、急性心肌梗死。放射到右肩的右胸痛常常提示可能为肝胆或是膈下的病变。

(二)疼痛性质

相当一部分疾病引起的胸痛在疼痛性质上具有一定的特征性,比如心脏缺血性胸痛。当患者将自己胸部的不适感描述为压迫性、压榨性、闷胀感或是"重物压迫感"、"带子捆紧感"时,强烈支持是心肌缺血性胸痛,最典型的情况是患者通过在胸前紧紧握拳来描述他的不适感。而刀割样锐痛往往支持心包炎、胸膜炎和肺栓塞。主动脉夹层发生时多表现为突发的撕裂样剧痛,具有较强的特征性,表现为针扎样或电击样瞬间性疼痛的可见于功能性胸痛、肋间神经炎、带状疱疹、食管裂孔疝。胸壁的疼痛往往定位明确,而胸腔内脏器病变引起的疼痛多无法清楚定位。

(三)疼痛时限

疼痛持续的时限对胸痛具有较强的鉴别诊断价值,特别是对于心肌缺血性胸痛和非心肌缺血性胸痛的鉴别。只是一瞬间或≤15s的胸痛,不支持心肌缺血性胸痛,而更可能为肌肉骨骼神经性疼痛、食管裂孔疝的疼痛或是功能性疼痛。持续 2 ~ 10min 的胸痛,多为稳定性胸痛,而持续 10 ~ 30min 的则多为不稳定心绞痛。持续 30min 以上甚至数小时的胸痛可以是急性心肌梗死、心包炎、主动脉夹层、带状疱疹、骨骼疼痛,这些疾病的疼痛持续时间长,不易在短时间内缓解。

(四)诱发和缓解因素

心肌缺血性胸痛,特别是劳力性心绞痛多由劳力或是情绪激动诱发,而休息或含服硝酸甘油后,由于心脏氧耗需求的减少,胸痛即可缓解。大多数心绞痛在含服硝酸甘油后 3 ~ 5min 内即可以明显缓解,15min 以上不缓解的则可能是心肌梗死或非心肌缺血性胸痛。食管痉挛的胸痛多在进食冷液体时诱发,有时也可以自行发作,含服硝酸甘油后可以部分缓解,但起效较心绞痛要慢。除食管痉挛所致的胸痛外,其他非心肌缺血性胸痛都无法用硝酸甘油缓解。急性胸膜炎引起的胸痛常与呼吸和胸部运动有关,深呼吸可以诱发其加重,屏气时可以减轻。肌肉骨骼和神经性胸痛往往在触摸或胸部运动时加重。而功能性胸痛多与情绪低落有关,过度通气性胸痛则由呼吸过快诱发。Mallory-Weiss 综合征则往往在剧烈呕吐后发生。由此可见,了解胸痛的诱因和缓解因素有助于分析可能的病因。

(五)伴随症状

不同病因引起的胸痛有不同的伴随症状。胸痛伴皮肤苍白、大汗、血压下降或休克可见于急性心肌梗死、主动脉夹层、主动脉窦瘤破裂或急性肺栓塞。胸痛伴咯血提示可能是肺栓塞、支气管肺癌等呼吸系统疾病。胸痛伴随发热可见于大叶性肺炎、急性胸膜炎、急性心包炎等急性感染性疾病。当胸痛同时伴有明显的呼吸困难时往往提示病变严重累及心肺功能，如急性心肌梗死、肺栓塞、大叶性肺炎、自发性气胸、纵隔气肿等多种情况。伴有吞咽困难的胸痛则提示食管疾病的存在。而当胸痛患者出现明显的焦虑、抑郁、唉声叹气症状时应该想到心脏神经官能症等功能性胸痛的可能。

三、胸痛的诊断及鉴别诊断

胸痛的病因种类繁多，按系统划分可以涉及心血管系统、呼吸系统、消化系统、神经系统、胸壁骨骼肌肉系统、血液系统以及结缔组织疾病等全身多个系统，其中大多数属于少见或罕见疾病。心内科急诊胸痛中的常见病因如下。

（一）心血管系统疾病

1.心绞痛

（1）概念：心绞痛是指心肌因相对缺血或绝对缺血导致心肌缺氧而产生的疼痛感觉。有人从病理生理学角度将心绞痛分为原发性及继发性两类。原发性心绞痛：心肌需氧量并无增加，但因冠脉痉挛引起冠脉血流量减少，造成心肌绝对性缺血，此类心绞痛包括变异型心绞痛及一部分不稳定型心绞痛。继发性心绞痛：在劳力或情绪激动等引起心肌耗氧量增加的场合，已经发生严重狭窄的冠脉不能相应地增加血流量（正常的冠脉可增加血流量4～5倍），心肌氧供不应求，造成心肌相对性缺血。稳定型心绞痛即属于此类。引起心绞痛的病因中，90%左右为冠状动脉粥样硬化，但冠状动脉粥样硬化患者中仅有小部分人出现心绞痛。根据尸检材料，大部分心绞痛患者的冠脉有一支，甚至两三个大支发生高度的狭窄。冠脉痉挛可能为诱发心绞痛的一个重要因素。在所谓变异型心绞痛患者的冠脉造影时可能见到冠脉痉挛。不仅变异型心绞痛，即使在典型的劳力性心绞痛，冠脉痉挛也可能与疼痛的发作有关。这可以解释在同一个患者痛阈为什么会发生变化。除冠心病外，主动脉炎引起的冠状动脉口狭窄，风湿性冠状动脉炎、严重的主动脉瓣狭窄、主动脉瓣关闭不全及肥厚型心肌病等，都可能引起心绞痛。临床上诊断的心绞痛一般是指冠心病引起的心绞痛。

（2）病史：病史对诊断心绞痛的重要性可以说怎么强调也不过分，有时单凭病史即可做出诊断。下面介绍几点临床医生常易忽略的一些情况：①典型的疼痛部位为胸骨后，但有时可位于肩部、前臂、腕部，甚至表现为牙痛。真正感到疼痛的患者只占60%，而其余40%的患者只感到胸部胀闷、束带感、烧灼感或为呼吸不畅的感觉。凡在鼻与肚脐之间出现的不适感觉（不一定是痛），因增加心肌耗氧量而诱发，减少心肌耗氧量而缓解，除非证明为其他疾患，均应疑诊为心绞痛。②疼痛的部位虽因人而异，但在同一患者疼痛的部位则相对固定，如每次发作时疼痛部位均有变化，则心绞痛的可能性很小。③典型的发作为疼痛逐渐加重，达到最大强度后逐渐减轻。从劳力开始到疼痛发作之间有一时间滞差。因此，随活动开始而立即发作、活动停止而立即消失的胸痛，多半不是心绞痛。这是因为心肌缺氧不是与活动同时发生，也不会因活动停止而立即改善。④疼痛范围比较弥散、模糊，而不是很局限。Levine曾描述过患者常常用手掌或拳而不是用手指指示疼痛的范围，人们称为"Levine征"。⑤疼痛的时间最长15min，最短的限度文献则较少描述，据观察一般在30s以上，一掠而过的心前区刺痛多半不是心绞痛。虽然心绞痛常因劳力而诱发，有时疼痛的发作与劳力的程度并不呈正相关。例如轻微的活动如穿衣服可能引起发作，而较重的体力活动如疾走反而没引起发作。再如，从事某一体力活动时，开始感到心绞痛，继续活动下去，即使强度增加，也不感到疼痛，故称为"初始劳力心绞痛"。⑥疼痛对硝酸甘油的反应常作为一项诊断性试验,有几点应该注意:生效的时间应在含化硝酸甘油 3～5min;疼痛的缓解应该是完全性,而非部分性的;事前含化硝酸甘油如能增加运动的耐力,则诊断意义更大。⑦平卧位使胸痛减轻提示其为非心绞痛。因当平卧位时回心血量加多,心室内径加大,室壁张力增加,心肌耗氧量增加,不会使心绞痛缓解。

(3)体检:心绞痛发作时间短暂,很少患者正好在发作期间检查,事实上,在心绞痛发作期间,体检常有一些异常发现,这些发现于发作间期则消失。体检可能有以下三方面的发现:①心肌耗氧量增加的表现:如心率增速(>100 次/min),血压增高。有人提出,如心绞痛发作期无心肌耗氧量增加的表现,提示引起心绞痛的原因为冠脉痉挛;也有人认为,心绞痛时出现的心率加速与血压增高可能是疼痛的结果,而不是引起疼痛的原因。②缺血心肌收缩力减退的表现:心脏听诊可能听到第一心音减弱、第三心音、第四心音、第二心音逆分裂等。由于乳头肌功能不全,在心尖区可能闻及收缩中晚期杂音。有时还可能触及交替脉。③情绪反应:患者多有焦虑不安、皮肤苍白、出冷汗、被迫站立或坐下。颈动脉按压如能缓解胸痛也提示其为心绞痛,老年人,脑血管疾患及颈动脉疾患患者,应避免进行颈动脉按压。不明原因的胸痛患者,发作时如能发现上述的表现特别是心肌收缩能力减退的表现,而于胸痛缓解时消失,则对心绞痛的诊断为一有力的佐证。此外,在查体时还应注意有无黄色瘤、高血压及糖尿病眼底,这些促使动脉粥样硬化的因子对不明原因胸痛的诊断有很大的意义。

2.特殊检查

(1)心电图:根据冠脉造影与心电图对比,50%的冠脉硬化患者(其中包括一部分病情严重的患者)休息时心电图完全正常。心绞痛发作时可见到 ST 段压低,偶尔可见到 ST 段抬高(变异型心绞痛),但心电图正常决不能排除心绞痛。运动心电图对心绞痛的诊断价值较大,但与冠脉造影结果相比,仍有 10%的假阳性与 30%～40%的假阴性。动态心电图能及时记录胸痛发作时的心电图,有其独到的诊断价值。

(2)超声心动图:对冠心病引起的心绞痛诊断意义不大,但对类似心绞痛的一些疾患如二尖瓣脱垂、肥厚型心肌病等有较大的诊断价值。

(3)放射性同位素影像:它比较常用,可与运动心电图互相采用、互相补充,为当前诊断冠心病比较准确的无创性检查方法。

(4)冠脉造影:为目前诊断冠心病最准确的方法,可以反应病变范围,缺点为费用昂贵、技术复杂,有一定的危险性。

3.急性冠状动脉综合征

包括不稳定型心绞痛、ST 段抬高的急性心肌梗死和非 ST 段抬高的急性心肌梗死,临床表现相似,鉴别诊断主要依赖心电图和血清心肌标记物检查。患者可以有或无心绞痛病史,发作时有或无明确诱因,多为突发胸痛,程度较心绞痛更剧烈,多为持续性胸骨后或心前区压榨样痛、绞痛、刀割样痛或闷痛,持续时间长达 30min 以上,伴大汗淋漓、呼吸困难及濒死感,可以伴有恶心、呕吐,停止活动或含服硝酸甘油不能缓解,病情严重者可出现低血压、心律失常或心力衰竭。早期心电图检查对于急性冠状动脉综合征的诊断和鉴别诊断具有重要意义,ST 段抬高的急性心肌梗死心电图早期表现为 T 波高尖,很快出现 R 波顿挫,ST 段弓背向上抬高并与 T 波形成单向曲线,若未进行成功的再灌注治疗,则 R 波逐渐降低并形成 Q 波,以后 ST 段逐渐回落、T 波逐渐倒置,部分患者在恢复期,T 波逐渐恢复直立,部分患者持续倒置。对于非 ST 段抬高的急性心肌梗死患者,心电图表现可以为 ST 段压低、R 波逐渐丢失、T 波出现梗死后的典型演变等,与不稳定型心绞痛的鉴别主要依赖血清心肌标记物的检测,不稳定型心绞痛患者血清标记物均为阴性,而非 ST 段抬高的急性心肌梗死患者血清标记物检查为阳性。

4.急性心包炎

急性心包炎尤其是急性非特异性心包炎,往往有剧烈的胸痛,有时容易被误诊为急性心肌梗塞。急性心包炎的疼痛多位于心前区,也可以向左臂、左肩及颈部放射。疼痛部位好发于心前区,并可向左肩、左臂内侧、左肩胛区、背部、颈部、下颌、剑突下等部位放射,疼痛可呈持续性或间歇性发作,常见于年轻人,病前多有上呼吸道感染病史,听诊可闻及心包摩擦音,有助于确诊,常常伴有发热、白细胞升高、血沉增快等炎症反应。心电图检查除 aVR 外,可见广泛导联呈凹面朝上的 ST 段抬高,在心包积液出现、胸痛缓解后常可见 R 波逐渐降低、肢体导联低电压,但不出现 Q 波,可资与心肌梗死鉴别。心包炎疼痛的特点为胸膜性疼痛,深吸气、变换体位、运动以及吞咽等动作都会使其加重。疼痛可持续至数小时,也可能飘忽不定,时痛时愈。在胸痛最明显的部位往往可闻及心包摩擦音。心电图对诊断有一定的帮助,典型的心电图改变可见于60%左右的患者。发病开始数日内,大多数导联出现 ST 段抬高(凹面向上或平直),aVR、V_1 导可出现 ST 段压低,在此同时或稍后还可能出现 PR 段的偏移,也具有特征性,PR 段在 aVR 导抬高,在 aVF、II 及心前导联压低。因心房肌受损常可引起房性心律失常.

5.胸主动脉瘤及主动脉夹层分离

胸主动脉瘤患者的胸痛以隐痛为主,与引起血压升高的因素有一定关系,常向背部或肩部放射,对于梅毒、高血压和高脂血症患者所出现的胸痛应考虑此病的可能,CT 或 MR 检查有助于确诊。夹层主动脉瘤在国内相对来说较少见,但不可否认的也有一些病例被漏诊。本病的胸痛发作十分突然,且很剧烈,疼痛也多位于胸骨后,与急性心肌梗塞颇为相似,但其放射范围十分广泛,常可向颈部、背部、腰部甚至大腿部放射。胸痛十分剧烈,但血压往往仍然很高。一侧脉搏减弱或消失提示本病的可能;因脊髓血供阻断或头臂血管阻塞引起的一过性神经系统症状亦为诊断本病的重要线索。一系列心电图检查均无心肌梗塞图形,以及 X 线显示主动脉阴影进行性加宽均为诊断本病的有力佐证。超声心动图对诊断亦有帮助。该病需与急性心肌梗死鉴别,临床常常容易误诊,鉴别要点是胸痛呈明显的撕裂样,放射痛较心肌梗死更广泛,在出现休克表现的同时血压正常或很高,而心肌梗死患者休克时血压低,左右肢体血压的显著不对等,高度提示主动脉夹层分离,早期 X 线检查和 CT 扫描有助于确诊。

6.肥厚性梗阻型心肌病

肥厚性梗阻型心肌病为常染色体显性遗传疾病,为原发性心肌病的一种,其主要病理变化为非对称性室间隔肥厚,造成左室流出道受阻,心排血量减少;同时因左室肥厚,使左室顺应性降低,左室舒张期容量减少,也使排血功能减低。本病发生心绞痛的机理是显而易见的:一方面左室肥厚,使心肌需氧量增加;另一方面,心排血量减少,使冠脉供血不足。据观察,60%的患者以呼吸困难为起始的症状,仅有 10%的患者以心绞痛为起始的症状,心绞痛的发作也与劳力有关,但对硝酸甘油反应不定,有时疼痛可能缓解,有时反而加重。蹲位时左室内径增大,使左室流出道梗阻减轻,心绞痛可能缓解。如同二尖瓣脱垂一样,本病在胸痛发作时常出现头晕甚至晕厥。房性及室性心律失常可见到。有时室性心律失常在疾病的早期即出现,偶尔在过度劳力时出现致命性室性心律失常。心房颤动为本病的晚期表现,对于一个顺应性很差的肥厚的左室是难以耐受的。本病听诊时多有阳性发现:部分患者在胸骨下缘左侧或心尖区内侧可听到粗糙的吹风样收缩中、晚期杂音(左室流出道梗阻引起的),有时患者还可能在心尖区听到因二尖瓣关闭不全引起的收缩中、晚期杂音、第四心音及第三心音,站立位或进行乏氏操作时使杂音增强,而蹲位时使杂音减弱为本病的特点。心电图多不正常,左室肥大为最常见的改变,室性预激波形也常可见到,伴有或不伴有 PR 间期缩短,30%左右的患者在下壁、前侧壁导联出现病理性 Q 波,同导联的 T 波往往以直立为其特点。超声心动图诊断价值较大,可见到室间隔明显增厚,室间隔/左室后壁 > 1.3,二尖瓣收缩期向前凸出等。遇到心绞痛伴有呼吸困难的患者,心电图与体检均显示左室肥大,无冠心病危险因子,提示本病的可能。听诊对本病的诊断价值较大,但有部分病例听诊阴性。超声心动图发现典型改变,基本上可以确诊。

7.早期复极综合征

常见于年轻人的以 ST 段抬高为主的正常变异心电图人群,部分患者伴有胸痛或胸闷、心悸等表现,常常容易被误诊为急性心肌梗塞或变异型心绞痛。该类患者的胸痛多与体力活动无关,常在安静休息时发作,多为隐痛,持续时间较长,一般无明显放射痛,对硝酸甘油无效,体检一般无异常发现。心电图特征为以 J 点抬高为主的 ST 段凹面向上抬高,常见于胸前过度导联和(或)下壁导联,同时可见 QRS 波的小胚胎 r 波及 R 波降支的粗钝,在 ST 段抬高的导联常见 T 波对称性高大,其中 ST 段可在运动后暂时回到等电位线,但胸前导联 T 波可变为倒置。上述心电图异常可持续数年甚至数十年,但在每次心电图检查时并不恒定。

8.二尖瓣脱垂

据国外文献报道,二尖瓣脱垂在总人口的发病率为 5%~10%,妇女发病率更高一些。从其病因方面可分为以下三型:①原发性二尖瓣脱垂,主要病理的变化为二尖瓣及腱索发生黏液样变性,二尖瓣变得肥大、松软,腱索变得细长或参差不齐,致使心室收缩时二尖瓣瓣叶向左房内膨出、脱垂,严重者可致二尖瓣关闭不全。此种情况为先天性,有家族性发病倾向,多为孤立病变,也可能为全身性结缔组织疾患如 Marfan 氏综合征的一部分。因本病在人群中发病率相当高,故与其他器质性心脏病并存的机会也相当多。②继发性二尖瓣脱垂,二尖瓣组织学与外观均正常,由于二尖瓣装置功能失调,致使二尖瓣不能正常关闭,瓣叶向左房内膨出。常见的病理情况为乳头肌及其附近心肌的收缩功能失调,病因多为缺血、梗塞或纤维化。可见于冠心病及某些心肌病。③假性二尖瓣脱垂,临床无二尖瓣脱垂的症状及体征,仅超声心动图示二尖瓣脱垂的征象。此种情况可见于心包积液及左室腔变小者(如肥厚梗阻型心肌病、严重的肺动脉高压及其某些房缺)。

下面讨论的是原发性二尖瓣脱垂。此种患者约 1/3 可出现胸痛,其中部分患者可呈典型的心绞痛。至于胸痛发生的机理,解释不一,多数学者认为,冗长的二尖瓣脱垂到心房可对腱索、乳头肌及其附近的心肌产生牵扯,因而引起胸痛;也有人认为与心室壁异常或冠脉分布异常有关;此外,冠脉痉挛及植物神经功能失调也被认为是可能的原因。30%的患者心电图可出现 ST-T 异常,19%的患者心电图运动试验阳性。但其与冠心病引起的心绞痛确有许多不同之处,可借以鉴别:①本病女性多见,且多无冠心病危险因子。②个别病例呈典型的心绞痛,大部分病例胸痛发作时间较长,常可持续至数小时。疼痛部位及其放射部位很不固定,常发生变化。③疼痛的发作多与劳力无关,卧位时疼痛可减轻。这是因为卧位时心室内径加大,二尖瓣脱垂减轻。此种患者对硝酸甘油反应不定,常呈无效。④伴随胸痛经常出现心悸及呼吸困难,有反复发作头晕甚至晕厥,这在典型心绞痛是少见的。长期的乏力、焦虑不安、情绪低落等神经精神症状,在二尖瓣脱垂的患者一也常可见到,而左室功能良好的心绞痛患者,在心绞痛发作间期往往无自觉不适。反复发作头晕以至于晕厥的胸痛患者提示二尖瓣脱垂的可能。⑤听诊可在心尖区及其内侧听到收缩中期喀喇音及收缩晚期杂音,个别病例只在坐位或左侧卧位时才能听到,故必须采取各种不同的体位听诊。一两次听诊阴性决不能排除本病。此外,静型二尖瓣脱垂亦常可见到。⑥心电图下壁、侧壁及右侧心前导联均可能出现 ST 段压低及/或 T 波倒置,口服心得安 20mg 后 1h 及 2h 各描记心电图一次,ST-T 改变可明显减轻甚至消失。这在慢性冠心病是很少见的,有助于两者的鉴别。⑦超声心动图诊断价值较大,大部分病例可见到二尖瓣瓣叶(多为后叶)在收缩中期突入左房,呈吊床样改变。但应注意操作的正确性,排除技术伪差。部分病例听诊有典型改变但心动图阴性,仍应诊断为二尖瓣脱垂。⑧左室造影不仅可确定二尖瓣脱垂的存在,且能发现其伴有的二尖瓣返流及确定左室收缩的类型。

总之，遇到女性无冠心病危险因子出现不典型的心绞痛者，应想到本病的可能，应采取不同体位多次听诊及进行超声心动图探测。本病可能伴发感染性心内膜炎，在进行任何手术操作及分娩时，应注射抗菌素预防心内膜炎，并发复杂性室性早搏有可能发生猝死，应采用抗心律失常药物控制室性早搏。

9.X综合征

它是一种以发作性心肌缺血为基础、劳力性心绞痛为主要临床表现的相对少见的疾病，多见于中年女性，胸痛一般由体力活动和精神紧张所诱发，胸痛性质以压迫感或闷痛多见，持续时间类似劳力性心绞痛，休息或含服硝酸甘油后逐渐缓解，可以伴有向左肩、左臂等部位的放射，发作时心电图可见缺血性ST段改变，并有定位分布，运动试验多能诱发心肌缺血的心电图改变及心肌灌注缺损。该病易误诊为心绞痛，但冠状动脉造影无明显狭窄，并需排除冠状动脉痉挛。X综合征的诊断标准如下：①临床具有典型劳力性心绞痛；②发作时心电图有明确的心肌缺血改变，主要是ST段压低；③运动试验阳性；④冠状动脉造影无明显狭窄；⑤排除冠状动脉痉挛，乙酰胆碱试验或麦角碱试验阴性。

10.主动脉瓣膜疾病

包括主动脉瓣狭窄和反流均可引起胸痛，主动脉瓣狭窄患者常在较早期即出现胸痛，而主动脉瓣反流患者多在晚期开始有胸痛表现。主动脉瓣狭窄引起的胸痛多为劳力性心绞痛伴气促，特点为在轻度体力劳动时即可诱发，但含服硝酸甘油可使之加重或诱发晕厥，体检可闻及主动脉瓣听诊区的收缩期喷射性杂音，超声心动图检查可见主动脉瓣开放受限以及瓣膜增厚、粘连等表现，多可见左室增大及室壁增厚。而主动脉瓣关闭不全所引起的胸痛可由劳力诱发，亦可在夜间睡眠中发作，持续1h以上，发作时多伴有血压升高、窦性心动过速及呼吸急促，硝酸甘油无效或只能暂时缓解，数分钟后多有重复发作。体检可见左室扩大，胸骨左缘第3、4肋间闻及舒张期返流性杂音，沿胸骨左缘向下传导，可同时合并二尖瓣舒张期杂音。超声心动图检查可确诊，见主动脉瓣叶增厚、回声增强、舒张期关闭不全并有返流频谱（多普勒）、左室扩大等表现。

11.心脏神经官能症

常见于年轻女性，主要表现为与体力活动无关的发作性胸痛，常常易与心绞痛混淆，二者的鉴别要点是：①胸痛多为持续数秒钟的一过性刺痛，或持续几小时以上的隐痛，但无明显胸闷或压迫感；②胸痛部位多在乳房下，也可以经常变化；③多在体力活动过后而非体力活动当时，轻度体力活动反感舒适；④含服硝酸甘油无效或十余分钟后才能缓解；⑤多同时合并有疲劳、心悸、气短、呼吸不畅等多系统症状但均无特异性，喜喘息或叹气；⑥对鉴别特别困难者冠状动脉造影可以明确诊断。

（二）呼吸系统疾患

1.急性肺栓塞

是由于体循环静脉系统或右心房血栓脱落进入肺动脉，导致急性肺动脉高压、肺梗死所引起的以突发胸痛、呼吸困难和咯血为主要表现的临床综合征。诊断依据：①有右房或静脉血栓形成的证据（房颤、下肢静脉血栓性水肿）或长期卧床、盆腔或腹部手术病史；②临床上以突发胸痛、咳嗽、呼吸困难和发绀为主要表现，胸痛较剧烈并常向肩部放射，患者常有严重的恐惧感，症状的轻重程度取决于栓塞肺动脉的大小范围，小的肺动脉栓塞可以没有明显症状，严重病例出现休克，数小时或十余小时后出现咯血；③体检可见呼吸急促、心率增快，但无湿性啰音可与急性左心衰鉴别，肺动脉瓣第二心音亢进；④心电图检查呈现电轴显著右偏、顺钟向转位、不完全性右束支传导阻滞以及SIQIIITIII特征，即Ⅰ导联S波深、ST段压低，Ⅲ导联Q波显著和T波倒置；⑤X线胸片可见肺动脉段突出、肺中或下叶呈三角形或卵圆形浸润阴影，基底部连向胸膜，部分患者可能出现胸膜积液征；⑥血液 D-二聚体显著增高；⑦核素肺通气灌注扫描具有较高的敏感性但特异性较低，CT 增强扫描和肺动脉造影可提供确诊的依据。

2.胸膜炎及胸膜肿瘤

胸膜炎尤其是干性胸膜炎所引起的胸痛多为刺痛或撕裂样痛，于呼吸时加重，尤其是深呼吸、咳嗽时更明显，疼痛部位多位于胸廓下部腋前线与腋中线附近，可向肩部、心前区或腹部放射，疼痛最剧烈部位多能听到胸膜摩擦音并触及摩擦感，胸痛为持续性，在出现胸腔积液后减轻或转为隐痛，并出现逐渐加重的呼吸困难。体检所能发现的其他体征与原发病有关，胸痛时多有心率增快。血液检查往往能提示炎症性反应如白细胞计数增高、血沉增快等，X 线胸片可见早期胸膜增厚以及后期的胸腔积液征象，B 超检查仅能提供胸腔积液的信息，对干性胸膜炎则不具有辅助诊断价值。

3.气　　胸

主要包括自发性气胸和特发性气胸，前者往往有肺部疾病史，后者常见于瘦高体形的男性青壮年，在用力、咳嗽、屏气等动作后突然发生单侧剧烈胸痛、气促、憋气、咳嗽加重，偶见在睡眠中发病。症状的严重程度与气胸的类型有关，张力性气胸常有严重的呼吸困难、发绀、挣扎坐起、极度恐惧、大汗，若不及时处理，可迅速导致呼吸衰竭。体检常可见呼吸频率增快、患侧呼吸音消失、心率增快等。X 线胸片检查是确诊气胸的主要方法，可见气胸线以外透量度增高，无肺纹理，患侧肺萎缩，纵隔向健侧移位。

4.肺　　癌

多以咳嗽、咯血为首发症状，但也可以胸痛为首发表现，大多数在病程中先后出现咳嗽、胸痛、咯血、发热、消瘦等症状。胸痛多为持续性隐痛或钝痛，胸痛发作缺乏规律性，但深呼吸和咳嗽可使之加重，体检缺乏特异性体征，X 线胸片和 CT 扫描是诊断肺癌的主要手段，部分患者需借助纤维支气管镜检查明确诊断。

5.肺部感染

包括肺炎、肺结核等肺部感染性疾病，常常以咳嗽、发热为主要表现，若炎症侵犯胸膜可出现较明显的胸痛，胸痛多为隐痛或钝痛，深呼吸或咳嗽可加重。早期行 X 线胸片检查可明确诊断。

（三）消化系统疾患

消化系统疾患也可引起胸痛，但一般不难与心绞痛鉴别。可能引起胸痛的消化系统疾患有反流性食管炎、弥漫性食管痉挛、食管裂孔疝及脾曲综合征等。反流性食管炎引起的胸痛多位于胸骨后或上腹部，也可放射至肩、臂及手指。患者多用"烧心"来描述他的不适感，如果"烧心"感近乎反酸，则为食管炎所特有的症状，罕见于心绞痛者。半数左右患者还可有吞咽困难或吞咽不适。疼痛多于饱餐或饮酒之后发作，平卧时加重，牛乳或抗酸药可使疼痛缓解，硝酸甘油偶可奏效。食管内 pH 测定、滴酸试验、食管钡剂 X 线连续摄影及食管镜检查可确定诊断。弥漫性食管痉挛引起疼痛的部位、放射部位及反流性食管炎相似，疼痛发作与饮食有关，而且多在吞咽冷液体后发作，伴有吞咽困难，且多在夜间发作。部分患者含化硝酸甘油有效。对于类似心绞痛者应先做心电图、运动心电图等检查，以排除冠心病。部分病例食管 X 线钡剂造影可显示食管下段呈螺旋形管子状，但大多数病例可无异常。比较常见的改变是，通过水压计压力测定时，各段食管收缩不协调，远侧食管出现重复的、非蠕动性、高振幅的收缩波，含化硝酸甘油后，收缩波振幅可减低，出现正常蠕动。抗酸药及抗胆碱药可能有效。食管裂孔疝也可引起疼痛，位于剑突下或胸骨后，并可向肩部、背部及臂部放射。疼痛多在餐后或平卧时发作。有时，还可出现反酸、吞咽困难及上消化道出血等，有助于与心绞痛的鉴别。确诊依靠消化道钡餐检查及食管镜检查。

脾曲综合征是由结肠脾曲过度膨胀引起的。有时可引起心前区疼痛，并向颈部、左肩及左臂部放射,类似心绞痛。此种患者有腹胀、嗳气,排便、排气后即可使胸痛缓解。腹部透视及摄片可证实诊断。胃内胀气有时也可引起假性心绞痛。肝胆系统疾病可能引起右下胸痛,有时其疼痛发作类似心绞痛,但仔细检查可能发现肝胆系统疾病的征象。胆系疾患常可与冠心病同时存在,称为"胆心综合征",故即使发现肝胆系统疾患也不能排除冠心病的存在。在正常心脏,胆系疾患是否会诱发冠脉痉挛而引起心绞痛、心律失常,尚未肯定,但许多学者估计有较大的可能性。

(四)纵隔疾患

纵隔炎与纵隔肿瘤均有明显的症状与体征,不会与心绞痛或心肌梗塞发生混淆,比较容易发生误诊者为纵隔气肿。纵隔气肿多由肺泡破裂所引起,也可见于气管及支气管穿孔,或由腹腔游离气体进入纵隔。小量的纵隔气肿无呼吸困难,只引起疼痛,疼痛位于胸骨后,有时程度十分严重,可向背、颈及肩部放射。在心尖区或胸骨左缘第3～4肋间可听到与心脏收缩同时出现的喀喇音(嚼骨音),称为Hamman氏征。Hamman氏征虽非纵隔气肿所特有(亦可见于左侧气胸),但其对诊断仍有较大的价值。胸部X线透视可能漏诊,拍摄胸部正侧位照片可证实纵隔气肿的存在。

(五)颈椎及神经系统病变

颈椎椎间盘退行性变、骨质增生及关节炎症引起的压迫性神经根痛,通常称为颈椎病。颈椎病引起的疼痛多位于一侧肩部、颈部,但也可引起心前区甚至胸骨后疼痛,疼痛可向同侧上臂、前臂尺侧与手指放射。疼痛的特点为持续性疼痛而有阵发性加重,后者可呈一过性的锐痛或麻痛(如同尺神经在肘部受压时产生的感觉)。活动肢体、变换体位、咳嗽、打喷嚏、排便用力及平卧时间过长均可使疼痛加重。患者往往感到手臂麻木,有时呈针刺感。体检可见病变椎体棘突及棘突旁软组织有明显压痛,受损神经根分布区可有轻度感觉减退及过敏,晚期还可出现肩和上臂肌肉的萎缩。以下两种检查方法对诊断颇有帮助:嘱患者取坐位,头部过伸,用力压其头顶,疼痛加剧(Spurling征);患者取坐位,医生以双手托其头部用力向上牵引(椎间孔变大),可使疼痛低轻。颈椎X线摄片(正侧位及左、右斜位)可见生理前凸消失,椎间隙变窄,椎体前后缘骨质增生等。但临床症状可与X线所见不平行。颈椎病发病年龄与冠心病发病年龄一致,40岁以上的男性多见。故遇到原因不明的心前区痛或胸骨后痛,即使颈椎病的诊断可以成立,也不能完全排除冠心病的存在。此时必须进行试验治疗,如果经颈椎牵引及服用保太松等药物后疼痛不再发作,方可确定诊断。有时,颈椎病与心绞痛同时存在,使心绞痛发作变得不典型,持续时间、放射部位及对硝酸甘油的反应均不同于典型的心绞痛。此外,此种患者心绞痛的发作不仅因劳力情绪激动及受凉而诱发,颈部转动或坐位、卧位时间过长均可引起发作,如在夜间发作像是自发性发作。因此,遇到心绞痛的发作不典型时,应注意检查有无其他器官病变同时存在,从而改变了心绞痛的特点。

带状疱疹引起肋间神经炎可造成一侧胸痛,呈烧灼性或酸痛,有时非常剧烈,当其位于左胸部时可能被误诊为心源性疼痛,待皮肤出现典型病损不难确诊。

(六)胸部及肩关节病变

胸廓出口综合征:胸廓出口是由锁骨与第一肋骨组成的,相当狭窄,当其附近的骨骼或肌肉结构异常,如颈肋、第七颈椎横突肥大、第一肋骨畸形或前斜角肌肥厚(或痉挛)等均可压迫臂丛和锁骨下动脉,引起胸廓出口综合征。该综合征的主要症状为按压同侧的肩部、肩后部疼痛及麻木,向同侧的颈根、上臂、前臂尺侧及手指尺侧放射。患肢伸直或外展时疼痛增剧,屈曲或内收时疼痛减轻。患者常感到手指麻木及针刺感。当锁骨下动脉受压时,可出现手部发凉,甚至类似雷诺氏现象。患肢过伸及外展时,可能压迫到锁骨下动脉而引起桡动脉搏动减弱或消失。患者多为女性,自觉症状很多,而查体却很少阳性发现。X线检查可发现骨骼畸形,但也可无阳性发现。

胸壁肌肉骨骼病变均可引起胸痛，多为持续性钝痛，部位比较固定，局部检查多有压痛，深呼吸、咳嗽、上肢活动影响到胸壁时均可使疼痛加重。诊断一般不难。例如非化脓性肋软骨炎（泰齐氏病）常可引起胸痛。该病多侵犯第 1、2 肋软骨或胸锁关节，局部隆起，并有明显压痛，局部皮肤无色变。胸部 X 线检查无阳性发现。疼痛可持续数月甚至数年。局部注射普鲁卡因或肾上腺皮质激素可使疼痛缓解。肋骨肋软骨痛比泰齐氏病更为多见，其特点为受累的肋软骨交界处只有压痛而无局部肿胀。

左肩关节因滑膜炎或关节周围炎可引起疼痛，有时可能误诊为心绞痛，因为肩关节疾患可引起胸部肌肉疼痛，并可向臂部，甚至向手指放射，疼痛可呈持续性，影响到肩关节的动作均可使其加重，与劳力并无直接关系。体检可见两侧肩关节不对称，病侧肩关节活动受限，局部有压痛，三角肌及岗上肌均可能发生萎缩。在老年人，左肩关节疼痛可能是无痛性心肌梗塞引起的肩手综合征的一个组成部分，应注意排除。肩手综合征多发生于左侧，除左肩关节外，左手肿胀、疼痛，心电图可见到心肌梗塞图形。

（七）精神因素引起的胸痛

最后，并不是不重要的，应该介绍一下精神因素引起的胸痛，即心脏神经官能症。患者多为青年及中年人，女性多见。患者多顾虑重重，认为自己得了"冠心病"或其他器质性心脏病。本病可能具有以下特点：疼痛多位于心前区，乳房下，部位可常有变动。疼痛可能为一掠而过的阵发性刺痛，但也可能为持续性闷痛，持续数小时甚至一两天，也可能两种疼痛并存。胸痛与劳力无关，多在休息时发作，当从事体力活动时反不感到疼痛，情绪激动可能诱发疼痛。硝酸甘油无效，或在含化后十数分钟方"见效"。患者常觉呼吸不畅，间歇的深呼吸一两次或做叹息性呼吸，有时可表现为过度换气综合征，此时描记心电图可见 ST-T 异常。患者常有心悸、乏力、易出汗等神经衰弱症状。

第二节　晕　　厥

Section 2

晕厥是一种症状，为短暂的、自限性的意识丧失，常常导致晕倒。晕厥的发生机制是短暂脑缺血，发生较快，随即自动完全恢复。有些晕厥有先兆症状，但更多的是意识丧失突然发生，无先兆症状。通常随着晕厥的恢复，行为和定向力也立即恢复。有时可出现逆行性遗忘，多见于老年患者。有时晕厥恢复后可有明显乏力。典型的晕厥发作是短暂的，血管迷走神经性晕厥的意识完全丧失的时间一般≤20s。个别晕厥发作时间较长可达数分钟，应与其他原因造成的意识丧失相鉴别。

一、晕厥的分类

关于晕厥的分类目前有很多不同的观点，各型晕厥的名称也存在一定争议。临床常分为心源性晕厥和非心源性晕厥。其中非心源性晕厥更常见，但心源性晕厥更严重。

（一）心源性晕厥

1. 心律失常

（1）缓慢性心律失常：心动过缓与停搏，病窦综合征，心脏传导阻滞等；

（2）快速性心律失常：阵发性室上性心动过速、室性心动过速等；

（3）长 Q-T 综合征。

2. 器质性心脏病

(1)急性心排出量受阻。左室流出道受阻：主动脉瓣狭窄，左房黏液瘤，活瓣样血栓形成等。右室流出道受阻：肺动脉瓣狭窄，原发性肺动脉高压，肺栓塞等

(2)心肌病变和先天性心脏病：急性心肌梗塞、Fallot 四联症等。

(二)非心源性因素引起的晕厥

1. 神经介导性晕厥

(1)血管迷走性晕厥；

(2)颈动脉窦过敏综合征；

(3)情境性晕厥：咳嗽性晕厥，排尿性晕厥，吞咽性晕厥；

(4)疼痛性晕厥。

2. 体位性低血压

3. 脑源性晕厥

(1)脑血管病：脑动脉弥漫性硬化，短暂性缺血发作等；

(2)脑血管痉挛；

(3)大动脉炎，锁骨下动脉盗血；

(4)延髓心血管中枢病变；

(5)偏头痛。

4. 血液成分异常引起的晕厥

(1)低血糖综合征；

(2)贫血；

(3)过度通气综合征；

(4)高原性或缺氧性晕厥。

5. 精神疾病所致晕厥

癔症、焦虑性神经症等。

二、诊断与治疗

(一)心源性晕厥

心律失常是引起晕厥的重要原因，但经常继发于其他类型的晕厥如血管迷走性晕厥，心律失常作为晕厥的主要病因相对少见，多见于器质性心脏病患者。

1.缓慢性心律失常

(1)病窦综合征：包括窦缓、窦房阻滞、窦性停搏和慢—快综合征。心动过速和心动过缓均可引起晕厥，更多见的情况是心动过速(多为阵发性房颤)发作停止后出现的长时间心脏停搏诱发晕厥。心电监测发现心律失常与晕厥发作同时出现，则可肯定诊断。一般认为窦缓持续 < 40 次/min，反复出现窦房阻滞或窦性停搏 > 3s 很可能产生症状。对病窦综合征引起的晕厥，安放人工心脏起搏器可防止晕厥的发生，对慢—快综合征患者，安放起搏器后再考虑使用抗心律失常药物抑制快速性心律失常。

(2)高度房室传导阻滞：持续性或阵发性房室传导阻滞都可引起晕厥。晕厥患者心电图出现三度房室传导阻滞、莫氏 II 型二度房室传导阻滞、交替性左右束支传导阻滞，高度提示房室传导阻滞是晕厥的病因，当然在房室传导阻滞的基础上也可产生快速性室性心律失常。原因不明的晕厥患者心电图出现双分支阻滞、室内传导阻滞 QRS 时间\120 ms 或老年人出现莫氏 II 型二度房室传导阻滞，也提示房室传导阻滞可能是晕厥的病因。长时间的心电监测可发现晕

厥与阵发性房室传导阻滞之间的联系。EPS 也有辅助诊断价值，如 H-V 间期＞100ms，超速心房起搏出现二度房室传导阻滞、三度房室传导阻滞，也高度提示房室传导阻滞是晕厥的病因。对房室传导阻滞引起的晕厥，安放起搏器是唯一有效的治疗手段。

2.快速性心律失常

（1）阵发性室上速：阵发性室上速诱发晕厥者远比阵发性室速少见。各种室上速包括阵发性房扑、房颤都可能诱发晕厥。房室结折返性心动过速（AVNRT）比房室折返性心动过速（AVRT）更易诱发晕厥。AVNRT 患者基础心电图多无异常发现，AVRT 患者基础心电图可能出现预激波。射频消融对 AVNRT 和 AVRT 均高度有效。阵发性房扑可能诱发晕厥，特别是运动时房室传导比例可变为 1∶1，引起血压明显降低。阵发性房颤也可引起晕厥，多见于老年人，特别是合并主动脉瓣狭窄、肥厚心肌病者。射频消融对多数房扑疗效比较满意，对房颤迄今疗效还不理想。

（2）室速：室速患者发作晕厥者远比室上速多见，而且可能发生猝死。室速合并器质性心脏病、左室功能不全者尤为危险，目前主张对此类患者安放 ICD（植入式自动复律除颤器），其疗效明显优于服用胺碘酮。无明显心脏结构异常者发生的室速（特发性室速）也可能发生晕厥、猝死。①右室流出道心动过速：为特发性室速最常见的类型。基础心电图多属正常心动过速呈左束支传导阻滞型合并电轴右偏，可呈反复发作性，也可呈阵发性。本型室速与致心律失常性右室发育不全的室速极为相似，但患者的心脏结构基本正常，磁共振可显示右室流出道有某些轻微异常改变。腺苷可终止急性发作，射频消融高度有效。②左后分支型心动过速：为最常见的特发性左室心动过速。20～40 岁发病者多见，男性多于女性。心动过速呈右束支传导阻滞合并电轴左偏，偶尔合并电轴右偏（反映折返途径位于左前分支），QRS 时间＞0112s，有时可＜0112s。患者可无明显症状，对发生晕厥或出现其他症状者可采用射频消融。静推维拉帕米可终止室速急性发作，口服维拉帕米预防复发也有一定疗效。③致心律失常性右室发育不全（ARVD）：本病为遗传性疾患，主要病理改变为右室心肌为脂肪浸润所取代，右室明显扩张，严重时可出现右心衰竭。患者多于运动、劳力时发生晕厥、猝死。心动过速呈左束支传导阻滞型，电轴右偏或左偏。基础心电图可能正常，1/3 的病例于 V_1～V_3 导联 ST 段起始部位可见到小棘波（Epsilon 波），V_1～V_3 导联 QRS 增宽，T 波倒置而无右束支传导阻滞，有时可出现与室速相类似的室性早搏。影像学检查特别是磁共振诊断价值较大。胺碘酮、普罗帕酮、丙吡胺预防室速发作均有一定疗效。射频消融效果不够理想，对顽固病例可考虑安放 ICD。

（3）长 Q-T 综合征：可分为原发性和获得性两大类。前者为遗传性疾患，有家族发病倾向，后者多由电解质紊乱、药物（抗心律失常药、三环类抗抑郁药、无镇静作用的抗组织胺药、某些抗生素）所引起。后者远比前者多见。由于基因座定位于不同的染色体，原发性长 Q-T 综合征可分为不同的亚型，现已肯定的有 LQT1、LQT2 和 LQT3 三型。不论何种亚型的长 Q-T 综合征都容易诱发多形性室速（尖端扭转型），临床表现为反复发作晕厥、猝死。患者可于幼年期发病，LQT1、LQT2 两型患者多于交感神经兴奋时发作晕厥，LQT3 型患者则于心动过缓时发作晕厥。多数患者基础心电图 Q-T 期间明显延长，少数患者 Q-T 间期有时可能正常，但 T 波形态多有改变（双峰、双向或出现切迹），或出现 T 波交替性变化。临床见到不明显原因的晕厥患者应注意 Q-T 间期无延长，有无青年猝死家族史。典型的原发性长 Q-T 综合征对 β 受体阻滞剂有效，心动过缓诱发晕厥者可安放起搏器。对顽固性或高危病例（以往发生过心脏骤停、Q-T 间期＞600ms 或合并耳聋）可考虑安放 ICD。

（4）Brugada 综合征：1992 年，Brugada 兄弟首次报道此种综合征，故被命名。其特点为心电图出现右束支传导阻滞合并 V_1～V_3 导联 ST 段抬高及其后 T 波倒置，患者容易发作多形性室速引起晕厥发作，也可演变成室颤引起猝死。本病为遗传性疾病，有家族发病倾向。临床见到不明原因晕厥，应注意心电图有无上述的 Brugada 波及猝死家族史。抗心律失常药物对其无效。心电图出现典型 Brugada 波、发作过晕厥或有猝死家族史者应安放 ICD。

（5）短 Q-T 综合征：为新型的遗传性疾病，2000 年，由 Gussak 等首先报道，2004 年，Brugada 等对 3 个家族进行了研究，发现两个家族的心脏 Ikr 通道 HERG 基因发生突变，引起 Ikr 增加，导致动作电位时间及不应期非均质缩短，从而诱发折返激动及室性心律失常。患者可发作晕厥、猝死。临床上见到不明原因的晕厥，心电图出现 Q-T 间期缩短（＜ 300 ms）及猝死家族史者，应警惕本病。

（二）器质性心脏病、心肺疾患

（1）左室流出道梗阻：常见的病因为主动脉瓣狭窄和肥厚型心肌病，前者多见于老年人，后者可见于青少年。晕厥多于劳力时发生，快速性心律失常如阵发性房颤，心率稍快的室速也可诱发晕厥。晕厥的发生机制可能是由于左室流出道梗阻、心排血量受限，不能随劳力而增加；另一可能机制是劳力时心室机械感受器兴奋其介导的反射性心动过缓和血管扩张引起脑血流一过性减少。主动脉瓣狭窄出现晕厥为换瓣的指征之一，如不及时换瓣，生存期限≤4 年。对肥厚型心肌病首选β受体阻滞剂，保持心率 60 次/min 左右，可防止晕厥的发生。如伴发房颤、非持续性室速，可加用胺碘酮。对顽固性病例安放生理性双腔起搏器（DDD），可能改善流出道梗阻，也可考虑室间隔部分切除。

（2）右心排血受阻：右心排血受阻的常见病因有肺栓塞、原发性肺动脉高压、肺动脉狭窄和法洛四联症，其中以肺栓塞为重要。约 10%肺栓塞出现晕厥症状，发生机制可能由于肺动脉次全阻塞合并反射性肺动脉收缩导致右心排血量减少、左室充盈量及排血量减少；另一可能的机制为通过迷走反射引起缓慢性心律失常。具有深部静脉血栓形成易患因素如外科手术后下肢及髋骨骨折患者突然发作晕厥、呼吸困难，应考虑到肺栓塞可能。D-二聚体可作为初步筛选试验，如呈阳性应做进一步检查。对高度可疑患者检查过程中即应给予肝素静注和静滴。

（3）急性心肌梗死/心肌缺血：10%的老年急性心肌梗死以晕厥为首发症状。左室大面积心肌缺血偶发生晕厥。晕厥发生的机制可能由于急性泵衰竭，更可能的机制是并发严重心律失常如心动过缓、房室传导阻滞或快速室性心律失常。对老年人发生的晕厥，一定要排除急性心肌梗死/心肌缺血的可能。

（4）心包压塞：突然发生的急性心包压塞如心脏外伤、主动脉夹层血肿破入心包引起心包压塞，心排血量急剧减少，可能诱发晕厥。患者多合并其他方面的症状，一般不至于发生漏诊和误诊。

（三）神经介导性晕厥

以往所谓不明原因晕厥中绝大多数与神经反射有关，即神经介导性晕厥（neurally mediated syncope）。神经介导性晕厥包括，颈动脉窦综合征、血管迷走性晕厥、排尿性晕厥、咳嗽性晕厥、情景性晕厥等，其不同类型的共同特点是某些触发因素引起的交感神经兴奋，继之迷走神经张力增高平衡交感兴奋，但是迷走神经张力增高程度过度，从而导致血管扩张、血压下降（伴或不伴心率减慢），大脑突然缺血、发生晕厥；不同类型的区别在于触发因素及反射弧的传入途径不同。

血管迷走性晕厥（Vasovagal Syncope, VVS）是神经介导性晕厥，多种因素触发引起周围血管扩张、低血压与心动过缓致突发性、短暂性、自限性晕厥发作。VVS 存在自主神经功能异常，经神经介导诱发外周血管阻力和心率的调解异常。VVS 占晕厥发作总数的 40%，是导致晕厥的最主要原因。表现为三种类型：混合型、血管抑制型、心脏抑制型，分别占 65%、25%、10%。倾斜试验（Tilt Table Testing, TTT）可以在实验室条件下复制神经介导性晕厥、反射性晕厥的检查。英国学者 Kenny1986 年报道此项技术应用于 VVS 的诊断，目前已成为诊断评价 VVS 以及其他原因所致的晕厥的重要方法。VVS 的治疗包括患者的教育、物理方法、药物治疗和起搏器治疗。由于 VVS 的病理生理机制的复杂性和多样性导致对 VVS 诊断治疗相对困难。

1.机　　制

人类直立的时候会暴露于重力作用。为克服重力作用，人类发展了相应的适应性机制，涉及心血管、激素和神经系统，以保持血压和心率来使重要的脏器得到充足的血液供应。损害上述适应机制的一个或多个环节将会导致对直立姿势的不耐受。人在平卧转成立位时500～1 000 ml血液积聚与体循环及组织间隙，致心室充盈量快速下降，心室后下壁心脏机械受体压力感受器（或称 C 纤维）的激活，交感神经兴奋，表现为心率加快，收缩压轻度下降，舒张压升高，平均动脉压不变，这是正常的代偿性反应。

晕厥发生的基本机制是由于大脑低灌注，因此任何引起心输出量下降或者外周血管阻力增加的原因都可以引起晕厥。大脑低灌注压很大程度上取决于体循环的动脉压。心输出量降低的主要原因是静脉储积过多血液，以及其他有效循环量减少的原因均可引起晕厥。心输出量减少还可以由心动过缓、心动过速、瓣膜疾病、心肌病等引起。在外周血管方面，广泛过度的血管扩张在降低动脉压方面起了重要的作用，这是神经介导性晕厥的重要原因。脑血流突然停止 6～8s 已经足以引起完全意识丧失。

VVS 的发病机制尚未明确，普遍认为与 Bezold-Jarisch 反射（朋氏反射）有关。VVS 发病机制研究新进展如下：①静脉功能障碍：外周血管张力异常，在直立位时不能及时适当收缩，体循环储积血液过多，回心血量不足，诱发交感兴奋、左室排空效应。有研究发现 VVS 存在末梢循环异常，在直立位时静水压增高，组织液生成异常增多，加重回心血量不足，促使 VVS 发作。回心血量不足是诱发 VVS 发作的重要环节。②植物神经功能障碍：VVS 患者存在 β 受体高敏性以及迷走神经反射过度的情况。对于 VVS 发作时体内儿茶酚胺浓度的研究以及心率变异率的研究均显示 VVS 患者存在植物神经功能异常。③中枢神经功能及供血调节异常：迷走神经核团、前庭神经核团、脑干网状系统在 VVS 发作中扮演重要角色，在交感冲动及迷走张力调解方面反应过度，两者张力不匹配，中枢神经核团在均衡交感与迷走神经张力失控的同时，还引发多种副反射，例如平衡通路反映，恶心、呕吐。还有研究表明：中枢神经功能失控与脑血管自身调解异常有关。④体液因素：有研究发现 VVS 患者发病时体内血浆内皮素、一氧化氮水平异常增高，血管加压素、血栓素 A_2（TXA_2）和前列环素也有不同程度增高；其他血管活性物质水平亦有异常，但是具体影响尚不明确。⑤其他因素：心理－神经－体液因素等。1.2.TTT 用于 VVS 诊断的机制 TTT 在实验室通过倾斜台将患者由平卧位变为倾斜立位（人体冠状面与地面夹角 70°），监测血压、心率、心电图变化。在较短时间内让血液蓄积于患者下肢、腹腔，进而诱发 Bezold-Jarisch 反射，模拟 VVS 患者诱发晕厥的过程，并实时记录观察到 VVS 发作时的血压、心率、心电图症状等一系列阳性变化。药物倾斜试验是在基础倾斜试验的基础上加用异丙基肾上腺素或硝酸甘油。前者加强交感兴奋，加强 C 纤维的刺激，继发性地增强了对脑干迷走孤束核的刺激，对诱发 Bezold-Jarisch 反射有更强的激发作用。后者为血管扩张剂，在倾斜后使血液蓄积于下肢及腹腔的量增加，回心血量减少更加显着，心室空排效应被加强了，C 纤维受到刺激相应增加，Bezold-Jarisch 反射亦更加强烈了。王珂等用超声心动图观察到直立倾斜试验诱发晕厥发作时，阳性病例组左室收缩末内径减少，短轴缩短分数增加，表明心室容量的减少和心室的强烈收缩在 TTT 诱发 VVS 中起重要作用。

2.倾斜试验

2005 年，我国制定倾斜试验用于 VVS 的诊断指南，我国的 VVS 诊断进入较为规范状态。2009 年版欧洲《晕厥的诊断与治疗指南》对倾斜试验的适应证、禁忌证、操作方法等做出了明确规定，避免了不同操作导致的结果误差。

（1）TTT 的适应证：对于可能发生创伤或高风险职业者可做筛查高危人群的基本检查，例如高空作业者、司机、飞行员航天人员等；不明原因反复晕厥或近似晕厥者；疑似存在 VVS 者，例如精神刺激后头晕出汗者、晕厥者、晕血者、应用硝酸甘油或利尿剂后晕厥者、排尿性晕厥、咳嗽性晕厥。

(2)禁忌证：严重冠心病、流出道梗阻、严重脑血管疾病者，妊娠，患者不配合。

(3)VVS的临床特征：临床发病率较高，多无器质性心脏病证据。各个年龄段均有发作，以年轻女性患者发病率偏高，发作特点为：①长期反复发作；②发病多有特定诱因：疼痛、精神刺激、外周环境闷热、长时间站立、恐惧、刺激性气味、血晕、低血容量等。VVS发病特点：VVS发病初期，由于压力感受器介导的交感神经张力升高，常有血压轻微升高和心率的加快；中期，继之血压下降，心跳减慢（偶有 10～20s 或更长时间的心脏停搏），晕厥出现前有前驱症状。尾声，随着晕厥出现后身体倾倒，症状迅速缓解。

三、预后与危险分层

(一)死亡率与危险分层

佛明翰研究显示各种晕厥患者比非晕厥人群死亡危险性增加 1.31 倍，非致命性心肌梗死或冠心病危险增加 1.27 倍，致命性或非致命性卒中危险性增加 1.06 倍。1980s 研究显示心源性晕厥 1 年的死亡率为 18%～33%，而非心源性晕厥为 0%～12%，不明原因的晕厥为 6%。1 年的猝死发生率在心源性晕厥中占 24%，其他 2 组为 3%～4%。但是，近年来的研究以非晕厥人群作为对照组直接比较 2 组人群，发现尽管心源性晕厥死亡率高于非心源性和不明原因的晕厥，但并不高于其他同等程度的心脏病。这些研究显示器质性心脏病是预测死亡危险的最重要的指标。严重心力衰竭射血分数为 20% 的晕厥患者 1 年猝死的危险性为 45%，而无心衰的患者为 12%。器质性心脏病是晕厥患者猝死和总死亡率的主要危险因素。主动脉瓣狭窄的晕厥患者如果不进行瓣膜置换，平均生存期为 2 年。同样，肥厚型心肌病如果为年轻患者，伴有晕厥和严重的呼吸困难、有猝死家族史则猝死的危险性很大。致心律失常性右室心肌病的晕厥患者和有症状的室性心动过速（VT）患者预后较差。伴有器质性心脏病的快速 VT 的死亡率和猝死率很高；心功能严重受损的患者预后较差。有些心源性晕厥死亡率并不高，包括大多数室上性心动过速和病窦综合征。

心律失常性晕厥的预后与 4 种因素有关包括年龄≥45 岁、充血性心力衰竭病史、室性心律失常病史和异常 ECG（非特异性 ST 段改变除外）。无危险因素的患者 1 年内心律失常或死亡的发生率为 4%～7%，有 3 个或更多危险因素的患者则逐步增加到 58%～80%。

预后较好的晕厥包括以下几种。

心电图（ECG）正常、无心脏病、平素健康的年轻晕厥患者。目前尚未发现无心脏病、ECG 正常的年轻患者（< 45 岁）死亡危险性增高的证据。这些患者大多为神经介导性晕厥和不明原因的晕厥。

(1)神经介导性晕厥：大多数应用倾斜试验诊断的晕厥研究显示，随访中神经介导性晕厥的死亡率几乎为 0%。这些患者心脏大都正常，无猝死报道。佛明翰研究显示血管迷走神经性晕厥（其中包括直立性低血压和药物引起的晕厥），平均随访 17 年，心血管病发病率和死亡率的危险性未见增加。直立性低血压晕厥：这些患者的死亡率取决于原发病。有些原因（如血容量不足、药物的作用）是暂时的，无远期影响。原发性和继发性自主神经功能障碍影响长期预后，死亡率是否增加取决于相关疾病的严重程度。老年直立性低血压患者的预后与伴发病有密切关系。

(2)不明原因的晕厥：预后不一，危险性为中度。这些患者第 1 年的死亡率约 5%。死亡率在很大程度上取决于原发疾病。包括良性原因引起的晕厥和漏诊的心源性晕厥。因此，危险性处于神经介导性晕厥和心源性晕厥之间。由于晕厥的原因不明，这些患者长期处于身体可能受伤的危险中，职业和生活方式受到限制。

（二）复发率

Kapoor 等研究发现,随访 3 年,晕厥的复发率约 35%;82%发生在头 2 年。晕厥复发的预测因素包括是否曾经复发和有无心理障碍。一项研究显示,发作超过 5 次的患者今后再发的几率为 50%。另一项研究显示,在控制了其他危险因素后,年龄≥45 岁是晕厥复发的高危因素。倾斜试验阳性的患者 2 年晕厥的复发率＞50%。

复发率与死亡率和猝死率无关,但是,与其他慢性病一样复发患者的功能状态较差。

四、晕厥的诊断

（一）晕厥诊断流程

图 1-1 为晕厥诊断流程图。

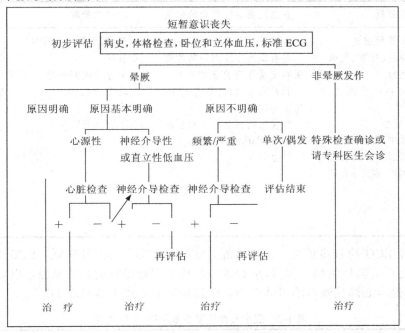

图 1-1　晕厥诊断流程图

诊断的第一步是要鉴别是否为真正的晕厥,因为这影响到下一步的诊断计划。初步评估部分,推荐并列出了诊断晕厥病因所需的临床表现以及哪些情况下无需做进一步检查。在表 1-1 和表 1-2 中列出了提示心源性和神经介导性晕厥的临床特点。在心脏检查中,超声心动图、持续心电图监测、负荷试验、电生理检查和植入式心电事件记录仪意义最大。在神经介导相关检查中,倾斜试验、颈动脉窦按摩和植入式心电事件记录仪意义最大。如果心脏检查不能明确病因,通常需进行神经介导方面的检查。经过晕厥的诊断流程评估后未能确定晕厥的原因应进行重新评估。

（二）晕厥的初步评估

普通人群中最常见的晕厥是神经介导性晕厥,其次是原发性心律失常。晕厥的原因和年龄密切相关。儿童和青年人发生晕厥多为神经介导性晕厥和心理性假性晕厥,以及原发性心律失常如长 Q-T 综合征或预激综合征。神经介导性晕厥也是中年人发生晕厥的主要病因,老年人和中年人发生情境性晕厥及直立性低血压性晕厥多于年轻人。老年人发生因主动脉瓣狭窄、肺栓塞或器质性心脏病基础上的心律失常导致的晕厥较多。

晕厥患者的初步评估包括：仔细询问病史、体格检查（包括直立位血压测量）和标准 ECG。

初步评估中需要强调三个重要问题：①是否是晕厥造成的意识丧失；②是否存在心脏病；③病史中有无重要的有助于诊断的临床特征。

鉴别真正的晕厥与类似晕厥的"非晕厥性"疾病是诊断晕厥的首要问题，并影响随后的诊断策略。短暂意识丧失（TLOC）除晕厥外尚可见于代谢性疾病（包括低血糖、低氧血症、伴有低碳酸血症的过度通气）、癫痫、中毒、短暂脑缺血发作和心理性假性晕厥等。但 2006 年 AHA/ACCF 晕厥评估的声明中不同于欧洲晕厥诊断与治疗的指南，将上述疾病也归为晕厥的范畴。

有些患者仅仅根据病史就能诊断出晕厥的原因并制定出检查方案。围绕意识丧失应仔细询问病史，鉴别晕厥与癫痫。体征有助于晕厥病因的诊断包括心血管和神经系统体征。表 1-1 列出了提示晕厥病因的临床特征。

表 1-1　提示晕厥病因的临床特征

神经介导性晕厥	直立性低血压所致的晕厥	心脏性晕厥	窃血综合征
无心脏疾病晕厥病史	体位变换为直立时	存在明确的器质性心脏病	在上肢锻炼时出现
不愉快的视觉、听觉、气味刺激或疼痛之后	与有低血压作用药物的使用和剂量改变有密切关系	劳力中或仰卧时	双上肢的血压和脉搏不同
长时间站立或处于拥挤、闷热的环境中	长时间站立，尤其在拥挤、高温环境下	之前有心悸或伴有胸痛	
伴有恶心、呕吐	存在植物神经病变或震颤性麻痹（Parkinsonism）	心脏猝死家族史	
在进餐过程中或进餐后	劳力后		
发生于头部旋转，颈动脉窦压迫（如肿瘤、剃须、衣领过紧）			
劳力后			

晕厥患者 ECG 检查多正常。如果发现异常则高度提示心源性晕厥。ECG 异常是预测心源性晕厥和死亡危险性的独立因素，应该进一步检查引起晕厥的心脏原因。ECG 正常对于诊断同样重要，提示心源性晕厥的可能性小。引起晕厥的心律失常见表 1-2。

表 1-2　提示心律失常性晕厥的 ECG 表现

双束支阻滞（左束支或右束支阻滞伴左前分支或左后分支阻滞）

其他室内传导异常（QRS 时限≥0.12 s）

Ⅱ度Ⅰ型房室阻滞

未使用负性变时药物时无症状的窦性心动过缓（< 50 次/分），≥ 3 秒的窦房阻滞或窦性停搏

预激波

QT 间期延长

伴 V1~V3 导联 ST 段抬高的右束支阻滞（Brugada 综合征）

右胸导联 T 波倒置、epsilon 波和心室晚电位提示致心律失常性右室心肌病

病理性 Q 波

通过初步评估将得到三种结果：病因诊断明确或病因诊断基本明确或者原因不明。诊断明确者即可以进行治疗或制订出治疗计划。但更常见的是初步评估后仅能做出倾向性诊断，具备表 1-1 和表 1-2 一条或更多临床表现时即可做出倾向性诊断，此时需要进一步检查证实。

如果证实了诊断,则开始治疗;如果不能被证实,则考虑为不明原因的晕厥,根据发作频率和严重程度决定下一步检查计划。不明原因的晕厥神经介导性晕厥的可能性大。如果不能明确是否为晕厥推荐称其为短暂意识丧失,进行再评估。

基于初步评估的诊断如下:

(1)典型血管迷走神经性晕厥:有促发事件如恐惧、剧烈疼痛、悲痛、吹奏乐器或长时间站立导致典型的前驱症状。

(2)情境性晕厥:在排尿、排便、咳嗽或吞咽期间或紧跟其后发生的晕厥。

(3)直立性低血压晕厥:证实直立性低血压与晕厥或先兆晕厥有关。

(4)心肌缺血:无论发生机制如何,晕厥伴有急性缺血的 ECG 证据,则诊断为心肌缺血相关性晕厥。

(5)当存在下列情况时,根据 ECG 可以诊断心律失常相关性晕厥:< 40 次/min 的窦性心动过缓或反复出现的窦房阻滞或 > 3s 的窦性停搏;II 度 II 型或 III 度房室阻滞;交替性的左右束支阻滞;快速阵发性室上性心动过速或室性心动过速;起搏器出现故障时发生心脏停搏。

(三)晕厥的进一步评估

初步评估后倾向性诊断需要进一步检查证实。进一步检查包括心脏评估检查如超声心动图,心脏负荷试验,心电监测(Holter,必要时埋藏植入式心电事件记录仪)和电生理检查;神经介导方面的检查包括倾斜试验和颈动脉按摩。

初步评估后诊断不明(称不明原因的晕厥)的患者,根据晕厥发作的严重程度及发作频度需要进行不同的检查。这些患者大都可能为神经介导性晕厥,应进行神经介导性晕厥的检查包括倾斜试验和颈动脉窦按摩。偶尔发作的这类患者通常不需要做进一步检查。经过进一步评估后晕厥原因仍未明确的患者应进行重新评估。重新评估包括详细询问病史、重新体格检查及重温所有病历资料。如果怀疑心源性晕厥或神经介导性晕厥,应进行相应的检查。对于伴有躯体多处不适的频繁发作、有紧张、焦虑和其他心理疾病的患者应该进行精神疾病评估,并请有关专科医生会诊。

初步评估晕厥患者的特殊检查适应证:

(1)实验室检查仅适于可能由循环血容量丢失或代谢原因引起的晕厥。

(2)怀疑为心脏病的患者应首先做超声心动图、心电监测,如果仍未做出诊断可以进行有创心电生理检查。

(3)对于伴有心悸的患者推荐首先做超声心动图检查。

(4)对于胸痛的患者提示意识丧失前后有心肌缺血,应首先检查运动试验、超声心动图和心电监测。

(5)反复晕厥的年轻患者若不考虑心脏病或神经系统疾病,应首先做倾斜试验;老年患者应首先进行颈动脉窦按摩。

(6)对于在转头时诱发晕厥的患者推荐首先进行颈动脉窦按摩。

(7)劳力中或劳力后发生晕厥的患者应首先行超声心动图和运动试验。

(8)有自主神经功能障碍和神经系统表现的患者应做出相应诊断。

(9)晕厥频繁反复发作伴有躯体其他部位不适的患者,通过初步评估发现患者有紧张、焦虑和其他精神疾病,应该进行精神疾病评估。

(10)所有检查后晕厥原因仍不明确的患者,如果 ECG 或临床表现提示为表 1-1、表 1-2 所列出的心律失常性晕厥;或者反复晕厥发作引起摔伤,考虑埋藏植入式心电事件记录仪。

1.心电监测

选择心电监测类型和时间取决于晕厥的发作频度。Holter 适用于晕厥发作频繁的患者。植入式心电事件记录仪用于发作不频繁的患者。

植入式心电事件记录仪(ILR)是一种比较新的诊断晕厥的检查方法,最适于发作不频繁的心律失常性晕厥的检查。数个研究结果奠定了其在晕厥诊断中的地位。这种方法较传统 Holter 和电生理检查更能发现晕厥的原因,效价比较高。不明原因的晕厥患者,发现植入 ILR 一年,90%以上的患者能够获得有助于诊断的信息。

(1)适应证:①如果患者有严重器质性心脏病并且具有高度威胁生命的心律失常的危险,应住院监测(床旁或遥测)以明确诊断。②如果 ECG 或临床表现提示为心律失常性晕厥;或者频繁发作的晕厥或晕厥先兆,行 Holter 监测。③当充分评估后晕厥原因仍不明确,如果 ECG 或临床表现提示为心律失常性晕厥;或者反复晕厥发作引起摔伤,推荐埋藏植入式心电事件记录仪。

(2)相对适应证:①如果 ECG 或临床表现提示为心律失常性晕厥,Holter 监测可能有助于指导下一步的检查(如心电生理检查)。②植入式心电事件记录仪的适应症:ECG 或临床表现提示为心律失常性晕厥的患者,如果心功能正常,可以尽早埋藏植入式心电事件记录仪,不必等到传统检查完成之后。晕厥原因基本明确或确诊为神经介导性晕厥、频繁发作,或晕厥引起外伤,这些患者植入起搏器之前通过植入式心电事件记录仪评价缓慢心律失常对晕厥所起的作用。

(3)诊断价值:①ECG 监测发现晕厥与心电异常(缓慢或快速心律失常)相关,即可做出诊断。②ECG 监测发现晕厥时为正常窦性心律可以排除心律失常性晕厥。③晕厥发作时未发现心电改变推荐进行其他检查,但已有以下情况除外:清醒状态下心室停搏>3s;清醒状态下发现莫氏 II 型或 III 度房室阻滞;快速阵发性室性心动过速。④先兆晕厥不能准确诊断晕厥,因此,不能依据先兆晕厥进行治疗

2.电生理检查

电生理检查包括无创电生理检查和有创电生理检查,能够评估窦房结功能、房室传导功能和发现室上性和 VT。初步评估正常的患者电生理检查仅有 3%有阳性发现,在发现缓慢心律失常方面敏感性很低。

(1)诊断晕厥的电生理检查方法:①应用比基础窦性心率快 10～20 bpm 的频率行心房起搏 30～60s[①]测定窦房结恢复时间(SNRT)和校正的窦房结恢复时间(CSNRT)。②测定基础和心房递增刺激下的 HV 间期,评估希氏束—蒲肯野氏纤维系统的传导功能。如果基础评估不能得出结论,可以进行药物诱发试验。③在右心室两个部位(心尖部和流出道)进行心室程序刺激诱发室性心律失常,以两个基础周期(100～120 bpm 和 140～150 bpm)增至两个额外的期前刺激。[②]④应用心房刺激程序诱发室上性心动过速[①]。

(2)电生理检查适应证:①有创电生理检查适用于初步评估考虑为心律失常性晕厥的患者(ECG 异常和/或器质性心脏病或晕厥时伴有心悸或有猝死家族史)。②明确诊断,冠心病伴晕厥的患者,如果 LVEF<0.35,应进行电生理检查。

(3)电生理检查相对适应证:①已明确为心律失常性晕厥,评估心律失常的性质。②高危职业必须除外心源性晕厥的患者。③反复发作伴有潜在损伤和严重晕厥的患者。

(4)电生理检查禁忌证:ECG 正常、无心脏病、无心悸的患者不作为常规检查。

(5)电生理检查的诊断价值:①ECG 正常不能完全排除心律失常性晕厥;当怀疑心律失常性晕厥时推荐进一步检查。②仅依靠临床表现和异常 ECG 不能确诊晕厥的病因。③下列情况,电生理检查具有诊断意义,无需进行其他检查:窦性心动过缓和 CSNRT 显著延长。双束支阻滞伴有基础 HV 间期≥100ms 或心房频率递增刺激时出现 II 度和 III 度希氏束—蒲肯野氏纤维阻滞或如果基础电生理检查不能明确诊断,可以进行药物试验。诱发持续性单形性室性心动过速。诱发出导致低血压和自发性晕厥的快速室上性心律失常。④HV 间期>70 ms 但<100 ms 应怀疑缓慢心律失常性晕厥。⑤Brugada 综合征、致心律失常性右室心肌病和心脏骤停

---

①怀疑窦房结功能异常时可阻断自主神经后重复测定。
②可以增加三个额外期前刺激,增加敏感性但降低特异性。心室期前刺激联律间期小于 200ms 也降低特异性。

SNRT 和 CSNRT 正常亦不能排除窦房结功能异常。

幸存者诱发出多形性室性心动过速或室颤可以考虑诊断。⑥缺血性或扩张型心肌病患者诱发出多形性室性心动过速或心室颤动的预测价值低。

3.ATP 试验

倾斜试验引起晕厥的触发因素可能是内源性腺苷的释放。静脉注射腺苷和三磷酸腺苷（ATP）可用于不明原因晕厥的检查。对怀疑不明原因晕厥的患者，通过强烈抑制房室结传导起到纯受体刺激作用，引起房室阻滞导致心室停搏，这可能是自发性晕厥的原因。ATP 通过对腺苷快速分解和腺苷对嘌呤受体的继发作用发挥作用。ATP 和腺苷对人类作用相似。

由于 ATP 可能引起气管痉挛，哮喘患者禁用；可能引起冠状动脉窃血，严重冠心病患者亦禁用。

4.心室平均信号心电图和微伏级 T 波交替（TWA）

信号平均 ECG 有助于发现 VT 性晕厥（敏感性 70%～82%，特异性 55%～91%）。TWA 可能是 VT 的重要预测指标。因此，信号平均 ECG 和 TWA 可以作为某些需要做电生理检查的晕厥患者的一种筛查方法。但是，无论检查结果如何，高危患者仍然需要进行电生理检查，因此，信号平均 ECG 和 T 波交替的诊断意义不大。

5.超声心动图

当病史、体格检查和心电图检查不能发现晕厥的原因时，超声心动图检查是发现包括瓣膜病在内的器质性心脏病的有效方法。通过该检查还能发现肺动脉高压和右心室扩大等提示肺栓塞的表现。体格检查正常的晕厥或先兆晕厥患者超声心动图检查最常见的发现是二尖瓣脱垂（4.6%～18.5%）。其他心脏异常包括瓣膜病（最常见的是主动脉瓣狭窄）、心肌病，节段性室壁运动异常提示的心肌梗死、冠状动脉畸形、浸润性心脏病（如淀粉样变性、心脏肿瘤、动脉瘤、左房血栓）等。超声心动图检查为判断晕厥的类型、严重程度及危险分层提供重要的信息。如果发现中重度器质性心脏病应考虑心源性晕厥。另一方面，如果超声心动图仅发现轻微心脏结构病变，则心源性晕厥的可能性较小，应进行非心源性晕厥方面的检查。

引起心源性晕厥的心脏病见表 1-3。

表 1-3　引起心源性晕厥的心脏病

（1）有明显心力衰竭表现的心肌病
（2）收缩功能异常（射血分数＜40%）
（3）急性心肌梗死后缺血性心肌病
（4）右室心肌病
（5）肥厚型心肌病
（6）先天性心脏病
（7）心脏肿瘤
（8）流出道梗阻
（9）肺栓塞
（10）主动脉夹层
（11）心脏瓣膜病

（1）超声心动图检查适应证：当怀疑晕厥由心脏病引起时应检查超声心动图。超声心动图结果有助于对心脏病进行危险分层。

（2）超声心动图的诊断价值：超声心动图仅能对严重主动脉瓣狭窄、梗阻型心肌病和心房黏液瘤引起的晕厥做出明确诊断。

6.倾斜试验

倾斜试验有助于诊断神经介导性晕厥,但是,其敏感性、特异性、诊断标准和重复性存在很大问题,敏感性和特异性与检查方法有密切关系。敏感性占26%～80%,特异性约占90%。倾斜试验阴性的患者如果没有心肌缺血或器质性心脏病的证据,神经介导的晕厥的可能性很大,因此,倾斜试验对确诊帮助不大。

(1)倾斜试验推荐方法:①倾斜试验前无输液者卧位至少5min,有输液者至少20 min;②倾斜角度60°～70°;③被动倾斜时间20～45min;④如果基础倾斜试验阴性时,静脉应用异丙肾上腺素或舌下应用硝酸甘油作为激发药物。药物试验时间为15～20min;⑤异丙肾上腺素的剂量1～3μg/min,使平均心率增加20%～25%,用药时不必将患者放回仰卧位;⑥直立位舌下硝酸甘油喷雾剂固定剂量为400μg;⑦试验终点为诱发晕厥或完成试验过程包括药物诱发,出现晕厥发作为试验阳性。

(2)试验注意事项:试验室应该安静、光线柔和。试验前患者禁食2h,卧位20～45min。应与血管迷走神经刺激如输液有一定间隔以减少其影响。无静脉液体的试验,试验前安静时间可以减少到5min。持续无创逐一心跳测量手指动脉压。试验床应能迅速平稳竖立,试验结束时迅速放平(<10s),以免意识丧失时间延长。

(3)倾斜试验反应:倾斜试验出现迷走反射症状至意识丧失一般需要3min或更短时间,收缩压<90 mmHg出现先兆晕厥,<60mmHg出现晕厥。所有倾斜试验诱发的晕厥均有前驱症状,一般前驱症状出现1min后发生晕厥。在前驱症状阶段血压显著下降,血压下降前常有心率降低,而开始阶段心率降低常不明显。

根据倾斜试验详细血流动力学变化将倾斜试验阳性反应分4型,见表1-4。

表1-4 倾斜试验阳性反应的分类

1型 混合型	2A 型	2B 型	3 型
晕厥时心率减慢但心室率≥40 bpm 或<40 bpm 的时间<10s伴有或不伴有时间<3s 的心脏停搏,心率减慢之前出现血压下降	心脏抑制但无心脏停搏。心率减慢,心室率<4 bpm,时间>10s,但无>3s的心脏停搏,心率减慢之前出现血压下降	伴有心脏停搏的心脏抑制。心脏停搏>3s,血压下降在心率减慢之前出现或与之同时出现	血管减压型。晕厥高峰时心率减慢≤10%

(4)适应证:①从事高危职业的不明原因单次发作的晕厥患者或反复发作但无器质性心脏病的患者或有器质性心脏病但已经排除心源性晕厥的患者。②临床上提示可能为神经介导性晕厥的患者。

(5)相对适应证:①了解晕厥血流动力学改变类型调整治疗方案。②伴有抽搐的晕厥与癫痫的鉴别诊断。③评估不明原因反复晕倒的患者。④评估反复先兆晕厥或头晕。

下列情况不宜做倾斜试验:①评估治疗效果。②无创伤的单次发作,从事非高危职业。③明确神经介导性晕厥的诊断不可能改变治疗方案而仅仅为了证明是血管迷走神经性晕厥。

(6)诊断价值:①无器质性心脏病的患者,当倾斜试验诱发出自发性晕厥时可以做出诊断,无需做进一步检查。②有器质性心脏病的患者,在考虑倾斜试验阳性所致的神经介导性晕厥之前应首先排除心律失常或其他心源性晕厥。③除诱发出的晕厥外倾斜试验的其他异常反应临床意义尚不清楚。

7.颈动脉窦按摩

(1)颈动脉窦按摩的方法和反应:颈动脉窦按摩是揭示颈动脉窦过敏综合征晕厥的一种检

查方法。方法:颈动脉窦按摩取仰卧位和立位两种体位(一般在倾斜床上进行),检查中应持续监测心电、血压。记录基础心率、血压后,在胸锁乳突肌前缘环状软骨水平用力按摩右侧颈动脉窦 5 ～ 10s,如果未获得阳性结果,1 ～ 2min 后按摩对侧。如果触发心脏停搏反应,则静脉注射阿托品(1mg 或 0.02mg/kg)重复按摩评估减压反射的作用。颈动脉窦按摩的反应传统上分为心脏抑制型(如心脏停搏)和血管抑制型(收缩压下降)或混合型。室性停搏持续≥3s,收缩压下降≥50mmHg 为混合型。并发症:颈动脉按摩的主要并发症是神经系统并发症。尽管这些并发症少见,颈动脉窦按摩应避免用于既往 3 个月内发生过短暂脑缺血或卒中的患者或颈动脉杂音。颈动脉窦按摩很少引起房颤。颈动脉窦按摩诱发的心脏停搏停止按摩后迅速消失,一般无需复苏。

(2)适应证和方法:颈动脉窦按摩适用于经初步评估原因不明的晕厥患者,年龄在 40 岁以上。有颈动脉疾病和卒中危险的患者应避免做颈动脉窦按摩。颈动脉窦按摩中必须持续心电、血压监测。按摩时间最短 5s,最长 10s。应取仰卧位和直立位两个体位按摩。

(3)诊断价值:阳性标准:按摩中诱发出症状、室性停搏持续≥3s、收缩压下降≥50mmHg。对于无其他原因可以解释的晕厥患者阳性反应可以诊断为颈动脉窦过敏。

8.运动试验

运动中或运动后即刻发生晕厥的患者应进行运动试验。应该选择症状限制性运动试验,由于运动中和运动后即刻易发生晕厥,运动中和恢复阶段均应监测心电和血压。运动中发生晕厥可能是由心脏原因造成的,有些病例报告过度反射性血管扩张也可能引起晕厥。相反,运动后晕厥几乎都是自主神经功能异常或神经介导机制参与的,其特点是与心动过缓或心脏停搏有关的低血压,老年患者可能是自主神经功能异常,一般发生于无心脏病的患者。

运动试验 3 级时心动过速诱发的发生于房室结远端的固定性 II 度或 III 度 AV 阻滞是发生永久性 AV 阻滞的先兆,这类患者静态 ECG 可以发现室内传导异常。

有冠心病病史或危险因素的患者应该进行缺血评估。＜ 40 岁的患者,运动中血压下降或不升高提示肥厚型梗阻性心肌病或冠状动脉左主干病变。运动试验也用于筛查儿茶酚胺依赖性多形性 VT。

运动试验对一般晕厥患者意义不大,仅有 1%发现异常。但是,对运动性晕厥具有重要诊断价值。

(1)适应证:劳力中或劳力后即刻发生晕厥的患者。

(2)诊断价值:①运动中或运动后即刻诱发晕厥,ECG 和血流动力学出现异常改变,具有诊断意义。②运动中出现 II 度 II 型或 III 度 AV 阻滞,即使未发生晕厥也有诊断意义。

9.心导管和心血管造影

由于是有创检查,一般不作为筛查心源性晕厥的检查。对怀疑冠状动脉狭窄引起直接或间接性心肌缺血导致的晕厥,推荐做冠状动脉造影以明确诊断及治疗方案。

10.神经系统及精神病学评估

(1)神经系统评估:①自主神经功能障碍。A.原发性自主神经功能障碍。由原发性中枢神经系统退行性疾病引起,均发生于中年或老年,包括单纯自主神经功能障碍(PAF)和多系统硬化(MSA)。B.继发性自主神经功能障碍。指其他疾病引起的自主神经系统损害,许多疾病均可发生,主要见于糖尿病、肝肾功能衰竭和酗酒。C.药物引起的自主神经功能障碍。最常见的药物是三环类抗抑郁药、吩噻嗪、抗组胺剂、L-多巴(Parkinson's病)和 MAO 抑制剂。一般来说,自主神经功能障碍的类型与原发病不一定有关。当出现显著的立位性低血压或伴有阳痿和尿频的自主神经功能障碍时应进行神经系统检查。存在其他神经系统的体征特别是 Parkinson's 病、内脏性疾病如糖尿病或服用某些药物(抗抑郁药)有助于诊断。②脑血管疾病。见于下列疾病:A.锁骨下动脉窃血综合征:发生于上肢血管闭塞,脑血管系统血流产生分流,同时供应脑和上肢。当上肢循环需求量增加如单侧上肢运动时引起脑干灌注不足导致意识丧失。一般仅在其他颅外动脉硬化时才发生短暂缺血发作。椎基底动脉窃血的症状包括眩晕、复视、视物模糊、基底神经功能障碍、晕厥和猝倒症(attack)。短暂意识丧失不伴有脑干损伤的体征锁骨下窃血的可能性很小。两侧上肢血压不同提示存在窃血现象。B.短暂脑缺血发作(TIAs)一侧颈动脉缺血不会引起意识丧失,只有椎基底动脉系统缺血和严重双侧颈动脉缺血时才能引起晕厥,但是,多伴有神经系统定位体征或症状如瘫痪、眼球运动障碍,一般以眩晕为主,不存在这些特征的意识丧失 TIAs 的诊断难以成立。③非晕厥发作性疾病。这组疾病无晕厥或仅有类似晕厥的疾病。如癫痫、许多神经原因可以引起晕倒、猝倒症等。一般不将此组疾病归为晕厥。但2006 年 AHA/ACCF 晕厥评估的声明倾向于将其归为晕厥。抽搐病史对癫痫与晕厥的鉴别价值见表1-5。

表1-5　抽搐病史对癫痫与晕厥的鉴别价值(依据 Hoefnagel's 等意见)

临床表现	癫痫	晕厥	其他怀疑癫痫的表现(意义小,特异性低)
意识丧失时的表现	1.痉挛抽搐持续时间较长,意识丧失同时出现　2.自主运动如咀嚼或咂嘴唇(局部癫痫)　3.咬舌　4.面部紫绀	1.痉挛抽搐持续时间较短(＜15s),意识丧失后出现	1.家族史　2.事件发作时间(夜间)　3.发作前头昏眼花　4.大小便失禁　5.摔伤　6.发作后头痛　7.发作后困乏
事件前症状	先兆症状(如异味)	恶心、呕吐、腹部不适、发冷、出汗(神经反射性)	
事件后症状	1.意识模糊时间长　2.肌肉疼痛	1.意识模糊时间短　2.恶心、呕吐、苍白(神经反射性)	

(2) 精神病学评估:①精神疾病导致的晕厥有两个方面的特点:A.治疗精神疾病的药物能够引起直立性低血压导致真正的晕厥。这些药物用于治疗精神分裂症和抑郁症。如果是这些药物所致,应该在精神科医生指导下调整药物。B.焦虑、癔病、惊恐和极度沮丧可引起类似晕厥的症状。心理性假性晕厥的诊断应十分慎重。排除了其他原因后,应进行心理疾病的治疗。心理疾病性晕厥的患者一般较年轻,心脏病发病率低,但晕厥发作频繁。心理性晕厥在各种晕厥中占重要的位置,许多患者的晕厥不能解释,大部分患者接受心理治疗后晕厥的发作次数明显减少。②适应证:A.神经系统检查适于不能诊断为晕厥的意识丧失。B.当怀疑短暂意识丧失为自主神经功能失调或脑血管窃血综合征引起的晕厥时应做神经系统检查。C.当症状提示为心理性假性晕厥或治疗精神疾病药物引起的晕厥应进行精神病学评估。

总之,晕厥可能是猝死的前兆,尤其是那些有心脏疾病的患者。因此对晕厥进行全面评价时,对器质性心脏病和心肌缺血的检查尤为重要。晕厥患者中,导致猝死的少见原因,例如预激综合征和 LQTS 等遗传性心脏猝死综合征应被排除。当诊断出心脏病后,随后的评价和治疗要在两方面进行:①判断这一心脏疾患是否伴有缺血,并对它和晕厥事件关联性做出评价;②应牢记对有无室速和室颤等恶性心律失常做出评价,特别是对于那些高危患者,将有助于指导实施挽救生命的治疗措施。

第三节　心　悸

Section 3

　　心悸是一种患者自觉心慌、心跳的常见症状。当心率加快时多伴有心前区不适感,心率缓慢时则感到搏动有力。心悸时心率可快、可慢也可有心律失常、心搏增强,部分患者心率和心律亦可正常。

一、发生机制

　　心悸发生机制尚未完全清楚,一般认为心脏活动过度是心悸发生的基础,常与心率及心搏出量改变有关。

　　在心动过速时,舒张期缩短、心室充盈不足,当心室收缩时心室肌与心瓣膜的紧张度突然增加,可引起心搏增强而感心悸。

　　心律失常如过早搏动,在一个较长的代偿期之后的心室收缩,往往强而有力,会出现心悸。心悸出现与心律失常出现及存在时间长短有关,如突然发生的阵发性心动过速,心悸往往较明显,而在慢性心律失常,如心房颤动可因逐渐适应而无明显心悸。

　　心悸的发生常与精神因素及注意力有关,焦虑、紧张及注意力集中时易于出现。心悸可见于心脏病者,但与心脏病不能完全等同,心悸不一定有心脏病,反之心脏病患者也可不发生心悸,如慢性心房颤动可因逐渐适应而无明显心悸。

二、病　　因

　　1.心脏搏动增强

　　心脏收缩力增强引起的心悸,可为生理性或病理性。

　　(1)生理性者见于:①健康人在剧烈运动或精神过度紧张时;②饮酒、浓茶或咖啡后;③应用某些药物,如肾上腺素、麻黄碱、咖啡因、阿托品、甲状腺片等。

　　(2)病理性者见于下列情况:①心室肥大。如高血压心脏病、各种原因所致的主动脉瓣关闭不全、风湿性二尖瓣关闭不全等引起的左心室肥大,心脏收缩力增强。动脉导管未闭、室间隔缺损回流量增多,增加心脏的工作量,导致心室增大,也可引起心悸。此外脚气性心脏病,因微小动脉扩张,阻力降低,回心血流增多,心脏工作量增加,也可出现心悸。②其他引起心脏搏出量增加的疾病。A.甲状腺功能亢进:由于基础代谢与交感神经兴奋性增高,导致心率加快。B.贫血:以急性失血时心悸为明显。贫血时血液携氧量减少,器官及组织缺氧,机体为保证氧的供应,通过增加心率,提高排出量来代偿,于是心率加快导致心悸;发热时基础代谢率增高,心率加快,心排血量增加,也可引起心悸;低血糖症、嗜铬细胞瘤引起的肾上腺素增多,心率加快,也可发生心悸。

　　2.心律失常

　　心动过速、过缓或心律不齐时,均可出现心悸。

　　(1)心动过速:各种原因引起的窦性心动过速、阵发性室上性或室性心动过速等,均可发生心悸。

　　(2)心动过缓:高度房室传导阻滞(二、三度房室传导阻滞)、窦性心动过缓或病态窦房结综合征,由于心率缓慢,舒张期延长,心室充盈度增加,心搏强而有力,引起心悸。

（3）心律失常：房性或室性的期前收缩、心房颤动，由于心脏跳动不规则或有一段间歇，使患者感到心悸甚至有停跳感觉。

3.心脏神经官能症

由自主神经功能紊乱所引起，心脏本身并无器质性病变。多见于青年女性。临床表现除心悸外尚有心率加快、心前区或心尖部隐隐作痛以及疲乏、失眠、头晕、头痛、耳鸣、记忆力减退等神经衰弱表现，且在焦虑、情绪激动等情况下更易发生。肾上腺素受体能反应亢进综合征也与自主神经功能紊乱有关，易在紧张时发生，其表现除心悸、心动过速、胸闷、头晕外尚可有心电图的一些改变，出现窦性心动过速，轻度ST段下移及T波平坦或倒置，易与心脏器质性病变相混淆。本病进行普萘洛尔（心得安）试验可以鉴别肾上腺素受体能反应亢进综合征，在应用普萘洛尔后心电图可恢复正常，显示其改变为功能性。

三、伴随症状

1.伴心前区痛

见于冠状动脉硬化性心脏病（如心绞痛、心肌梗死）、心肌炎、心包炎，亦可见于心脏神经官能症等。

2.伴发热

见于急性传染病、风湿热、心肌炎、心包炎、感染性心内膜炎等。

3.伴晕厥或抽搐

见于高度房室传导阻滞、心室颤动或阵发性室性心动过速、病态窦房结综合征等。

4.伴贫血

见于各种原因引起的急性失血，此时常有虚汗、脉搏微弱、血压下降或休克，慢性贫血则心悸多在劳累后较明显。

5.伴呼吸困难

见于急性心肌梗死、心包炎、心肌炎、心力衰竭、重症贫血等。

6.伴消瘦及出汗

见于甲状腺功能亢进。

第四节　呼吸困难

Section 4

呼吸困难是指患者主观上感到氧气不足、呼吸费力；客观表现为用力呼吸，重者鼻翼扇动、张口耸肩，甚至出现发绀，呼吸肌及呼吸辅助肌也参与呼吸运动，并伴有呼吸频率、深度与节律的异常。

一、病　因

引起呼吸困难的原因主要是呼吸系统和心血管系统疾病。

（一）肺源性呼吸困难

1.气道阻塞

咽后壁脓肿，喉头水肿，支气管哮喘，慢性阻塞性肺疾病及喉、气管与支气管的炎症、水肿，肿瘤或异物所致狭窄或阻塞,主动脉瘤压迫等。

2.肺疾病

如大叶性或支气管肺炎、肺脓肿、肺气肿、肺栓塞、肺瘀血、肺水肿、肺泡炎、弥漫性肺间质纤维化、肺不张、细支气管肺泡癌等。

3.胸膜疾病

胸腔积液、气胸、胸膜肿瘤、胸膜肥厚粘连、脓胸等。

4.胸廓疾患

如严重胸廓脊柱畸形、气胸、大量胸腔积液和胸廓外伤等。

5.神经肌肉疾病

如脊髓灰质炎病变累及颈髓、急性多发性神经根神经炎和重症肌无力累及呼吸肌,药物(肌松药、氨基苷类药等)导致呼吸肌麻痹等。

6.膈运动障碍

纵隔气肿、纵隔肿瘤、急性纵隔炎、膈麻痹、高度鼓肠、大量腹水、腹腔巨大肿瘤、胃扩张和妊娠末期等。

(二)心源性呼吸困难

风湿性心脏病、缩窄性心包炎、心肌炎、心肌病、急性心肌梗死、肺心病等所致心力衰竭、心脏压塞、原发性肺动脉高压和肺栓塞等。

(三)血液和内分泌系统疾病

重度贫血、高铁血红蛋白血症、硫化血红蛋白血症、甲状腺功能亢进或减退、原发性肾上腺功能减退症等。

(四)神经精神因素

脑血管意外、脑水肿、颅内感染、颅脑肿瘤、脑及脑膜炎症致呼吸中枢功能障碍;精神因素所致呼吸困难,如癔症等。

(五)中毒性呼吸困难

酸中毒、一氧化碳中毒、氰化物中毒、亚硝酸盐中毒、吗啡类药物中毒、农药中毒、尿毒症、糖尿病酮症酸中毒等。

二、发生机制及临床表现

从发生机制及症状表现分析,将呼吸困难分为如下几种类型。

(一)肺源性呼吸困难

肺源性呼吸困难是呼吸系统疾病引起的通气、换气功能障碍,导致缺氧和(或)二氧化碳潴留引起。临床上分为三种类型。

1.吸气性呼吸困难

特点是吸气费力、显著困难,重者由于呼吸肌极度用力,胸腔负压增大,吸气时胸骨上窝、锁骨上窝和肋间隙明显凹陷,称"三凹征",常伴有干咳及高调吸气性喉鸣。见于各种原因引起的喉、气管、大支气管的狭窄与阻塞:①喉部疾患,如急性喉炎、喉水肿、喉痉挛、喉癌、白喉、会厌炎等;②气管疾病,如气管肿瘤、气管异物或气管受压(甲状腺肿大、淋巴结肿大或主动脉瘤压迫等)。

2.呼气性呼吸困难

特点是呼气费力,呼气时间明显延长而缓慢,常伴有干啰音。这主要是由于肺泡弹性减弱和(或)小支气管狭窄阻塞(痉挛或炎症)所致;当有支气管痉挛时,可听到哮鸣音。常见于支气管哮喘、喘息型慢性支气管炎、弥漫性细支气管炎和慢性阻塞性肺气肿合并感染等。此外，后者由于肺泡通气、血流比例失调和弥散膜面积减少，严重时导致缺氧、发绀、呼吸增快。

3.混合性呼吸困难

特点是吸气与呼气均感费力，呼吸频率增快、变浅，常伴有呼吸音异常（减弱或消失），可有病理性呼吸音。其原因是由于肺部病变广泛或胸腔病变压迫，致呼吸面积减少，影响换气功能所致。常见于重症肺结核、大面积肺不张、大块肺栓塞、肺尘埃沉着症、肺泡炎、弥漫性肺间质纤维化、肺泡蛋白沉着症、大量胸腔积液、气胸、膈肌麻痹和广泛显著胸膜增厚等。后者发生呼吸困难主要与胸壁顺应性降低，呼吸运动受限，肺通气明显减少，肺泡氧分压降低引起缺氧有关。

（二）心源性呼吸困难

主要由左侧心力衰竭和（或）右侧心力衰竭引起，两者发生机制不同，左侧心力衰竭所致呼吸困难较为严重。

（1）左侧心力衰竭发生呼吸困难的主要原因是肺瘀血和肺泡弹性降低。其机制为：①肺瘀血，使气体弥散功能降低；②肺泡张力增高，刺激牵张感受器，通过迷走神经反射兴奋呼吸中枢；③肺泡弹性减退，其扩张与收缩能力降低，肺活量减少；④肺循环压力升高对呼吸中枢的反射性刺激。

左侧心力衰竭引起的呼吸困难特点是活动时出现或加重，休息时减轻或缓解，仰卧加重，坐位减轻。因活动时加重心脏负荷，机体耗氧量增加；坐位时下半身回心血量减少，减轻肺瘀血的程度；同时坐位时膈肌位置降低，膈肌活动增大，肺活量可增加10%～30%。因此，病情较重患者，常被迫采取半坐位或端坐体位呼吸。

急性左侧心力衰竭时，常出现阵发性呼吸困难，多在夜间睡眠中发生，称夜间阵发性呼吸困难。其发生机制为：①睡眠时迷走神经兴奋性增高，冠状动脉收缩，心肌供血减少，心功能降低；②小支气管收缩，肺泡通气减少；③仰卧位时肺活量减少，下半身静脉回心血量增多，致肺瘀血加重；④呼吸中枢敏感性降低，对肺瘀血引起的轻度缺氧反应迟钝，当瘀血程度加重、缺氧明显时，才刺激呼吸中枢做出应答反应。

发作时，患者常于熟睡中突感胸闷憋气惊醒，被迫坐起，惊恐不安，伴有咳嗽，轻者数分钟至数十分钟后症状逐渐减轻、缓解；重者高度气喘、面色青紫、大汗，呼吸有哮鸣声，咳浆液性粉红色泡沫样痰，两肺底部有较多湿性啰音，心率增快，可有奔马律。此种呼吸困难，又称"心源性哮喘"，常见于高血压性心脏病、冠状动脉性心脏病、风湿性心瓣膜病、心肌炎和心肌病等。

（2）右侧心力衰竭时呼吸困难的原因主要是体循环瘀血所致。其发生机制为：①右心房与上腔静脉压升高，刺激压力感受器反射性地兴奋呼吸中枢；②血氧含量减少以及乳酸、丙酮酸等酸性代谢产物增多，刺激呼吸中枢；③瘀血性肝大、腹水和胸水，使呼吸运动受限，肺受压气体交换面积减少。

临床上主要见于慢性肺心病；渗出性或缩窄性心包炎，无右心衰竭，其发生呼吸困难的主要机制是由于大量心包渗液致心脏压塞或心包纤维性增厚、钙化、缩窄，使心脏舒张受限，引起体循环静脉瘀血所致。

（三）中毒性呼吸困难

在急、慢性肾衰竭、糖尿病酮症酸中毒和肾小管性酸中毒时，血中酸性代谢产物增多，强烈刺激颈动脉窦、主动脉体化学受体或直接兴奋、强烈刺激呼吸中枢，出现深长、规则的呼吸，可伴有鼾声，称为酸中毒大呼吸（Kussmaul 呼吸）。

急性感染和急性传染病时，由于体温升高和毒性代谢产物的影响，刺激兴奋呼吸中枢，使呼吸频率增快。

某些药物和化学物质如吗啡类、巴比妥类、苯二氮䓬类药物和有机磷杀虫药中毒时，呼吸中枢受抑制,致呼吸变缓慢、变浅,且常有呼吸节律异常如 Cheyne-Stokes 呼吸或 Biots 呼吸。

某些毒物可作用于血红蛋白,如一氧化碳中毒时,一氧化碳与血红蛋白结合成碳氧血红蛋白;亚硝酸盐和苯胺类中毒,该两药使血红蛋白转变为高铁血红蛋白,失去携氧功能致组织缺氧。氰化物和含氰化物较多之苦杏仁、木薯中毒时,氰离子抑制细胞色素氧化酶的活性,影响细胞的呼吸作用,导致组织缺氧均可引起呼吸困难,严重时可引起脑水肿抑制呼吸中枢。

(四)神经精神性呼吸困难

重症颅脑疾患如颅脑外伤、脑出血、脑炎、脑膜炎、脑脓肿及脑肿瘤等,呼吸中枢因受增高的颅内压和供血减少的刺激,使呼吸变慢变深,并常伴呼吸节律的异常,如呼吸遏制(吸气突然终止)、双吸气(抽泣样呼吸)等。

癔症患者由于精神或心理因素的影响可有呼吸困难发作,其特点是呼吸浅表而频,1min 可达 60～100 次,并常因通气过度而发生呼吸性碱中毒,出现口周、肢体麻木和手足搐搦,严重时可有意识障碍。

叹息样呼吸,患者自述呼吸困难,但并无呼吸困难的客观表现。偶然出现一次深大吸气,伴有叹息样呼气,在叹息之后自觉轻快,这实际上是一种神经症的表现。

(五)血液病

重度贫血、高铁血红蛋白血症或硫化血红蛋白血症等,因红细胞携氧减少,血氧含量降低,致呼吸加速,同时心率加快。大出血或休克时,因缺血与血压下降刺激呼吸中枢,也可使呼吸加速。

三、伴随症状

1.发作性呼吸困难伴有哮鸣音

见于支气管哮喘、心源性哮喘;骤然发生的严重呼吸困难,见于急性喉水肿、气管异物、大块肺栓塞、自发性气胸等。

2.伴一侧胸痛

见于大叶性肺炎、急性渗出性胸膜炎、肺梗死、自发性气胸、急性心肌梗死、支气管癌等。

3.伴 发 热

见于肺炎、肺脓肿、胸膜炎、急性心包炎、咽后壁脓肿等。

4.伴咳嗽、咳脓痰

见于慢性支气管炎、阻塞性肺气肿并发感染、化脓性肺炎肺脓肿、支气管扩张症并发感染等,后二者脓痰量较多;伴大量浆液性泡沫样痰,见于急性左侧心力衰竭和有机磷杀虫药中毒。

5.伴 昏 迷

见于脑出血、脑膜炎、尿毒症、糖尿病酮症酸中毒、肺性脑病、急性中毒等。

第五节 水 肿

Section 5

人体组织间隙有过多的液体积聚使组织肿胀称为水肿。水肿可分为全身性与局部性。当液体在体内组织间隙呈弥漫性分布时呈全身性水肿(常为凹陷性);液体积聚在局部组织间隙时呈局部性水肿;发生于体腔内称积液,如胸腔积液、腹腔积液、心包积液。一般情况下,水肿这一术语,不包括内脏器官局部的水肿,如脑水肿、肺水肿等。

一、发生机制

在正常人体中,血管内液体不断地从毛细血管小动脉端滤出至组织间隙成为组织液,另一方面组织液又不断从毛细血管小静脉端回吸入血管中。两者经常保持动态平衡,因而组织间隙无过多液体积聚。

保持这种平衡的主要因素有:①毛细血管内静水压;②血浆胶体渗透压;③组织间隙机械压力(组织压);④组织液的胶体渗透压。当维持体液平衡的因素发生障碍出现组织间液的生成大于回吸收,则可产生水肿。

产生水肿的主要因素为:①钠与水的潴留,如继发性醛固酮增多症等;②毛细血管滤过压升高,如右侧心力衰竭等;③毛细血管通透性增高,如急性肾炎等;④血浆胶体渗透压降低,如血浆白蛋白减少;⑤淋巴回流受阻,如丝虫病等。

二、病因与临床表现

(一)全身性水肿

1.心源性水肿

风心病、冠心病、肺心病等各种心脏病引起右侧心力衰竭时出现。

发生机制主要是有效循环血量减少,肾血流量减少,继发性醛固酮增多引起钠、水潴留以及静脉瘀血,毛细血管滤过压增高,组织液回吸收减少所致。前者决定水肿程度,后者决定水肿的部位。水肿程度可由于心力衰竭程度而有不同,可自轻度的踝部水肿以至严重的全身性水肿。

水肿特点是首先出现于身体下垂部位(下垂部流体静水压较高)。能起床活动者,最早出现于踝内侧,行走活动后明显,休息后减轻或消失;经常卧床者以腰骶部为明显。颜面部一般不肿。水肿为对称性、凹陷性。此外通常有颈静脉怒张、肝大、静脉压升高,严重时还出现胸、腹水等右侧心力衰竭的其他表现。

2.肾源性水肿

见于急慢性肾炎、肾盂肾炎、急慢性肾衰竭等。

发生机制主要是由多种因素引起肾排泄水钠减少,导致钠水潴留,细胞外液增多,毛细血管静水压升高,引起水肿。钠水潴留是肾性水肿的基本机制。

导致钠水潴留可能与下列因素相关:①肾小球超滤系数及滤过率下降,而肾小管回吸收钠增加(球—管失衡)导致钠水潴留;②大量蛋白尿致低蛋白血症,血浆胶体渗透压下降致使水分外渗;③肾实质缺血,刺激肾素—血管紧张素,醛固酮活性增加,醛固酮活性增多导致钠水潴留;④肾内前列腺素产生减少,致使肾排钠减少。水肿特点是疾病早期晨间起床时有眼睑与颜面水肿,以后发展为全身水肿(肾病综合征时为重度水肿)。常有尿改变、高血压、肾功能损害的表现。

3.肝源性水肿

任何肝脏疾病引起血浆白蛋白明显下降时均可引起水肿。

失代偿期肝硬化主要表现为腹水,也可首先出现踝部水肿,逐渐向上蔓延,而头、面部及上肢常无水肿。

门脉高压症、低蛋白血症、肝淋巴液回流障碍、继发醛固酮增多等因素是水肿与腹水形成的主要机制。肝硬化在临床上主要有肝功能减退和门脉高压两方面表现。

4.营养不良性水肿

慢性消耗性疾病长期营养缺乏、神经性厌食、胃肠疾患、妊娠呕吐、消化吸收障碍、重度烧伤、排泄或丢失过多、蛋白质合成障碍等所致低蛋白血症或维生素 B 缺乏均可产生水肿。

特点是水肿发生前常有消瘦、体重减轻等表现。皮下脂肪减少所致组织松弛,组织压降低,加重了水肿液的潴留。

水肿常从足部开始逐渐蔓延至全身。

5.其他原因的全身水肿

(1)黏液性水肿。黏液性水肿时产生非凹陷性水肿(是由于组织液所含蛋白量较高之故),颜面及下肢较明显。

(2)特发性水肿。为一种原因不明或原因尚未确定的综合征,多见于妇女。特点为月经前 7～14d 出现眼睑、踝部及手部轻度水肿,可伴乳房胀痛及盆腔沉重感,月经后水肿逐渐消退。

(3)药物性水肿。可见于糖皮质激素、雄激素、雌激素、胰岛素、萝芙木制剂、甘草制剂等疗程中。

(4)内分泌性水肿。腺垂体功能减退症、黏液性水肿、皮质醇增多症、原发性醛固酮增多症等。

(5)其他。可见于妊娠中毒症、硬皮病、血管神经性水肿等。

(二)局部性水肿

1.局部炎症所致水肿

为最常见的局部水肿,见于丹毒、疖肿、蛇毒中毒等。

2.淋巴回流障碍性水肿

多见于丝虫病、非特发性淋巴管炎、肿瘤等。

3.静脉阻塞性水肿

常见于肿瘤压迫或肿瘤转移、静脉血栓形成、血栓性静脉炎、上腔或下腔静脉阻塞综合征等。

4.变态反应性水肿

如荨麻疹、血清病以及食物、药物等引起的变态反应等。

5.血管神经性水肿

属变态反应或神经源性病变,部分病例与遗传有关。

三、伴随症状

1.水肿伴肝大

可为心源性、肝源性与营养不良性,而同时有颈静脉怒张者则为心源性。

2.水肿伴重度蛋白尿

常为肾源性,而轻度蛋白尿也可见于心源性。

3.水肿伴呼吸困难与发绀

常提示由于心脏病、上腔静脉阻塞综合征等所致。

4.水肿与月经周期有明显关系

可见于特发性水肿。

5.水肿伴失眠、烦躁、思想不集中等

见于经前期紧张综合征。

第六节 发 绀

Section 6

发绀是指血液中还原血红蛋白增多,使皮肤、黏膜呈青紫色的表现。广义的发绀还包括少数由于异常血红蛋白衍化物(高铁血红蛋白、硫化血红蛋白)所致皮肤黏膜青紫现象。发绀在皮肤较薄、色素较少和毛细血管丰富的部位,如口唇、鼻尖、颊部与甲床等处较为明显,易于观察。

一、发生机制

发绀是由于血液中还原血红蛋白绝对含量增多所致。还原血红蛋白浓度可用血氧的未饱和度表示。正常动脉血氧未饱和度为 5%,静脉内血氧未饱和度为 30%,毛细血管中血氧未饱和度约为前二者的平均数。每 1 g 血红蛋白约与 1.34 ml 氧结合。当毛细血管血液的还原血红蛋白量超过 50 g/L(5 g/dL)时,皮肤黏膜即可出现发绀。

临床实践表明,此学说不尽完全可靠,因为以正常血红蛋白浓度 150 g/L 计,50 g/L 为还原血红蛋白时,提示已有 1/3 血红蛋白不饱和。当动脉血氧饱和度为 66% 时,相应动脉血氧分压已降低至 4.5 kPa(34 mmHg)的危险水平。

事实上,在血红蛋白浓度正常的患者,如动脉血氧饱和度 < 85% 时,口腔黏膜和舌面的发绀已明确可辨。近来,观察分析发绀与动脉血氧饱和度的关系,发现轻度发绀者中,动脉血氧饱和度 > 85% 或者近 60%。此外,在红细胞增多症时,动脉血氧饱和度虽 > 85%,亦会有发绀出现;相反,重度贫血(血红蛋白 < 60 g/L)患者,即使动脉血氧饱和度有明显降低,亦难出现发绀。可见,临床所见发绀,有相当大部分不能确切反映动脉血氧下降情况。

二、病因与临床表现

由于病因不同,发绀可分:为血液中还原血红蛋白增多和血液中存在异常血红蛋白衍化物两大类。

(一)血液中还原血红蛋白增多

1.中心性发绀

此类发绀是由于心、肺疾病导致动脉血氧饱和度降低引起。发绀的特点是全身性的,除四肢与面颊外,亦见于黏膜(包括舌及口腔黏膜)与躯干的皮肤,但皮肤温暖。

中心性发绀又可分为:

(1)肺性发绀。见于各种严重呼吸系统疾病,如呼吸道(喉、气管、支气管)阻塞、肺部疾病(肺炎、阻塞性肺气肿、弥漫性肺间质纤维化、肺瘀血、肺水肿、急性呼吸窘迫综合征)和肺血管疾病(肺栓塞、原发性肺动脉高压、肺动静脉瘘)等,其发生机制是由于呼吸功能衰竭,通气或换气(通气/血流比例、弥散)功能障碍,肺氧合作用不足,致体循环血管中还原血红蛋白含量增多而出现发绀。

(2)心性混血性发绀。见于发绀型先天性心脏病,如法洛四联症、艾森门格综合征等,其发绀机制是由于心与大血管之间存在异常通道,部分静脉血未通过肺进行氧合作用,即经异常通道分流混入体循环动脉血中,如分流量超过心排血量的 1/3 时,即可引起发绀。

2.周围性发绀

此类发绀是由于周围循环血流障碍所致,发绀特点是常见于肢体末梢与下垂部位,如肢端、耳垂与鼻尖,这些部位的皮肤温度低、发凉,若按摩或加温耳垂与肢端,使其温暖,发绀即可消失。此点有助于与中心性发绀相鉴别,后者即使按摩或加温青紫也不消失。

周围性发绀又可分为以下几种。

(1)瘀血性周围性发绀。如右侧心力衰竭、渗出性心包炎心脏压塞、缩窄性心包炎、局部静脉病变(血栓性静脉炎、上腔静脉综合征、下肢静脉曲张)等,其发生机制是因体循环瘀血、周围血流缓慢,氧在组织中被过多摄取所致。

(2)缺血性周围性发绀。常见于重症休克,由于周围血管痉挛收缩及心排血量减少,循环血容量不足,血流缓慢,周围组织血流灌注不足、缺氧,致皮肤黏膜呈青紫、苍白。

局部血循环障碍,如血栓闭塞性脉管炎、雷诺现象、肢端发绀症、冷球蛋白血症、网状青斑、严重受寒等,由于肢体动脉阻塞或末梢小动脉强烈痉挛、收缩,可引起局部冰冷、苍白与发绀。

真性红细胞增多症所致发绀亦属周围性,除肢端外口唇亦可发绀。其发生机制是由于红细胞过多,血液黏稠,致血流缓慢,周围组织摄氧过多,还原血红蛋白含量增高所致。

3.混合性发绀

中心性发绀与周围性发绀并存,可见于心力衰竭(左侧心力衰竭、右侧心力衰竭和全心衰竭),因肺瘀血或支气管、肺病变,致肺内氧合不足以及周围血流缓慢,毛细血管内血液脱氧过多所致。

(二)血液中存在异常血红蛋白衍化物

1.药物或化学物质中毒所致的高铁血红蛋白血症

由于血红蛋白分子的二价铁被三价铁所取代,致失去与氧结合的能力,当血中高铁血红蛋白含量达 30 g/L 时,即可出现发绀。此种情况通常由伯氨喹、亚硝酸盐、氯酸钾、次硝酸铋、磺胺类、苯丙砜、硝基苯、苯胺等中毒引起。其发绀特点是急骤出现,暂时性,病情严重,经过氧疗青紫不减,抽出的静脉血呈深棕色,暴露于空气中也不能转变成鲜红色,若静脉注射亚甲蓝溶液、硫代硫酸钠或大剂量维生素 C,均可使青紫消退。分光镜检查可证明血中高铁血红蛋白的存在。由于大量进食含有亚硝酸盐的变质蔬菜,而引起的中毒性高铁血红蛋白血症,也可出现发绀,称"肠源性青紫症"。

2.先天性高铁血红蛋白血症

患者自幼即有发绀,有家族史,而无心肺疾病及引起异常血红蛋白的其他原因,身体一般健康状况较好。

此外,有所谓特发性阵发性高铁血红蛋白血症,见于女性,发绀与月经周期有关,机制未明。

3.硫化血红蛋白血症

硫化血红蛋白并不存在于正常红细胞中。凡能引起高铁血红蛋白血症的药物或化学物质也能引起硫化血红蛋白血症,但需患者同时有便秘或服用硫化物(主要为含硫的氨基酸),在肠内形成大量硫化氢为先决条件。所服用的含氮化合物或芳香族氨基酸则起触媒作用,使硫化氢作用于血红蛋白,而生成硫化血红蛋白,当血中含量达 5 g/L 时,即可出现发绀。发绀的特点是持续时间长,可达几个月或更长时间,因硫化血红蛋白一经形成,不论在体内或体外均不能恢复为血红蛋白,而红细胞寿命仍正常;患者血液呈蓝褐色,分光镜检查可确定硫化血红蛋白的存在。

三、伴随症状

1.伴呼吸困难

常见于重症心、肺疾病和急性呼吸道阻塞、气胸等;先天性高铁血红蛋白血症和硫化血红蛋白血症虽有明显发绀,而一般无呼吸困难。

2.伴杵状指（趾）

病程较长，主要见于发绀型先天性心脏病及某些慢性肺部疾病。

3.急性起病伴意识障碍和衰竭表现

见于某些药物或化学物质急性中毒、休克、急性肺部感染等。

第七节 声 嘶

Section 7

声音嘶哑常为喉部病变所致，也可由于全身性疾病造成。根据先天性心脏病的轻重程度，可出现不同的症状。声音嘶哑可能是先天性心脏病，先天性心脏病严重时可出现哭声低微，声音嘶哑，应及早检查心脏彩超，以明确诊断。患儿如果出现烦躁不安、哭声高尖或哭不出声、吃奶时吸吮无力、呼吸急促、哭闹或活动后易气喘，伴有口唇青紫，很有可能是有先天性心脏病。先天性心脏病通常都需要手术治疗，术后绝大多数能够治愈。

当然，孩子声音嘶哑也可能是由其他原因造成的。如呼吸道感染、咽喉部的过敏变态反应、喉部外伤、喉部肿瘤，和一些可侵犯喉部关节的全身疾病，都可导致声带水肿，引起声音嘶哑，应及时查明原因，有针对性地进行处理。

另外，心脏病心力衰竭时，肺部瘀血、毛细气管渗出，会引起咳嗽。某些心血管病如二尖瓣狭窄、肺动脉高压、主动脉瘤等可以因造成喉返神经压迫而引起声音嘶哑。二尖瓣狭窄所致左心房扩大以及肺动脉高压所致的肺动脉或左肺动脉扩张可以压迫左侧喉返神经，造成一侧的声带麻痹。动脉粥样硬化、多发性大动脉炎、感染性动脉内膜炎、梅毒性心脏病、马方综合征等可以形成主动脉瘤，主动脉瘤亦可以压迫喉返神经造成声音嘶哑。

第八节 上腹痛

Section 8

因为由心脏病所引起的腹痛称为心源性腹痛。老年人心源性腹痛较容易发生误诊，常被误诊为急性胆囊炎、急性肠胃炎、肝炎、胃痉挛、胃穿孔、急性胰腺炎等。当老年人出现腹痛时，要警惕下列疾病发生，特别是有心脏病史的人，应及时去医院行心电图等检查，以免误诊。

心绞痛：冠状血管痉挛导致冠脉血流量减少，不能满足心肌的代谢需要，心肌急剧缺血、缺氧，使心肌内积聚过多的代谢产物，如乳酸等，刺激心脏内自主神经的传入神经末梢，经 1～5 胸交感神经带和相应的脊髓段传至大脑而产生疼痛感觉，表现为上腹疼痛，易被误认为是急性肠胃炎的一种牵扯痛，而误诊为急性胃肠炎。

心肌梗死：特别是下壁心梗，因迷走神经传入纤维感受器几乎均位于心脏下壁的表面，当心肌缺血、缺氧时，刺激迷走神经，产生腹痛、呕吐、腹泻等，易误诊为胆囊炎、胃穿孔、急性肠胃炎等。

心包炎：心脏壁层下膈神经被炎症侵袭至膈胸膜时，可引起疼痛放射至肩、背、上腹部时，易误诊为胆囊炎。

心包积液：积液压迫下腔静脉，出现肝瘀血，累及肝被膜引起腹痛，易被误诊为肝炎、胃炎等。

扩张性心肌病：此病伴体循环瘀血、肝脾肿大、肝被膜紧张等引起腹痛，易误诊为胃炎、胆囊炎等。

夹层动脉瘤：此病可影响腹腔脏器的供血、刺激相应的交感神经，出现酷似急腹症表现，易误诊为急性胃肠炎等。

第二章

心血管急危重症体格检查

近年来，由于超声心动的普及及其较好的安全性和较高的准确性，心内科医生逐渐忽视了患者临床查体技术的重要性。但心脏病的诊断要求医生对物理诊断有着深入的理解和掌握，精要的病史和体格检查为许多临床问题提供了诊断和解决的线索，如果缺乏这些概念，一些细微的线索往往会被忽略。本章着重介绍一些对于理解和诊断心血管疾病非常重要的物理诊断要点。

一、脉　　搏

（一）正常脉搏

（1）通过升支、波峰和波形描述。

（2）由叩击波（左室射血产生）和潮汐波（从外周血管反流形成）组成。

（3）分为 0 ～ 4 级。

（4）正常脉压为 4.0 ～ 5.3 kPa（30 ～ 40mmHg）（即收缩压与舒张压的差值）。

（5）动脉收缩时上升支产生首个波峰。

（6）当舒张期主动脉瓣关闭时，下降支会产生第 2 个波峰称为重搏波。

（二）交　替　脉

（1）触诊为节律规整而强弱交替的脉搏。

（2）反映心肌功能不全，但未必是由于前、后负荷及心肌收缩力改变的失代偿表现。

（三）奇　　脉

（1）收缩压在吸气时下降幅度超过正常水平 > 1.3 kPa（10mmHg）。

（2）病因包括心脏压塞，慢性肺疾病、急性哮喘发作，大块肺栓塞，右室梗死，心功能衰竭，张力性气胸，妊娠，肥胖以及少见的缩窄性心包炎。

（3）发生机制包括：①吸气时右室的静脉回心血量增加，室间隔随之左移，导致左室搏出量下降；②吸气时肺静脉系统储血增加导致左心回心血量减少。

（4）存在左室舒张末压力升高（主动脉反流、左室功能不全），房间隔缺损（ASD、吸气/呼气时向左房分流），或右室肥厚（RVH）及肺动脉高压的情况下，心包压塞时也可能不出现奇脉。

（四）双　峰　脉

（1）形成脉搏波幅增大并且伴有两个收缩峰。

（2）由于主动脉反流引起叩击波和潮汐波增强所致，在颈动脉最容易扪及。

（3）最常见的原因为严重的主动脉瓣关闭不全（AR、重搏脉）伴或不伴主动脉狭窄（AS），也可见于肥厚性梗阻性心肌病（HOCM、双峰脉、"尖顶—穹窿状"脉），高动力循环状态（如动脉导管未闭、动静脉瘘）。

(五)迟 微 脉

(1)升支上升缓慢和波幅低平。

(2)最常见于主动脉瓣狭窄,但伴颈动脉硬化的老年人即使有严重的主动脉瓣狭窄也可能不出现。

(3)只表现在升支波上。

(六)升支波脉

(1)颈动脉脉波升支上的峰值(升支波切迹),可能触不到。

(2)可以观察到两个明显的波,起始的上升支缓慢,峰值延迟,接近于 S_2。

(3)见于主动脉狭窄。

(七)复 脉

(1)上升波增强,在重搏波之后伴随出现另一个舒张期波峰。

(2)第 2 个波峰出现在舒张期,即 S_2 之后,区别于重搏脉。

(3)见于低心排血量(CO)和高外周阻力(SVR)或高心排血量和低外周阻力(两种情况下,收缩压均降低)。

(八)关于动脉搏动的各种其他体征和表现

1.Osler 征

(1)经用血压计袖带阻滞肱动脉仍可触及桡动脉的清晰搏动。

(2)有创式血压测量法的结果不同于袖带测量,可能诊断为假性高血压。

2.脉搏短绌

(1)当心房纤颤时,直接心脏听诊的心率与脉率不等。

(2)短的 RR 间期意味着舒张期缩短,导致心肌收缩不全,不能产生足够的心搏量到达外周,因此脉率可能低于心率。

3.肱—股动脉脉搏延迟

(1)一般情况下,肱动脉和股动脉的脉搏波几乎同时出现(股动脉稍早)。

(2)当血管狭窄导致血流受阻,股动脉脉搏可能延迟出现。

(3)当处于仰卧位时,下肢血压低于上肢血压。

4.上型主动脉口狭窄

致血流被引向右侧,右侧的脉搏和血压高于左侧(包括双侧颈动脉脉搏不等)。

5.双上肢血压、脉搏不等(收缩压大于 1.3kPa)

(1)由动脉硬化、栓塞及动脉炎引起的主动脉、无名动脉和锁骨下动脉阻塞所致;也见于颈肋综合征或前斜角肌综合征、胸腔出口综合征、锁骨下动脉盗血综合征、瓣上型主动脉口狭窄或主动脉夹层。

(2)有主动脉缩窄的锁骨下动脉缝合修复术史或体—肺动脉分流。

6.主动脉瓣重度反流引起高排血量的脉搏异常体征

(1)Hill征:①股动脉收缩压明显高于肱动脉(＞5.3kPa);②提示慢性重度主动脉瓣关闭不全的可靠体征;③由流向主动脉远端的叠加波形成的。

(2)Traube 征:"枪击音",听诊器胸件放到股动脉上,可听到"放枪声"。

(3)Corrigan 脉:①水冲脉;②由心脏的高排低阻导致洪大的上升支和下降支。

(4)Duroziez 征:股动脉的收缩、舒张双期杂音,最具有预测性。

(九)颈静脉脉搏

1.基本原则

(1)应同时测量压力和波形。

（2）调整头和躯干的位置，直到能够清楚地观察到静脉搏动，通常约为45°。

（3）观察颈静脉时颈内静脉优于颈外静脉，右侧优于左侧。

（4）正常人的颈静脉脉搏吸气时下降。

2.颈静脉压力

（1）测量高度在颈部胸骨角上方（锁骨与胸骨柄连接处），不论患者为何种体位下，该位置均被认为在右心房的中心之上5cm。

（2）≥9cm时，认为颈静脉压力升高。

（3）换算：1 mmHg = 1.36 cmH$_2$O = 0.133 kPa。

（4）腹部静脉回流被用来证实或确定静脉压升高；持续压迫右季肋区10～30s致压力升高＞0.39 kPa（4cmH$_2$O）并且撤除压迫后升高持续＞10s；检查时患者须避免用力，因可导致假阳性结果。

3.颈静脉脉搏波形

（1）a峰（正向波）：心房压缩（心房收缩）。

（2）x谷（负向波）：心室收缩期心房舒张导致右房压下降。

（3）v峰（正向波）：收缩期右房充盈。

（4）y谷（负向波）：舒张期三尖瓣开放，右室充盈。

4.病理状态

（1）心房纤颤：a波消失，仅出现一个正向波。

（2）完全性心脏阻滞或房室分离：大炮a波，为心房收缩与三尖瓣关闭同时发生所致。

（3）三尖瓣狭窄（右室肥厚、肺动脉高压、部分重度左室肥厚）：表现为巨大的a波及平缓下降的y谷。

（4）重度三尖瓣反流（TR）或房间隔缺损：明显的v波和快速下降形成的y波。

（5）缩窄性心包炎：显著的y波（由于充盈主要在舒张早期），并且随着颈静脉压力增高和Kussmaul征有时会出现的显著x波，与前者形成W形波。

（6）限制性心肌病：可能会出现显著的x波和y波。

（7）心脏压塞：x波显著，y波消失，代表着随着颈静脉压力的升高舒张期充盈消失。

（8）下腔静脉（SVC）阻塞：颈静脉压升高但搏动消失。

5.其他体征和表现

Kussmaul征：由于吸气时右房充盈、阻力升高，颈静脉压力反常升高，为缩窄性心包炎的典型表现；也可见于右室梗死、重度三尖瓣反流，极少出现在心脏压塞情况下。

二、心前区搏动

1.原　　则

（1）心尖部未必是搏动最强点（PMI）（如在风湿性二尖瓣狭窄患者中，PMI可能由右室产生）。

（2）正常情况下心尖部在收缩早期移向胸壁，并且在锁骨中线内第4或5肋间最易触及。

（3）范围是直径1～2cm，持续时间小于半程收缩期。

2.心肌肥厚

（1）左室肥厚（LVH）的心尖搏动持久但不弥散。

（2）右室肥厚（RVH）或肺动脉高压致左胸骨旁持久但不弥散的抬举样搏动。

（3）肥厚性心肌病导致收缩期2或3次的显著心尖搏动。

3.心肌扩张

(1)左室扩大导致心尖搏动左移并且搏动弥散。

(2)右室扩大导致心尖搏动弥散,搏动点位于胸骨旁。

4.病理状态

(1)左室室壁瘤的心尖搏动可弥散性向外膨出并呈摆动样。

(2)缩窄性心包炎可以收缩时胸壁回缩为特点(而不是向外运动)。

(3)容量负荷过重时可导致心前区搏动增强(重度主动脉瓣或三尖瓣反流,大量的左向右分流)。

三、心　音

(一)第一心音

1.查　体

(1)二尖瓣(第一成分)和三尖瓣(第二成分)的关闭为心室收缩期的开始。

(2)最好应用鼓型听诊器在心尖部听诊二尖瓣、胸骨左缘听诊三尖瓣。

(3)二尖瓣和三尖瓣的开瓣音为病理性杂音。

2.强　度

(1)二尖瓣关闭音通常强于三尖瓣。

(2)S_1在心尖部和胸骨左缘强于S_2,在胸骨左、右第2肋间弱于S_2。

(3)S_1(特别是M1成分)增强见于:PR间期缩短(由于心室开始收缩时瓣叶处于低垂状态,关闭震动幅度大);瓣叶活动度好的MS;左室收缩功能增强或因分流导致跨瓣血流增加(瓣叶关闭的力度增加);三尖瓣狭窄或房间隔缺损(T1成分增强)。

(4)S_1减弱见于:PR间期延长(心室开始收缩时瓣叶接近);瓣叶活动度差的MS;重度主动脉反流(由于二尖瓣漂浮而提前关闭和左室舒张末压升高);由于瓣膜脱垂或连枷导致三尖瓣反流(MR)(瓣叶接合不良);重度左室功能不全致心排血量下降(瓣叶关闭力量减弱)。

(5)S_1强弱不等见于:心房纤颤(AF);完全性心脏阻滞和房室分离。

3.心音分裂

(1)出现在右束支传导阻滞(RBBB)(通常是S_2分裂)、左心室起搏、预激或Ebstein异常。

(2)S_1的逆分裂少见,可由重度二尖瓣狭窄、左束支传导阻滞以及右心室起搏引起的M1关闭延迟所致。

(3)S_1分裂必须与S_4喷射音鉴别,S_4为使用钟形听件于心尖部听诊最明显,喷射音(肺动脉或主动脉区)于心底部听诊明显。

(二)第二心音

1.查　体

(1)出现在心室收缩末期,为主动脉瓣(第一成分)和肺动脉瓣(第二成分)关闭产生。

(2)用鼓形听件在胸骨左缘和右缘的第2肋间听诊最为清晰。

2.强　度

(1)主动脉瓣关闭在胸骨右缘第2肋间最清楚,通常强于肺动脉瓣第二心音,后者的听诊区为胸骨左缘第2肋间。

(2)高血压、主动脉扩张时S_2(A_2)增强,主动脉瓣狭窄时S_2(A_2)减弱;肺动脉高压、肺动脉扩张时S_2(P_2)亢进,肺动脉狭窄(PS)时S_2(P_2)减弱。

3.心音分裂

(1)正常情况下,A_2和P_2在吸气时分离、呼气时重叠(生理性分裂),是由于右室的射血时间比左室长以及肺血管床的阻抗下降导致。

(2)S_2分裂可以是生理性的,也可以为病理性。

(3)病理性分裂:①固定分裂:由于右心容量在吸气和呼气时变化微小,分裂时距不受呼吸影响。见于房间隔缺损、肺动脉狭窄、右心衰竭。②通常分裂:为正常分裂时距的延长,贯穿于整个呼吸周期,分裂在吸气和呼气时均存在但不固定。原因为P_2延迟,见于 RBBB、肺动脉高压、右心功能不全、肺动脉瓣狭窄、肺动脉扩张;A_2提前,见于重度二尖瓣反流、室间隔缺损(VSD)、WPW(左室预激)。③反常分裂:分裂在呼气时出现(P_2在前,A_2在后),吸气相消失。原因为A_2延迟,见于 LBBB、AS、左心功能不全、HOCA、主动脉扩张、栓塞;P_2提前,见于 WPW(右室预激)。

(三)第三心音

(1)由充盈早期血流突然减速形成。

(2)青年人为生理性,可于立位时消失。几乎所有的成人在 40 岁以后 S_3 消失。

(3)使用钟形听件(低频)轻置于左侧卧位心尖部听诊。

(4)右室的 S_3 可在胸骨左缘,吸气时可能增强。

(5)最常在高速血流通过房室瓣时听到。

(6)S_3 紧跟在开瓣音和心包叩击音之后。

(7)S_3 与心房波形的 y 波或超声心动中的 E 峰相对应。

(8)S_3 极少出现在明显的 MS 情况下。

(四)第四心音

(1)因心室充盈阻抗增加、血流减速和心室顺应性下降导致心房收缩瓣膜震动所产生。

(2)S_4 通常为病理性(心房奔马律),但也偶尔见于年轻人。

(3)听诊 S_4 最好使用钟形听件,出现在 S_1 之前,心电图的 P 波之后,等同于超声心动中的 A 峰。

(4)左心 S_4 的听诊最好在呼气相,左侧卧位的心尖部;右心 S_4 最好在吸气时的胸骨左缘至胸骨中部。

(5)常见的左心 S_4 的病理状态有主动脉狭窄、高血压、HCM 及缺血性心脏病;右心 S_4 可在肺动脉高压和肺动脉狭窄时闻及。

(6)心房纤颤时听不到 S_4 奔马律。

(7)如果同时听到 S_3 和 S_4,可能见于心动过速和 PR 间期延长,称为"复合奔马律"。

(8)带有明显的 S_3 和 S_4 的四联律可能见于心动过速。

(五)额外心音

1.舒放期开瓣音(OS)

(1)病理性杂音由二尖瓣或三尖瓣狭窄时瓣膜在舒张早期突然开放产生。

(2)开瓣音为一心尖内侧的高调杂音,听诊时最好用鼓形听件。

(3)如果瓣膜活动性差或同时合并二尖瓣关闭不全,可以不出现开瓣音。

(4)如果与 S_2 的间期 < 70ms 提示为重度二尖瓣狭窄,但该时限也受其他因素的影响,如左房和左室压力和顺应性。

(5)S_2-OS 间期在心率加快或伴随主动脉瓣狭窄、主动脉瓣关闭不全或二尖瓣关闭不全时可能没有意义。

(6)肿瘤扑落音与开瓣音的出现时间相同。

(7)开瓣音在心包叩击音或 S_3 之前。

(8)右心开瓣音在胸骨左缘听诊最为清晰,并随着呼吸变化。

2.舒张期的其他杂音

(1)肿瘤扑落音与开瓣音出现在同一时间段内,是由于肿瘤如黏液瘤在舒张期随血流进入心室。

(2)心包叩击音出现在 S_3 之前、开瓣音之后,利用鼓形听件在心尖部最易闻及并随呼吸发生变化,发生在缩窄性心包炎的舒张早期心室的快速充盈期。

(六)收缩期杂音

1.喷射音(ES)

(1)喷射音出现在收缩早期,在瓣膜开放后。

(2)喷射音在颈动脉搏动之前。

(3)利用鼓形听件听诊为一高调心音。

(4)主动脉喷射音随主动脉瓣二叶开放出现,可在胸骨、胸骨左缘或心尖部闻及。主动脉扩张时也可出现,不随呼吸发生改变。

(5)肺动脉喷射音在呼气时增强、吸气时减弱(仅有右侧的心音随吸气降低),肺动脉扩张时亦可出现。

2.非喷射性喀喇音(收缩中晚期)

(1)主要见于二尖瓣黏液瘤样变后发生的二尖瓣脱垂(MVP)。

(2)喀喇音是由于收缩期腱索突然拉紧产生的震动所致。

(3)利用鼓形听件在心尖部最易闻及。

(4)其他少见原因包括房间隔室壁瘤、肿瘤或非黏液瘤样二尖瓣病变。

(5)喀喇音可以是单发或多发,并可能随时间变化。

(6)左室的后负荷容量降低时喀喇音接近 S_1,左室容量或后负荷增加时远离 S_1。

3.心包摩擦音和其他额外心音

(1)为高调搔抓音。

(2)患者在取坐位前倾或呼气末时明显。

(3)典型杂音由三相组成,但通常仅可闻及一或两项:①心房收缩;②心室收缩;③心室舒张期。

4.起搏器起搏音

起搏器起搏音为第一心音之前出现的胸壁肌肉收缩产生的高频额外心音。

5.心脏人工瓣膜音

(1)开放与关闭时的心音强度随修复瓣膜的类型和构造而不同。

(2)球门形瓣膜为响亮的开放音及关闭音。

(3)双瓣尖或斜形盘状瓣膜,关闭音强于开放音。

(4)在主动脉瓣修复后,正常情况下不应出现收缩期杂音(若出现说明主动脉关闭不全)。

(5)二尖瓣修复术后,正常情况下不应出现全收缩期杂音(若出现说明有二尖瓣关闭不全)。

(七)收缩期心脏杂音——喷射样杂音

1.主动脉瓣狭窄

位置:利用鼓形听件在胸骨右侧或左侧第 2 肋间最清楚。

性质:主要为递增/递减性质粗糙音;老年患者为一高调乐音并向心尖部传导(Gallavardin 音)。

传导:向颈部和颈动脉传导,有时在老年患者可能向心尖部传导,但不会超过心尖部。

强度:与血流量相关,因此可能不反映狭窄的严重度。

严重度:射血时间延长提示重度主动脉瓣狭窄(期限延长高峰延迟)。

影响因素:主动脉瓣狭窄杂音可在做 Valsalva 动作时减弱,室性早搏后增强。

伴随表现:明显的 a 波(室间隔肥厚导致右室顺应性下降——Bernheim 效应);颈动脉搏动的升支波表现得微小而低平,但老年动脉硬化患者不一定出现;颈动脉震颤(shudder);心尖搏动持久而位置固定;先天性主动脉瓣狭窄早期喷射音;第 2 心音为单音(P_2)或可出现反常分裂;重度主动脉瓣狭窄时 A_2 强度减弱;触诊及听诊可及 S_4;脉压减低。

变异:先天性瓣上型主动脉缩窄的杂音可于胸骨右缘第 1 或第 2 肋间闻及,并且左侧脉搏相对减弱。

2.主动脉硬化

位置:利用鼓形听件在胸骨右缘第 2 肋间听诊。

性质:柔和。

传导:无明显传导。

强度和严重度:与血流及早高峰相关。

伴随表现:无主动脉瓣狭窄表现,P_2 正常,无颈动脉传导。

3.肥厚型心肌病

位置:左室流出道(LVOT)梗阻杂音沿胸骨左缘最为清晰。

性质:粗糙。

传导:LVOT 梗阻杂音可广泛传导但无颈部传导。

强度和严重度:与梗阻程度有关。

影响因素:影响左室容量,收缩力和血管阻力的血流动力学改变所引起的杂音变化有助于 HCM 与 AS 鉴别。站立时 AS 杂音减弱,而 HOCM 增强;Valsalva(用力时)HOCM 杂音增强,而 AS 杂音减弱或不变;硝酸酯药物使 HOCM 及 AS 杂音增强;室性早搏后 HOCM 及 AS 的杂音增强。

伴随表现:a 波增强(室间隔肥厚继发右室顺应性减低);颈静脉脉搏波升支陡立,有时为双峰,"峰—穹窿"现象;左室心尖部抬举样搏动,双相或三相(前收缩期及收缩期的双外向搏动);S_2 反常分裂;S_4 奔马律。

4.肺动脉瓣狭窄

位置:肺动脉瓣听诊区。

性质:递增/递减型,低或中调粗糙杂音。

传导:指向左肩或颈部。

强度和严重度:取决于血流量,反映在杂音持续时间、达峰时间和 S_2 分裂程度上。

影响因素:吸气时增强。

伴随表现:a 波增强;持续的胸骨旁抬举样搏动;P_2 消失或减弱;S_2 分裂增宽;早期肺动脉瓣喷射音随吸气减弱;可闻及右心 S_4。

5.无害性和功能性杂音(在儿童为 Still 杂音)

位置:胸骨左或右缘。

性质:柔和、短促,收缩中期。

传导性:无传导。

强度和严重度:与血流量有关,但通常性质柔和。

影响因素:强度可随不同体位改变或消失,如站立位。

伴随表现:主动脉相对狭窄,左室假腱索。

6.关闭不全

(1)二尖瓣关闭不全。

位置:采用鼓形听件在心尖部听诊。

性质:吹风样,高调。

传导性:典型者向左腋下传导,与主动脉瓣狭窄不同。

强度和严重度:随血压、负荷情况、机制和反流程度而变化。

影响因素:可在呼气时增强或心脏等容收缩期增强。

变异:由后叶脱垂导致的二尖瓣反流可沿前向传导至胸骨左缘和颈部。二尖瓣关闭不全杂音可不为全收缩期:伴随在喀喇音之后出现在收缩中或晚期;急性二尖瓣关闭不全时杂音可出现在收缩早期(跨瓣压力迅速平衡)。

伴随表现:心尖搏动移位,S_1减弱,出现 S_3,$S_2(P_2)$在肺动脉高压时可表现为亢进。

(2)三尖瓣关闭不全(TR)。

位置:胸骨下缘,也可位于胸骨右缘。

性质:吹风样,高调。

传导性:右侧传导,不超过腋下,与二尖瓣不同。

强度:吸气时增强(Carvallo征),有时重度三尖瓣关闭不全的杂音较低,吸气时可不增强(当右室容量不变时发生右心衰竭)。

严重度:可与杂音强度相关,肯定与颈静脉压增高相关。

变异:如右室明显扩张,占据左侧心前区时,三尖瓣反流杂音可向心尖部传导。

伴随表现:左侧胸骨旁抬举样搏动(由右室肥厚导致);颈静脉压增高伴随巨大 v 波和迅速下降的 y 谷;肝可触及,右心 S_3,舒张期隆隆样杂音,S_2分裂变窄以及肺动脉高压时出现 P_2亢进。

(3)室间隔缺损。

位置:胸骨下缘。

性质:粗糙,高调。

传导性:沿胸骨而无腋下传导。

强度:通常响亮,但也取决于分流量。

严重度:通常伴随震颤,但杂音强度与分流程度不成正比(响亮:局限的杂音通常分流量小;柔和:非局限杂音通常分流量大)。

影响因素:与三尖瓣关闭不全不同,吸气时无增强,应用硝酸酯药物杂音减弱。

变异:根据左、右室相对压力水平,可有收缩早期喷射音。如杂音在胸骨左缘第 1 和第 2 肋间最响、向左侧锁骨方向传导,则怀疑嵴上缺损。

伴随表现:震颤,S_2一般正常。

(八)舒张期心脏杂音

1.二尖瓣狭窄

位置:心尖部附近,最清晰在左侧卧位。

性质:最好使用钟形听件,为舒张期递增型低调隆隆样杂音,杂音于收缩期前增强(在正常窦性心律或心房颤动时可闻及)。

传导性:无传导。

严重度:与杂音的持续时间有关,A_2到开瓣音的间期可能与严重程度相关。

影响因素:硝酸酯药物使杂音增强,由于产生心动过速所致。

变异:当血流量增加时,无二尖瓣狭窄时也可能听到舒张早到中期隆隆样杂音(如较大的室间隔缺损、PDA)。

伴随表现：S_1 可能增强；开瓣音伴开瓣音——A_2 间期缩短，P_2 增强以及左侧胸骨旁抬举样搏动。

2.主动脉瓣关闭不全

位置：胸骨或右缘。

性质：吹风样，高调递减型，最好使用鼓形听件，紧随在 A_2 之后。最佳听诊体位为前倾坐位呼气状态。

传导性：如上述部位的杂音清楚并向胸骨右缘传导，则应考虑主动脉根部病变；如为瓣叶畸形，杂音位于左胸并向心尖部传导。

强度：与主动脉舒张压压和左室舒张末压压差相关，并且受主动脉瓣关闭不全的大小影响。

严重度：严重程度不取决于杂音持续时间，但全收缩期杂音与严重的主动脉瓣关闭不全有关；其他的伴随表现是决定严重度的重要因素。

变异：瓣叶的吻合口缝隙可产生杂音，急性主动脉瓣关闭不全为舒张早期杂音。

伴随表现：主动脉瓣区收缩期喷射性杂音，Austin-Flint 杂音为舒张期心尖部低调杂音，并在收缩期前增强、类似于 MS 时的杂音，S_1 减弱（提前关闭），S_2 反常分裂，出现 S_3，心尖搏动增强并且发生移位，收缩压降低、脉压增宽，脉搏洪大并可能出现双峰脉；Hill 征阳性；可出现舒张期二尖瓣反流。

3.肺动脉瓣关闭不全（PR）

位置：胸骨左缘第 2 或第 3 肋间隙。

性质：高调吹风样，舒张早期递减型，如果出现有肺动脉高压通常紧随 P_2 之后（Graham Steel）；如无肺动脉高压则为 P_2 之后的低调杂音。

传导：非常局限。

强度：吸气时增强。

严重度：重度肺动脉瓣关闭不全时出现往返型杂音。

伴随表现：S_2 响亮不伴主动脉瓣关闭不全的周围血管征。

4.三尖瓣狭窄

性质：固定位于胸骨左缘下段或剑突下。

特点和音调：比二尖瓣狭窄杂音频率高、开始时间早，在收缩期前增强，最好使用钟形听件听诊。

传导性：局限。

强度：吸气时增强。

严重度：与杂音持续时间有关。

影响因素：开瓣音在吸气时增强。

变异：在血流增加（如伴随房间隔缺损）的情况下，可能出现短促的舒张早到中期的隆隆样杂音。

伴随表现：a 波增强，缓慢下降 y 波；S_2 分裂和 S_2/T_2 响亮；肝大、腹水、水肿。

5.连续性心脏杂音

包括部分或全收缩期和舒张期，但一定为覆盖 S_2 的连续性杂音。全收缩期和全舒张期杂音同时出现，但不掩盖 S_2 则不属于连续性杂音。连续性杂音的出现是由于在腔室或血管结构之间存在压差所致（主动脉—肺动脉、动脉—动脉、动脉—静脉、静脉—静脉）。良性的连续性杂音包括静脉瘘和乳房杂音。病理性杂音包括动脉导管未闭、冠状血管瘘、肺动静脉瘘及主动脉缩窄。

6.动脉导管未闭

（1）在胸骨左缘第 2 肋间可闻及，传导至左锁骨区。

(2)粗糙,响亮,机械样杂音,有时伴震颤。

(3)逐渐增强,高峰在 S_2 处,然后逐渐下降,可不全部覆盖舒张期。

(4)发展至肺动脉高压时,舒张期成分缩短。当肺动脉收缩压明显升高时,舒张期成分会消失。

7.冠状动脉瘘

可发生在右房、右室、左房或肺动脉,因此杂音位置不固定。

8.静 脉 瘘

(1)为良性杂音,多数儿童可闻及。

(2)锁骨上窝(最好在右侧)坐位时最易闻及。

(3)性质可变,可为嘤嘤声或喘鸣音。

(4)杂音中最响亮的成分在舒张期。

(5)头部活动时可出现,压迫及仰卧位可消失。

9.心包摩擦音

(1)在胸骨左缘可闻及一高调搔抓样杂音。

(2)在患者前倾坐位呼气时最易闻及。

(3)包括 3 种成分:心房收缩、心室收缩(最主要成分)和心室舒张。

10.乳房杂音

(1)良性杂音,出现在妊娠晚期或哺乳期。

(2)收缩期最响。

(3)用力压迫可使杂音消除。

(九)动态听诊

1.呼　　吸

(1)总体来讲,吸气时右心杂音和心音增强,左心杂音及心音减弱。

(2)特例包括:合并右心衰竭时,三尖瓣关闭不全杂音在吸气时可不增强;二尖瓣脱垂的喀喇音接近 S_1 时,杂音在吸气时可延长并增强;肺动脉瓣狭窄的喀喇音吸气时减弱。

2.Valsalva 动作

(1)深吸气然后向着关闭的声门用力呼气 1～10s。

(2)在第二阶段的用力期间可于床边发现静脉回流减少、血压降低和反射性心动过速。

(3)第四阶段是特征性的体循环动脉血压升高和反射性心动过缓。

(4)在用力时唯一增强的杂音是肥厚梗阻型心肌病,二尖瓣脱垂引起的二尖瓣关闭不全杂音将会延长,强度将会增加。

(5)右心杂音在 Valsalva 动作结束后的 2 或 3 个心搏后恢复至基线水平。

3.血流动力学影响

(1)仰卧位时抬高下肢增加静脉回流,可最大程度上放大左侧和右侧的心音,肥厚梗阻型心肌病的杂音则消失。

(2)紧攥双手可升高血压和心率;主动脉瓣狭窄杂音不变或可减弱,其他大多数左心杂音增强。肥厚梗阻型心肌病的杂音减弱,二尖瓣脱垂的喀喇音和杂音延迟并减弱。

4.药物作用

(1)硝酸酯药物可显著地短暂性减少前负荷和后负荷(血压),并随之增加心室率。

(2)有利于鉴别主动脉瓣狭窄(增强)和二尖瓣关闭不全(减弱);二尖瓣狭窄(增强)和 Austin Flint 杂音(减弱);二尖瓣脱垂喀喇音时限延长。

5.室性期前收缩后

肥厚型心肌病的脉压下降(Brockenbrough 现象),主动脉瓣狭窄的脉压升高。

四、特殊疾病

1.急性心肌梗死

心动过速；S_1减弱；S_2反常分裂；S_3奔马律；S_4(心肌缺血时左室顺应性下降)；二尖瓣反流的收缩期杂音(乳头肌功能不全或左室扩张)。

2.右室梗死

a波增强；Kussmaul征(由于右室顺应性降低，吸气时颈静脉压增加)；低血压；S_3，S_4；三尖瓣收缩期杂音(乳头肌功能不全)；无肺部啰音。

3.扩张型心肌病

颈静脉压力升高，a波、v波增强；血压降低，脉压减小，交替脉；心尖搏动侧移，通常弥散；合并左束支传导阻滞或左室射血时间延长时，出现S_2反常分裂，肺动脉高压时$S_2(P_2)$亢进；心动过速时出现S_4,S_3或重叠奔马律；二尖瓣、三尖瓣反流杂音。

4.限制型心肌病

颈静脉压升高，迅速下降的y波；Kussmaul征；脉压变窄；S_3或S_4；房室瓣反流杂音；肝大、水肿、腹水。

5.心脏压塞

颈静脉压升高；低血压(Beck三联征：颈静脉压升高、心音遥远和低血压)；心动过速；奇脉；x波下降支显著，y波下降支减小或消失；可有心包摩擦音。

6.缩窄性心包炎

颈静脉压升高；x波升支和y波降支陡峭；Kussmaul征；收缩期心尖搏动回缩；心包叩击音；肝大、水肿、腹水。

7.肺动脉高压

a波明显；左锁骨旁收缩期抬举样搏动；P_2亢进，可传导至心前区；S_2通常分裂；右心S_4或S_3；肺动脉瓣区喷射音；肺动脉瓣反流；三尖瓣反流。

8.房间隔缺损

巨大v波；右心室收缩期强有力的抬举样搏动；P_2增强；S_2固定分裂；肺动脉喷射音；收缩中期喷射性杂音；舒张期三尖瓣区低调隆隆样杂音；肺动脉瓣关闭不全；Holt-Oran综合征(手一心综合征)；Lutembacher综合征：房间隔继发孔缺损合并二尖瓣狭窄。

9.室间隔缺损

S_2正常；S_2分裂增宽(大型缺损)；左室S_3(大型缺损)；收缩期杂音强度和持续时间变化；震颤。

10.动脉导管未闭

水冲脉；心尖搏动移位，弥散；S_2被杂音掩盖，但通常正常；S_3；左锁骨处连续性机械样杂音，杂音高峰在S_2附近；杂音的收缩期成分在发生反向分流时消失；差异性发绀，即反向分流时发生紫绀或杵状指。

第三章

常用辅助诊断技术

第一节　常规心电图检测技术操作规范

Section 1

　　心脏在机械性收缩之前,首先产生生物电信号,利用专门仪器在体表将这种生物电信号记录下来并描记在坐标纸上的方法,称为心电图描记术。记录心电图的仪器称为心电图机。相对于现代各种衍生心电图描记方法如动态心电图、心内心电图、食管心电图等,这种传统的心电图描记技术又称为常规心电图或称体表心电图、静态心电图,简称心电图。

一、适 应 证

(一)Ⅰ类适应证

(1)胸痛、胸闷、上腹不适等可疑急性心肌梗死、急性肺栓塞者。

(2)心律不齐可疑期前收缩、心动过速、传导阻滞者。

(3)黑矇、晕厥、头晕可疑窦房结功能降低或病态窦房结综合征者。

(4)了解某些药物对心脏的影响,如洋地黄、奎尼丁及其他抗心律失常药物。

(5)了解某些电解质异常对心脏的影响,如血钾、血钙等。

(6)心肌梗死的演变与定位。

(7)心脏手术或大型手术的术前、术后检查及术中监测。

(8)心脏起搏器植入前、植入后及随访。

(9)各种心血管疾病的临床监测、随访。

(二)Ⅱ类适应证

1.Ⅱa类适应证

(1)高血压、先天性心脏病、风湿性心脏病、肺心病。

(2)心血管以外其他系统危重症患者的临床监测。

(3)对心脏可能产生的影响疾病,如急性传染病,呼吸、血液、神经、内分泌及肾脏疾病等。

(4)运动医学及航天医学。

(5)正常人群体检。

(6)心血管疾病的科研与教学。

2.Ⅱb类适应证

(1)大面积的皮肤感染、烧伤。

（2）某些全身性皮肤疾病，如全身性重症银屑病、中毒性表皮坏死松解症、恶性大泡性红斑等。

二、心电图机的分类

1.按功能分类

普通单一功能心电图机、多功能数字化心电图机（计算机自动测试分析报告存储等）。

2.按采集、描记导联数量分类

单导联、双导联、多导联（3 导联以上）心电图机。WHO、国际心脏节律学会等推荐应用 12 导联同步心电图机以提高诊断准确性。

3.按记录方法分类

热笔式、热振式、计算机打印等。

4.按电源分类

交流、直流、交直流两用心电图机。

5.按机型分类

便携式和台式心电图机。

三、基本技术参数标准

（1）安全性：按照国际电工技术委员会（IEC）的要求，与人体直接接触的医用电器设备的电源与信号采集、放大部分之间应有一定的安全隔离措施，根据隔离的安全程度可分为 3 级（B、BF 及 CF）。心电图机应符合最高安全级别——CF 级，可用于记录心腔内心电图。

（2）灵敏度：标准灵敏度为（10 ± 0.2）mm/mV；最大灵敏度≥20mm/mV；至少提供 5mm/mV、10 mm/mV、20 mm/mV 三个档位，转换误差＜±5%。

（3）噪声：＜15 μV。

（4）输入阻抗：≥2.5MΩ。

（5）频率响应：0.05～100 Hz，≥3 dB。

（6）时间常数：≥3.2s。

（7）共模抑制比：＞80dB。

（8）走纸速度：至少提供 25mm/s、50mm/s 两个档位，转换误差＜±5%。

（9）交流漏电：＜10μA。

（10）滤波器：交流电滤波器（50/60Hz）和 EMG 过滤器（25/35Hz）。

（11）滞后：记录系统的滞后≤0.5mm。

（12）耐极化电压：±300mV 极化电压，灵敏度变化≤±5%。

（13）记录笔偏转幅度：≥±20mm。

（14）外接输出灵敏度：为 1V/mV ±5%，输出阻抗≤100Ω，输出短路时不能损坏机器。

（15）外接直流信号：输入灵敏度为 100mm/V ±5%，输入阻抗对地≥100kΩ。

（16）多导联数字化心电图机应具备以下条件：①采样率：≥500sample/s。②频率响应：0.05～150Hz，≥3 dB。③共膜抑制比：≥110 dB。④热阵打印：Y8 点/mm，X16 点/mm。⑤A/D 转换器：16 位以上。⑥显示屏分辨率：≥320×240 dot。⑦其他：多导同步采集、传送及存储心电图，建立数据库、自动分析诊断、测量、联网及统计学分析等。

四、操作流程

(1)由临床医师根据需要提出书面申请,申请内容包括患者的一般资料、心脏活性药物的使用情况、临床初步诊断、申请理由、检测要求(如附加导联、特殊体位)等。

(2)患者办理相应的确认手续(紧急情况除外)。

(3)心电图室按临床要求执行心电图检测。

(4)出据心电图检查报告。

五、检测要求

(1)室温不得 $< 18\,℃$,检查室远离大型电器设备,检查床宽度 $\geqslant 80cm$,如果检查床一侧靠墙,附近的墙内不应有电线穿行,如使用交流电操作,心电图机必须有可靠的接地线(接地电阻 $< 0.5\Omega$)。

(2)工作开始前检查心电图机各条线缆的连接是否正常,包括导联线、电源线、地线等。

(3)认真阅读检查申请单,快速了解患者的一般情况以及临床对检测心电图的要求,描记心电图标准 12 导联和(或)附加导联、特殊体位。

(4)除有精神症状、婴幼儿等不能配合者需用药物镇静外,被检测者应在醒觉状态下,休息 5min 后仰卧接受检测,检测时要求患者全身放松、自然呼吸。

(5)电极安置部位的皮肤应先做清洁,然后涂以心电图检测专用导电介质或生理盐水并应浸透皮肤,以减少皮肤电阻,保证心电图记录质量。

(6)按照国际统一标准,准确放置标准 12 导联电极,包括 3 个标准肢体导联(Ⅰ、Ⅱ、Ⅲ)、3 个加压肢体导联(aVR、aVl、aVF)和 6 个心前导联($V_1 \sim V_6$)。女性乳房下垂者应托起乳房,将 V_3、V_4、V_5 导联电极置于乳房下缘的胸壁上。

(7)可疑或确诊急性心肌梗死首次检查时必须做 18 导联心电图,即标准 12 导联加 V_7、V_8、V_9、V_3R、V_4R、V_5R 导联,检测后壁导联时患者必须仰卧,检测电极可使用一次性监护电极。

(8)心电图记录每个导联至少描记 3 个完整的心动周期。

(9)记录心电图时标定标准电压为 10 mm/mV,走纸速度为 25 mm/s,并做标记。

(10)其他要求:①心电图室应远离电梯及其他大型电器设备。②工作完毕后,应切断电源、盖好机器防尘罩,清洗、消毒电极。③交直流两用心电图机应定期充电,以延长电池使用寿命。④同时使用除颤器时,不具有除颤保护的普通心电图机应将导联线与主机分离。⑤心电图机属度量医疗器械,应按规定定期接受相关部门检测。

六、正常心电图的分析

1.P 波

(1)形态:P 波位于 QRS 波群之前,形态呈圆钝型,可伴有轻微切迹,在 Ⅰ、Ⅱ、$V_4 \sim V_6$ 导联直立,aVR 导联倒置。

(2)时限(宽度):P 波时限 $\leqslant 0.11s$,双峰型者两峰间距 $< 0.04s$。

(3)振幅(电压):$\leqslant 0.25mV$,$<$ 同导联 R 波的 1/2,$V_1 < 0.2mV$。

(4)V_1 导联 P 波终末电势(Ptf):$\geqslant -0.04mm \cdot s$。

2.PR 间期

心率在正常范围时 PR 间期为 0.12 ~ 0.20s。

3.QRS 波群

（1）时限：< 0.11s。

（2）形态：ORS 波群主波通常在 Ⅰ、Ⅱ、V_4 ~ V_6 导联向上，aVR、V_1、V_2 导联向下。Q 波无切迹，振幅＜同导联 R 波的 1/4，以 R 波为主的导联时限＜ 0.04s。

（3）R 波振幅：Ⅰ 导联≤1.5mV，aVL 导联≤1.2mV，aVF 导联≤2.0mV，aVR 导联≤0.5mV，V_1 导联≤1.0 mV，V_5 或 V_6 导联≤2.5mV（女性≤2.0mV），RV_5 + SV_1≤4.0mV（女性≤3.5 mV）。胸前导联 R/S 比例逐渐增高。3 个标准肢体导联或 3 个加压肢体导联的 QRS 波群峰值不得同时＜ 0.5mV。

4.ST 段

ST 段应与等电位线平行一致，但允许轻度抬高或降低，抬高一般≤0.1mV，下降≤0.05mV。

5.T 波

圆钝型、无切迹，一般无明显的起始点（上升支缓慢），Ⅰ、Ⅱ、aVF、V_5、V_6 导联必须直立，aVR 导联倒置，T 波的方向应与 QRS 波群的主波方向一致。

6.U 波

应与其 T 波方向一致。振幅≤同导联 T 波振幅的 25%，最高不应＞ 2.0mV。

7.Q-T 间期

0.32 ~ 0.40s，Q-T 间期与心率有关，心率较慢时可以相对延长（≤0.44s），心率较快时可以相对缩短（≥0.30s）。为消除心率对 Q-T 间期的影响，可用校正 Q-T 间期（QTc），其公式为：QTc = QT/RR（单位为 s），或采用 Bazett 公式计算：QWc = k·RR，k 为常数（男性 0.37，女性 0.39）。

8.额面平均电轴

传统的正常值范围是 0°~ 90°，近些年有学者研究认为平均电轴的正常范围应在 − 30°~ 105°，因为平均电轴与年龄有关，< 40 岁者多在 0°~ 105°，而＞ 40 岁者多在 − 30°~ 90°。

心电图时间间期的测量规则：在同步 12 导联（至少 3 个标准导联同步记录）心电图进行测量，以波形出现最早的导联为起点，波形结束最迟的导联为终点。

第二节　心电图运动试验

Section 2

心电图运动试验（Exercise Test ECG）是指通过运动增加心脏负荷，使心肌耗氧量增加，用于冠心病及其他疾病的诊断、鉴别诊断及预后评价的一种检查方法。

一、类　　型

1.活动平板运动试验

活动平板运动试验是目前的器械运动中引起心肌氧耗量最高方式，并能人为的控制进程与运动耐量。

2.踏车运动试验

踏车运动试验达到的心肌氧耗能力比活动平板运动要小，而无充分的"温醒"过程，其优点是占地面积小，运动过程中记录的心电图伪差相对较少。

二、适 应 证

（一）诊断阻塞性冠心病的适应证

1. Ⅰ类适应证

根据年龄、性别和症状，成年患者（包括完全性右束支传导阻滞或静息 ST 段压低 < 1mm 者）具有中等度的患冠心病可能性者（具体的例外情况在 Ⅱ 和 Ⅲ 中注明）。

2. Ⅱ类适应证

（1）Ⅱa 类适应证：血管痉挛性心绞痛患者。

（2）Ⅱb 类适应证：①根据年龄、性别和症状预测冠心病可能性大的患者。②根据年龄、性别和症状预测冠心病可能性小的患者。③基线 ST 段压低 < 1mm 并服用地高辛的患者。④心电图诊断左心室肥厚并基线 ST 段压低 < 1mm 者。

3. Ⅲ类适应证

（1）有以下静息心电图异常的患者。①预激综合征。②心室起搏心律。③静息 ST 段压低 > 1mm。④完全性左束支传导阻滞。

（2）已证实心肌梗死或先前冠脉造影显示严重病变的冠心病患者，然而，运动试验可测定心肌缺血和危险度。

（二）评估有症状患者或有冠心病史患者的适应证

1. Ⅰ类适应证

（1）初始评估可疑或已知冠心病的患者，包括那些完全性右束支传导阻滞患者或静息心电图 ST 段压低 < 1mm 的患者。

（2）可疑或已知冠心病的患者，之前进行过评估，现在临床症状有明显的改变。

（3）低危险度不稳定型心绞痛患者，发作后 8～12h，已无活动性心肌缺血或心力衰竭表现。

（4）中等危险度不稳定型心绞痛患者，发作后 2～3d，无活动性心肌缺血或心力衰竭表现。

2. Ⅱ类适应证

（1）Ⅱa 类适应证：中等危险度不稳定型心绞痛患者，初始心脏标记物正常，重复心电图无明显改变，症状发作后 6～12h 心脏标记物正常，且在观察期间无其他心肌缺血依据。

（2）Ⅱb 类适应证：①有以下静息心电图异常的患者：预激综合征，心室起搏心律，静息心电图 ST 段压低≥1mm；完全性左束支传导阻滞或任何室内传导差异并 QRS 波群时限 > 120ms。②临床稳定的患者定期监测以指导治疗。

3. Ⅲ类适应证

（1）有严重合并证患者可能限制预期寿命和（或）准备行血运重建术患者。

（2）高危不稳定型心绞痛患者。

（三）心肌梗死后行运动试验的适应证

1. Ⅰ类适应证

（1）出院前行预后评估，运动处方，评估药物治疗（心肌梗死后 4～7d 进行次极量运动试验）。

（2）出院后早期预后评估，运动处方，评估药物治疗，了解心脏恢复情况，如未进行出院前运动试验者（症状限制，14～21d）。

（3）出院后晚期预后评估，运动处方，评估药物治疗，了解心脏恢复情况，如早期进行的是次极量运动试验者（症状限制，3～6 周）。

2. Ⅱ类适应证

（1）Ⅱa 类适应证：在已进行冠状动脉血运重建术的患者出院后，运动量咨询和（或）运动训练作为心脏康复的一部分。

(2)Ⅱb类适应证:①有以下静息心电图异常的患者:完全性左束支传导阻滞;预激综合征;左心室肥厚;地高辛治疗;静息心电图 ST 段压低 > 1mm;心室起搏心律。②对继续参加运动训练或心脏康复的患者进行定期训练。

3.Ⅲ类适应证

(1)严重的合并疾病可能限制预期寿命和(或)准备行血运重建术患者。

(2)任何时候,对急性心肌梗死伴有失代偿心力衰竭、心律失常或非心脏情况严重限制运动能力的患者进行评估。

(3)出院前评估已被选定或已进行过心导管术的患者,尽管在导管术前或术后进行负荷试验有助于评估或确认冠状动脉病变的严重性以及处于边缘状态的缺血心肌及其分布,仍推荐应用负荷影像学检查。

(四)无症状或已知冠心病患者行运动试验的适应证

(1)Ⅰ类适应证:无。

(2)Ⅱ类适应证:①Ⅱa 类适应证:对计划开始积极运动的、无症状的糖尿病患者进行评估。②Ⅱb类适应证:对多重危险因素人群进行评估,以指导降低危险性的治疗;对年龄超过 45 岁的无症状男性和年龄 > 55 岁的无症状女性进行评估,计划开始积极运动的患者(尤其是惯于久坐的人群),从事患病可能影响公众安全职业的人群,由于其他疾病(例如外周血管疾病和慢性肾衰竭)发生冠心病危险性较高的人群。

(3)Ⅲ类适应证:对无症状男性或女性的常规筛查。

三、禁 忌 证

1.绝对禁忌证

(1)急性心肌梗死(2d 内)。

(2)高危不稳定型心绞痛。

(3)未控制的、伴有症状或有血流动力学障碍的心律失常。

(4)有症状的严重主动脉狭窄。

(5)未控制的有症状的心力衰竭。

(6)急性肺栓塞或肺梗死。

(7)急性心肌炎或心包炎。

(8)急性主动脉夹层。

2.相对禁忌证

(1)冠状动脉左主干狭窄。

(2)中重度狭窄的瓣膜性心脏病。

(3)电解质异常。

(4)严重高血压[> 26.7/14.7 kPa(200/110 mmHg)]。

(5)快速性或缓慢性心律失常。

(6)肥厚型心肌病或其他原因所致的心室流出道梗阻。

(7)精神或身体异常不能配合。

(8)高度房室传导阻滞。

四、设备准备

1.基本设备

活动平板运动试验检查仪,踏车运动试验检查仪。

2.心肺复苏设备

除颤器、氧气、输液器、抢救车(内置心肺复苏必备药物)、断电电源保护器、血压表、听诊器。

五、技术参数标准

1.运动负荷量的确定

运动负荷量分为极量、亚极量和症状限制性运动。极量是指心率达到自己的生理极限的负荷量。这种极量运动量一般多采用统计所得的各年龄组的预计最大心率为指标。最大心率粗略计算法为:220-年龄数;亚极量是指心率达到85%~ 90%最大心率的负荷量,最大心率粗略计算法为:195-年龄数,在临床上大多采用亚极量运动试验。症状限制性运动是以患者出现严重症状或体征作为中止运动指标。

2.运动试验方法

(1)踏车运动试验:让患者在装有功率计的踏车上做踏车运动,以速度和阻力调节负荷大小,负荷量分级依次递增。负荷量以 kpm 计算,每级运动 3 min。男性由 300 kpm 开始,每级递增 300 kpm;女性由 200 kpm 开始,每级递增 200 kpm。直至心率达到受检者的预期心率(表3-1)。运动前、运动中及运动后多次进行心电图记录,逐次分析做出判断。

表 3-1　踏车运动方案

级别	男性		女性	
	(kpm)	运动时间(min)	(kpm)	运动时间(min)
1	300	3	200	3
2	600	3	400	3
3	900	3	600	3
4	1 200	3	800	3
5	1 500	3	1 000	3

(2)平板运动试验:这是目前应用最广泛的运动负荷试验方法。让受检者在活动的平板上走动,根据所选择的运动方案,仪器自动分级依次递增平板速度及坡度以调节负荷量,直到心率达到受检者的预期心率,分析运动前、中、后的心电图变化、运动量、临床表现及血流动力学改变 4 个方面的判断结果。目前最常用的运动方案是 Bruce 方案(表3-2)。对于年龄大有心脏病的患者可采用修订的 Bruce 方案(表3-3)。

表 3-2　Bruce 方案分级标准

级别	时间(min)	速度(英里／h)	坡度(°)
1	3	1.7	10
2	3	2.5	12
3	3	3.4	14
4	3	4.2	16
5	3	5.0	18
6	3	5.5	20

表 3-3　Bruce 修订方案分级标准

级别	时间(min)	速度(英里/h)	坡度(°)
1	3	1.7	0
2	3	1.7	5
3	3	1.7	10
4	3	2.5	12
5	3	3.4	14
6	3	4.2	16
7	3	5.0	18
8	3	5.5	20
9	3	6.0	22

六、基本操作流程和要求

1.运动试验前

（1）复核检查适应证及禁忌证，简单询问病史，必要时体格检查，阅读 12 导联常规心电图和各种临床检查资料。评估运动平板负荷试验风险度。

（2）检查前 1d 禁酒，检查当日吃早餐，餐后至少 2h 进行，检查前不得喝浓茶、咖啡、吸烟及饮酒，不能剧烈运动。

（3）向患者介绍此项检查的检查目的、步骤、意义及有可能发生的危险性，以取得患者配合。并让患者阅读知情同意书，同意后本人或其代理人签字。

（4）准备好心肺复苏设备及急救药品，防止检查过程中意外情况发生。定期检查药品有效期。

（5）检查时应温度适中（18～26℃），患者充分暴露前胸，电极放置位置如图 3-1 所示，即将肢体导联的电极移到躯干部，上臂电极置于锁骨下窝的最外侧，下肢电极置于髂前上棘上方季肋部下方。另亦可将下肢电极放置在左右锁骨中线与肋弓交界处。胸前导联位置不变。在电极安放部位，胸毛多者，剃除，用电极片携带的小砂片打磨患者局部皮肤，用乙醇棉球擦拭脱脂，待乙醇挥发皮肤干燥后，再用乙醇擦拭脱脂。

将电极片贴在相应位置。患者穿好鞋套站立在运动平板上。将电极导联线连接在相应导联电极片上，复核导联位置。将血压感应电极置于肱动脉搏动最强处，绑好袖带，用于运动过程中测量血压。

（6）告知患者运动过程中若有不适，如胸痛、头晕等及时告知医师，指导患者学会运动方法。

（7）由一位受过良好训练的心内科医师参加（至少1 名心电诊断医师，1 名心内科医师参与检查）。运动检查室的房间位置尽可能设置在离心血管内科最近的地方。

（8）运动前应描记受检者卧位、立位心电图并测量血压。

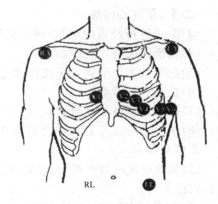

图 3-1　运动试验的电极放置位置

(9)确定运动试验的方案。目前最常用的运动方案是 Bruce 方案。对于年龄大有心脏病的患者可采用修订的 Bruce 方案。

2.运动试验中

(1)连续监测心电图,每2min 记录1次心电图,如需要可多次记录。

(2)血压监测,每3min 测量1次,如发现异常,应每分钟测量1次。

(3)受检者的临床监护,运动中注意观察患者的一般情况,如呼吸、意识、神态、面色、步态等。告之患者如有胸痛、严重的疲乏、头昏、下肢关节疼痛等情况要及时告诉医师。如出现运动试验的终止指征,要立即终止运动,防止发生意外。

3.运动试验后

(1)连续监测心电图:每2min 记录1次心电图,至少观察6～10min,如需要可多次记录。如果6min 后心电图 ST 段改变仍未恢复到运动前的图形,应继续观察至恢复运动前的图形。

(2)血压监测:每2min 测量1次,至少观察6～10min,如发现异常,应每分钟测量1次。如果6min 后血压仍异常波动,应每分钟测量1次,直至恢复运动前血压。

(3)检查完毕,进行结果分析应包括运动量、临床表现、血流动力学以及心电图反应4个方面。书写诊断报告。

4.诊断报告内容

(1)试验名称,如 Bruce 或其他。

(2)试验持续时间。

(3)试验最大运动当量(METs)。

(4)运动中最高心率是否达到靶心率及达到靶心率的百分比或未达到靶心率的原因。

(5)运动过程的最高血压、最低血压、运动前血压。对有价值的血压变化应详细描述。

(6)运动中有无不适症状,对不适症状的变化过程应详细描述。

(7)描述 ST 段运动前、中、后改变,描述 ST 段形态改变,描述 ST 段改变与症状的相互关系。

七、终止运动试验指征

1.绝对指征

(1)试验中运动负荷增加,但收缩压较基础血压水平下降超过 1.3 kPa(10 mmHg),并伴随其他心肌缺血的征象。

(2)中、重度心绞痛。

(3)渐进性神经系统症状(例如共济失调、眩晕、近似晕厥状态)。

(4)低灌注表现(发绀或苍白)。

(5)由于技术上的困难无法监测心电图或收缩压。

(6)受试者要求终止。

(7)持续性室性心动过速。

(8)在无诊断意义 Q 波的导联上出现 ST 段上移(≥1.0mm)(非 V_1 或 aVR)。

2.相对指征

(1)试验中运动负荷增加,收缩压比原基础血压下降≥1.3 kPa(10 mmHg),不伴有其他心肌缺血的征象。

(2)ST 段或 QRS 波改变,例如 ST 段过度下移(水平型或下垂型 ST 段下移 > 2mm)或显著的电轴偏移。

(3)除持续性室性心动过速之外的心律失常,包括多源性室性期前收缩,室性期前收缩三联律,室上性心动过速,心脏传导阻滞或心动过缓。

(4)劳累、气促、哮喘、下肢痉挛、跛行。

(5)束支传导阻滞或心室内传导阻滞与室速无法鉴别。

(6)胸痛增加。

(7)高血压反应 SBP > 33.3 kPa(250 mmHg)和(或)DBP > 15.3 kPa(115 mmHg)。

八、判断标准

结果分析应包括心电图反应、临床表现、血流动力学以及最大运动耐量(METs)。

1.运动试验阳性标准

(1)运动中出现典型的心绞痛。

(2)运动中心电图出现 ST 段下斜型或水平型下移≥0.1mV,持续时间 > 1min。

(3)如运动前心电图已有 ST 段下移,则运动后 ST 段在原水平上再下移≥0.1mV。

(4)运动中或运动后在 R 波占优势的导联上 ST 段缺血性弓背向上型上移≥0.1mV。

2.可疑阳性标准

(1) 在运动中或运动后以 R 波占优势的导联上 J 点后 80ms 处出现 ST 段水平型或下斜型下移≥0.05mV 而 < 0.1mV。

(2)ST 段上斜型下移,J 点后 60ms 处下移≥0.15mV 或 ST 段斜率 < 1mV/s(25mm/s 走纸速度),持续至少 1min。

(3)U 波倒置。

(4)出现严重的心律失常,如多源性期前收缩、室性心动过速、房室传导阻滞、窦房阻滞、心房颤动、心房扑动。

(5)异常心率恢复:指从运动峰值心率到 2min 后心率的变化≤12/min。

(6)运动后延迟的收缩压反应。指恢复期第 3 分钟的收缩压与第 1 分钟的收缩压比值 > 1。

(7)运动中收缩压较安静时或前一级运动时下降≥1.3 kPa(10 mmHg)。

九、临床意义

1.ST 段的改变

(1)ST 段下移:运动时发生 ST 段下移改变是心肌缺血最可靠的指标,准确测量 ST 段很重要,通常选择 PQ 连接点为等电位线。

(2)ST 段上移:运动时诱发 ST 段上移往往发生在 Q 波心肌梗死的患者身上,常常提示室壁运动异常或有室壁瘤,无 Q 波导联运动时 ST 段上抬则提示局部心肌有严重的透壁性缺血或心外膜缺血,缺血区域相对应的冠状动脉有高度的狭窄。也可以是运动诱发左主干痉挛所致变异型心绞痛。

2.T 波改变

运动后单纯的 T 波改变对诊断一般无意义。T 波假性正常化需结合临床并做进一步检查,如核素心肌显像证实有无心肌缺血。

3.U 波倒置

运动试验时出现 U 波倒置较少见,但具有较高的特异性,高度提示心肌缺血,是左前降支冠状动脉严重狭窄的标志。

4.QRS 波群改变

运动引起 QRS 波群的幅度改变是多种多样的,目前认为运动引起 QRS 波振幅的改变对心肌缺血的诊断和预测无价值。对已知的冠心病患者运动引起 QRS 间期延长是心肌缺血的一种征象。

右束支传导阻滞患者常常在 $V_1 \sim V_3$ 导联出现运动诱发的 ST 段压低,与缺血无关。然而,出现 $V_4 \sim V_6$ 导联则特异性较高。右束支传导阻滞并不降低负荷心电图诊断心肌缺血的敏感性、特异性或预测价值。

运动诱发的 ST 段压低伴左束支传导阻滞,常常不伴随心肌缺血。当心率＜ 125/min 时出现左束支传导阻滞且伴随典型心绞痛,提示心肌缺血;心率≥125/min 时出现左束支传导阻滞,常常发生在冠状动脉正常者。

运动引起一过性、非频依赖性左前分支传导阻滞,常提示左前降支近端病变或三支血管病变。

5.心律失常

运动时由于儿茶酚胺的分泌增加,心肌的兴奋性增加、传导加速、不应期缩短,因此往往在运动时诱发心律失常。运动试验诱发的心律失常最常见的是室性心律失常,主要是室性期前收缩。在健康人和患者中运动引起的室性期前收缩发生率相近,均为 50%左右。室性期前收缩本身不能作为心肌缺血的诊断指标,但在已知冠心病患者及其他心脏病患者中,运动诱发的室性期前收缩时间越早,Lown 分级级别越高,提示预后越差或病情越重。运动试验时引起的室性心动过速同样不单独是冠心病的诊断标准,因为除冠心病外,还可发生在有各种器质性心脏病的患者及健康人中。

第三节　动态心电图

Section 3

动态心电图通常称为 Holter,是以研发者美国物理学家 Norman J. Holter 的名字命名的。从 1933 年开始,经过 Holter 坚持不懈的研制,动态心电图于 1961 年投入到临床。动态心电图 (Dynamic Electrocardiogram,DCG)的通用名词还有长时间心电图、长时间活动心电图等。目前国内外已统称为动态心电图 (Ambulatory Electrocardiogram, AECG; Holter Monitoring Electrocardiogram)。

动态心电图是将患者昼夜日常活动状态下的心脏电活动,用 3 导联或多导联连续 24 ～ 48h 记录,经计算机分析处理,并用打印机打印出图文分析报告的动态心电图。随着现代医学和科学技术,特别是电子计算机技术的发展而不断发展,现代的动态心电图,已能用小型大容量数字化心电信号记录器进行多导(3 ～ 12 导联)同步、长时间(24h 或更长)、连续(全信息)监测并记录自然活动下的心电信息,所记录的心电信息输入计算机自动分析处理并经专业人员修改编辑,由激光打印机打印出具有正常心电活动、心律失常、ST 段及 T 波改变、心率变异性(Heart Rate Variability, HRV)、Q-T 间期及心脏起搏器状况等内容的分析报告,为临床诊疗提供丰富的信息和重要的依据,已成为现代心脏病学的重要临床心电诊断技术,在全球范围内得到广泛应用。

一、适　应　证

(一)评估可能与心律失常有关的症状的适应证

1.Ⅰ类适应证

(1)发生无法解释的晕厥、先兆晕厥或原因不明的头晕患者。

(2)无法解释的反复心悸患者。

2.Ⅱ类适应证

（1）Ⅱa类适应证：无。

（2）Ⅱb类适应证：①发生不能用其他原因解释的气短、胸痛或乏力的患者。②怀疑一过性房颤或房扑时发生神经系统事件的患者。③患者出现晕厥、先兆晕厥、头晕或心悸等症状，已鉴别出其原因并非心律失常，但治疗这种病因后症状仍持续存在者。

3.Ⅲ类适应证

（1）患者有晕厥、先兆晕厥、头晕或心悸等症状，通过病史、体格检查或实验室检查已经确定病因。

（2）患者发生脑血管意外，无心律失常发生的其他证据。

（二）在无心律失常症状患者中检出心律失常评估远期心脏事件发生风险的适应证

（1）Ⅰ类适应证：无。

（2）Ⅱ类适应证：①Ⅱa类适应证：无。②Ⅱb类适应证：心肌梗死后左心室功能不全的患者（EF≤40%）；充血性心力衰竭患者；特发性肥厚型心肌病患者。

（3）Ⅲ类适应证：①持续心肌挫伤的患者。②高血压伴左心室肥厚患者。③心肌梗死后左心室功能正常的患者。④非心脏手术患者进行术前心律失常评估。⑤睡眠呼吸暂停患者。⑥瓣膜性心脏病患者。

（三）无心律失常症状患者测定HRV评估远期心脏事件发生风险的适应证

（1）Ⅰ类适应证：无。

（2）Ⅱ类适应证：①Ⅱa适应证：无。②Ⅱb类适应证：心肌梗死后左心室功能不全的患者；充血性心力衰竭患者；特发性肥厚型心肌病患者。

（3）Ⅲ类适应证：①心肌梗死后左心室功能正常患者。②糖尿病患者评估糖尿病神经病变。③存在可能干扰HRV分析的心律失常（如房颤）的患者。

（四）评估抗心律失常治疗的适应证

（1）Ⅰ类适应证：评估个体对抗心律失常药物的反应，其心律失常的基线特点是可重复，并且频发的程度应足以进行分析。

（2）Ⅱ类适应证：①Ⅱa类适应证：高危患者中检测抗心律失常治疗的致心律失常作用。②Ⅱb类适应证：评价心房颤动心室率控制；门诊判定治疗期间反复发生的有症状或无症状的非持续性心律失常。

（3）Ⅲ类适应证：无。

（五）评估起搏器和ICD功能的适应证

1.Ⅰ类适应证

（1）通过评价频繁发生的心悸、晕厥或先兆晕厥等症状来评估设备的功能，以除外肌电抑制和起搏器诱导的心动过速，并且帮助设定改进参数如频率适应和自动模式转换等。

（2）在设备问询未能确定诊断时评估可疑的部件失灵或功能障碍。

（3）评估频繁接受ICD治疗的患者对辅助药物治疗的反应。

2.Ⅱ类适应证

（1）Ⅱa类适应证：无。

（2）Ⅱb类适应证：①作为对连续遥测的替代或辅助方法，评估起搏器或ICD植入后即刻的术后起搏器功能。②评估植入除颤器患者室上性心动过速发作时的心率。

3.Ⅲ类适应证

（1）通过设备问询、ECG或其他有用数据（如胸片等）足以确定潜在的原因或诊断时，评估ICD或起搏器功能障碍。

（2）对无症状患者进行常规随访。

（六）监测心肌缺血的适应证

（1）Ⅰ类适应证：无。

（2）Ⅱ类适应证：①Ⅱa类适应证：怀疑变异型心绞痛患者。②Ⅱb类适应证：评估无法运动的胸痛患者；无法运动的血管外科患者进行术前评估；已知冠心病和不典型胸痛综合征患者。

（3）Ⅲ类适应证：①能运动的胸痛患者进行初次评估。②无症状患者进行常规筛查。

二、设备基本组成

动态心电图系统由记录系统、回放分析系统和打印机组成。

记录系统由记录器和导联线组成。记录器有磁带式（目前已基本淘汰）和固态式，固态式又分为固态记录器和闪光卡记录器。目前动态心电图的导联从二通道、三通道已发展到12导联、18导联系统。12导联、18导联有助于确定室性期前收缩和室速的好发部位、旁路定位以及对心肌缺血的相对定位。但通过美国心脏协会数据库和麻省理工学院数据库以及这些年的临床实践证明，12导联系统的Holter并没能取代三通道的系统，只是两种记录方式和系统各有侧重，在临床应用上可互补。

记录器采集数据后首先把记录的心电数据传送到计算机中，主机采用性能良好的计算机或心电工作站，其硬件设施能支持动态心电图分析软件的运行，以16～19英寸（1英寸＝2.54cm）高分辨率的彩色显示器显示出心电信号及有关分析、数据、图表（直方图、趋势图等），采用鼠标或键盘输入参数和指令，进行动态心电图分析和编辑，才能得到最终的动态心电图报告。在计算机进行分析过程中，首先要进行QRS波的检出，确定每个心搏的类型，然后对逐个心搏的特性进行分析，目前已有公司开发出可进行P波、PR间期分析的软件。动态心电图的内容包括24h或48h的心律失常分析、ST段偏移的检测和分析、起搏心电图的分析（有些机器还设有起搏通道）、T波电交替、窦性心率震荡、睡眠呼吸暂停综合征等。随着电子学、计算机技术这些科学技术的飞速发展，动态心电图的硬件和软件也有了日新月异的发展，但目前动态心电图的分析系统尚不能达到满意的准确度，在分析的过程中进行人工干预是必不可少的。

三、基本技术指标

动态心电图的专业人员应该了解记录器影响心电图波形质量的关键指标，即频率响应、采样频率和分辨率。

1.频率响应

频率响应是电子学领域中用来衡量线性电子学系统性能的主要指标。目前多数记录器的频响范围是0.5～60Hz，低频下限频率过高时，可使动态心电图波形的ST段产生失真，如高频的上限不够高时，动态心电图波形的影响表现为Q波、R波和S波的波幅变低，形状变得圆滑，R波的切迹和δ波可能消失。

2.采样频率

采样频率是指记录器每秒钟采集心电信号电压的点数。采样频率越高，心电图波形的失真就越小，所采集的数据就会更加精确地表示连续的心电图波形；当采集率过低时，Q波、R波、S波的波幅都会减小，波形呈阶梯状，心电图上将会丢失部分有意义的信息，应用适当的采样频率是必要的。目前多数记录器的采样频率为128Hz，但对于上限频率达100Hz的系统来说，合适的采样频率应达到 512Hz,对于起搏信号和 ICD 信号的记录器,其采样频率应达到 4 000Hz,但目前的部分有起搏通道的记录器,起搏通道采样频率达 1 000Hz 时,基本就能较准确地记录起搏脉冲并检测到起搏器的实际工作状况了。

3.分 辨 率

是指运算采样数据并进行模一数转换采集信号的能力,用数码的二进制位数表示,最小分辨率为 8bit,分辨率为 16bit 时可达到当前计算机运算水平,分辨率可决定 QRS 复合波振幅测量的准确性。

记录器的频率响应、采样率和分辨率应该是一个和谐的统一,如果采用较低的分辨率,则会使 QRS 复合波振幅精确性减低;如果过高追求太高的采样率,会使记录的数据成倍增加,为数据的下载和存储带来较大的负担,并影响分析效率。

四、操作流程

1.安装前的准备工作

专业技术人员根据临床医师的申请单内容将患者的身份证号、姓名、性别、年龄、临床诊断等相关资料填写在 Holter 资料袋封面上,或在医疗网上直接申请预约的,再根据病情需要或临床要求选用三通道、12 导联或起搏器记录器,并准确写明记录器或闪光卡的编号,以便次日取下记录器时进行核对,并把拆下的闪光卡装入袋内,回放分析后打印的患者资料也需装入资料袋内。

2.物品准备

记录器、导线(目前多数导线与记录器是相对固定连接的)、闪光卡(或固态记录器)、碱性电池、电极片、95%的乙醇纱条、专用砂纸、绷带、患者检测日记。

3.皮肤处理

先用乙醇纱条擦拭预贴电极片的部位,再用砂纸轻轻打磨局部皮肤,导电液能更快更好地渗入角化层,使阻抗很快下降,使偏移电压趋向稳定(偏移电压的起伏与心电信号叠加可导致基线漂移和伪差)。

4.规范粘贴电极片

(1)三通道动态心电图电极片贴放位置(图3-2):①第 1 通道 CM5:红色"正极"位于左腋前线第 5 肋;白色"负级"位于胸骨柄处右侧。②第 2 通道 CMaVF:棕色"正极"位于左锁骨中线第 7 肋缘;黑色"负极"位于胸骨柄处白色和蓝色中间(有的厂家是黑色"正极"、棕色"负极",可根据图形而定)。③第 3 通道CM1:橙色"正极"位于胸骨右缘第 4 肋;蓝色"负极"位于胸骨柄左侧。④地线:绿色位于右锁骨中线第 6 肋。

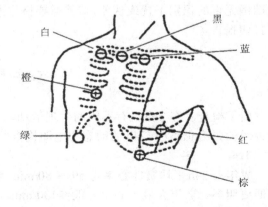

图 3-2 三通道动态心电图电极片贴放位置

(2)12 导联动态心电图电极片贴放位置(图 3-3):①RA:位于右锁骨中线第 2 肋。②LA:位于左锁骨中线第 2 肋。③LL:位于左锁骨中线第 7 肋缘。④RL:位于右锁骨中线第 7 肋缘。⑤CM1:位于胸骨右缘第 4 肋。⑥CM2:位于胸骨左缘第 4 肋。⑦CM3:位于 CM2 和 CM4 连线的交叉点。⑧CM4:位于左锁骨中线第 5 肋。⑨CM5:位于左腋前线第 5 肋。⑩CM6:位于左腋中线第 5 肋。

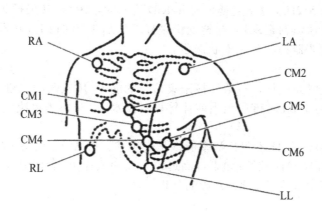

图 3-3 12 导联动态心电图电极片贴放位置

5.电极导线的固定

将电极导线按规定颜色扣牢在电极片上,再用绷带将胸前零散导线捋顺系牢,顺腰围固定好。安装电池,观察记录器运行正常后,向患者嘱咐注意事项及填写监测日记的要求以及取下记录器时间,最后将记录器装入盒套,斜肩佩戴即可。

五、回放分析

回放分析分为 2 个步骤,即数据传输及扫描分析;回顾编辑和打印报告。

1.数据传输及扫描分析

目前有两种回放方式:①通常多用的方式,即自动分析,输入的过程亦是分析的过程;②在人工干预下扫描分析,操作医师可通过屏幕上显示的栅状图,在扫描的同时进行对计算机误判的修改和对图形的确认。

2.回顾编辑和打印报告

动态心电图在昼夜长时间连续采集中,难免存在着干扰和伪差,计算机分析软件达不到完全准确无误的识别干扰或伪差,这就需要操作人员对照图形认真核实、修改、补充和编辑,最后再打印报告。

六、正常人标准

由于检查者在 24h 里有不同的生理活动,如运动、活动、饮食、睡眠等,因此患者的体位、自主神经的张力也不同,24h 的动态心电图检查结果会有较大的变异。

1.心 率

成年人 24h 平均窦性心率为 59～80/min,并且随着年龄的增加而下降,但白天最高心率的降低更明显。老年人最高心率一般≤130/min。女性比男性＞5～10/min。窦性心动过速在动态心电图上十分常见,年轻人运动时窦性心率可＞180/min。但是,在夜间睡眠中最低窦性心率可位于 40～60/min,尤其是凌晨 4:00～5:00。如果夜间最低心率＜35/min,应考虑迷走神经张力增高或窦房结功能低下。

常规心电图设定的窦性心率的正常范围为 60～100/min,显然不适合动态心电图。但是窦性心率的动态心电图正常值尚缺乏相关数据。

2.ST 段变化

动态心电图的 ST 段改变较正常的体表心电图更容易发生,因为进行动态心电图检查时患者常有体位改变、电极片粘贴不紧等问题存在,会影响动态心电图的记录,可出现 ST 段上斜行压低。正常运动情况下,左侧卧位时影响 $V_3 \sim V_5$ 导联 ST 段,而右侧卧位时影响 $V_3 \sim V_5$ 导联的 ST 段,而肢体导联受影响较小。在体表心电图上,ST 段下移的标准通常为 J 点后 ST 段水平和下斜行下移 0.1mV,持续 1min 以上。如果以此标准,正常人群 ST 段压低的发生率为 10%。

七、诊断中应注意的问题

1.窦性心动过缓与窦性心动过速

在常规心电图中,窦性心率 < 60/min 是窦性心动过缓的定义,但这一定义在动态心电图中并不适宜,正常成年人在夜间睡眠中或凌晨 3 ~ 5 点时窦性心率常在 40 ~ 60/min,甚至 < 40/min;而窦速在常规心电图中的定义是 100 ~ 160/min,可是在动态心电图监测中随着情绪激动和体能活动量增加,正常成年人的窦性心率常见于 110 ~ 150/min,运动时年轻人甚至可 > 180/min,所以动态心电图监测时,在评定结论中一般不做窦性心动过缓、窦性心动过速的诊断。但是,当监测中最快心率 < 80/min,总平均心率 < 50/min 或 55/min,诊断窦性心动过缓不会有大的争议;也有的学者提出 24h 总心搏 > 14 万可诊断窦性心动过速。另外有一种情况,当患者在静息状态或轻微活动时,窦率常 > 100/min,活动时显著加快,同时心率变异性也减低,临床症状与心动过速有相关性,而且临床用药效果不佳,在能排除右房房速和窦房折返性心动过速的情况下,方可诊断不适当窦性心动过速。

2.期前收缩性的心律失常

在动态心电图中期前收缩是最常见的心律失常,常见的是房性期前收缩和室性期前收缩,按 24h 发生的期前收缩数量,将 ≥ 30/h 的期前收缩称为频发。房性期前收缩、室性期前收缩在人群中发生率高,多见于器质性心脏病患者,也可见于健康人群;孤立的无症状的期前收缩多见于健康人,但期前收缩数量 24h 通常 < 100 次,其发生率随着年龄增长而增加。因室性期前收缩可诱发室速、室扑、室颤等致命心律失常,故对室性期前收缩更加重视,室性期前收缩其危险不取决于数量,而是取决于发生的病因,基础心脏病的严重程度,心功能状况,对血流动力学的影响;对血流动力学的影响又取决于室性期前收缩的频率、期前度和室性期前收缩发生的部位,如是器质性心脏病,数量不多也要予以重视。

3.室性心律失常药物疗效的评价

可采用 ESVEN 标准,即患者治疗前后自身对照,达到以下标准才能判定治疗有效。室性期前收缩减少 ≥ 70%;成对室性期前收缩减少 ≥ 80%;短阵室速消失 ≥ 90%;15 次以上的室速及运动时 ≥ 5 次的室速完全消失。

抗心律失常药物治疗经动态心电图复查,若室性期前收缩增加数倍以上或出现新的快速心律失常或非持续性室速转为持续性室速,并出现明显的房室传导阻滞及 Q-T 间期延长等,均应注意药物的致心律失常作用。

4.病态窦房结综合征的诊断标准

动态心电图是评价窦房结功能较可靠的检查方法,它能证实窦性心动过缓、窦房阻滞、窦性停搏以及快速心律失常(慢—快综合征)的存在,并能证实心律失常与症状之间的相关性,其诊断指标如下:

(1)持续缓慢的窦性心律,24h 总心搏数 < 8 万次,24h 平均心率 < 55/min,最快心率 < 90/min,最慢心率 < 35/min。

（2）窦性停搏甚至短暂的全心停搏。

（3）二度Ⅱ型窦房阻滞伴交界性或室性逸搏及逸搏心律。

（4）窦性心动过缓伴有短阵或阵发的心房扑动、心房颤动或室上速，终止时的窦房结恢复时间＞2s。

（5）常伴有过缓的交界性逸搏心律（提示双结病变）。

5. 心肌缺血的评价标准

动态心电图能连续监测24～48h,对心肌缺血的敏感性和特异性均已＞70%,对已确诊的不稳定型心绞痛、变异性心绞痛、心肌梗死后的心肌缺血都有助于明确诊断,尤其是无痛性心绞痛的评价标准通常选用美国国立心肺血液研究院提出的"三个一"标准,即ST段呈水平型或下斜型压低≥1mm、持续≥1.0min、两次间隔≥1.0min。1999年ACC/AHA动态心电图应用工作指南中建议,将"三个一"标准中间隔时间改为≥5.0min。

心肌缺血评估时要密切结合临床资料和患者的自觉症状,注意鉴别体位和呼吸、心动过速以及干扰和伪差所致的ST段发生的假阳性改变。

（1）心率对ST段变化的影响及校正:正常心率时,ST段压低点（L点）在J点之后80ms,如心率增快120/min以上,L点应在J点之后5ms。心率较快时,可以用ST/HR比值消除心率影响,ST/HR≥1.2μV·min为异常。

（2）心肌缺血负荷测算:可根据心肌缺血及缺血负荷检测对冠心病的心肌缺血做定量分析,评价其疗效。

根据总负荷＝ST段异常改变的幅度×发作阵数×持续时间,在描记ST段趋势曲线的基础上,计算ST段压低的面积（－mm·min）。

Nademanee等研究发现,心肌总缺血负荷负值＜－60mm·min/24h者,70%预后佳;而≥－60mm·min/24h者,仅有6%预后佳。

6. 评估ICD和起搏器功能

（1）动态心电图是评估ICD放电治疗是否恰当的有效辅助检测手段,并能评估药物辅助治疗的效果。

（2）出现心悸、黑矇、先兆性晕厥或晕厥等症状时,通过评价ICD及起搏器的工作状况,以除外肌电抑制和起搏器诱导的心动过速（PMT）。

（3）检测起搏器的感知、起搏功能有无间歇性异常。

（4）观察起搏器的参数设定以及特殊功能运行对其患者是否适宜。

（5）对无症状的起搏电极异常给予提示。

（6）可定量分析心房心室感知及起搏所占的百分比,并对无症状者进行随访。

7. 动态心电图检测中长间歇的诊断

（1）当长PP间期＜基本窦性心律PP间期的2倍时可参考以下3种诊断。①房性期前收缩未下传:长PP间期中可见期前的房性P波,有时可融于T波内。②二度Ⅰ型窦房阻滞:PP间期呈文氏缩短又继以延长,长PP间期＜基本窦性最短PP的2倍。③如长PP间期排除以上两个诊断,基本窦性PP间期慢而不规则,方可诊断窦性心动过缓伴心律不齐（如＞2s不除外窦性停搏）。

（2）长PP间期与基本窦性PP间期呈整倍数,即可诊断为二度Ⅱ型窦房阻滞。

（3）长PP间期＞基本窦性PP间期2倍以上,而不成整倍数,即可诊断窦性停搏。

（4）当长PP间期远＞3s,可诊断为短暂的全心停搏（因室性逸搏的低限频率是20/min,3s以上未出现各类逸搏,即证明四类起搏点均停搏）。

（5）如长RR间期远＞3s,但其间可见规律的窦性P波,其后均无下传QRS波群,可诊断为心室停搏。

（6）发生在动态心电图监测中的阵发的室上性心动过速、心房扑动、心房颤动终止时出现的长 RR 间期，应描述为窦房结恢复时间（如 > 3s，诊断窦性停搏是不够严谨的，但可写为继发性窦性停搏或继发性短暂的全心停搏)，因机制上是因为超速抑制所致。

（7）在起搏器心电图中出现较长的 RR 间期，不要诊断窦性停搏，应评定为过度感知，系感知肌电产生抑制所致的长间期。

第四节　远程监测心电图
Section 4

利用计算机及现代通信技术远距离采集、传输、监测心电图称为远程监测心电图。电话传输心电图、遥测心电图等也归于此类。可捕捉偶有或一过性出现症状时的心电图，弥补了常规心电图与动态心电图的不足，可进行远程会诊。

一、适 应 证

（1）经过临床医师诊治并进行常规 12 ～ 18 导联心电图检查，临床需要进一步观察日常心电图变化者。

（2）经常或偶有一过性心律失常出现，但常规心电图及 Holter 不易捕捉者。

（3）有头晕、黑矇、晕厥等症状的患者。

（4）药物治疗前后观察心律、心率及不良反应者。

（5）冠状动脉支架术或搭桥术，术后监测。

（6）急性心肌梗死患者康复期的监护及出院后监测。

（7）安装心脏起搏器患者术后及出院后监测。

（8）有心悸、胸闷等症状而常规检查未能确诊者，及疲劳、乏力、电解质紊乱者。

（9）有其他慢性病及心脏感觉不适者。

（10）社区医疗、健康保健、咨询、特殊人群心电图监测等。

二、禁 忌 证

（1）本仪器并非设计用于急诊情况。

（2）不能与除颤器同时使用（进行心脏除颤时，将电极导线从电极上取下）；在使用电外科设备或者电凝治疗期间或靠近很强的电磁干扰源（如天线、高压变压器、发电机、磁共振成像设备）或在易燃气体环境下不应使用本仪器。

三、注意事项

（1）安装有心脏起搏器的患者，建议无线发射机与起搏器之间至少保持 30cm 距离，从而避免对起搏器产生潜在干扰。

（2）佩戴助听器的患者应谨慎使用，一些数字无线发射机可能会给某些助听器带来干扰。

（3）使用任何无线电发射设备（包括远程心电监测仪）都可能干扰未采用足够保护措施的医疗设备，从而影响其功能。如果规章有具体要求，则遇到保健设施时请关机，这是因为医院或保健设施可能正在使用对外部射频能量敏感的设备。

（4）远程心电监测仪的无线通讯部分采用专业的无线通信模块，该模块在通信工作状态下会发出 RF 信号。多数现代电子设备都屏蔽 RF 信号，但某些电子设备可能无法屏蔽远程心电监测仪无线发射机所发出的 RF 信号，产生潜在干扰。

四、监测仪设备基本组成

1.心电采集器

可采集、记录心电信号，是一个便携式的设备。心电采集器主要技术参数有以下几种：

（1）安全分类：心电采集器属于内部电源 BF 型设备。

（2）通道数：单通道、双通道、三通道、十二通道。

（3）记录方式：模拟式、数字式无压缩。

（4）记录时间：≥30s。

（5）导联方式：胸前模拟双极导联；威尔逊（Wilson）12 导联；改良 12 导联。

（6）输入动态范围：3mV p-p，± 10%或 50μV 两者取大者。

（7）输入阻抗：应≥100MΩ。

（8）扫描速度：至少具有 25mm/s 的扫描速度，其误差不得＞± 10%。

（9）耐极化电压：在± 300mV 的直流极化电压下，信号幅度的变化≤± 5%。

2.数据传输系统

由发送器、电话机、手机、有线/无线通信传输信息网站系统、接收器组成。可用电话机或手机发送心电图信号。数据传输方式包括手动传输、自动传输、通过标准电话线进行音频传输、互联网传输、数字蜂窝移动通信网、远程数字无线通讯传输。

3.心电图监测系统

包括接收器、心电图机、心电示波器、计算机、专家诊断工作站显示器、中心服务器、打印机。

五、基本操作流程

1.基础相关知识

心电记录仪主要适用于可活动的患者，在日常状态下使用，用户必须接受培训。记录和传输参数的设置主要由医务人员完成。患者应该在医师的指导下使用，最终诊断应由医师做出。

2.远程监测心电图导联方式

（1）胸前模拟双极导联：胸骨柄"－"极，心前区"＋"极（图 3-4）。

（2）威尔逊（Wilson）12 导联：四肢肢端部位安装肢体导联电极（Ⅰ、Ⅱ、Ⅲ、aVR、aVL、aVF），胸部电极安装部位（图 3-5）如下。

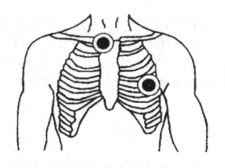

图 3-4　胸前模拟双极导联

V₁：胸骨右缘第 4 肋间隙。

V_1：胸骨右缘第 4 肋间隙。

V_2：胸骨左缘第 4 肋间隙。

V_3：V_2 与 V_4 之间。

V_4：左第 5 肋间隙锁骨中线处。

V_5：左腋前线与 V_4 同一平面。

V_6：左腋中线与 V_4 同一平面。

（3）改良 12 导联：胸部电极安装部位同威尔逊（Wilson）12 导联胸部电极部位，将四肢导联安装部位移至身体躯干部位（图 3-6）。

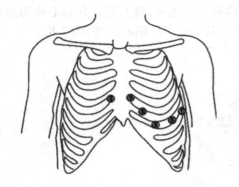 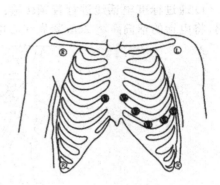

图 3-5　威尔逊（Wilson）12 导联胸部电极安装部位　　　　图 3-6　改良 12 导联

3.监测心电图电极方式

（1）触点电极采集方式（图 3-7），使用便利快捷，可重复使用。

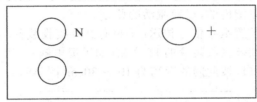

图 3-7　触点电极极性、位置示意图

（2）导联线电极与一次性电极联合使用方式，规定部位安装一次性电极可监测多导联心电图。

4.电极安装

（1）用乙醇擦拭、清洁电极安放处，必要时剃去电极安放区域的体毛。清洁后的皮肤上涂上少量的导电膏，按照导联所示部位，安装电极。

（2）安放电极，使之牢固。不应将电极安放在骨性结构（肋骨、胸骨）的表面，使用优质的电极。

5.心电信号采集操作

（1）仪器由电池供能，装入电池时，注意"＋"、"－"极方向。

（2）开始启动键（仪器显示器上显示出当前的设置和状态）。

（3）被监测者需要选定一个测量姿势，保持身体放松，正常呼吸。需要将仪器按位置放置在胸部，保证仪器电极与胸部皮肤良好接触。

（4）手动记录心电图：当患者出现症状、感到不适等情况发生时，或者根据诊断目标和医师的建议，以固定的时间间隔手动记录心电图。按压开关，开始心电信号的采集。有的仪器会发出"嘟"的一声，表示心电采集正在进行。带有显示器的仪器，会出现心电采集预览界面，显示出当前设置和状态。

（5）心电信号采集结束之后，有的监测仪会发出"嘟"的响声，仪器屏幕会出现界面，此时，应将仪器取下。

（6）自动记录心电图：将电极线连接到电极上，心电图记录初始化就开始了，接通开关后，根据"设置"选项中设定的至少一个自动心律识别标准时，能进行自动记录。例如，心动过缓时心电监测仪就会自动记录心电图。仪器能发出视觉和听觉信号。听到信号后,患者必须保持镇静。开始心电采集时患者同时记录当时的状态,如出现的症状、感到不适等情况。

6.心电图信号的传输

一般心电图在每次记录后进行传输,或者将几个心电图一起传输,或者传输一段存储时间很长的心电图,传输期间,应当避免环境中噪声的干扰。

(1)通过标准电话线进行音频传输:选定音频传输模式选项,拨打请求传输心电图的电话号码,将电话的话筒距离2cm紧靠在心电图记录仪的发声孔上传输心电图(图3-8)。

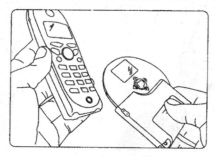

图 3-8　通过电话音频传输

(2)蓝牙传输模式:选择蓝牙传输模式,激活手机蓝牙功能,将手机蓝牙放在其他蓝牙设备能够探测到的地方和有效的范围内(最大距离为10m)。心电图记录仪将会搜索位于别的蓝牙设备能够探测到的、有效范围内的、已经激活的蓝牙。

(3)手机的红外接收装置数字信号传送:手机有红外接收装置,在开启状态时可传送心电信号,周围不应有其他的红外接收装置的IT产品(如手提电脑)。让手机的红外接收装置正对远程心电监护仪的红外窗口,彼此间的距离为10～30cm(图3-9)。

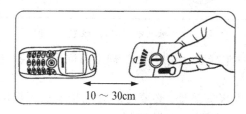

图 3-9　红外装置数字信号传送

(4)手机的数字信号传送:心电记录仪与手机是一体机,记录心电后手机通过数字蜂窝移动通信网、无线局域网技术、GPRS中国移动网传输心电信息。

7.远程心电信息网

网站架设在网通数据机房专用服务器上,它提供所有心电病历的在线浏览服务。患者、发送者、专家都可根据自己的用户名登录,并查看用户名权限范围内的心电病历。无线传输在医院内使用,GPRS一般应用于社区或个人。

12导联心电图远程诊断系统是基于数字化心电检查设备——手持式心电检查仪设计,并通过互联网实现数字化12导联心电图远程诊断的网络系统。系统以手持式心电检查仪为数字化心电检查设备,它由心电信息采集器、PDA、无线发送模块、GPRS模块组成。通过A/D转换获取到数字心电信号,它与PDA通过CF或SD接口连接,采集到的心电信号直接以数字格式存储在PDA中。心电病历随时可通过PDA内置的无线发送模块或GPRS模块发送到心电中心服务器。

8.专家诊断工作站

它与中心服务器通过互联网连接,可实时查看到发送的心电病历,当新病历到达时有声音提醒。安装独立的心电处理分析软件,心电处理分析软件支持显示、处理、分析心电波形并发出心电诊断显示心电波形、打印心电图,可以对软件的使用者实施权限管理,对使用者赋予不同程度的权限。

六、判断标准

(1)远程监测心电图尚未制定判断标准,一般参考心电图、动态心电图(Holter)的判断标准。

(2)对一过性心律失常,依据病史、当时的状态、出现的症状、感到不适等情况诊断意义较大。

(3)安装心脏起搏器患者术后及出院后监测有诊断意义。

(4)心电图 ST-T 改变,依据病史、当时的状态、出现的症状有参考意义。

(5)患者出现头晕、黑矇、晕厥等症状,依据病史、当时的状态、出现的症状有参考意义。

七、临床意义

远程心电监测仪利用现代计算机及通信技术在心律失常的监测方法上弥补了常规心电图与动态心电图(Holter)的不足,能够监测日常生活中出现的一过性症状时的心电图,对一些慢性病患者和老年人,特别是处于现代化、快节奏中的上班族,能够及时地监测和发送心电信号并与医师快速沟通,得到医师的健康指导。目前除监测心电图外还增加了无创血压、血氧饱和度、呼吸功能生理参数的监测。随着计算机技术的普及,计算机网络、无线技术、PDA 技术、蓝牙技术的发展,远程医疗监测技术必将得到迅速发展。

第五节 心率变异性

Section 5

正常人的心动周期在安静情况下存在一定程度的波动,这种生理性的波动、窦性心律不齐现象即为心率变异性(Heart Rate Variability,HRV)。

因为普遍认为心脏节律的不规则是一种病理现象,然而绝对规则的窦性心率也是心脏调节过程异常的一种迹象。Chess 对 HRV 进行观察,其后几年有关 HRV 的研究,对其测定方法、生理机制以及各种疾病 HRV 的异常现象、临床征象、预后等进行了多方面研究。比较一致的意见是,HRV 作为一种无创的检查方法,重复性比较稳定,对某些疾病的病情发展和预后具有实用价值。

一、概 述

心脏的特殊起搏及传导系统,其中窦房结是主导起搏点,它受自主神经系统支配,交感神经活动加快心率,迷走神经则减慢心率,交感神经和副交感神经两者相互影响及制约,达到动态平衡状态,心电生理保持一定稳定性。通常影响心血管神经的方法,如深呼吸气、Valsalva 方法、持续反复用力握拳动作、体位改变、血压变化等都能通过神经反射机制影响心率变化。另外,日常生理活动亦调节着心血管功能。肾素—血管紧张素及其他体液因素按新陈代谢的需要调节心血管功能,使心率呈现更长周期的规律性变化。交感神经系统活动时的心率变化比较缓慢,有明显改变需20s或更长时间,副交感神经系统使心率快速变化,心率加快或减慢在1个至数个心搏中完成,有疾病时这种内在调节机制会有所变化,如结扎冠状动脉后亦会影响自主神经的调节功能。健康人在静息状态下呈现的心率周期性变化,即窦性心律不齐。吸气时交感神经中枢兴奋,心率较快,呼气时迷走神经中枢兴奋,心率缓慢,于小孩较明显,成人不太明显,老年人更不明显。在异常疾病情况下,这种正常现象就失去相应变化,导致HRV的改变。所以HRV的分析,实质上就是这种正常情况下的心率差异和异常情况下的心率变异大小。1935年,Samaan已证明切断迷走神经后心率的变异即消失,在人体动作改变出现的心率变化可用阿托品使之变弱,甚至消失,以后有学者发现正常的HRV夜间高、日间低和迷走神经张力昼夜相一致。心肌冠状动脉有缺血改变及自主神经损伤的疾病也已证实HRV改变情况。因此HRV的变化从生理及实验都反映是交感神经和迷走神经之间的一种内在的动态平衡,一旦这种平衡不能保持,就会出现一系列异常情况。

二、HRV 的分析方法

早期人们应用心电图,以人工测量R-R最大间期减R-R最小间期的极差和差率(最大R-R间期/最小R-R间期)来观察。随着科学技术的发展,目前分析技术大多应用动态心电图记录和计算机回放处理。通过对R-R间期或P-P间期的定量测量和数学上换算,由于P波在计算机自动识别有一定难度,故以R-R间期为基础来进行处理。HRV分析的心电信号长短不一,短期的只有5min,最长1h,长期的可24h甚至数日。记录可以用规定的时间、体位(如仰卧、直立位、倾斜位等)和动作(如平静呼吸、深呼吸、Valsalva动作、运动等)。近来以24h动态心电图记录最普遍,记录分析剔除全部异位搏动(如房性、交接处性、室性期前收缩、逸搏及心速)及伪差,对窦性心动过速进行分析绘制心率/R-R变化的心动速率图、直方图、频谱图、洛伦兹图,以揭示心脏节律变化的趋势和规律。目前一般多用时域分析法、频谱分析法、非线性分析,临床上用前两者较多。

三、时域分析

主要利用R-R间期的离散度,采用不同的参数来分析,大多用SD法且最方便。

1.简单方法

测量某段时间内平均正常心动周期。最大、最小正常心动周期及其比值或差值。白天及夜间心动周期缩小(心率增加)或两者差别变小是HRV异常的表现。白天及夜间平均正常心动周期差< 40ms视为异常。

2.SDNN

24h内所有正常R-R间期的平均值,并得出标准差,称总体标准差。

3.SDANN

24h内计算5min一段的平均正常R-R间期值的标准差,去除其快变化成分,反映HRV中缓慢变化的成分。

4.SDNNI

24h内连续5min节段正常平均R-R间期值的标准差的平均数,称标准差均值。

5.RMSSD

24h连续相邻正常R-R间期差值的均方根,反映HRV中快速变化,与频谱中高频成分相关,称差值均方的平方根。

6.PNN50

24h 内相邻正常 R-R 间期＞50ms 的心搏个数占总数的百分率,也是反映心动周期的逐搏变异,是 HRV 中的高频成分。

一般 SEINN、SDANN、SDNNI 标准差值＜50ms 为 HRV 小；如＞100ms,则为 HRV 大。RMSSD 参考值大概在 40ms 以上,PNN50% 参考值大概在 10.25±8.65。

SDNN 和 SDANN 是分析 R-R 间期的标准差,既反映迷走神经活动,又反映交感神经活动,而砌脚及 PNN50 突然改变的差值反映迷走神经变化的时域指标。

在昼夜观察中,夜间 RMSSD 和 PNN50 显著大于白天。另外,随着年龄增长,心脏自主神经功能逐渐下降。HRV 随年龄增加亦呈下降趋势。性别上也存在一定差异。男性反映 HRV 总体变化的 SDNN、SDANN 和 SDNNI 指标大于女性。

四、非线性分析

心脏节律变化除有周期性外,还具有非线性变化的特点。其取决于主流动力、电生理、体液及自主神经调控之间的复杂相互影响。设想应用非线性的动态方法来分析 HRV 可能取得更有价值的信息。这种想法是对的,而且非线性分析方法也很多。一般以相邻心搏的前一心搏心率/R-R 为横坐标,后一心搏的心率/R-R 为纵坐标,一般取 24h 所有 R-R 间期绘制成 HRV 散点图。从形态上反映 HRV 的变异情况,一般分 4 种形态:彗星形、鱼雷形、扇形和复杂形等。正常人多呈彗星形,疾病时这种形状消失,代之以其他异常形状。但是这种非线性变化,即各种生理因素使心率的总变化不是各因素作用的简单叠加,其涉及十分复杂的数学问题、基础方面研究,所得结果的意义也无充分的解释,因此尚待进一步探讨后用于临床。

五、频域分析

心率波动信号通过快速数学公式、傅立叶转换(FFT)或自动回归模型法,以计算机处理使心电信号形成频率,描绘并计标出各个频谱。人的 HRV 功率谱的范围一般在 0～0.5Hz。其中高频带与呼吸性窦性心率变化有关,代表迷走神经传入心脏的标志,是 HRV 的速度与幅度做频域分析的一种心脏自主神经调节功能的定量检测方法。典型的频谱可有 3 个分离峰,即 3 个频率带:①高频带(HF):0.15～0.40Hz,与迷走神经调节有关;②低频带(LF):0.04～0.15Hz,受交感神经及迷走神经共同影响,与体位有明显关系,体位倾斜或直立均可使 LF 增加,同时 HF 减低;③极低频带(VLF):0.01～0.04Hz,可作为交感活动指标,可能与毛细血管及温度调控有关。

以 HF 及 LF 成分作为基础,通过计算 LF/HF 比值代表交感—迷走神经张力的平衡状态。LV/HF 升高,交感神经兴奋;夜间 LF 减小,HF 增加,LF/HF 值减小。

总之,心率的高频振动主要是心、肺的传入刺激和中枢神经系统的调节;大血管、外周血管和心室的压力传感器、机械性和化学性受体可能主要调节低频和极低频带的振动。因此 HRV 以时域方法分析,如 HRV 降低可以解释迷走神经活动的降低和(或)交感神经活动的增强,仅能提供对 HRV 总的评价而无法分辨交感或迷走神经的分别作用。而频域分析法则是把心率变化信号分解为不同频率成分的功率谱,可以同时对心脏交感、迷走神经活动水平做出评价,较时域法有所提高。

检测 HRV 前最好保持一定相同对比条件，如：①检查于上午进行，检查前夜睡眠充足；②检查前 24h 不做剧烈运动；③检查前 8h 希望禁烟、禁酒，不使用心血管活性药物，不饮浓茶和咖啡；④检查前平卧半小时。

六、临床应用

(一)在心血管疾病中的应用

1.高血压

高血压的发病机制是较复杂的，但交感神经功能亢进是其中的一个重要部分。尤其在疾病的早期阶段，LF 比正常人高，而 HF 比正常人低；高血压患者 LF 的昼夜变化消失，而 HF 夜间仍升高，提示交感—副交感中枢的调节机制欠佳。

2.心肌梗死

心肌梗死后 30min 常有交感神经张力亢进，尤其前壁心肌梗死时。下壁心肌梗死可能是迷走神经张力亢进，如梗死患者用 SD 作为指标，发现普遍降低，在预后观察中如 SDNN > 50ms 的死亡率低，而 SDNN < 50ms 的死亡数是 SDNN > 100ms 的 5 倍左右。另有研究发现，心肌梗死后开始 LF 比正常人高，HF 比正常人低，随时间推移，LF 逐渐降低，而 HF 逐渐升高，说明交感和副交感神经随着梗死期的恢复从不平衡趋向平衡。

3.心脏性猝死的预测

许多研究表明，自主神经的张力改变可能是一很重要因素，发现 SD 降低是导致危险性增高的因素。心律失常性心脏性猝死中大部分是室性快速心律失常所致，HRV 降低是副交感神经活性减弱，交感神经活性增强，降低室颤域值，所以 HRV 对检查心脏性猝死具有一定意义。

4.冠心病

发现无心肌梗死及心力衰竭的患者，心肌缺血时能兴奋心脏迷走—交感传入纤维，可发生多样性 ANS 调节异常，有副交感神经功能的减退，HRV 降低。冠状动脉造影资料证实，HF 降低。当有多支冠状动脉病变时，除 HF 降低外，LF 也有明显降低。冠心病患者 HRV 昼夜节律减弱，特别在凌晨 5 ~ 6 点时迷走神经兴奋，突然变为交感神经激活时，LF 增加，HF 减少，LF/HF 比值增大，此时血浆儿茶酚胺增高，心肌耗氧量也增加，可促发心脏意外事件发生，从而反映 HRV 对冠状动脉的缺血确有一定关联。

5.充血性心力衰竭

心力衰竭者常伴血浆儿茶酚胺升高，且与疾病的严重程度有关。心力衰竭时 HRV 降低，可能是交感活性增强、副交感活性减弱之故，LF、HF 均比正常人低下，尤以 HF 更明显，而 LF/HF 则比正常人高，但心力衰竭的病因不同，代偿程度不一，也会使自主神经调节反应不一致，HRV 有所变异。

6.心脏移植

心脏移植后，可出现移植心脏去神经状态，这时心率趋向固定，HRV 小，心率功率谱表现于基线上示不规则的波动，缺乏典型的峰波，但亦有发现有清楚 HF 和 LF。另外也可通过心功率谱反复前后对照来提示心脏移植后排斥反应情况。

(二)HRV 在其他系统中的应用

由于 HRV 分析主要是评价自主神经的功能，因此直接或间接影响自主神经的平衡失调，都会引起 HRV 改变，故涉及面甚广，现罗列如下。

(1)糖尿病时常伴有自主神经受损，分析 HRV 对自主神经受损可进行判断，通过 HRV 降低可对自主神经受损进行早期预告。

（2）甲状腺功能异常：在桥本甲状腺炎所致甲亢、伴有自主功能异常、过量用抗甲状腺药物后，HRV 出现降低，但经治疗症状控制良好后，HRV 恢复正常。

（3）妇产科：早产儿、婴儿猝死综合征等，通过 HRV 分析对宫内窒息做出判断，当胎儿 HRV 降低时，提示胎儿窘迫，应加速分娩。

（4）支气管哮喘、呼吸窘迫综合征、睡眠呼吸暂停综合征等也可有 HRV 变化。

（5）更年期综合征、希恩综合征、帕金森病等 HRV 也有所反应。

（6）酒精性神经病变、家族性多发性神经病变、先天性 Q-T 间期延长综合征也可有 HRV 变异。

（7）肾功能不全、尿毒症与 HRV 也有关。尿毒症患者 HRV 比正常差，LF 及 HF 均比正常人低，提示交感神经和副交感神经不同程度受到抑制或损害。

（8）麻醉中 HRV 的分析能及时观察药物作用及麻醉意外的出现。

（9）在 HRV 分析中，年龄因素也极重要，随年龄增长，HRV 降低，HF 及 LF 成分也均有降低，但以迷走神经张力降低为主，特别在老年人和年轻人中，这种差别可成倍改变。

对结缔组织疾病、各种重症感染、肾脏疾病、呼吸系统疾病、食管疾病、血液系统疾病、体液平衡失调和神经系统疾病等 HRV 改变也在不断深入应用。

综上所述，HRV 是心脏节律不齐的新描述，作为一种定量、无创伤、可重复地应用于心血管自主神经功能测定的一种有效手段，随着数字信号处理技术进一步发展，为 HRV 提供了多种科学方法，提示心脏节律的一些规律、机制和意义。HRV 作为心血管功能精细调节的敏感指标，但是对于 HRV 影响因素较多，如呼吸、年龄、体位、活动、情绪、吸烟、睡眠、运动、饥饿、药物、昼夜节律、期前收缩及文氏型房室传导阻滞等，故对其在各类疾病中所处地位及有关机制尚需长期深入研究。HRV 的结果分析也需结合临床，以严谨态度进行全面评价，同时对其潜在众多临床应用价值尚需充分发挥和科学化。

第六节 Q-T 离散度

Section 6

一、概　述

常规标准 12 导联心电图中，最长 Q-T 间期与最短 Q-T 间期之差称为 Q-T 离散度（Q-T dispersion，Q-Td）。

Q-T 间期在不同导联存在差异，多年来一直较为人们所重视，但起初被认为是记录上伪差所致，有的又存在相反意见。1985 年，Campbell 等发现，不同导联间 Q-T 间期的差异有其一定的规律性，于是提出了 Q-T 离散度这个概念。以后从心外膜单相动作电位标测证实这种设想，显示不同部位心肌复极时间存在差异，那么体表不同导联的复极时间可出现不一。Cowan 对 Q-T 间期测量的导联选择时发现，其对 Q-Td 的影响较大。Davey 等综合比较了 10 导联与 12 导联 Q-Td，结果基本一致，也排除了 Q-T 间期差异系伪差的可能，后从动物模型的研究也得到证实，从而提出 12 导联最大 Q-T 间期与最小 Q-T 间期之差作为 Q-Td。

Q-T 间期从体表心电图上，包括心室肌除极的 ORS 波和复极的 S-T 段、T 波，其中 T 波是心室复极的一个重要时间标记，心室的不应期在 T 波的终末部分。心肌细胞用微电极记录心肌单细胞动作电位，其静息电位为 $-90mV$，除极时 Na^+ 内流电位形成 0 位相，由 $-90mV$ 急速上升至 $+20mV$，除极 0 相仅 1ms，然后进入复极 1、2、3、4 位相。成千上万心肌细胞除极电活动的综合向量在体表的投影形成体表心电图。Q-T 间期长短与动作电位时限密切相关，也提示 Q-Td 的形成和心肌细胞群的除极、复极有关。QRS 波对每个心肌细胞而言，在 1ms 除极后即进入复极，因此 Q-T 间期在一定程度上代表心肌复极过程。在各导联上，Q-T 间期的差异基本为心室肌复极不稳定性的表现，亦反映心室肌复极局部差异，以致心电活动不同步并体现在 Q-Td 的含义上。

二、Q-Td 的测定

按照 Q-Td 的含义，分析 Q-Td 首先应测量 Q-T 间期，而测定 Q-T 间期，必须确定 T 波和 U 波的处理。

从心电图发生机制上讲，T 波在 Q-T 间期中反映心室复极，而 U 波是 T 波后一个很小波动，可能代表心室肌早期后电位。从经典概念上，Q-T 间期测量不包括 U 波，因此 T 波测定是很重要的，特别是 T 波的终点确定，对 Q-T 间期测定起重要意义。一般判定 T 波终点有以下几种：①如 T 波明显的导联，取 T 波下降支与等电线交点；②如 U 波、T 波明显的导联，取 T 波与 U 波之间的切迹；③T 波下降支切线和等电线相交点；④T 波和 U 波部分融合时，取 T 波下降支的延长线与等电线的交点。同一次分析必须采用同样的 Q-T 间期终点判定方法，这样才能保证 Q-T 间期测量的一致性和准确性。

（一）人工测量

该方法可用常规体表心电图单导联或 3 导联心电图记录的心电图，有一定纸速，测量时要数倍放大图形，要取连续 3 个心动的平均数，操作者要是经一定专业训练的固定人员。如果能认真做到这些，所得结果也能提供临床应用。其缺点是不能同步记录 12 导联心电图。因此 Q-T 间期在不同的心动周期不能排除 R-R 间距长短、心率变异，某些 QRS 波和 T 波不够清楚，影响取样的准确性。

（二）计算机自动测量

采用 12 导联同步记录同一次心动周期的心电图，通过计算机及应用软件，所得 Q-T 间期精确性较好。计算机自动测量 Q-T 间期，通过数学换算等方法，其 T 波终点一般有 4 种方法：①取 T 波与阈值水平的交点；②T 波的微分与阈值水平的交点；③T 波最大斜率与等电位线交点；④T 波高峰和 T 波最大斜率的连线与等电位线交点。但是，不论是人工测量和计算机自动测量，都必须采用同样的测量标准。Q-Td 计算公式为：

Q-Td ＝最长 Q-T 间期－最短 Q-T 间期（Q-T$_{max}$ － Q-T$_{min}$）

由于 Q-T 间期受 R-R 间期影响较大，有学者提到应考虑以校正原 Q-Tc 来计算 Q-Td，但这个问题尚存在不同看法，如对不同心率影响心室易感性的是 Q-Td 的绝对值还是相对值，导联数不同时差别也很大。也有提到各心率段反而出现了心率越快 Q-Tc 间期越长的所谓"过度校正现象"，这些通过计算机处理大有改观。目前一般以同步 12 导联心电图得出且未经校正 Q-Td 较为可靠。

由于 Q-Td 和 Q-T 间期有着密切关系，而 Q-T 间期主要组成为 QRS 综合波及 T 波，因此影响因素就非单一，可包括：①心肌电生理：如动作电位时间及心脏传导系统局部改变，T 波交替的出现率与 Q-Tc 长度量指数的函数关系；②心肌几何学改变：如心肌复极化过程中不同导联心电图的向量所处不同的位置，以至各导联轴上投影的角度不同，影响 Q-T 值的大小；躯体形态使心脏在胸腔内位置改变，心电向量在各导联投影也有所变化；③电解质改变：如血钾降低，促使细胞内外差增大，故使动作电位延长，复极延缓；又因复极时间延长，心肌不同部位的复极时间差别放大，促使心电不稳定，复极不同步，故不仅影响 Q-T 间期延长，Q-Td 也增大；④心肌组织改变:如心室肥大、左心室肥厚可在休息和活动时出现心肌缺血、心肌纤维化或局灶性心肌坏死,使组织阻抗改变和生物信息传递受影响;⑤受神经体液因素影响。这些综合因素反映了 Q-T 间期和 Q-Td 的变化。

三、临床应用

1.特发性 Q-T 间期延长综合征

在这类长 Q-T 间期综合征中,其 Q-Td 亦增加,通过用受体阻滞剂治疗前后对照及左颈交感神经节切除,认为长 Q-T 间期综合征的 Q-Td 改变是心室复极的非同步性增加之故,所以认为 Q-Td 的测定对这类疾病的治疗效果及意外事件具有预示作用。

2.冠心病

心肌梗死后 Q-Td 有所增加,心肌梗死能影响迟发除极及非同步复极,这是造成猝死的危险因子。另外,梗面越大,Q-Td 越大。如果梗死后经溶栓有效治疗,泵功能好转,Q-Td 降低,心肌再灌注改善,死亡率就减小,因此认为 Q-Td 对于心肌梗死的预后有预测作用。另外,冠心病心绞痛患者,尤其是不稳定型心绞痛比稳定型心绞痛患者 Q-Td 长,提示其心电不稳定性存在显著差异,给临床提供了线索。

3.慢性充血性心力衰竭

慢性心力衰竭由于明显影响心脏功能,心肌局部纤维化,室壁运动异常,以及神经体液因素改变,特别是伴有猝死者,Q-Td 有明显升高趋势。

4.心肌肥厚

如高血压性左心室心肌肥厚、肥厚型心肌病时 Q-Td 有显著差异,而且 Q-Td 与左心室肥厚的程度呈正相关,肥厚型心肌病时 Q-Td 显著高于继发性左心室肥厚,特别是伴有室性心律失常者。

5.心律失常

室性心律失常患者 Q-Td 高于无心律失常者,尤其是特发性室性心动过速伴晕厥者 Q-Td 明显延长,因此 Q-Td 的增大、某些内脏器质性疾病发生室性心律失常的概率就升高,具有一定判断价值。另外,抗心律失常药物通过对 Q-Td 观察来判断疗效,以及是否会出现药物性抗心律失常,因为心肌细胞的正常复极过程并非完全同步,产生不应期的不均一性,当其达到一定程度,就使 Q-Td 增加及心律失常出现。抗心律失常药物可影响心肌细胞复极过程,改变 Q-Td,从而改变心律失常的产生条件,因此 Q-Td 可评估抗心律失常药物的疗效,如Ⅲ类抗心律失常药物胺碘酮的疗效,其延长 Q-T 间期而不增加 Q-Td,而Ⅰa类药物中奎尼丁,不但延长 Q-T 间期,用药后 Q-Td 亦有所增加。此外也提到 Q-Td 可预测抗心律失常药物致心律失常现象发生。如上述Ⅰa类及Ⅲ类抗心律失常药物在治疗中,有的延长 Q-T 间期而不增加 Q-Td,如出现 Q-Td 显著增加,就可能诱发抗心律失常药物致心律失常现象,故对这种情况 Q-Td 就提供抗心律失常药物致心律失常线索。

6.Q-Td 还用于其他较多方面

如法洛四联症、糖尿病自主神经功能紊乱、运动员室性心动过速致心律失常性右心室发育不良,通过心电图评价心源性猝死的危险性等。

总之,Q-Td 尽管临床上已开始应用,且其又是一种无创性、测定方法简单、具有一定优势的方法,但在实际工作中还有很多工作要深入研讨。只有圆满解决所存在的问题,才能进一步更好地推广。

第七节　T波电交替

Section 7

T波电交替常见于急性心肌缺血、Q-T间期延长综合征、儿茶酚胺增多症以及多种严重电解质紊乱的患者。出现T波电交替是心室复极显著不一致的表现,提示心肌电活动不稳定,是临床患者发生恶性室性心律失常和心源性猝死强有力的独立预测指标。

T波电交替(T Wave Alternans,TWA)就是以T波成分为主的电交替,又称单纯性T波电交替(Isolated T Wave Alternans),是指在规整的心律时,体表心电图上同一导联T波每隔一个激动,形态、幅度甚至极性发生交替性改变,而不伴QRS波形态和心动周期的明显改变。

以往在常规心电图上观察到的T波电交替幅度为毫伏级(mV),又称显性T波电交替。而新近T波电交替的概念已发展为肉眼看不见的、幅度为微伏级(μV)的交替,又称微伏级T波电交替,需借助特殊的专用软件通过时域和频域定量分析方法才能进行检测。

T波电交替心电图图形改变有3种类型(图3-10):①T波均直立,其振幅大小交替;②T波均倒置,倒置深浅交替;③T波直立与倒置呈双向交替,即极性电交替。

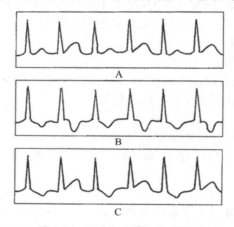

图3-10　T波电交替心电图图形

A、T波均直立,其振幅大小交替;B、T波均倒置,倒置深浅交替;C、T波直立与倒置呈双向交替,即极性电交替。

一、检测设备

目前应用于临床可以检测微伏级T波电交替的设备有CH2000心脏诊断系统。

二、操作方法

1.频域分析检测操作流程

(1)首先清洁皮肤,最大限度地减少噪声和基线漂移。

(2)按照图示放置电极片(图3-11):试验时使用14个记录电极,分为2种:①普通电极,共7枚;②特殊银—氯化银电极(为高分辨多段频谱感知电极),共7枚,可以降低肌电干扰和基线漂移对检测结果的影响,使运动时的干扰水平进一步降低。

(3)按照休息时心率选择运动负荷方案并输入临床资料:休息时心率＜75/min,选用Bruce

运动负荷方案；休息时心率在 75 ～ 100/min，选用改良 Bruce 或 Naughton 运动负荷方案；休息时心率 > 100/min，不运动直接采样。

（4）检测过程：首先描记 5min 坐位静息时的心电图，然后开始运动，患者的频率用节拍器控制，节拍器的频率控制在患者实际心率的 1/3 或 2/3 左右的频率，避免按照患者实际心率 1/2 的频率运动，这样可以区分运动引起的干扰频带和交替波所在 0.5 Hz 的频段。以 20W 运动负荷开始，每 2 分钟递增 20W 运动负荷，直至达到预期心率 105/min。达预期心率后，继续运动至少 3min 并保持心率在 95 ～ 110/min，检测记录 T 波电交替图。运动结束后，再采集 3min 坐位心电图。

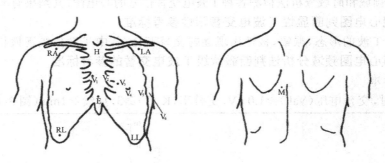

图 3-11　电极片安放位置

2.药物负荷试验

对于不能运动或运动试验不能充分地增加心率的患者，可以通过药物负荷试验测量 MTWA。静脉滴注多巴胺最大剂量为 40μg/(kg·min) 或静脉滴注阿托品总量为 3mg。

3.时域分析检测操作流程

时域分析方法检测 T 波电交替用常规心电图或动态心电图。操作流程见常规心电图或动态心电图相关章节。

三、适 应 证

1.Ⅰ类适应证

（1）不明原因晕厥或先兆晕厥的患者。

（2）肥厚型心肌病患者或有猝死家族史者。

（3）已明确的冠心病和心肌梗死病史患者，特别是反复出现急性心肌缺血发作或有室速、室颤者。

（4）长 Q-T 间期综合征的高危患者。

2.Ⅱ类适应证

（1）有非持续性室性心动过速，频发室性期前收缩，以及心悸等症状明显者。

（2）左心室功能不全的患者。

（3）已接受 ICD 治疗的患者怀疑有再发心律失常者。

3.Ⅲ类适应证

（1）室上性心律失常患者及器质性心脏病进行心脏电生理检查者，作为附加试验。

（2）追踪抗心律失常药物的疗效。

（3）血管旁路手术的术中监测及预后评估。

四、注意事项

（1）用常规心电图或动态心电图检测 T 波电交替没有禁忌证。但是为了提高阳性率，人为地增快心率而实施运动负荷试验进行微伏级T波电交替检测有禁忌证。禁忌证同平板运动试验。

（2）若患者患有慢性房颤,过多的室性期前收缩（＞10%）,永久心脏起搏器术后或患者不能坚持运动以维持心率在100/min以上,则不适合进行该项检测。

五、判断标准

分别应用频域和时域分析法检测各种T波电交替信号的心电图,其结果有非常好的相关性。

（一）常规心电图判断显性T波电交替阳性参考标准

同一导联T波的形态、振幅、极性出现逐搏交替变化,其中T波振幅逐搏相差≥0.1mV。

（二）负荷心电图频域分析法判断微伏级T波电交替的参考标准

1.阳性标准

（1）休息时,交替电压（Valt）≥1.0μV,交替率（K值）≥3,持续≥1min（图3-12）。

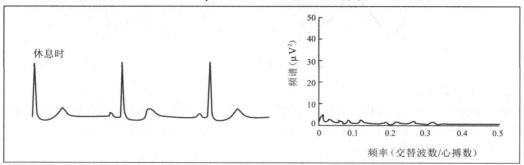

图3-12　休息时频域分析图

（2）运动后,Valt≥1.9μV,交替率（K值）≥3,持续≥1min（图3-13）。

（3）持续性电交替（sustained alternans）：无论何时,Valt≥1.9μV、持续1min或1min以上,K≥3；在Frank导联的任何一个电轴（X、Y、Z轴）,综合电交替的能量（VM）或在任何一个胸导联和与其邻近的胸导联证实交替电压≥1.9μV；如果心率＞120/min,即使电交替减少或消失,其仍被认为是持续性电交替。

2.阴性标准

心率≥105/min时,运动负荷试验中无持续≥1min的Valt＞1.9μV的T波电交替为阴性。

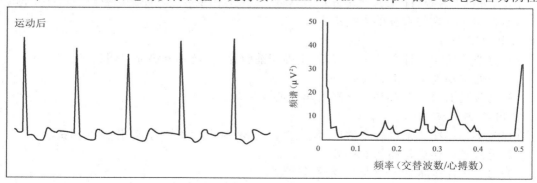

图3-13　运动后频域分析图

3.不确定型

未达到上述阳性或阴性诊断标准者为不确定型。

（三）动态心电图时域分析法判断微伏级 T 波电交替阳性参考标准

为频域分析方法的 4 倍，即 Valt≥7.6μV，K≥3.0。

在健康人群中，运动介导性 T 波电交替现象是非常罕见的，大约为 1%，短暂的微伏 T 波电交替无恶性室性心律失常的临床意义。微伏级 T 波电交替阳性主要见于陈旧性心肌梗死、冠心病、心肌病等，它与室速有相关性。目前，微伏级 T 波电交替检测主要用于已知或可疑发生室性心律失常和猝死患者危险性预测。

第八节　动态血压监测

Section 8

无创性动态血压监测（Ambulatory Blood Pressure Monitoring，ABPM）的应用已有 30 多年历史，但该项技术近年来才获得极大的发展，已广泛应用于临床和高血压防治工作中，使人们对血压及其波动规律的认识提高到一个新水平。ABPM 通常采用上臂袖带间断性自动充气间接测压，根据压力承载法或柯氏音听诊法原理拾取信号并记录贮存。也有根据脉搏波传导速度利用理论或经验公式推算受测血压者。一般每 15 ～ 30min 测定一次，取 24h 血压平均值，包括 24h 平均收缩压（MSBP）、平均舒张压（MDBP）、平均脉压（MAP）、基础血压（BBP）。血压负荷范围（指 24h 内 SBP 或 DBP 超过正常范围次数的百分比）以及血压波动趋势等。毫无疑问，ABPM 比既往随测血压有很多优点，包括具有更好的重复性，较少受心理行为或安慰剂的影响，无白大衣效应，有利于揭示血压昼夜变化规律，观察血压动态变化；有利于评价降压药物的疗效，使我们对于血压病的诊治和研究发生了质的飞跃，对预测高血压并发症的发生和发展以及死亡也颇有价值。

一、血压变化的昼夜节律

1.正常人血压昼夜节律的特点

一般情况下日间血压大于夜间，日间血压波动大，尤其是收缩压。血压曲线类型：①双峰一谷（长柄勺形），上午 8 ～ 9 时血压上升（第一峰），下午 17 ～ 18 时上升（第二峰），半夜 2 ～ 3 时血压最低形成低谷；②双峰双谷，上午 6 ～ 11 时上午峰（M峰），13 ～ 14 时为午间谷（N谷），16 ～ 19 时下午峰（A 峰），22 ～凌晨 4 时睡眠谷（S 谷）。

血压昼夜变异的机制尚未阐明，可能与生物钟的控制作用，白昼以交感兴奋为主，夜间以副交感占优势以及去甲肾上腺素、皮质激素、神经体液活动的昼夜节律变化有关。

2.正常血压者 24h ABPM 各项参数的数值及波动范围

ABPM 迄今尚无统一的正常值标准，不同作者、地区、民族和人群其值不尽相同，一般参考下列标准：①24h 血压均值＜ 16.7 ～ 10.7 kPa（125/80 mmHg）；②日间血压均值＜ 18.0/11.3 kPa（135/85 mmHg）；③夜间血压均值＜ 16.0/10.0 k Pa（120/75 mmHg）；④昼夜血压波动差值范围：2.8 ～ 6.5 kPa（21 ～ 49 mmHg）；⑤血压负荷值＜ 10%（即 24h 内 SBP 或 DBP 超过正常范围次数的百分比）。

3.高血压患者血压昼夜节律特点

（1）大多数轻、中度原发性高血压保持与正常人相似的血压昼夜变化节律，只是总的血压较高，波动较大。

（2）老年高血压、严重高血压、有明显靶器官受损者，血压昼夜变化的节律消失或波动幅度减少。其机制可能包括：下丘脑－垂体－肾上腺系统周期失调或交感神经系统失调以及维持器官供血以防夜间组织缺血的代偿机制失调。

4.动态高血压的诊断标准

根据美国 JNC7 的建议,ABPM 白天 > 18.0/11.3 kPa(135/85 mmHg),夜间睡眠 > 16.0/10.0 kPa(120/75 mmHg),即应视为高血压。

二、ABPM 的临床应用

1.用于诊断轻度高血压

有利于识别"白大衣高血压"或"诊所高血压"。事实上 1/5 的轻型高血压属于"白大衣高血压",因这类受检者 ABPM 正常。此外,ABPM 还能显示"假阴性",即有时偶测血压正常,但 ABPM 有高血压改变。

2.原发性与继发性高血压的鉴别

原发性高血压绝大多数仍保持血压昼夜变化的节律,而 70% 的继发性高血压缺乏昼夜变化节律,包括嗜铬细胞瘤、肾性高血压、原发性醛固酮增多症等。

3.评估高血压的严重程度

重度高血压不仅使血压昼夜节律消失,夜间血压仍持续升高者左室肥厚、心脏急性事件的发生率也增高。ABPM 有助于分析心肌缺血、心律失常、脑卒中,尤其与 Hoher,ECG 同时监测,可观察冠心病心绞痛、心律失常与血压升高和降低之间的因果关系和时间顺序,有利于制定合理的治疗方案。业已证实,上午 6 ~ 12 时是急性心血管事件如急性心肌梗死、心源性猝死、脑卒中的好发时间,而此时往往是血压上升和波动较大的时候,也是血小板聚集率最高、血中去甲肾上腺素和皮质激素浓度增高之时,因此控制这段时间的血压对预防心脏急性事件颇有价值。

4.指导临床选用降压药和评价疗效

ABPM 不仅能观察降压药的作用持续时间和降压效果,且能确定药物能否有效控制 24h 血压,有利于选择治疗方案。业已证实,β受体阻滞剂使夜间 SBP 下降减少,血管紧张素转换酶抑制剂(ACEI)降低夜间 SBP 和 DBP 均较明显,钙拮抗剂或利尿剂对昼夜节律的影响不明显。一般认为,24h 降压谷峰(T/P)比值 > 50% 的降压药为理想药物,反之为不理想降压药。

评定抗高血压治疗的疗效标准,目前有两种方法:①治疗后异常血压值比治疗前下降 > 90% 为显效,较前减少 50% ~ 90% 为有效,< 50% 为无效;②治疗后血压非正常值下降至正常的 > 90% 为显效,50% ~ 90% 为有效,< 50% 为无效。

ABPM 是一项有发展前景的诊断新技术,但 ABPM 还不是真正连续的动态血压监测,即使每 20 分钟测 1 次血压,仅获得 0.1% 的血压数据,无法取得短时间内血压波动的信息,而且上臂运动还可导致测值误差,目前监测方法也不尽完善等等,均有待进一步改正,但可以预见它对高血压病的诊治将发挥越来越大的作用。

第九节　超声心动图检查

Section 9

床旁超声心动图(UCG)能迅速提供有诊断价值的信息,在急诊科或 ICU 评价危重患者,有其重要价值。在 ICU 和急诊室,UCG 主要用于诊断威胁患者生命的情况,如主动脉夹层、心脏压塞和评价低血压或心衰患者的左室功能。在很多情况下,UCG 能提供非常敏感和特异的诊断信息,而且常常是必需的心脏诊断检查。

UCG 分为经胸 UCG 和经食管 UCG。过去由于机械通气、慢性阻塞性肺病(COPD)以及术后患者手术切口和绷带等,使经胸 UCG 在急诊 ICU 的应用受到限制。然而,随着经食管 UCG 的广泛应用,急诊 ICU 应用经食管 UCG 能提供高质量诊断图像,因此能迅速解决主要临床问题。

一、经胸超声心动图

二维 UCG 可以实时观察心脏不同断面的解剖轮廓、结构形态、空间方位、房室大小、连续关系与活动情况等,对心血管疾病诊断有重要意义。

(一)探查方法

常用的切面 UCG 仪有机械扇形扫描仪及电子相控阵超声仪。

(二)患者体位

一般取仰卧位,必要时向左侧倾斜 30°或 45°,甚至 90°。有心功能不全者,可使头胸抬高,以减轻气急,心悸。如做胸骨上窝探查,可取坐位,或仰卧于检查台上,而将肩部垫高,颈部裸露。对肋间隙较窄声束进入有困难者,有时左臂上举可能有所改善。

(三)探测部位

1. 心 前 区

国内所谓心前区与国外胸骨旁位探查相近,上起右锁骨,下至心尖,内以胸骨左缘,外以心脏左缘(即肺未遮盖透声窗)包括区域。右侧探查时应注意标明。

2. 心 尖 区

指左侧心尖搏动处,如为右位心,应注明。

3. 胸骨上窝区

将探头置于胸骨上窝,向下指及心脏。

4. 剑下区(或称肋下区)

探头置于剑突之下,可做各种指向,以取得不同的切面。

5. 食管内探查

将小型的食管探头插入到食管内,在相当于心房水平由后向前进行扫查,可得到心脏不同切面的图像。

(四)图像方位

用切面 UCG 检查心脏基本上用三个相互垂直的平面,即矢状面、横断面与冠状面描绘图像。由于心脏位置与这些平面并不平行,有一定夹角,超声所观察的切面与上述三平面亦不完全相同,故命名时用长轴切面、短轴切面与四腔切面代之。

1. 长轴切面

探测平面切心脏,与前胸体表垂直,平行于心脏长轴,相当于患者平卧,检查者从左向右观察。扇尖为前胸壁,扇弧为心脏后部,图右为头侧,图左为脚侧(此方位与腹部声像图相反)。由于心脏长轴有一定倾斜,故长轴切面与解剖学上之矢状面间有一个 30°左右的夹角图。

2. 短轴切面

扫查平面横断心脏,与前胸体表及长轴相垂直,相当于患者,平卧检查者由脚侧向头侧观察心脏横断面。图像上下端分别为心脏的前后侧。图左为心脏右侧,图右为心脏左侧(此方位与腹部声像图相同)。

3. 四腔切面

探测平面与心脏长轴及短轴垂直,而与前胸体表侧近于平行。扇尖为心尖部,扇弧为心底部,图左为心脏右侧,图右为心脏左侧。如扇面倒置,则图像上下与解剖上下基本一致。

(五)基本图像

参阅 UCG 有关专著。

(六)经胸超声心动图的局限性

经胸 UCG 检查主要有以下几方面局限性：用低频换能器从胸壁获取的图像,心脏结构的分辨率较低。由于空气和胸壁影响超声图像,经胸 UCG 需要非常好的声窗。因此,肺气肿、COPD、胸壁外伤或胸骨切开手术的患者不宜做经胸 UCG 检查。同样由于疼痛、紧张或气体交换不良的患者检查效果欠佳。在心尖成像时,主动脉和二尖瓣的人工瓣阻碍声束的穿透,导致"声影",由此可导致 Doppler 声束不能到达左房,在大多数情况下,不能显示彩色 Doppler 血流成像。

二、经食管超声心动图

由于食管位于心脏的后方,而且紧贴左房,经食管 UCG 将超声换能器置于食管内镜顶端。当超声换能器在食管内发射声波时,不受肺内气体和其他因素的干扰,可以清晰地显示心脏的结构,因此经食管 UCG 为心脏超声诊断开辟了新窗口。

(一)适 应 证

各种心血管疾病在经体表 UCG 检查图像不清晰,深部结构不易观察因而诊断不能明确者,均可考虑进行经食管 UCG 检查,其主要适应证如下：

(1)二尖瓣、三尖瓣与主动脉瓣疾病；

(2)人工瓣膜功能障碍；

(3)感染性心内膜炎；

(4)主动脉扩张及夹层动脉瘤疾病；

(5)冠状动脉—静脉瘘与冠状动脉窦瘤；

(6)先天性心脏病如房、室间隔缺损,Fallot 四联征或右室流出道及肺动脉干狭窄等；

(7)心脏内肿物及血栓形成；

(8)心脏手术监护。

(二)禁 忌 证

经食管 UCG 检查是一种无创性检查,能为某些心脏疾病的诊断提供重要依据。在检查过程中,除咽部不适或轻度恶心外一般无特殊反应。但需说明,重症心脏病本身常有一些突发的意外情况,故行经食管 UCG 检查过程中,个别患者也有可能出现某些并发症：①黏膜麻醉剂变态反应；②恶心、呕吐或呛咳；③严重心律失常(如 VT、Vf、心室停搏等)；④食管穿孔、出血或局部血肿；⑤其他意外,如 AMI、急性心衰、休克或大出血。故有以下情况者应列为禁忌证：①严重心律失常；②严重心衰；③体质极度虚弱；④持续高热不退；⑤食管静脉曲张,食管狭窄或炎症；⑥剧烈胸痛、胸闷或剧烈咳嗽症状不能缓解者；⑦血压过高或过低者；⑧AMI 急性期。

(三)检查前准备工作

1.患者的准备

(1)预约检查日期,嘱患者检查前 12h 内禁食,检查当日清晨可口服地西泮 2.5mg。

(2)插管者应复查经胸 UCG,再次核实适应证和禁忌证情况,并检查患者一般情况,包括体温、脉搏、呼吸与血压。

(3)进行检查之前,需由插管者向患者证明检查必要性,解释检查的过程及可能出现的不适,消除患者疑虑和不安。

(4)检查者应向患者家属说明术中可能发生的意外,征求家属的同意与合作,请家属签署知情同意书。

(5)对病情严重者,希望有临床医生陪同,以便在发生异常情况时,及时处理。

(6)确认患者无活动义齿后,令患者保持左侧卧位。

2.急救措施的准备

为确保检查过程中患者的安全,以备在发生意外时能及时救治,经食管超声检查室必须具备必要的急救设备。

(1)急救药品:经食管超声检查室需常备心血管的急救药品,如毛花苷丙、呋塞米、利多卡因、肾上腺素、异丙肾上腺素、间羟胺、回苏灵和阿托品。出现严重心律失常、急性心衰、呼吸衰竭和休克等严重意外事件时以便进行抢救。

(2)输液器材:必要时迅速建立静脉通道进行抢救。

(3)吸氧设备:无中心供氧条件时,需配备有充足氧气的氧气袋及氧气表、氧气瓶、氧气面罩等。

(4)吸痰器:检查过程中患者口咽部会有大量的分泌物,为防止患者呛咳或窒息,需随时抽吸口腔内的分泌物。有条件时使用电动吸痰器,也可使用大注射器进行人工抽吸。

(5)除颤器:经食管超声检查之前,除颤器通电检验其性能及工作状态是否良好,熟悉仪器操作。检查过程中,要安排专人负责。

3.食管探头的消毒

在进行经食管超声检查之前,需常规对食管探头进行消毒,以 0.1%洗必泰浸泡 30min 以上方可使用。

(四)检查程序

1.人员安排

为确保检查安全顺利进行,参加经食管超声检查插管的医务人员至少应为经过专业培训后的相当于主治医师职称以上人员,同时需另有一位医师操作仪器,观察荧屏上的图像与ECG变化。

2.局部喷雾麻醉

为了顺利插管,首先进行局部麻醉。以 2%利多卡因溶液喷雾咽部,令患者将溶液含漱在咽部。2 ~ 3min 后,再次喷雾利多卡因溶液,保持 3 ~ 5min,使咽部黏膜被充分麻醉。在插管时,恶心与呕吐反应将明显减轻甚至消失。

3.食管探头的插入

食管的插入有两种方法。

(1)进行食管插管时,患者取左侧卧位,检查者佩戴消毒手套,站于患者左侧。插管前先将咬口垫套在管体上,再将超声耦合剂涂于食管探头顶端及前段的表面,以润滑食管,并避免食管与探头之间的气体阻隔。检查者右手执食管探头的管体。

(2)患者取仰卧位,检查者站于患者的右侧,左手执食管探头的管体,右手操作仪器的面板。第一种方法需要多人操作,第二种方法只需一人即可完成操作。前者患者左侧卧位,有利于食管分泌物的排出,不易引起咳嗽。后者患者为仰卧位,食管分泌物难以自行排出,易发生呛咳,影响图像质量。每个操作者可根据自己的习惯,选择不同的操作方法。食管插管过程所需时间 3 ~ 5s。多数情况下,在患者尚未出现恶心或呕吐之前,插管操作已顺利完成。插管过程中如感到有阻力,则应调整探头,重新插管,切不可盲目、粗暴地强行插入,避免造成咽部与食管的机械性损伤。

4.图像方位设定

插入探头后,据检查需要调整探头位置、进退和方向,仔细观察图像。关于经食管 UCG 图像方位问题,目前尚无统一认识。图像上下倒转,使扇尖在下,弧面在上,其方位与经胸壁 UCG

检查相似,以利于识别和观察。多数探查的图像还是正向放置。

5.密切观察病情

插管者与视屏观察者需密切观察患者一般情况和反应。全程密切监护 ECG。左侧口角放低,以利口腔分泌物的流出。轻度恶心者应按压合谷,并予以安慰。一旦发现病情恶化,应立即退出探头,及时进行处理。

检查全过程一般为 10 ~ 15min,时间不宜过长。检查完毕退出探头后,让患者平卧休息数分钟再离开检查台,并嘱其 2h 内不宜饮食,4h 后可进流食。

6.基本图像

参阅经食管 UCG 有关专著。

三、经食管超声心动图的优越性与局限性

(一)经食管超声心动图的优越性

(1)从解剖学观点来看,由于超声探头位于食管之内,紧贴左房后壁,检查时声束不受胸壁结构(如胸骨、肋骨)与肺内气体的干扰,故可对肺气肿、肥胖、胸廓畸形与肋间隙狭窄的患者进行检查,获得在胸前区探查时难以比拟的清晰图像。

(2)经胸壁检查时,心脏深部结构处于声束远场,分辨力差,图像显示模糊。改用经食管检查时,可使用 5MHz 的高频探头,分辨力增强,信噪比值提高,更细致地显示处于声束近场的心脏后部结构如肺静脉、胸主动脉、二尖瓣、左房及其腔内缓慢移动的烟雾影,故对二尖瓣狭窄、二尖瓣脱垂、人造瓣膜与主动脉夹层动脉瘤的诊断有重要价值。

(3)经胸壁检查时,由于肺叶的遮盖,即使在正常人,其上腔静脉与左心耳等也难以显示。而在经食管超声检查时,肺组织位于远场,而上腔静脉与右心耳位于中场,声束不受干扰,因而能呈现比较清晰的图像。

(4)经食管探查时,房间隔与声束垂直且在近场,不产生回声失落现象,心房水平由左向右的彩色与频谱分流信号显示非常清楚,故能准确观察房间隔有无异常。

(5)胸前进行多普勒检查时,心脏深部腔室内的血流信号不易显示,而改为经食管检查时,距离缩短,声能较强,且脉冲重复频率可以提高,使彩色多普勒与频谱多普勒信号增强,色彩鲜明,且无彩色与频谱倒错(混叠)现象出现,故易于判断。

(6)双平面或多平面经食管 UCG 从横断面和纵断面以及多轴向剖面显示心脏的解剖结构,既能显示类似 CT 断层的横断面图像,又能提供类似磁共振成像或血管造影的路径图(road map)的纵切面图像,从而为心血管病的诊断和外科手术提供了准确的解剖学资料,也为心脏三维结构的重建提供了丰富的信息。

(二)经食管超声心动图的局限性

食管 UCG 检查虽有显著优点,但从解剖学角度考虑,仍有其局限之处。

(1)食管上段与心脏之间夹有气管,由于气体阻挡,经食管超声检查时,位于气管前侧心底结构,如升主动脉上段、主动脉弓近段、上腔静脉上段等不能显示,形成不易探查的盲区。

(2)食管探头发射频率高但换能器面积甚小,检查时在其中远场由于声能衰减,声束扩散,分辨力减低,故图像清晰度较差,此即经食管超声检查时右室流出道,肺动脉瓣等结构显示欠佳的原因。

(3)食管走向固定,探头位于其内,检查时管体与换能器只能在食管内纵向进退、水平转向或稍做左右前后屈伸,但不能超出食管而随意移动扫描,在双平面扫描所显示的切面上不易看到真正的心脏长轴与短轴径线,影响对腔室形态和大小的精确观测。

（4）目前所用的食管探头直径较粗，9～16mm。儿童专用探头虽然较细，约7mm甚至减至4.5mm，操作方便、刺激性小。随着换能器面积的缩小，发射能量，转换比率与分辨力也会减低，故图像质量将会受到影响。

（5）经食管超声的纵切面图像中右室流出道，升主动脉和上腔静脉等走行方向与多普勒声束方向几乎垂直，不利于进行血流的定量检测。多平面经食管超声检查在一定程度上可克服上述不足。

四、超声心动图在 ICU 中的临床应用

在 ICU 病房，UCG 常用于评价左室功能。在不能解释的低血压、心衰和 AMI 伴有机械性并发症时，UCG 资料有助于指导治疗。近期的一份研究表明，约 50% ICU 患者血流动力学不稳定是经食管 UCG 的指征。床边 UCG（包括经胸和经食管 UCG）能够迅速提供左室大小、收缩功能及左室充盈，同时能显示瓣膜反流和获得性室间隔缺损的血流紊乱。

（一）左室结构和功能

1. 低血压

全面的二维超声检查能够迅速提供 EF。EF 是临床应用最广泛的左室收缩功能指数。在二维图像上，计算左室 EF 通常是假设左室为某种几何形态，采用心内膜自动勾边和手动勾边的方法，计算出左室收缩末期容量和舒张末期容量，然后再计算出射出分数。因为左室腔径和容量能够定量测量，所以 UCG 用于诊断低容量血症。UCG 证实左室收缩末期容量和舒张末期容量减少，但 EF 正常或偏高。术后 24～48h 内的患者，低容量血症是低血压的重要原因之一。

老年患者的主动脉瓣狭窄瓣膜置换术，术后的处理和评价，UCG 是其主要的评价手段。在这些因低血压而做 UCG 的患者，通常有显著的室壁肥厚、EF＞70% 的高动力收缩功能、较小的心室容量以及与流出道狭窄一致的 Doppler 信息。根据这些信息进行术后处理，可使病情得到明显改善，例如停止使用正性变力性药物、补充适量的液体，在某些情况下，需要应用β受体阻滞剂和/或钙通道阻滞药。只有正确的诊断，才能做出适当的处理。由于临床表现、X线、甚至 Swan-ganz 导管的资料有可能出现误导，因此在主动脉瓣疾病术后，患者通常进行 UCG 检查。

2. 心力衰竭

出现心衰时，40% 以上患者的 EF 仍有 45% 或＞45%。当 EF 正常时，心衰的心脏原因包括急性严重的二尖瓣或主动脉瓣关闭不全，或由心肌缺血、高血压性心脏病引起的左室充盈受损。事实上，大多数心衰伴 EF 正常的患者有高血压病史，长期的高血压伴有或不伴有心肌缺血。在正常舒张压时，左室不完全充盈，随着左室的完全充盈，左室的舒张末压升高，结果导致肺充血。二尖瓣口舒张期 Doppler 血流频谱用于评价左室舒张功能异常。"松弛性"异常的频谱通常伴有长期高血压，"限制性"的频谱提示左室充盈压升高伴左室顺应性异常。这些频谱可以改变，例如应用硝酸甘油或利尿药后，"限制性"频谱可以转换为"松弛性"频谱。左室 EF 正常伴有"限制性"或"松弛性"频谱意味着舒张功能不全，这可能是心衰病因之一。

Echeverria 等证实了 UCG 在心衰中的临床应用价值。Echeverria 对 50 例连续的患者进行 UCG 检查，EF＜50%，12 例患者 UCG 显示的指征比临床所期望的要差。在 EF 减低组，37% 的患者由于 UCG 检查而改变了治疗方案。40% 以上的患者 UCG 提示心衰，但 EF 正常，这些患者通常患有高血压性心脏病。20 例中的 18 例患者，临床认为 EF 减低，而 UCG 提示 EF 正常，12 例患者改变了临床治疗方案。二维 UCG 与 Doppler 技术的结合可以查明 2/3 患者的心衰的机制。

3.急性心肌梗死

UCG 是明确 AMI 伴有机械性并发症的主要方法。UCG 能迅速估测左室 EF,同时可以明确 AMI 患者的低血压是由于泵功能降低、右室梗死、低血容量或机械性并发症(如室间隔破裂)。在 AMI 时,UCG 能够观察到室壁运动异常。总的来说,当冠脉血流减少 20% 以上时,UCG 能够检测到室壁运动异常,表现为收缩期增厚率

减低和矛盾运动。冠脉血流减少到 50% 时,UCG 检测到的室壁运动异常是非常可靠的。Stamm 等观察到第一次 AMI 的患者的节段性室壁运动异常与冠脉的分布密切相关。研究表明,除某些回旋支动脉外,单支血管病变的室壁运动异常与冠脉的分布呈显著相关,多支血管病变也能应用室壁运动异常进行精确定位。

UCG 同样用于估测 AMI 损伤的范围。尽管在动物实验和人体研究证实 AMI 的范围在 UCG 与尸检之间存在极显著相关,但 UCG 通常高估梗死的范围,这主要是 UCG 将解剖上正常而功能上异常的心肌包括在梗死心肌的范围之内。尽管如此,UCG 仍是估测 AMI 范围的有效方法。

另外,在诊断 AMI 和评估胸痛综合征患者的危险程度时,二维 UCG 能敏感和精确地显示 AMI 的机械并发症。这些并发症包括室壁瘤形成、梗死范围的扩大、假性室壁瘤、右室梗死和附壁血栓等。彩色 Doppler 血流成像能够迅速地显示 AMI 并发的血流紊乱。在 AMI 时,UCG 能敏感检测到急性室间隔穿孔、乳头肌功能不全和腱索断裂。因此,在 AMI 后出现收缩期吹风样杂音时,进行二维 UCG 和彩色血流成像检查有其重要的价值。在一些不宜做经胸 UCG 检查的患者,可进行经食管 UCG 检查,尤其是严重二尖瓣关闭不全和室间隔穿孔的患者。

(二)心脏瓣膜

1.狭窄和反流

应用 M 型、二维和 Doppler 技术综合评价心脏瓣膜性疾病。二维 UCG 用于显示反流的病变部位和解剖的变化,如二尖瓣的连枷瓣。彩色血流显像对紊乱血流的大小和方位进行半定量。二维和 M 型 UCG 的结合用于评价左室大小和功能,帮助确定瓣膜反流时的左室功能。UCG 的这些参数有助于指导瓣膜置换的时间。

UCG 技术同时广泛用于评价瓣膜狭窄。脉冲和连续 Doppler 可以测量与狭窄相关的最大流速,并根据 Bernoulli 方程式估测量最大和平均压差,这些速度的测量同样用于估计狭窄瓣膜的面积。Doppler 压力阶差与侵入性检查结果密切相关。

2.感染性心内膜炎

在 ICU 中,UCG 通常用于评价疑诊感染性心内膜炎的患者。对临床怀疑感染性心内膜炎的患者进行经胸 UCG 检查,其敏感性为 44%~80%。现已发现,UCG 对感染性心内膜炎有高度的特异性和阴性预测值,能够确定脓肿的形成。其假阳性结果可能由下列情况引起:非特异性的瓣膜增厚、退行性或风湿性瓣膜硬化、腱索断裂或瓣膜严重的黏液样变。感染性心内膜炎,脉冲和彩色 Doppler 血流成像能帮助评价瓣膜反流部位和严重程度。

Shively 等最近报道,当 UCG 诊断为感染性心内膜炎时,经食管 UCG 较经胸 UCG 敏感(94% 和 44%,$P < 0.001$)。当经胸 UCG 提示有细菌性心内膜炎但无赘生物时,经食管 UCG 检查非常有帮助。经食管 UCG 同样可以证实临床上尚未发现的心内脓肿。

Daniel 等报告 118 例自身瓣膜和人工瓣膜感染性心内膜炎的经食管 UCG 检查,其中 44 例有一个或多个部位的心内脓肿,典型者为主动脉瓣环的链球菌感染灶,经食管 UCG 证实 40~46 个心内脓肿,而经胸 UCG 仅为 13 个心内脓肿,其敏感性分别为 87% 和 28%。

经胸 UCG 能够证实心内膜炎患者并发症增加的危险因素。Stafford 和 Buda 等观察,经胸 UCG 证实有赘生物的心内膜炎患者临床并发症的发生率较高。Buda 的系列研究表明,赘生物

直径＞10mm时，发生栓塞和心衰的危险性非常大，需要外科介入治疗，而且病死率较赘生物小的患者要高。Mugge等研究表明，在47例赘生物直径10mm的患者中，22例发生栓塞事件；而58例赘生物直径＜10mm的患者，11例发生栓塞。Sanfilip-po等对204例心内膜炎患者的UCG进行回顾性分析，结果显示抗菌药物治疗无效、心衰、栓塞、需要外科治疗和住院病死率等与赘生物大小密切相关。而且UCG对赘生物的描述，如密度、活动度和范围等可以预测并发症的发生。

（三）主动脉及大血管

1.胸主动脉夹层

胸主动脉夹层需要迅速、准确地做出诊断，才能挽救患者的生命。在此之前，主动脉夹层的诊断依赖于血管造影和CT。最近，经食管UCG和MRI用于主动脉夹层的诊断。经食管UCG大大地扩展了UCG在评价主动脉夹层中的作用，同时经食管UCG有助于发现肺梗死。因此，经食管UCG常常用于急性胸痛和呼吸困难患者的鉴别诊断。

对怀疑主动脉夹层的患者可行经胸UCG进行检查，由于其诊断的敏感性较低（特别是降主动脉夹层），不能对主动脉夹层进行确诊，通常不用于主动脉夹层的诊断。UCG诊断主动脉夹层的依据是主动脉内有撕裂或扑动的内膜和假腔形成。如果假腔有血栓形成、钙化的内膜向中心移行可作为诊断主动脉夹层的指征。在危重症患者，由于难以获得理想的声窗，经胸UCG很难获得主动脉完整的图像。经胸UCG对主动脉夹层诊断的敏感性为59%～63%，特异性为96%～100%。由于食管靠近主动脉，经食管UCG能清晰地显示升主动脉和降主动脉。除MRI外，多种影像技术比较的结果表明经食管UCG对主动脉夹层的诊断最为准确。

经食管UCG较其他影像技术有许多优点：①方便易行，即使在进行治疗和血流动力学监测时也可以进行床旁诊断；②实用，在超声探头放入之后，数分钟之内即可排除主动脉夹层；③微创；④不需要静脉应用放射性造影剂；⑤耗资少。经食管UCG同样可以评价左室功能、主动脉瓣情况、主动脉瓣反流和引起心脏压塞的心包积液。除MRI外，其他影像技术并不具有这些优点。由于MRI扫描时间很长，因此不适宜对血流动力学不稳定的危重症患者进行检查。经食管UCG已经成为诊断主动脉夹层首选的影像技术，在很多情况下，无需做其他检查，甚至包括血管造影。

2.急性肺动脉栓塞

经胸UCG可以提示肺动脉栓塞的某些证据，如右室扩大、肺动脉高压等。经食管UCG可以显示肺动脉血栓，在某些胸痛综合征和/或不能解释的呼吸困难或低氧血症患者，经食管UCG应该仔细检查肺动脉。

3.创　　伤

严重的非开放性创伤同时合并有主动脉损伤。近期的一些研究证实，经在胸部创伤的患者进行食管UCG检查明显优于血管造影和CT。瓣膜的损伤可导致严重的主动脉瓣关闭不全。经胸UCG和经食管UCG通常可以显示主动脉瓣穿孔和关闭不全。

4.心包疾病

在ICU，除外心脏压塞的主要方法是UCG。M型和二维UCG可以检测心包腔积液，同时可对心包腔积液进行定位。在床旁可以指导心包腔穿刺。大量心包腔积液患者心包腔内压力增加，常导致右室游离壁的舒张早期障碍和右房游离壁的舒张期障碍。

第四章

心电监护

第一节　概　述

　　Waller 首先发明心脏生物电测定技术。他发现心脏每次搏动时都能产生电流，这种电流能在体表测得，此为心脏的生物电活动。俄罗斯物理学家 Lenz 认为，周期断流器—微静电计是第一个能连续记录快速变化的生物电活动仪器。荷兰生理学家 Einthoven 发明悬挂式石英电流计记录了第一份蛙的 ECG，由于当时尚未认识到心律监测的重要性以及对心脏疾病了解较少，这种技术未被引入临床。ECG 检查引入临床，使心脏疾病的诊断发生重大突破。Heric 描述了 AMI 的典型 ECG 特征。通过 ECG 胸前导联诊断 AMI。动物实验发现，结扎冠状动脉可发生 Vf。随后认识到心律失常是 AMI 死亡的重要原因。Holter 发明动态心电监测仪（Amulantory Electrocardiography），20 世纪 70 年代得到广泛应用。Holter 心电记录装置能记录 24～72h 心电活动，能够发现一过性心电活动改变。20 世纪 70 年代，床旁心电监护仪问世，能对患者心电活动进行实时监测。连续心电监测技术的出现，使临床医师的诊断能力大大提高。随着计算机技术的引进和发展，心电监护系统不断改进和完善，现代监护设备可实现单机或通过中央监护系统进行多参数（心电、血压、体温、呼吸频率、$P_{ET}CO_2SaO_2$ 及血流动力学）有创或无创监测，并能对监测结果进行储存、回放、分析和打印等。20 世纪 90 年代电话传输式心电监护系统出现，能对出院患者进行跟踪监测，使心电监测从医院走向家庭。ECG 计算机辅助诊断是心电监测现代化的重要标志。计算功能精确测量和计算 ECG 各个间期时限、准确识别正常 ECG，并具有强大储存功能，人工无法比拟。现代计算机程序对 AMI 识别特异性强，但敏感性差。目前 ECG 监测已实现网络化，监测系统通过电话或无线电与外界连接，专家通过电话线、无线电与中心监护站联系，能实时获得危重症患者的监测信息，及时进行远程指导和处理。

　　心电监测是 ICU 的常规工作内容。在美国，每年有 40 万～50 万人发生猝死，其中 80%～90%ECG 为 Vf。在此之前，常有引起 Vf 的心律失常，如能进行实时遥控心电监测，即可发现高危患者，减少猝死发生，提高复苏成功率。危重症患者常发生各种心律失常，特别是 AMI、呼吸衰竭、严重电解质失常及脑血管疾病等。任何影响心功能的因素，如冠状动脉缺血、心脏扩大、瓣膜病变、代谢失常、自主神经功能紊乱、药物作用和有创性检查和治疗等都可促使心律失常发生。心电监测目的在于及时发现和处理致命性心律失常，防止猝死发生。

第二节　心电监测设备

Section 2

一、标准心电图

标准 ECG 描记是最常用的常规诊断性检查,方便易行、廉价无创,适用范围广泛。缺点是记录时间短暂,对间歇发生的心脏事件不能实时记录。

二、床旁心电监测仪

通过导线将患者ECG信息输入床旁和/或中央监护台示波器,可以对危重症患者心电活动进行连续实时显示。此类监护仪具有数字和图形显示、声光报警、冻结异常图像等功能,床旁心电监护仪与中央监护台相连可以对心率/心律变化进行显示、储存和回放。一台良好监测仪应具备下列性能:①应能提供给任何电极 1V、60Hz、10s 电过负荷保护;②患者应独立连接;③在经受 5 000V 以上、360J 除颤电击后 8s 内恢复监测显示功能;④能够检测出 0.5～5.0mV 的 ORS 综合波、6～300μV/s 斜率和 70～140ms 持续时间;⑤心率计对 30～200 bpm 范围心率的测量精确度为 ± 5bpm;⑥报警频率在 ± 10%,或超出下限(30～100 bpm)、上限(100～200 bpm)范围时的 ± 5bpm;⑦心率计在应用 100 μV、60Hz 信号期间应保持精确,4μV、1HZ 三角波叠加 0.5μV 的 QRS 信号上持续 100ms 时精确度不受影响;⑧具有 0.05Hz 低频反应,对 ST 段进行精确分析。

三、遥测心电监测仪

包括发射盒、接收器和显示器。在患者和 ECG 监视器之间无连接导线。患者携带小型发射盒,通过导联线与电极连接,经无线电频率将 ECG 信号发射到床旁或中央接收站,在示波器上放大、显示。接收器有内置接收天线或将天线安装在接收器附近,扩大信号接收范围。发射盒以电池为电源,能避免监护系统漏电发生意外电击。遥测系统主要用于心律失常监测,患者可在一定范围内活动。患者活动有时干扰 ECG 信号。现代有些有线监测系统也具有遥测能力,可根据患者需要在两种监测方式间切换。

现代电子技术发展使遥测监护设备更加成熟、完善,特征是:①冻结/保留模式使ECG图形能够保留,以便更详细检查;②储存能力通过磁带或电子储存器,在心律失常发生 8～60s 重新得到发作时图形;③自动图表/曲线文件ECG记录器能够被报警激活,或在预置的间隔记录;④心率指示:以图形和数字形式显示心率和节律,设置心率报警的上下限;⑤多导 ECG 显示:便于复杂心律失常解释;⑥ST段分析:监测缺血发作;⑦多参数显示,显示血流动力学压力、体温、颅内压和呼吸等;⑧计算机系统储存、分析和显示 ECG 数据趋势。在任意时间调阅储存信息,辅助诊断和描述患者情况的趋势。

四、动态心电监测仪

用于描述该种技术的同义词有动态监测(Ambulantory Monitoring)、动态记录(Ambulantory Recording)、动态心电描记法(Ambulantory Electrocardiography)、HolteR-监测(Holter Monitoring)

和 Holter 记录(Holter Recording)等。其由记录仪(固态、磁带记录、闪光卡、电子硬盘)、电扫描分析仪和报告机三部分组成。记录仪佩戴在患者身上,通过导线和电极与患者连接,在不影响患者日常活动情况下能连续记录 24h 全部心电活动。结合患者活动、症状与心电变化之间关系,能有效弥补常规 ECG 不足。电扫描分析仪与报告机和电子计算机结合,不仅能在较短时间内打印出记录的全部 ECG,还能按时间顺序计算出单位时间内的最高心率、最低心率、室上性或 PVC 次数、有无成对成串期前收缩出现及标明有无 S-T 段偏移及程度,绘制心电变化趋势图、计算心率变异性等。典型动态心电监测仪可以记录到 10 万个以上的 QRS 综合波。单纯计算 24h 内出现的 PVC 数不能发现心脏猝死的危险,同时分析室性异位活动频率及性质能判断预后和高危人群。因此,Lown 和 Wolf 提出 PVC 的分类系统,其后又经 Lown 等修正,见表 4-1。

五、电话传输式心电监护仪

微型记录仪(电—声转换器)通过导线、电极与患者连接,对心脏患者或可疑心脏病者可较长时间佩戴。症状发作时,患者按下记录电键,记录仪可记录 300s 心电活动。心电信号经电—声转换器转变成音频,通过电话机线路传输到设在某医疗机构的接收站。接收站电话机通过声—电转换器将接收到的音频信号转换成 ECG 放映到中心监护仪,中心监护仪即可显示或描记传输过来患者发作时的 ECG 图形。医生据此立即做出分析、判断,并通过电话指导患者治疗。

表 4-1 Lown 的 PVC 分级系统

分级	特征
0	无 PVC
1A	单独出现的 PVC < 30 次 / h 或 < 1 bpm
1B	单独出现的 PVC < 30 次 / h 或 > 1 bpm
2	PVC > 30 次 / h
3	多形 PVC
4A	连续出现 3 个或以上 PVC 或呈联律
4B	连续出现 3 个或以上 PVC 或短阵 VT
5	RonT 现象

第三节 电极与导联选择
Section 3

一、电 极

电极选择和患者准备决定 ECG 监测的质量。良好 ECG 图形应具备以下特点:①基线稳定、线条纤细;②不发生变形或干扰;③QRS 综合波幅度应足以启动心率测定和报警系统;④P 波易于识别。

(一)电极选择
选择电极时应便于安置、固定及对皮肤刺激性小。肢体导联多用束带电极,不易安置和卸下。夹钳式肢体电极较方便。胸部导联多采用粘贴式电极,也可采用吸杯状(suction cups)电极

（应用时间不能过长）。当怀疑 AF、房性心动过速或 P 波低电压时可应用食管电极。食管电极有两种：导管式和弹丸式，弹丸式电极易于使用。

所用电极最好由同一制造商提供。电极制造应遵循美国国家仪器标准/医疗器械促进学会规格。目前，ECG 监测均采用易于固定并能与皮肤接触紧密的一次性粘贴式银/氯化银或镀镍电极。手术时，不推荐使用针式电极，因为电切或电凝等操作有致灼伤危险。电极阻抗应 < 5 000Ω。新型监测电极应能透过 X 线。

（二）安置电极

1.选择稳定部位

以平坦、活动度最小部位为宜，避免多骨隆起处、关节和皮肤皱褶处，胸前导联符合上述要求。

2.患者准备

在安置电极前，先剔除电极放置部位皮肤上的毛发，以酒精清洁皮肤并充分干燥。用小片砂纸轻轻打磨电极接触皮肤面，在电极上涂布导电糊，能使多数患者皮肤电阻从200Ω降至10Ω甚至更小。

3.安放电极

将电极贴于选择部位，连接对应导联线。

4.电极更换

每 2 ～ 3d 更换一次电极，减少皮肤刺激。

二、导联系统组成

导联系统基本组成包括：一个阳极（记录电极）、一个阴极和一个地线电极。在此基础上，根据临床需要加以改良。目前常用的有：①三电极系统：将电极放置在胸部相当于右上肢（RA）、左上肢（LA）和左下肢（LL）的位置，见图 4-1；②四电极系统：在三电极系统基础上，增加相当于右下肢（RL）电极作为接地线电极，见图 4-1；③五电极系统：增加一个胸部"探查"电极，能获取任一胸前导联和标准肢体导联 ECG。

（一）监护导联系统

常用的监护导联系统有以下两种。

1.标准肢体导联

为三或四电极系统，见图 4-1。电极置于两侧锁骨下和两侧锁骨中线第 7 肋间，可以显示出 Ⅰ、Ⅱ、Ⅲ 的图形。

2.改良胸部导联（modified chest lead，MCL）

最常采用 MCL1（改良 V_1）、MCL6（改良 V_6）导联，为四和五电极系统。MCL1 的电极放置在两侧锁骨下及胸骨右缘第 4 肋间。MCL6 的电极放在两侧锁骨下及腋中线第 5 肋间，见图 4-2。

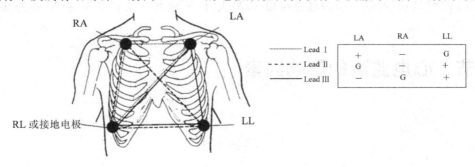

图 4-1　三或四电极系统

在三电极系统中用"浮地"去消除右下肢电极;四电极系统中的右下肢电极作为永久性接地线电极

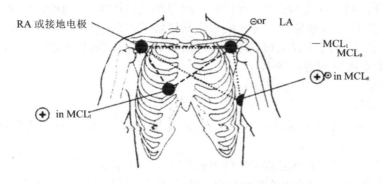

图 4-2　胸部改良导联

(二)标准 12 导心电图系统

通常采用常规 ECG 导联体系,包括 3 个双极肢体导联Ⅰ、Ⅱ、Ⅲ和加压肢体导联 aVR、aVL、aVF,电极放置在右上肢、左上肢和左下肢。单极胸前导联 V_1、V_2、V_3、V_4、V_5、V_6,分别放置在胸骨右缘 4 肋间、胸骨左缘第 4 肋间、V_2 与 V_4 连线的中点、左锁骨中线第 5 肋间、左腋前线第 5 肋间、左腋中线第 5 肋间。许多现代化心电监测仪具有多通道记录功能,能显示和记录标准 12 导 ECG。

三、导联选择

导联选择是否得当直接影响心电监测质量,如进行心律失常监测则要求更高,原则是:①选择 P—QRS—T 波清楚的导联,QRS 波以单向波为主,T 波幅度不超过主波的 1/3,P 波明显低于 T 波,室性心律失常的 QRS 波群应与正常者明显不同,其他波形如 Af、AF 应减至最低;②应能准确检测 ST 段移位;③必须标准化,使其在不同时间、不同患者和不同单位之间具有可比性;④起搏 ECG 监测要注意起搏的 QRS 波幅至少是起搏信号的 2 倍,起搏信号本身不应有复极波;⑤电极安放部位应不影响施行紧急电复律放置电极板;⑥受体位变动及肢体活动影响较小;⑦遇到特殊情况,如 AMI、室内传导阻滞、顺钟向转位等图形改变时要灵活掌握。

目前习惯使用改良Ⅱ或 MCLl 导联进行监测显示。美国心脏学会工作组推荐,至少采用 2 个以上导联进行分析。附加导联用于识别 P 波和电轴变化、区别窦性心律与室性异位搏动或节律。标准导联放置应能提高心律失常或束支阻滞检测能力,三电极系统垂直放置能提高检测精确度。研究显示,对缺血检测敏感度以 V_5 最大,因此更喜欢以 aVF、V_1 和 V_5 作为基础导联系统。

第四节　心电监测的影响因素

Section 4

一、环境因素

ICU 中的各种电磁设备都能干扰 ECG 监测,主要通过以下三种途径:①磁场通过电极导联线在电路中形成一个电压；②电场将电流引入导联线中；③电流进入患者体内，在记录电极和放大器之间放大电压。这种干扰最常见的来源是临近的 60Hz 交流电源线。以下措施有助于减小干扰：屏蔽电极导线；正确连接电线和放置设备；皮肤准备充分；应用放大器；在监视器内加滤波装置。

手术中电刀或电凝的射频噪音是 ECG 监护仪的又一常见干扰源。手术期间，电动器械与心电监测仪的电源应独立。患者、导联线和电缆尽可能远离 60Hz 电源。电除颤后 5s 内监测仪能恢复功能。

二、人为因素

电极接触不良是最主要原因。通常，电极能牢固地粘贴在患者皮肤上，皮肤油脂或汗液过多使电极黏附性降低。电极松动、未完全脱落时 QRS 综合波幅度降低，患者轻微活动就出现高频颤动波形，类似 VT 或 Vf。电极完全脱落可造成心电信号消失。电极放置部位常发生皮肤瘙痒，搔抓皮肤会在示波器上显示类似 VT 或 Vf 图形，如果不结合临床分析，有可能误导治疗，导致严重后果。

第五节　各种心电监测仪的应用范围

Section 5

一、标准心电图

标准 ECG 对 AMI、心律失常和传导障碍诊断具有肯定价值。通过特征性 ECG 改变和演变诊断 AMI、确定 AMI 的部位，并能协助诊断心肌损害、心肌缺血、电解质失常及药物作用。出现下列情况应行心电图检查：严重胸痛、胸部创伤、突发呼吸困难、晕厥、昏迷、心动过速、心动过缓或其他心律失常、心界扩大或听诊发现心脏杂音、紫绀、AMI 每日 ECG 检查、严重上腹痛、高血压、糖尿病、脑血管意外、电解质失常、内分泌异常、起搏器功能异常和 40 岁以上患者术前检查等。

二、床旁心电监测

对有严重器质性心脏病或无心脏病的所有危重症患者都可应用此种方式监测。观察心律失常发作，了解其性质、数量及严重性，及时发现致命性心律失常（如 Vf、VF、VT 和心脏停搏）和潜在致命性心律失常，如频发多源 PVC、短阵 VT、RonT、Q-T 间期延长的尖端扭转型 VT（Torsads Depointes，TDP）、严重的心动过缓合并双结病变等。发现可能引起血流动力学异常的心律失常（SVT、Af 或 AF 合并快速室率、严重的缓慢性心律失常），以便能及时进行 CPR、直流电复律或除颤、心脏电起搏、抗心律失常药物治疗及预防发作。尚可通过心电监测间接判断心功能及血流动力学状态，糖尿病患者接受胰岛素治疗过程中 ECG 监测有助于发现低血糖。

三、动态心电监测

动态 ECG 出现使心电监测适用范围扩大。

（一）了解不同人群中心律失常发生率及自然规律

正常健康人 PVC 发生率 31%～80%，房性期前收缩发生率约 70%；器质性心脏病患者 PVC 发生率 70%～95%，其中 20%～40% 为非持续性 VT；猝死发生者（院外发生猝死复苏成功 100% 有 PVC，70%～80% 有频发 PVC 或非持续性 VT）。24h 内 PVC 发生的规律为，上午 10～12 时发生频率最高，下午较少，凌晨 2～6 时最低。

（二）猝死流行病学调查

了解心脏性猝死发生机制、监测 AMI 后猝死高危因素。心脏性猝死大多发生在 CAD 尤其是 AMI 患者，导致猝死的心律失常主要是 Vf（89%）和缓慢性心律失常（11%）。患者猝死前数分钟或数小时常有 Lown 分级 2 级以上室性心律失常及其他严重心律失常。绝大多数患者 Vf 是由非持续性 VT 所诱发。

（三）明确晕厥、心悸原因

对于原因不明的晕厥者，通过 Holter 监测发现心律失常，了解临床症状与 ECG 的关系。一过性的心律失常很难通过标准导联 ECG 发现，动态 ECG 在 24h 内能记录到 10 万次左右的心率，发现心律失常机会较大。如果一过性或间歇性心律失常出现与症状出现时间符合，则有助于解释临床症状，做出合理判断及恰当治疗。

（四）用于无症状性心肌缺血的诊断

动态心电监测发现 ST 水平型压低可诊断心肌缺血。CAD 患者一昼夜内有多次短暂的 ST 段降低，其中 70%～80% 没有症状。

（五）用于定量分析心律失常

以此指导抗心律失常药物治疗及进行疗效评价。以室性心律失常为例，有效的标准：①阵发性 VT 完全消除；②成对 PVC 减少≥90%；③PVC 次数减少 50%。心律失常恶化表现为：①与基础相比 PVC 数目增加 4 倍；②连续出现的 PVC（成对 PVC 或阵发性 VT）增加 10 倍；③发生持续性 VT。

（六）了解心率变异性

动态 ECG 可进行心率变异参数测定和计算，了解心电活动的昼夜节律和疾病对心率/节律的影响。心率变异性反映自主神经对心脏的调节控制作用，自主神经调控与心律失常密切相关，交感神经活性增强，Vf 阈值降低；副交感神经活性增强，Vf 阈值提高。危重症患者心率变异性降低常提示预后不良。

四、电话传输式 ECG

能及时传送心电信息，适用于有心脏疾病症状但常规或动态 ECG（检出率分别为 14% 和 43%）检查未能做出满意解释者，也可用于出院患者随访监测。

第五章

机械循环支持技术

目前临床上应用的机械心室辅助支持类型有以下几种：主动脉内球囊反搏泵（Intra-aortic Balloon Pump，IABP）；体外膜肺氧合器（Extracorpereal Membrane Oxygenaters，ECMO）；心室辅助装置（Ventricular Assist Devices，VAD）；心室辅助系统（Ventricular Assistsystem，VAS）；人工心脏（Total Artificial Heart，TAH）。

第一节　主动脉内球囊反搏

随着介入治疗技术发展，主动脉内球囊反搏（Intra-aortic Balloon Counterpulsation，IABP）作为左心室辅助装置越来越多地在临床得到应用。它不仅为心源性休克和 AMI 等危重症患者取得了满意辅助支持效果，也为高危 PTCA 患者渡过危险期提供保障。

一、IABP 工作原理

IABP 装置由一放置于降主动脉内的球囊导管和体外控制泵相连构成，通过 ECG 或压力波形信号触发，使气囊交替放气和充气。当左室射血主动脉瓣开放后球囊迅速减压抽空，主动脉内压力下降，左室射血阻力减小，心肌耗氧量减少 10%～20%，左室 EF 增高，CO 增加 10%～40%；舒张期时主动脉瓣关闭后气囊充盈，主动脉内压力上升，增加血液向心肌或其他组织的灌注，以改善心肌缺血。IABP 对冠脉血流影响的净效应取决于舒张期灌注压增加，和心肌耗氧量减少的综合效果。IABP 不能显著增加冠脉狭窄远侧端的血流。其改善心功能主要是降低心肌耗氧量。

二、适 应 证

IABP 主要应用于下列情况。

（一）心源性休克

AMI 导致左心室功能衰竭，严重者可发生心源性休克。在药物治疗无效时应积极安装 IABP。IABP 可以增加氧供，改善心肌代谢；降低后负荷及 PCWP，改善体循环灌注；还可改善心脏整体和局部心肌功能，梗死后有运动障碍部位的心肌运动恢复更加明显。

IABP 是治疗心源性休克的一大进展，能使心源性休克病死率从 90% 降至 70%。但 Scheidt

等研究认为,IABP 不能提高心源性休克的存活率。IABP 作为左心室辅助手段可为患者安全接受其他改善预后的治疗(如 PTCA 或冠状动脉旁路移植术)提供机会。

(二)难以控制的左心衰

当心脏功能严重受损时,降低动脉压和后负荷可减少心肌耗氧,以挽救更多的存活心肌。为防止心脏功能进一步恶化或发生心源性休克,应迅速纠正血流动力学不稳定状态,减少心脏做功。IABP 可通过增加冠脉灌注,减少心脏做功,改善心脏功能。

(三)不稳定心绞痛和难治性心绞痛

IABP 可有效控制与缺血相关的心肌缺血和胸痛。如果患者存在严重胸痛伴有 ECG 改变或发生心律失常且药物治疗难以奏效时,有进展成 AMI 的危险。IABP 通过增加冠脉灌注,降低左心室做功,缓解胸痛,逆转异常 ECG。还有助于患者在更加稳定的血流动力学状态下接受心脏介入治疗或冠脉旁路移植术。

(四)AMI 相关的机械并发症

AMI 可发生许多机械并发症,如室间隔穿孔、二尖瓣关闭不全或乳头肌断裂,发生几率与 AMI 的部位和面积有关。虽然这些并发症发生机会少,一旦发生就会导致严重的血流动力学障碍,如果不能及时诊断和治疗,预后极差。这些并发症常需要急诊外科手术治疗,如果患者在血流动力学极不稳定下进行手术,其病死率明显增加。此时,IABP 主要是为了暂时支持以稳定血流动力学直至采取正常的治疗措施。

(五)缺血相关性心律失常

心室肌激惹也是 AMI 常见并发症,能引起严重心律失常和血流动力学障碍。大多数患者经过常规药物和支持治疗足以逆转可控制心律失常。但有少数对药物治疗反应差的患者,可反复出现难治性心律失常。IABP 可通过增加冠脉灌注、减少心肌缺血及维持足够外周灌注等稳定患者血流动力学状态,控制心律失常。

(六)为冠脉旁路移植术或 PTCA 患者提供心脏支持

心脏功能严重受损高危患者接受冠脉旁路移植术或 PTCA 非常危险。麻醉药和手术操作本身使已受损心肌的耗氧量增加。IABP 可稳定血流动力学,平衡术前、中、后心肌的耗氧和供氧。可以逆转因球囊扩张和急性冠脉闭塞时冠脉血流减少引起血流动力学障碍,帮助患者渡过难关。Vodris 等报道 27 例左心室 EF < 30%或伴有多支血管病变的高龄患者在 IABP 支持下行 PTCA,手术成功率为 100%,未发生死亡。其他研究也证明,IABP 可显著提高高危患者 PTCA 成功率,减少并发症发生,是一种安全有效辅助支持装置。

(七)血管成形和瓣膜成形失败支持治疗

血管成形和瓣膜成形失败后可引起严重的左心功能不全或 AMI。此时往往需要行外科手术治疗,准备手术时间较长。此时安置 IABP 可增加冠状动脉灌注,降低因冠脉血流减少或急性冠脉阻塞引起的血流动力学不稳定。临床证明 IABP 不仅可稳定血流动力学,还可以降低 AMI 发病率。

(八)其他情况

脓毒性休克、静脉血管桥的介入治疗、含有血栓不稳定病变的PTCA等都是安置IABP适应证。

三、禁忌证

如果患者伴有下列情况属禁忌证。

(一)主动脉瓣严重关闭不全

IABP 球囊完全扩张时,主动脉内压力升高,血液被迫反流入左心室,增加左心室负荷、心脏做功及心肌耗氧量,加重心肌缺血,恶化病情。

(二)腹或胸主动脉瘤

IABP 球囊扩张时,压力增加,加重动脉瘤,或引起动脉瘤破裂。

(三)严重钙化性主—髂动脉疾病或外周血管疾病

安置 IABP 相对禁忌证,在评价患者得失后决定是否安装。外周血管疾病给安置 IABP 增加困难,使导管难以通过粥样硬化动脉。

(四)严重肥胖或腹股沟瘢痕

严重肥胖或腹股沟瘢痕患者禁忌安置无鞘 IABP 球囊。

四、安装程序及调试和护理

(一)安装程序及注意事项

(1)仔细检查穿刺部位:按 Seldinger 法穿刺左或右股动脉,置入 8F 或 9F 动脉鞘,若放入无鞘球囊时,应先反复扩张内鞘数次,减少球囊损伤的机会。

(2)准备 IABP 球囊:取出 IABP 球囊的中心腔导丝,用生理盐水冲洗。在球囊腔接口接上三通,用 60ml 注射器抽空负压,关上三通备用。

(3)若在床边插入 IABP 时,应先测量插入长度,其远端至第 1 肋和锁骨交界处,向下到脐,然后斜向腹股沟,标记 IABP 导管在体外的点。如果在 X 线透视下,其顶端放入距左锁骨下动脉开口 2cm 处。

(4)用 IABP 长导丝送球囊到位,抽出导丝,抽吸 IABP 导管的中心腔,注入生理盐水,安上 IABP 机的压力监测,同时连接 ECG,按上气囊。

(5)根据压力或 ECG 触发 IABP 球囊工作,固定 IABP 导管于皮肤。

(二)调试和护理

(1)用内装生理盐水 500ml 和肝素 12 500 U 的高压输液管,间断冲洗压力套管,保持压力管通畅。

(2)持续静滴肝素,以 800 ~ 1 000 U/h 速度维持,保持活化凝血时间(Activated Clottingtime,ACT)在 200 ~ 250s 或 APTT 在 55 ~ 75s,防止动脉栓塞。

(3)可以选用压力或 ECG 信号触发,以信号最强者为准。

(4)调节球囊充气和放气时相,充气在主动脉压力波降支的切迹上,放气在主动脉瓣开放时。也可根据 IABP 机器界面提示进行调整。

(5)根据病情调节球囊反搏频率。

(三)脱　　机

1.脱机标准

主要根据临床症状和血流动力学是否稳定决定脱机的时间。如果临床症状得到充分控制,血流动力学稳定可考虑脱机。

2.脱机的方法

先将反搏频率改为 1:2,观察数小时,病情无变化;再将反搏频率降至 1:3,观察数小时后,病情平稳,可以拔管。拔管时应停用肝素,当 ACT < 150s 时拔管,拔管时保证气囊已完全抽空,有外鞘时最好将球囊和外鞘同时拔去,包扎压迫止血,砂袋压迫 6 ~ 12h,平卧 12 ~ 24h。

四、并发症识别和处理

IABP 球囊外径小,并发症相对减少,而且并发症发生几率与 IABP 放置时间有关。及时识别和处理并发症是安置 IABP 安全性保障。其并发症主要为以下几种。

(一)球囊膜穿孔

主要原因可能为:与锐利仪器接触;与钙化病变磨擦导致穿孔;在使用时球囊扭折导致其抗疲劳性下降。发生穿孔时,IABP 球囊内可见血液。如果 IABP 球囊内充盈压下降,体外连接管不应有血液的通道中出现血液都应怀疑球囊穿孔。应停止反搏,拔出 IABP 导管,必要时可重新置入。如果继续反搏,会导致气体栓塞。

(二)肢体缺血

血栓形成,血管内膜断裂,长期放置动脉鞘或 IABP 球囊都会引起肢体缺血。患者常有肢体疼痛感,远端动脉搏动减弱。此时应及时拔去球囊,观察肢体远端血管充盈情况。同时进行对症处理,取栓或应用血管扩张药。

(三)穿刺部位出血

损伤动脉、抗凝治疗是引起出血的原因。出血量不大时可加压包扎,无效时只能拔管,必要时行血管修补术。

(四)感 染

放置时间长,感染几率高,要经常保持穿刺部位无菌,也可预防应用抗生素。

(五)血小板减少症

由于导管机械损伤血小板引起血小板减少,必要时输注血小板。

(六)主动脉断裂

插入 IABP 球囊时可引起主动脉断裂。患者出现胸、背或腹部疼痛,血流动力学不稳定。UCG 或 CT 有助于诊断。

(七)栓 塞

放置 IABP 时可形成血栓,血栓脱落引起其他脏器的栓塞。根据栓塞部位不同患者症状和处理方法均不同。

第二节 机械性心室辅助

Section 2

在我国心血管疾病所致死亡目前已升至第三位,其中心衰是主要死亡原因之一,严重影响人民生活和健康。美国每年约有 40 万例心衰新病例,其患病总人数已 > 300 万。这些患者中,每年约有 6 万例严重心衰患者药物治疗无效。对于心功能Ⅳ级(NYHA)患者药物治疗 2 年存活率仅 20%~ 30%。而心脏移植 5 年存活率已达 60%。即便在开展心脏移植较好的美国,由于供体缺乏,每年仅有 2 000 例接受心脏移植。约 15% AMI 到达医院时伴有心源性休克,即使应用最大限量的药物支持和 IABP,其中仅 15%能成活。另外,1%~ 7%心外科手术患者需要应用 IABP,其中 65%存活。即使 IABP 支持,仍有 1%~ 2%患者术后难以成功脱离体外循环机。

以下情况时需要应用心室辅助装置(Ventricular Assist Devices,VAD)帮助患者渡过心衰危险期,使心室功能得以不同程度恢复或过渡至心脏移植:心脏手术后心源性休克不能脱离体外循环机者,AMI 心源性休克应用药物及 IABP 难以控制者,慢性心衰终末期心脏不能得到心脏移植者。

一、VAD 发展史

Gibbon 是各种心肺转流的先驱,于 1953 年,他首次把体外循环应用于临床。随着心脏外科发展,对于开心术后心室衰竭行较长时间左心辅助的概念逐渐产生。滚压泵首先被应用于临床,但由于容易产生血栓和溶血等并发症,进而被离心泵(centrifugal pump)所代替。1985 年以前,绝大多数辅助装置应用于开心术后心源性休克。之后,心室辅助在 AMI 和心源性休克支持方面有很大发展。如 1985 年 Heart Mate 通过美国 FDA 批准做一期临床试验,1986 年开始临床应用。1988 年,可作为双室辅助的"柏林心"及左室辅助装置(LVAD)的 Novacor(Baxter Healtheare,Cakland,CA)应用于临床。目前 Heartmate、柏林心和 Novacor 已作为心衰患者长期支持向心脏移植过渡或改善心脏功能的一种重要手段。

近几年来,VAD 在研究和技术方面有了突飞猛进的发展。作为体外循环一部分的非搏动性装置已广泛应用心外科术后支持。气动或电动源之带瓣搏动泵已越来越多地被应用于临床。随着 VAD 不断广泛应用,对其应用的更深入理解和应用管理的不断完善,它们将更具临床及经济价值。PTCA 广泛开展和急救医学服务不断扩大更为这些装置提供市场,心室辅助在未来心脏医学中将起到愈来愈重要的作用。

美国人工器官协会和国际心脏移植协会于 1985 年建立 VAD 应用患者的资料库,至 1990 年 12 月 31 日,收集了 965 例心脏手术后心源性休克应用 VAD 支持的患者资料和 544 例过渡至心脏移植者的资料。在术后患者组,45%成功地脱离了 VAD,25%存活出院;在心脏移植过渡组,70%最终成功过渡至心脏移植,66%应用 VAD 或 LVAS 支持最后存活出院。

搏动性与非搏动性泵支持结果无明显差异,离心泵平均支持时间 3d,气动泵平均 6d。仅需单心室支持者成功撤除 VAD 率及生存率较高,但这也可能与那些需要双心室支持者基本病变较重有关。在术后组存活的患者中,86%达到心功能(NYHA)Ⅰ或Ⅱ级。其他一些研究也显示应用 VAD 支持存活患者中 2/3 可在出院后恢复正常生活。

对 VAD 长期支持向心脏移植的过渡或做患者恢复的直接手段(心室功能恢复后撤离 VAD 不过渡至心脏移植),Slalter 等从 Texas 心脏研究所报道了 223 例接受 Heart-Mate1 000 LVAD 支持的患者资料,平均支持时间 69 d,最长 344 d,仅 4 例死亡,6 例(2.7%)出现血栓栓塞并发症。Mc Casthy 从 Cleveland 诊所基金会报道 97 例 LVAD 应用的患者,其平均植入时间为 70 d,过渡至心脏移植率为 76%,死亡原因包括多器官衰竭(13 例)、卒中(5 例)、装置失能(5 例)和控制器不连接(1 例)。围术期需要再开胸止血率为 21%,需右心辅助率为 11%,血培养细胞阳性率 59%,血栓栓塞与装置相关者仅 2 例。

尽管应用机械心室辅助系统的并发症种类繁多而且常多发,患者个体特征(如年龄 > 70 岁)对结果有较大影响。可导致 VAD 不能撤离的并发症包括出血、弥散性血管内凝血、肾衰、双心室衰竭、继发于卵圆孔未闭之紫绀、CO 不足和插管狭窄所致低 CO。一旦患者可成功撤离 VAD,影响患者生存率的因素包括肾衰、围手术期 AMI 和感染。

患者产生 VAD 依赖罕见,但要注意适应证的选择,心室功能恢复不足并非是死亡的常见原因。多种因素如卒中、MOF、脓毒症或多种因素的综合是多数患者死亡的原因。

总起来说,从资料看,VAD 成功撤除率及患者存活率尚不够理想,但随着技术的改进和认识的提高其会有所改善。继续加强病例选择、放置 VAD 技术专业化、以及置入 VAD 前后患者处理措施的完善将会进一步改善患者的预后。

二、左心室衰竭病理生理

生理和病理状态下,心功能都可用 Starling 定律解释。心室前负荷增加(心室舒张末压增加),在生理范围内心室射血量相应增加。心室射血量增加能力取决于心肌纤维伸长并由此引起心室收缩力增加能力。

当心肌纤维伸长超过其正常的 2 倍时,其运动状态和静息状态下的张力将进行性下降。这一点正处于 Starling 曲线上升支与下降支交点。在进行性心衰和 CO 下降出现后,容量负荷增加只会导致左室舒张末压(LVEDP)大幅度上升和每搏输出量下降。严重心肌缺血或大面积 AMI 患者,Starling 曲线向右、下移,表示心肌收缩力进行性下降。

心室功能减退常以心肌氧供需失衡所致。心肌内高能磷酸键的贮备下降将导致心肌纤维收缩速度下降和距离的缩短,心肌收缩受损,心室腔逐渐扩大。根据 Laplace 定律,随着心室腔扩张,在维持相同压力的情况下,室壁的张力将会明显升高。室壁张力增高,氧需增加,与此同时,心肌内膜下供氧减少,心肌细胞内能量进一步损耗,严重影响心室功能。右室功能严重障碍最终导致组织灌注不足、酸中毒,甚至器官衰竭。左室衰竭还将引起肺瘀血、低氧血症,从而加重对组织器官的损害。

进行性心室功能衰竭的治疗在于减少心肌氧耗,增加心肌氧供,改善心肌做功。血管活性药物可增加心肌收缩力,但其也增加心肌氧耗进而加重心肌缺血。IABP 不仅可增加心肌灌注,而且减轻左室后负荷和室壁张力。对于心脏手术之心源性休克,75%～85%患者大剂量药物支持及 IABP 辅助成功地撤离体外循环,有部分患者需应用 LVAD。

实验研究,左心转流可减少梗死面积、减少心肌氧耗和心室工作负荷。LVAD 在减少心肌氧耗方面比 IABP 更有效,在保持心肌细胞结构和功能方面比 IABP 结合药物支持有效。

LVAD 是把左心的血液通过左房或左室插管转流后,再泵至左室以远(最常见是主动脉)。通过减少心脏负荷,VAD 可使缺血心肌细胞在代谢和功能方面得以不同程度恢复,促进严重缺血状态下心肌细胞丧失的高能磷酸键再贮备,使在 AMI 中处于边缘状态的心肌得以成活。

应用辅助装置另一目的是维持必要的 CO 和灌注压以达到足够组织器官灌注压,心脏做功最小,心肌得以修复的情况下,组织仍可得到充分灌注。

三、VAD 类型及特征

VAD 种类繁多、特征各异。根据 VAD 工作的机械原理可将 VAD 分为五种:滚压泵(roller pump)、离心泵、转子泵(rotary pump)、气动源搏动泵(pneumatic pulsatie pump)和电动源搏动泵(electricalpulsatile pump)。根据应用时间长短分为短期、中长期和长期 VAD(见表 5-1);根据其与患者排放关系将 VAD 分为外置式和植入式。

VAD 多需要体外装置与体内装置相连,泵设在体外,通过管道与心室和大血管相连,患者不能移动;另一些是植入性的,患者可带泵移动。非植入泵多用于短期或中长期,植入性泵多用于长期支持,尤其是患者向心脏移植之过渡。LVAD 为完全可植入性装置,基本上仅用于长期支持,近年来也用作支持患者直接恢复心室功能。短期 VAD 主要用于 AMI 或心源性休克,中长期最常用于心脏手术后患者无法脱离体外循环机或术后 24 ～ 48h 内低心排出量综合征(LCOS)。

搏动性血流泵系统有同步和非同步搏动泵两种,非同步泵有自己固定频率,同步泵其搏动则与心室固有收缩相一致。从理论上来说后者可更好地减轻心脏负担,但由于心室固有心率常太快或不规则而使 VAD 泵腔达不到理想充盈。

表 5-1　VAD 的分类

短期	中长期	长期
Bard ECMO	离心泵	TCI heart-mate
datascope ECMO	bio-medicus	novacor LVAS
轴流血泵（hemopump）	sams	
滚压泵（roller pump）	pierce-donachy thoratec*	
symbion AVAD*		
abiomed BVS system　5000*		

*也可作为长期使用。

（一）轴流血泵

轴流血泵（hemopump）始于 20 世纪 80 年代后期，应用转子泵推动血流，做短期支持。该泵在导管的尖端有一 7mm 的泵室，泵室内高速运转的泵体可提供高达 3.5 ～ 4.0 L/min 的血流速度。该泵通常由股动脉插入，其尖部置入左室，把左室内的血液吸入泵内射入主动脉。它在短期内可以提供非搏动性血流，最适用于心源性休克所致血流动力学紊乱。

（二）滚　压　泵

众多 VAD 中，滚压泵首先应用于临床。资料表明该泵用到 48h，其生存率是可以接受的，但其易引起血栓和溶血并发症，而且其流量也有限，≤3 L/min。

（三）离　心　泵

该泵主要提供非搏动性血流，较前者常用。离心泵主要有两种类型：①涡流泵（biomedicus）。②扇页泵（sarns），血流为扇页推动驱使。离心泵可提供左、右心室或双室辅助。用作 LVAD 时，血液经左房泵至主动脉。离心泵插管技术与常规体外循环插管相似，常作为中长期支持。该装置需放置在患者床旁，患者不能移动。

（四）气动源或电动源搏动泵

它是最新研制出的 VAD，它们能提供搏动血流及较大流量的心室支持。VAD 的搏动性和非搏动性在撤离 VAD 率和生存率方面并无明显差别，但这可能部分上由于非搏动血流 VAD 常与 IABP 联合应用，提供了一定程度的搏动血流。

（1）Abiomed B.V.S 5000（Abiomed Cardiovascular，Damcers，MA）其为气动源，带有三个瓣叶，可用于左、右室或双室辅助。插管技术如常规体外循环。左心房的血液由于重力作用注入该装置房仓，再通过一个 dacron 管泵回至主动脉，以对左心室进行辅助。该装置可做中长期或长期辅助，已成功地用于心脏手术后以及心衰向心脏移植过渡两方面的心室辅助。

（2）VAD 比 Biopump 和 Abiomed 广泛用于心脏移植过渡期。该装置是气动源，带有机械瓣，提供搏动血流，可固定于患者腹壁上。插管一端经胸壁进入左室或左房，另一端经 dacron 管连接于主动脉，血流可与心室收缩同步或非同步，用于右心辅助或双室辅助。Symbion，AVAD 与 Pierce-donachy 相似，也有用于向心脏移植过渡患者报道。

（3）TCI heart-mate。它是一种气动源产生搏动血液 LVAS。近年来已应用气——电 heart-mate LVAS。流入泵的插管在左心室尖部，泵体一般放置患者左上腹腔或腹壁内，通过经皮穿刺导入的管道与外部能源相连。由于应用生物瓣（猪瓣），管道血液接触面有内衬可促进假性内膜形成，故仅需要少量抗凝。该装置重约 1kg，最大每搏量为 85ml。Heart-mate 作为长期支持患者向心脏移植的过渡或难治慢性心衰患者的恢复治疗，现临床应用已很多，并已取得较好的效果。

（4）Novacor LVAS（Baxster Healthcare，Oakland，CA）为电驱动，搏动性血流、生物瓣、泵体置入腹腔内，能量由外接电池供给。该装置也是通过分别与左室心尖部和主动脉相连行左室辅助，临床应用已很广泛。

（五）体外膜肺氧合器

ECMO 又称体外生命支持（ECLS），是由静动脉旁路（VAB）加上一性能良好的膜肺组成回路。ECMO 与心脏手术时体外循环十分相似，但其消除了气血接触，减少预充量。伺服式流量控制便于长时运行并能避免气栓及泵管破裂。小剂量肝素化（ACT 180～200s）减少了出血并发症。ECMO 常做肺静脉插管，具有心肺双重支持作用，能有效地减少右心前负荷及 PAP，故主要应用于右心衰或肺支持，最近用于小儿先心病术后右心功能受损或小儿心肺移植前支持。该泵需置于床旁，患者不能移动，可做短期支持用。

四、VAD 应用指征

LVAD 应用有两种情况：急性和慢性。急性情况下，LVAD 用于心脏手术患者不能脱离体外循环机，心导管室或 CCU 中，严重心肌缺血或大面积 AMI 所致心源性休克及左心衰。人选标准见表 5-2。

表 5-2　左室辅助入选指征

血流动力学指标	
Cl＜1.8L／m^2·min	没有残余心脏畸形或无酸碱平衡失常
MAP＜8.0 kPa	最大限度药物支持
IAP＞2.67 kPa	最佳前负荷
尿量＜20／h	应用 IABP[（BG）F]
体循环阻力＞2 100 dyne／s·cm^{-5}	

Norman 等把心源性休克作为机械性 VAD 的治疗标准之一。如果患者处于这种状态超过数小时，其存活可能性将＜15%。除血流动力学标准外，无外科矫正畸形或病变，不存在代谢失常，前负荷处于最佳状态，这类患者已在接受 IABP 治疗。应用 VAD 前应得到"最大程度"药物支持。另一方面，"最大程度"药物支持可能对已缺血的心肌有负面影响。

早期应用 VAD 有利于患者成功脱离 VAD。Mc-Govean 指出如心脏手术患者经过四次或更多次尝试脱离体外循环机后再用 VAD 几乎无一例成活。应用 VAD 应当在心脏手术完成后 1h 内植入。

VAD 不能使梗死的心肌恢复，但可给心肌顿抑提供最佳环境，而促进其恢复。围手术期 AMI 是非常重要的危险因素，绝大多数伴有心肌大面积坏死的患者很难经过 VAD 支持而存活。

心肌顿抑（stunning）是继发于心肌缺血的心肌功能异常，是可逆性的。在缺血心肌的早期灌注中，细胞内外代谢均可能存在异常，左室功能将受损害。这种顿抑心肌，常需要数日时间恢复至基本功能。Ellis 等实验结果显示阻断冠状动脉 15min 将导致可测及的功能或代谢异常，并持续 1 周左右。不幸的是，目前还没有一种方法可以确定术后即刻 AMI 是否存在以及梗死的程度。食管超声可以协助判定室壁运动异常，但这种室壁异常不是 AMI 所特有，心肌缺血、心肌顿抑也可以导致。心肌活检更具定性价值，但在紧急状态下不实用。

VAD 尤其是 LVAD 广泛的用于支持患者向心脏移植过渡，直到有心脏供体。近年来，越来越多的报道应用 LVAS 做长期支持，患者左室功能得以改善或恢复，能够脱离 LVAS 而无需心脏移植。

五、VAD 应用禁忌证

VAD 的应用指征已经明确，但其禁忌证却一直演变。大面积 AMI 是明确禁忌证，但心脏手术后即刻大面积 AMI 尚有争议，大多数禁忌证是相对的（表 5-3）。

表 5-3　LVAD 禁忌证

大面积 AMI	严重肺动脉高压
脓毒症	严重肝衰
恶性肿瘤晚期	慢性肾衰
出血性疾病	严重周围血管疾病
活动性出血（胃肠道、CNS）	神经系统损害

许多人把高龄作为 VAD 的相对禁忌证，但到目前为止尚无统一的年龄界限可供参考，左心衰之前患者一般情况比年龄更重要。回顾性分析研究显示年龄 > 70 岁者存活率很低（13%）。某些资料则显示 65 岁以上者预后较差。从另一方面来观察，接受 VAD 支持的心脏手术的儿童，其存活率远较成人高。

六、VAD 的安置

对于大多数 VAD 来说，其插管通常经胸骨正中切口置入。Hemopump（轴流泵）为一种短期支持装置，经股动脉插管。但由于其插管要经过一个缝合在动脉壁上人工血管进入股动脉，所以有时在入口处可遇到插管困难及该处的插管扭曲。

在通常情况下，如在手术室脱离体外循环机不成功的患者，安置一个中长期 VAD 不需太多时间。应检查患者有无卵圆孔未闭，如有应予手术，否则在应用 VAD 后由于左房卸载压力变低，患者会出现右向左分流和紫绀。离心泵常应用常规的体外循环机插管分别插入左心房和主动脉，局部用荷包线和橡胶止血带固定牢固。左房插管可经左上肺静脉，左房顶或左心尖插入。在插入时，先限制静脉回流，使左房压升高，以避免在插管时气体进入引起气栓。这些插管部位常是术后出血的来源，故应特别注意该处的止血。

ECMO 和植入性 VAD 与离心泵不同的是，其常通过人工血管与主动脉相连，应用绦纶缝环缝合与心尖和左心室相连。

对于 VAD 左心卸载管放置在左心房还是左心室插管选择上尚存争议。左房插管优点是技术相对简单，且 VAD 流入道狭窄发病率低。在临床上，左心房插管患者较左心室插管患者存活率高。而且由于不损伤心尖，左室功能得以保存，而应用左室插管则有损害左室功能的潜在危险。

左室插管能提供较大流量（5.5 ~ 6.5L/min），而左房插管仅能提供 4.0 ~ 4.5L/min。动物实验显示，应用左室插管较左房插管能更好地减低左室负荷，更大程度上减小 AMI 面积。由于 VAD 是被动充盈血液，左室、左房压力不同造成其充盈差异，因前者要比后者高得多，这可能是搏动性泵在应用左室引流感知较好的缘故。心脏手术患者，心脏扩张不明显，左室插管较为困难。在这种情况下重要是能最大程度上恢复心功能，因此应用左房插管做心脏手术后心肌顿抑的支持可能是明智的。如果作为向心脏移植的过渡，这种心脏常明显扩张，另外做心脏移植时宿主心室将舍弃，不必要考虑插管引流心室功能损害问题，故选择左室插管可能会更好。

另一个技术要点是插管与胸壁的关系。尽管有移植管道被压的可能性，但非常少见。为减少感染,导管应由胸壁其他部位引出,而不是由胸骨正中切口引出。做最大努力关闭胸骨和切口,同时避免压迫管道。

七、VAD 的管理

应用 VAD 后,管理的监护工作非常重要。需密切观察血流动力学指标、液体入量、血制品入量、泵量、血液丢失量。保持 MAP 8.7～10.7 kPa,右房、左房压 0.7～2.0kPa(通常经过调节液体入量),CI 2.2～3.0 L/m² · min,SvO₂ 为 65%～70%,(表 5-4)。应用双室辅助因支气管血流返回肺静脉,左室流量比右室流量大 500～1 000 ml。

药物支持减至最小程度。在左心支持状态下,药物支持的作用主要在于改善右心室功能。通常单用多巴胺(1～3μg/kg · min)已足够,以改善肾循环。常应用血管扩张药(如硝普钠)和血管紧张药(如新福林、去甲肾上腺素)调节周围血管张力。如果有右心衰的征象或可能性,应用扩张肺血管制剂(异丙肾上腺素、PGE1)。由于 VAD 管道与血液接触有致血栓作用,在机械辅助中有必要给予抗凝治疗,但是否需抗凝和抗凝程度因应用 VAD 设备不同而异。对于短期者,选择肝素和葡聚糖(右旋糖酐);长期者,尤其是对心室支持系统则选用阿司匹林、双嘧达莫(潘生丁)和华法林。置入 VAD 后即刻监测 ACT,并以此调节抗凝剂用量。出血仍是 VAD 最常见并发症和影响患者预后严重危险因素之一。

VAD 装置需要妥善固定在患者体旁(paracorporeal)或床旁(extracorporeal)。所有管道连线均妥善固定防止扭曲、脱落。

必须在无菌状态下每日更换 2 次每个插管进入身体部位敷料。术后早期必须加强营养支持。特别注意患者的皮肤护理,尤其是那些由于应用床旁 VAD 而活动受到限制的患者。由于这类患者褥疮发生的很快,故要经常翻身,必要时可用特殊支撑床。另外,如患者及家属对 VAD 顾虑较多,甚至有死亡恐惧感,应给以解除心理负担,或做必要的心理治疗。

对应用 VAD 患者的监护管理是一项复杂的工作,该工作应由内科医生、护士及熟悉该装置应用及并发症的灌注师共同完成。

表 5-4 LVAD 维持状态

MAP	8.7～10.7 kPa
左、右房压	0.7～2.0 kPa
CI	2.2～3.0 L / m² · min
SvO₂	65%～70%

八、VAD 的撤离

心室辅助的最终目的是使心室功能恢复,使患者可脱离 VAD。但在决策过程中要评价血流动力学指标,做食管超声或/和核素显像。

VAD 撤离时机非常关键。在心脏手术后 VAD 支持时期内,心肌细胞内高磷酸键可得到恢复,心肌细胞水肿可减轻,但需要时间。试图要在 24h 内撤离 VAD 常常失败。90%存活者中,心室支持多在 1 周内撤离,如果不能在 10d 内撤机,应考虑做心脏移植。大病例组回顾性研究显示,心脏手术后 VAD 平均支持时间为 4d。VAD 支持后 72h,食管超声未见到左室功能明显改善,能够脱离 VAD 的可能性将明显减小。

判断是否需要撤离 VAD 常在植入 24h 后方可开始。在 VAD 工作的状态下监测血流动力学指标,并在减低 VAD 流量时重复。减低流量(≥ I L/min)至左房压升高至 2.7 ～ 3.3 kPa,动脉压波型仍能显示左室射血波型,如果有左室功能恢复的证据,应进行食管超声检查确定。如果没有左室功能恢复证据,再继续给以全流量支持。在减流量期间,除监测左房压以外,还要严密观察 PAP、MAP 和 CI 的变化。在低流量状态下,左房压、右房压＜ 2.7 kPa,MAP 可维持在＞ 9.3 kPa,CI ＞ 2.2L/m² · min,常可成功撤离 VAD。

　　应该指出的是在撤离 VAD 时,永远不要全部停泵,至少要维持 1 L/min 的流量。当流量降下来后,抗凝剂量应相应增加。建议在该流量(1 L/min)时 ACT 应＞ 180s,且该流量持续时间不应＞ 2min。

　　近年来,食管超声越来越多地应用于撤离 VAD 的评估,EF ＞ 30% 均可成功撤离。食管超声还可应用于辨别心腔内血栓和影响左室功能的心包内血凝块。结合肾上腺素或多巴酚丁胺试验,其还可用于测定严重运动下降的室壁内是否有存活心肌。除可辨别心脏压塞,测定 EF外,食管超声还可帮助确定左房内导管最佳位置以获得最大流量。核素显像也可用于测定 EF以评价撤离 VAD 的可能性。

　　成功撤离 VAD 的最重要指标是患者可获得满意的 MAP、CI,可接受的 SvO₂ 及改善的 EF,以及正常左房压。早期可撤离 VAD 的征象,见表 5-5。可在适当时间脱离 VAD,并可获得满意血流动力学指标的患者成活率可达 70%。

表 5-5　患者成功撤离 LVAD 的早期征象

＜ 72h 泵支持	轻度或无右室衰竭
无术后 AMI 的 ECG 证据	出血控制
24h 内左室功能有一定程度恢复	无明显肾衰

九、心室辅助并发症

　　即使经过恰当放置 VAD 和细致管理,仍难避免某些并发症的发生,这些并发症可分为患者相关性和装置相关性(表 5-6)。

表 5-6　心室辅助并发症

患者相关性	装置相关性
出血	血栓栓塞
感染	溶血
室性心律失常	装置衰竭
卒中	右心衰
肾衰	装置感染
呼衰	

　　出血是最常见的患者相关性并发症,占需要应用 VAD 患者(心脏手术患者)80%,再次手术患者中更常见。引起出血的原因包括血小板减少症,主要出现在应用 VAD 的最初几日;血小板功能异常和低纤维蛋白原(hypofibrinogenemia)多出现在应用 VAD 的头 3d,患者纤维蛋白降解增加。手术中和/或应用 VAD 时抗凝治疗亦可导致大量出血,但手术出血则较常见且需外科再次干预者多。早期应用 VAD 似乎可减少出血并发症。体外循环中应用肝素同时要给鱼精蛋白中和,在 ICU 给肝素前可允许 ACT 恢复正常范围。维持满意的血红蛋白水平以达满意的氧载和组织供氧,血小板＜ 100 × 10⁹/L 可考虑输血小板。如怀疑有活动性出血,应早期手术干预。再次开胸止血时在插管部位应用生物止血胶将有助于止血。如果于最初 24h 内有难以

控制的出血或在撤离 VAD 时有出血提示预后不良。大量出血除了可引起血流动力学紊乱和携氧能力的下降外，大量输血可导致 ARIDS 和 MODS。

感染也是一患者相关的常见并发症，且预后不良，其发病率常与 VAD 植入时间长短相关。如果应用 VAD 时间 < 1 周，感染并不常见，但某些 > 3 周的患者感染也并非常见。感染原因包括多次输血，患者携带导管太多（可为较多感染源），如肺动脉导管或 IABP；组织水肿和再开胸止血。VAD 相关感染必须用强力抗生素但并不需要拔出该装置。

经过适当抗生素治疗，这些患者常可成功撤离 VAD 或过渡至心脏移植。导管插入处经常更换敷料、做细菌和真菌培养。可预防性应用抗生素。根据情况，如果患者住院时间短，院内感染可能性小，可选择头孢类抗生素等应用 3d；如果患者住院时间较长，院内感染发病率高，可选择一种较高档抗生素应用 5d 以上。

应用 VAD 患者易发生卒中，其原因有脑灌注不足或血栓。60% 左右患者可发生肺功能不全，其可能原因为：容量负荷过剩、多次输血引起肺水肿、长时间体外循环、肺炎或 ARDS。肾衰发病率 > 60%，因 VAD 植入前、后肾血流不足，体外循环时间过长或多次输血引起。

肾衰是影响预后的重要因素，常提示预后不良，而且其对治疗反应不一。在 VAD 植入的情况下，最好治疗可用连续性动—静脉血液滤过（Continuous Arterial-Veneous Hemofil-Tration，CAVH），或加用透析。在这类患者中，CAVH 对低血容量性和急性肾衰有效。

植入 VAD 的患者，出现室性心律失常可使治疗复杂化。室性心律失常多为一过性，对预后无明显影响。如果出现潜在性室性心律失常并持续存在，常需双室辅助。尚有另外几种装置相关的并发症。机械性 VAD 可引起血栓栓塞，其发病率与使用装置长短有关，前 4d 很少出现。体外循环手术后凝血指标恢复正常，出血得到控制（引流量 < 100 ml/h）后应立即开始抗凝。为了减少血栓栓塞的发病率，VAD 亦做了许多改进，如应用内涂肝素管道及可促进内膜爬行生长的材料附于管壁等。如果存在卵圆孔未闭，血栓栓塞发病率可提高。

大多数应用 VAD 的患者会有不同程度溶血，多不会引起大问题。装置故障或衰竭偶有发生，可出现瓣破损、管道破裂、驱动系统或控制系统失常等。管道狭窄患者表现 LCOS。

安置 LVAD 后右心衰常见，约占 50%，这也是仅应用 LVAD 患者主要死亡的原因，病因尚不清楚。可能机制为室间隔缺血导致室间隔运动失调，以及肺循环阻力升高，后者可能由于补体介导的多形核白细胞活化及在肺毛细血管内阻滞所致。但并非所有资料均支持 LVAD 可引起右心衰这一观点，尽管有些外科医生常规应用双室辅助以避免右心衰，但这种方法并未被广泛接受。

第三节　人工心脏

Section 3

随着现代医学、生物工程及高分子材料科学的迅速发展，机械辅助循环已成功应用于临床，成为终末期心脏病、心源性休克以及心脏手术后 LCOS 等濒死患者的最后有效救治方法，同时也是心脏移植前的理想过渡措施。机械辅助循环包括各种全人工心脏（Total Artificial Heart，TAH），也即所说的人工心脏，是一种能够替代自然心脏循环功能的机械装置。

一、人工心脏的历史

人工心脏研究历经大半个世纪。1927 年，Dale 和 Schuster 等在世界上首次提供有关人工心脏研究的资料。1957 年，Kolff 和 Akutsn 等将一气动人工心脏植入狗的胸腔，并维持了 90min 的有效循环，标志着人工心脏实验研究的真正开始。1969 年，Cooly 等将人工心脏作为心脏移植前的过渡植入人体,人工心脏开始进入临床研究。1982 年,Devries 等首次进行了人类永久性人工心脏植入术,开创了人工心脏的新里程碑。

人工心脏研究的发展历史,大致可分为三个阶段:①探索人工心脏的可行性,包括对驱动系统、材料及血流动力学等方面的基础研究。②以气动人工心脏研究为方向,意在争取动物实验的长期存活,并向临床应用过渡。③着重于人工心脏的临床应用,并使其理想化,同时积极研究新的动力装置及全植入式人工心脏。

人工心脏研究主要集中在科学技术先进的国家,如美国、日本和德国。其他一些国家,如法国、加拿大、俄罗斯、捷克、英国、意大利等也在积极进行这项研究。中国、韩国、波兰、古巴等国也已相继开展人工心脏的研究。

二、人工心脏基本构造

无论何种类型的人工心脏,其基本结构均由血泵、驱动装置、能源系统和控制系统等组成。

(一)血　泵

血泵是人工心脏的重要组成部分,起有自然心脏的左右心室功能。血泵常用类型有隔膜泵、囊泵、推板泵、离心泵以及其他特殊形式的血泵。用液压和气压驱动的血泵一般都是隔膜式血泵,以临床上所用的 Jarvik 7 型全人工心脏的隔膜式血泵为例,它以聚氨酯为原材料,基本结构是两个有一定造形的空腔,分别代替左、右心室,两个空腔合拢就形成外形类似人胚胎发育过程中心脏形状的全人工心脏。人工心脏左右两个空腔各有一由四层薄膜重叠构成的隔膜,薄膜夹层中间有石墨粉,得以减轻隔膜运动时薄膜之间滑动的摩擦力。隔膜以内的空腔代替心室腔,有两个开口,各设有一个特制的瓣膜。按左、右心室,各瓣膜分别起到二尖瓣和主动脉瓣与三尖瓣和肺动脉瓣的作用。隔膜以外的空腔通过管道与空气压缩机的气泵相连。启动空气压缩机使空气出入隔膜以下的空腔,使隔膜上下运动,从而改变隔膜以上空腔的容积,接通循环后,通过各瓣膜的控制和导向作用,从而使血液自静脉系统回流到代替心室作用的空腔,并进而排出空腔进入动脉系统,完成心脏循环做功。推板式血泵是机械驱动形式所用的主要血泵,它是靠机械力推动推板运动工作,外壳由塑料和金属(钛)制成,血液接触面由聚氨酯或生化材料制成。这种血泵的缺点是体重较重和易发生机械故障。Stanford 大学的,Portner 等研制了一种双推板式血泵,它利用两个电磁铁使血囊两面的杠杆产生对称运动,像夹子一样把血液从血囊内挤出。这种双推板式血泵的血室是一个囊,故是一种囊泵。为了制造一种体积小、重量轻的植入式血泵,有人设计了一种离心泵,它通过叶轮旋转产生的离心力来泵血,这种血泵带上体内电池可完全植入体内。目前对于这种离心泵尚有不同的认识:①溶血反应重;②非搏动血流对微循环灌注不好;③外周血管阻力在永久性植入后逐渐增加;④血细胞及纤维沉积,易形成血栓及血栓栓塞。因此,离心泵的前景有待于长时间植入来做出正确评价。此外,美国 Cleveland 医学中心研制了一种多用途,通用化的推板式血泵,适用于各种动力能源,有望进入实验研究阶段。

(二)驱动装置

人工心脏的驱动装置是推动血泵做功的源动力,常用类型有气体驱动、电—机械驱动、电—液压驱动、电—磁驱动等方式,除上述系统外,尚有记忆合金驱动、热—气驱动、电—热—气驱动以及热—液驱动等装置尚处于基础研究和设计阶段。临床应用最成熟的是气动式,以 Jarvik7 人工气动式心脏为例,其设计原理是高压气体通过管道进出血泵隔膜下腔,进入气体充盈、压缩隔膜上腔,人工心脏完成射血。隔膜下气体排空,隔膜上腔舒张,静脉血充盈。气动人工心脏研究最早,临床上作为心脏移植过渡期的一种循环支持手段,已获得很大的成功和充分的肯定。但气动人工心脏的最大缺点是驱动装置位于体外，其气压驱动管道由体外穿过胸壁进入胸腔，容易造成严重的感染并发症，特别是长期植入者更难避免，且其庞大的体外驱动系统束缚患者的行动和生活质量。因此，气动人工心脏已基本不用于"永久性"植入。正因为气动人工心脏离临床人工心脏"永久性"植入的要求相差甚远，研究者们越来越清楚地认识到发展全植入式人工心脏的必要性和重要性。电子驱动的人工心脏可满足这一要求，其有关研究也越来越多。现在世界上研制的电动人工心脏主要有以下几种：①电机械推板型，通过电机转动，改变推板的运动方向，交替驱动左右血囊；②电—液压隔膜型，高速双向转动的轴流泵电机交替将硅油泵入左右血泵心室腔，直接推动隔膜来驱动血液；③电—液压推板型，属于高压驱动，先将液压能转换为机械能，通过推板运动来驱动血液。就人工心脏"永久性"植入而言，电动人工心脏驱动装置植入体内，较气动人工心脏理想，经过近 20 年不懈努力，电动人工心脏研究有了很大的进展。但目前普遍存在的问题是，电动人工心脏体积过大，质量过重，耗能较高，寿命短等，离临床应用的要求差距很大。电磁驱动装置是通过电磁场的作用力来推动血泵推板工作，还有一些技术问题需要解决，目前还处在实验室研究阶段。

（三）能源系统

人工心脏能源有电能、核能和化学能等多种形式。电能是目前人工心脏主要能源，分直流电、锂电池和镍—镉电池，其中锂电池和镍—镉电池较为理想。能量传输方法有两种，一种由导线穿过皮肤直接输入，其缺点是系统开放，皮肤接口处易发生感染；另一种利用经皮能量发射系统（Transcutaneous Energy Transmission System，TETS）或经皮能量和信息发射系统（Transcutaneous Energy And Information System，TEIT），该系统基本特征是无需任何电源导线穿过皮肤。达到人工心脏完全植入，是当今电动人工心脏研究中的重大进展。电能由经皮变压器，靠交变电磁场耦合来传输给体内电池，经皮变压器由一个体外初级线圈和一个植入皮下并连接到体内电池次级线圈组成。核能作为人工心脏动力能源已研制成功，通过热气机变为热能再转化机械能由控制器调节血泵。因费用高，能量的储存、释放、转换及放射防护等问题未完全解决，因此尚难推广应用。

（四）控制系统

人工心脏的控制系统有同步控制、非同步控制及按需控制等，但要达到自然心脏的生理反射自适应控制，尚有许多问题要解决。首先是多种生理反馈信息的无损伤检测目前还有困难，加上人体的心血管系统和神经系统在病理情况下的复杂性，故目前尚不成熟，还只是处于控制方式和控制模型的基础研究阶段。

三、人工心脏的类型

依据人工心脏的构造、血流动力学特征及植入方式对人工心脏进行分类，临床上比较容易理解。

（一）按驱动方式分类

包括气动型人工心脏；电动型人工心脏（又可分为电机械推板型人工心脏；电液压隔膜型人工心脏；电—液压推板型人工心脏）；电—磁型人工心脏和记忆合金型人工心脏。

（二）按血泵分类

囊型血泵式人工心脏；隔膜型血泵式人工心脏；轴流泵式人工心脏；离心泵式人工心脏；Wankel 型血泵式人工心脏。

（三）按植入方式分类

全植入型人工心脏；部分植入型人工心脏；体旁型人工心脏；体外型人工心脏。

（四）按血流动力学特征分类

搏动血流型人工心脏；非搏动血流型人工心脏。

四、理想人工心脏标准

人工心脏包括驱动装置、血泵、能源和控制系统多个组成部分,它们的设计和制造又涉及医学、生物工程、流体力学、机械电子、高分子材料以及计算机等多学科的内容,只有综合考虑,才能达到一个理想人工心脏的要求。

(1)血流动力学要符合自然生理。搏动血流,足够的 CO(5 ～ 8L/min),良好的自适应调节功能。

(2)组织相容性即血液相容性好。不易形成血栓,血液有形成分损害轻,机体反应小,无毒,无致癌性。

(3)小型化易于植入人体纵隔腔,不压迫周围器官。外源性供能系统易于携带,不限制患者的生活。

(4)轻量化。利于吻合固定,避免过重引起对心房和大动脉的牵拉、扭曲甚至阻塞。

(5)安全耐用。具有五年以上的可靠功能寿命(目前至少也要求达到两年以上)。

(6)能量密度大,低耗能,高效率。

(7)全植入式,感染危险小,生活质量高。

(8)噪音小。

(9)散热快。

(10)价格/性能比低,易于生产。

五、人工心脏的适应证及禁忌证

(一)适应证

人工心脏主要应用于晚期心脏病经治疗无效而面临死亡的患者,也可用于以下心血管疾病:心肌梗死、心肌病、严重心律失常、瓣膜病和先心病。Shumakov 认为,人工心脏的成功植入受病例选择、外科手术技术和心脏辅助技术的影响。

(1) 等待心脏移植过程中病情持续恶化而供心又不能在近期内获得者。人工心脏作为心脏移植前过渡性循环支持系统,是其最好适应证。这是因为目前人工心脏发展远未达到永久性全植入水平,但作为心脏移植前的过渡,在临床上显示其优越性。

(2)急性心源性休克、心血管疾病、心脏直视手术及心脏移植后。

(3)心脏术后不能撤离体外循环在手术室可能死亡者,估计心室辅助无效者。

(4)心脏移植后急性排异反应和急性迟发性排异反应者。

(5)患有慢性非手术适应证的晚期进行性心衰,心功能Ⅳ级,症状持续 8wk 上。年龄 > 18 岁,病情持续恶化,而无生存希望者。

(二)禁忌证

患有全身性感染性疾病、DIC、免疫抑制性疾病;严重肺、肝、肾衰及恶性肿瘤晚期及脑死亡者;年龄、体重不能适于植入人工心脏者,视为人工心脏植入禁忌证。

六、人工心脏的植入技术

手术在体外循环下进行,注意主动脉插管位置应在近无名动脉处,以利于主动脉游离和吻合。如主动脉太短或胸腔太小，则用股动脉插管。上下腔静脉插管则在稍偏后方近右房处插管。肝素化后开始体外循环并行，同时降温，阻断腔静脉和升主动脉。沿房室沟切除两侧心房前部和心室，保留心房后壁，部分房间隔及房室环口和纤维三角及二尖瓣、三尖瓣。游离升主动脉和肺动脉至血管分叉处，在瓣上切断主动脉和肺动脉，缝合右心房冠状静脉窦口。取左右心房缝圈视心房形态修剪成适当大小形状，将两个心房缝圈的房间隔缘同时缝于房间隔上，上、下角处带垫片缝合，其余四周做全层连续褥式缝合。将有快速接口的人造血管截取适当长度后分别与主动脉和肺动脉作带垫片全层连续缝合，心房用 4-0 Prolene 线，肺动脉和主动脉用 5-0 Prolene 线。每个吻合口要详细检查有无漏血，以免植入人工心脏后不易止血。检查吻合口时，用堵塞帽塞于人造血管接口，从管道内注入含亚甲蓝的晶体液使缝缘充盈，存在漏血时加垫片缝合。连接时先接左心泵，后接右心泵。分别接上左心房、主动脉、右心房和肺动脉接口，而后将人工心脏纳入左侧胸腔内。两根驱动气管自肋缘下分别经皮下隧道由左腹部引出。检查各个大血管有无扭曲受压，开始膨肺，使左血泵充满血液，经升主动脉戳孔排气，然后开放升主动脉钳，以 40 bpm，12kPa 压力驱动左心泵。继而先后开放上、下腔静脉，使血液充盈右心泵。排气后以 5.3 kPa 压力驱动。全面检查无渗血后即开始血液复温，同时调节血泵指标、心率、收缩舒张比率。血泵流量稳定后，逐步减少人工心肺机流量以至停止体外循环。撤除体外循环插管，缝合各切口，再次检查有无出血后关胸。

七、人工心脏并发症及防治

（一）感　　染

感染是人工心脏植入后主要并发症，发病率为 20%～40%。Kristen 统计 171 例 Symbion 型人工心脏植入者中并发感染者占 39%，Pae 报道有 20%的人工心脏植入者因为严重感染而不能再进行心脏移植。动物实验亦表明感染是阻碍人工心脏植入成功的主要因素。Almondhiry 报道的 23 例人工心脏动物实验中发现严重脓毒症占 43%，轻微的皮肤或皮下组织感染也有 26%。引起感染的常见致病菌为绿脓杆菌、葡萄球菌、肠道杆菌、链球菌、大肠杆菌、克雷伯杆菌和真菌等，可为单一感染，也可为混合感染。人工心脏植入后可引起全身或局部感染，但以全身脓毒症最多见，其次为心内膜炎、皮肤、肺部、胸膜、纵隔及其他脏器感染并栓塞。感染的原因首先是直接侵入，同时人工心脏植入后血流动力学的改变，肠道屏障功能的变化以及免疫功能的减退均使机体易于发生感染。

防止感染并发症首要的是严格术中、术后无菌操作，预防应用广谱抗生素，不宜应用时间过长。用大网膜填入人工心脏周围消灭存留腔隙措施，可作为一项预防感染的方法。加强驱气管道出口处的局部消毒或密封技术及采用全植入人工心脏也是防止细菌侵入的有效方法。作为心脏移植前过渡人工心脏，尽可能减少人工心脏至心脏移植间隔，减少感染机会。

（二）栓　　塞

Kristen 等报道人工心脏植入后栓塞发病率为 9%～11%。Chiang 的 378 例动物人工心脏植入实验中发生栓塞者近 1/3，而 Almondhiry 报道栓塞率达 56%。栓子可为空气、血栓、感染性血栓或人工心脏内赘生物脱落。栓塞部位多为实质性器官，最常见的是肾、脑、脾、肺等。同时，人工心脏的瓣膜联合处以及吻合口处也有血栓形成，左心多于右心。栓塞的原因是多方面的，人工心脏植入后凝血系统和血小板激活，血液中红细胞机械性破裂而溶血，红细胞破坏还引起大量磷脂和 ADP 的释放，进一步加重凝血过程的发展；人工心脏植入后的血流动力学改变使血管或人工心脏本身的某些部位血流缓慢而产生的涡流及静止血流，也为血栓形成提供了条件。

栓塞防治也是多方面的。改进外科手术方法，术中彻底排气，是减少术后空气栓塞最好办法。体外循环停止后用鱼精蛋白中和肝素,为减少血栓形成,在胸腔出血量减少后应再用肝素抗凝。进食后可改用潘生丁、阿司匹林或华法林。有人认为,人工心脏植入后凝血系统的过度激活不能被抗凝剂控制,抗凝治疗无效。改进生物材料使之具备良好的组织相容性以减少血栓形成,将是最有效的方法。但目前所应用的硅橡胶、聚氨酯远不能达到上述要求。许多研究中心提出使用人工心脏内层肝素化,内层内皮细胞化以及采用生物材料吸附蛋白的措施,从而大大减少血栓的发生率,是预防血栓的前景性科研课题。

(三)出 血

人工心脏植入后引起的出血以术后出血多见,严重者可引起死亡。Pae 报道 27% 的人工心脏植入者因严重出血而不能做心脏移植。不过绝大多数学者认为出血是人工心脏中可被有效控制的并发症。术中吻合严密,彻底止血是防治出血并发症的重要环节,据报道在吻合口缝线处涂上 Resorcime Fomal Glue 胶可使围手术期出血量显著减少。体外循环停止后应用鱼精蛋白对抗肝素,对心功能不全或肝功能障碍患者,因血小板功能不良常有出血问题,则可用抑肽酶治疗。

(四)其他并发症

包括 MODS、心衰、呼衰、肾衰等。人工心脏本身的病变,如人工心脏穿孔或破裂、血栓形成以及内泵囊钙化也常见到。MODS 的防治既要改进入工心脏的质量,使之更符合生理,又要加强围手术期的处理。如保持较低的左房压,避免肺水肿;右房压或中心静脉压亦应偏低,以利于保持肾小球滤过压;及时输血输液,补充电解质;适当应用血管活性药物也相当重要。人工心脏本身病变引起的并发症则依靠改进入工心脏的设计和所用的人工材料来逐渐控制。

八、人工心脏研究前景

随着人工心脏设计和生物材料改进及临床应用增多,其预后也大为改善。Kisten 统计数字显示,人工心脏植入后生存期最长达 603 d,心脏移植成功率达 56%。Pae 的人工心脏植入者中 71% 能顺利做心脏移植,其中 50% 存活出院。但人工心脏研究远未达到临床标准,其基础研究、设计制造、临床应用研究尚有许多问题需待解决。

目前临床应用的人工心脏仍以气动人工心脏为主,电动全植入型人工心脏的研究处于起步阶段。但无论是作为心脏移植前的过渡,还是自然心脏的永久替代,电动心脏并发症要明显低于气动心脏,其应用前景大大高于气动心脏。然而电动人工心脏研究相当艰巨,进展缓慢,其小型化、轻量化、安全耐用化、生理化、节能化几方面均待解决,缺一不可。

人工心脏研究的另一个热点问题是设计方面的生理化。人工心脏条件下的循环生理研究是一个挑战,有人建议开展多中心的合作,以利于指导改进人工心脏。就人工心脏的生理控制而言,如解剖几何形状的设计、生物材料的选择、神经生理智能化控制以及对人体各系统器官的影响都是将来的研究方向。

人工心脏作为永久性替代也还有争议。Nakazwa 等提出,双心室机械辅助优于人工心脏。无论终末期心肌病,或心源性休克经过心室辅助后,多数可恢复自然功能,并最终脱离机械循环辅助。此外,保留自然心脏容易控制血流动力学指标,不损害机体心脏的免疫、神经和内分泌功能,因此非万不得已,不主张使用人工心脏。

总之,人工心脏研究已取得可喜的成绩,前景广阔,但发展的道路上困难重重,需要广大科学工作者不懈努力以及政府部门的大力支持。在临床应用方面,决不能急功近利,一定要掌握好适应证,从严把握、循序渐进。

第六章

Chapter 6

临时心脏起搏

临时心脏起搏（temporary cardiac pacing），简称临时起搏。临时起搏在 ICU 的常规治疗中可以挽救许多患者的生命。临时起搏主要用于抢救和治疗某些严重的心律失常、心脏骤停及（或）心律失常有关的血流动力学障碍；也有预防、诊断、检查等多种作用。作为急诊医学（emergency medicine）和从事心血管临床专业的医护人员应掌握临时起搏的适应证应用程序和操作技术，应具备预防和及时处理临时起搏并发症的能力。

第一节　临时起搏的适应证

Section 1

临时起搏适应于许多严重心律失常和传导障碍的治疗。适应证见表 6-1。

表 6-1　临时起搏的适应证

传导障碍	频率障碍	电生理检查
下壁 AMI 伴症状性Ⅲ度 AVB 前壁 AMI 伴Ⅲ度 AVB、Ⅱ度Ⅱ型 AVB，在 AMI 发病中新出现的双束支阻滞（右束支、左前分支、左后分支、左束支、Ⅰ度 AVB 的两个或以 E 组合）或交替性完全性 LBBB 和 RBBB	有血流动力学改变的或症状性窦性心动过缓 心动过缓依赖性 VT 房室分离合并 CO 不足 多形性 VT 合并长 Q-T 间期 药物治疗无效的 VT SVT 的诊断评价与治疗，包括 AF、房室结折返性心动过速和房室折返性心动过速	SAN、AVN 和 His 束功能的评价 宽 QRS 波心动过速的鉴别 VT 和 SVT 药物治疗的评价

一、缓慢心律失常

需要临时起搏的缓慢心律失常包括严重窦性心动过缓、高度 AVB 和由缓慢心律失常促发的 VT。提高起搏频率，消除长间期，可预防 VT 的发作；配合药物治疗，还可防止某些抗心律失常药物所致的心动过缓。

窦性心动过缓可见于任何危重症患者，常见于 AMI（尤其是下壁 AMI）、高钾血症、抗心律失常药物、黏液性水肿、ICH。缓慢心律失常亦常发生于 ICU 常规操作（如气管插管、吸痰等）导致过度血管迷走反应。高度 AVB 继发 CO 不足可见于洋地黄中毒、高钾血症或易出现交界心律的任何其他感染、炎症或代谢过程；心动过缓依赖型 VT 常发生在缺血性心脏病和急性冠状动脉功能不全基础上。

二、快速心律失常

临时起搏可预防和治疗 SVT 和 VT。心房起搏通常可有效地终止 AF 和 PSVT。关键的起搏频率（常为 AF 频率的 125%～ 135%）和起搏时间（通常大约 10s）在 AF 成功转复为窦性心律过程中很重要。这种方法在典型的 AF 患者中几乎总是有效的，但对非典型或 Ⅱ 型 AF（频率 400 bpm，F 波在下壁导联直立）无效。起搏终止 AF 最有效的部位在低位右房，但应尽量小心避免快速心室反应，因其可能促发 Vf 和导致血流动力学不稳定。

许多临床情况中，起搏终止 AF 比同步电复律更有吸引力，因后者需要麻醉常有风险。用心外膜心房电极起搏是终止心脏术后 AF 的治疗选择。对于应用地高辛治疗和 SSS 患者，优选该法转复 AF，因已证明直流电心脏复律后可延长 SAN 的暂停时间。快速心房起搏技术对于那些不能有效控制室率的折返性 SVT 可能有用。

临时起搏可预防 Q-T 间期延长患者 TDP 的发作，能及时挽救患者生命，特别是继发于药物治疗后的 Q-T 间期延长。当 Ⅰ 类抗心律失常药物增加心室激惹性时，临时起搏是稳定患者的治疗选择，心脏起搏的效果可能与心室肌的不应期弥散缩短（缩短 Q-T 间期）相关。

临时起搏也常常成功用于终止 VT。如 VT 需紧急终止，应立即电转复，在不太紧急情况下常可经快速心室起搏使 VT 终止。治疗成功与否决定于 VT 的类型，同时也决定于选择的起搏方式（如超速起搏或程序期前刺激）。对陈旧 AMI 或无心脏病患者，程序刺激技术通常可成功终止 VT。这一技术在有些 AMI 或心肌病并发 VT 效果不佳。当心室能够被"夺获"时，快速心室起搏终止 VT 最有效，不同步心室起搏可以比心动过速基础频率大 50 bpm，连续 5 ～ 10 个刺激。快速心室起搏时，40%以上患者伴有 VT 加速的危险，在床旁应备有除颤器。

三、快速心律失常诊断与鉴别

当体表 ECG 的 P 波形态及其与 QRS 波关系不明确时，利用临时起搏电极能精确地做出心动过速诊断。对于快速规律的窄 QRS 心动过速的鉴别诊断，能记录到心房内电图特别有帮助，包括快速心室反应的 AT、折返或其他 SVT。这种方法也可用于宽而复杂 QRS 波心动过速的鉴别诊断，包括 SVT 合并差异传导、窦性心动过速合并束支阻滞和 VT。

为了记录心房电图，肢体标准导联与患者连接，胸导联（通常为 V₁）应与心房起搏导管近端电极连接。应用较快的走纸速度，同时显示两个肢体导联和通过 V₁ 导联记录的心房内电图。记录纸上应能显示心房和心室之间的传导特点，如前向传导、同时传导、逆向传导或房室分离。

AMI 时可治疗性或预防性应用临时起搏。美国心脏病学院和美国心脏协会专家组有关 AMI 临时起搏的建议见表 6-2。

表 6-2　AMI 临时起搏建议

I 类 （明确指征）	Ⅲ度 AVB	Ⅱ度Ⅱ型 AVB	Ⅱa 级 （相对指征）	Ⅱb 级 （相对指征）
心脏停搏	AMI 发展成为右束支合并左前或左后分支阻滞	症状性心动过缓对阿托品无反应	Ⅱ度Ⅰ房室传导阻滞合并低血压，对阿托品无反应 窦性心动过缓合并低血压，对阿托品无反应 反复发作的窦性停搏，对阿托品无反应 心房或心室超速起搏终止持续性 VT	LBBB 合并Ⅰ度 AVB，持续时间难以预测 难以预测发作时间的双束支阻滞

　　Sclarovsky 等报道，AMI 超急性期房室传导异常对阿托品无反应。在某种情况下（通常是急性期）阿托品可能有益，也应使用临时起搏器，因为已记录到阿托品可诱发 Vf，可能是由于其可加快窦性心率和引起更严重缺血。迷走神经张力增加的潜在保护作用被阿托品解除，是此期个别病例发生 Vf 的另一种解释。

　　心动过缓药物治疗无效导致血流动力学不稳定时，需要紧急起搏治疗。前壁 AMI 的患者合并有双束支阻滞或Ⅱ度Ⅱ型 AVB，在血流动力学稳定的时候也需要临时起搏，因为其具有突然发展为Ⅲ度 AVB，且逸搏心律不稳定的可能。因协调的心房输出是保护和维持有效搏出量所必需，房室顺序型起搏是经常选择的方式。例如，当下后壁梗死右室受累时，经静脉房室顺序型起搏能够保证足够的 CO。

　　预防性临时起搏在前壁 AMI 中所起的作用有较大争议。适合溶栓时，应首先溶栓治疗而不是预防性临时起搏，后者不降低病死率。经胸（经皮）心脏起搏较安全而且通常是有效的，代替经静脉心脏起搏是合理的，特别是溶栓后很快应用时。下壁 AMI 的患者，有右冠状动脉或回旋支闭塞，可以伴有 SAN 或 AVN 受累，一旦出现缓慢性心律失常往往出现严重的血流动力学障碍或 Vf。在急诊冠状动脉造影，直接 PTCA 和溶栓治疗过程，必要时应先提前放置预防性临时起搏。

第二节　临时起搏常用的方法及设备

Section 2

　　目前，几种供 ICU 应用的常用临时起搏方法包括经静脉右心室或右心房导管或改良的肺动脉导管起搏技术。心外膜起搏、经皮起搏、经食管内心房起搏、经胸壁穿刺心内膜起搏和经胸体外起搏也被应用。

一、经静脉导管起搏

（一）常用的器材与设备

　　包括穿刺针、导引钢丝、扩张管或直接穿刺套管、5 ～ 7 F 标准起搏电极、心房 "J" 型电极、球囊漂浮起搏电极或带有起搏电极的肺动脉漂浮导管、普通 ECG 机或带有心电和有创压力的床边监护仪。最好有带影像增强器的 C 型臂 X 光机。

(二)静脉途径选择

临床上常用的途径有颈内静脉、颈外静脉、锁骨下静脉和股静脉，肘静脉现已较少应用，静脉切开法在穿刺困难时尚可采用。心房起搏和房室顺序起搏应当选用上腔静脉系统，因心房"J"型电极经下肢静脉插管无法定位。静脉穿刺的方法请参考有关资料。

(三)静脉插管注意事项

标准起搏导管要一定塑型和弯度，才容易进入右心室。插管时最好有影像监测，能使插管快，容易定位和掌握适当的张力，减少脱位和心肌穿孔的发生。紧急情况采用标准导管插管时，应选择股静脉，容易进入右心室。如果无 X 线透视，可在 ECG 指导下放置顶端带气囊的较柔韧的起搏电极。患者与标准肢导连接，起搏电极远端（负极）电极与胸前电极 V_1 相连。导联 V_1 用于连续监测心腔内单极电图，以便观察导管所处的位置。P 波直立说明导管位于下腔静脉，P 波倒置时导管已进入上腔静脉，P 波双向时电极位于右心房，当电极进入心室时可出现 PVC 或阵发性 VT，推送导管时再次出现 P 波倒置，电极可能进入了右室流出道或肺动脉。除观察 ECG 外可用 5～10 mA 电流做起搏试验，电极在下肢打弯，下肢肌肉随起搏频率抽动，在腹腔打弯时可见腰部肌肉抽动，在膈下时有膈肌痉挛现象。漂浮导管插管要监视心电或压力，球囊出套后即给予冲气，因漂浮导管柔软，途中常进入静脉分支而打弯。另外，少数患者可有静脉畸形，如上腔静脉畸形引流、Budd-Chiari 综合征，右心房与下腔静脉之间存在网状静脉瓣和下腔静脉血栓。当插入困难时均应考虑到这些因素。必要时进行血管造影或其他方法起搏。

二、心外膜起搏

多用于胸外和心脏外科手术时，手术过程中选择性应用或术后应用。可以心房、心室或房室顺序型起搏，单极、双极均可选择。电极可以缝在右心房的上壁和右心室外膜"无血管"区。少数紧急情况下也可以开胸经胸膜外前纵隔切口或剑突的上腹部切口法心外膜临时起搏，但临床应用甚少。

三、食管电极起搏

食管电极可以心房起搏和记录心房电位，在没有或不需要中心静脉插管时，可用于诊断或终止 SVT 和终止 AF。不能配合或无心房电活动的患者，电极不易到位或不易固定，不宜采用。要有专门的电生理刺激仪，临时起搏器输出能量太低，不能用于食管起搏。食管距离心室比心房远，低电能刺激往往无效，因此心室起搏应用较少。

四、经胸壁穿刺心内膜起搏

主要用于心脏骤停患者，不需要复杂的设备，方法简便，快速。只要临时起搏器或电生理刺激仪和普通 ECG 机监测即可进行，也可用于院外复苏。经胸壁穿刺心内膜起搏需专用电极导线和 18 号穿刺针。也可采用硬膜外麻醉导管做电极导线，使用时里面的钢丝不要抽掉而留作电极。方法是消毒局部皮肤，用 18 号穿刺针连接注射器，在第 4 与第 5 肋间胸骨左缘垂直进针，边进针边回抽，当回血通畅时针头已进入右心室腔内，去除注射器，经穿刺针插入电极15～20cm，当电极到达心室腔内时将穿刺针退出。如心腔内是单极需要用针头刺入皮下做另外一个电极，然后用带有鳄鱼铗的延长导线，夹住心内电极和皮下电极，起搏能量输出偏大，频率要快些,有利于循环的改善。经 ECG 证实起搏有效后,用贴膜或胶布将电极固定在胸壁上。心跳停止时间过长,起搏往往无效或出现电—机械分离现象。心跳呼吸恢复后,应迅速建立有效的经静脉起搏。

五、经胸体外起搏

体外起搏方法简便,适用于心脏骤停或严重缓慢性心律失常合并快速室性心律失常患者。既可以起搏又可用于复律,也可做超速起搏抑制。目前已有除颤起搏器和除颤起搏贴膜电极,背部电极贴于肩胛下,胸前电极贴于心前区,脉宽 20 ~ 40ms,电流 40 ~ 200 mA,一般采用 70 mA。无静脉起搏条件时可能有效。AMI 传导异常或急诊溶栓疗法的院前状态,均可应用或预防性应用,也可作为经静脉起搏过渡阶段。神志清醒患者需要镇静药。

六、临时起搏脉冲发生器

临时起搏脉冲发生器应能够做心室、心房和房室顺序起搏,并能调整心室和心房参数。包括起搏方式(同步或非同步)、频率、输出电流(mA)、感知阈值(mV)和房室起搏间期/延迟(ms)。早期的体外起搏器仅有心室起搏和心室感知抑制功能,没有心房起搏和心房感知功能。在心房不应期内,心房起搏脉冲仍可发放,当用这种类型的起搏器做心房起搏时,频率必须调整超过自身心房频率,才能维持房室顺序起搏。

新型体外起搏器除有早期类型的性能外,还有心房感知抑制性能,可以限定较高的频率范围,避免 PSVT 时出现超速心室起搏。此外,为避免起搏器参与心动过速折返环,心房起搏设有不应期。为终止快速心律失常设有超速刺激的高频参数。

七、起搏方式的选择

当临时起搏开始时,必须选择一种起搏方式。常用的起搏方式见表 6-3。患者血流动力学不稳定时,建立临时起搏,首先考虑的是房室顺序起搏,这种方式能提供有益的血流动力学结果。

心室起搏可有效地抗心动过缓,但不能恢复正常的血流动力学,由于改变了心房和心室之间的收缩顺序,心房和心室不协调收缩的结果是增大左房压力和减少 CO。房室协调障碍引起血流动力学障碍和心律失常(见表 6-4 和表 6-5)

表 6-3　临时起搏常用的起搏方式

心房起搏(AOO)	非同步起搏
心房起搏,心房感知(AAI)	提供最小的程控频率,按需起搏
心室起搏(VOO)	非同步起搏
心室起搏,心室感知(VVI)	提供最小程控频率,按需起搏
双腔起搏,心室感知(DVI)	非同步心房起搏,经程控 A-V 延迟后心室按需搏
双腔起搏和感知(DDD)	心房和心室按需起搏提供最小频率,心室起搏跟随-A-延迟,应程控上限跟踪频率

表 6-4　心室起搏的不利作用

心房的协调收缩作用丧失；二尖瓣和三尖瓣间断性反流；室房传导；
潜在的致心律失常作用（Af 和 SVT）；易发生直立性低血压

表 6-5　室房协调障碍对血流动力学影响

左右心房压力增加；左室搏出量减少；二尖瓣和三尖瓣关闭不全；
血管迷走反射而发生血管扩张和低血压；A 波

近来，充分认识到心房作用对于心室搏出量的重要性。房室分离时，正常心房协调收缩作用丧失，以前对此缺乏认识。在休息状态下，心房对于心室的灌注作用 < 15%。然而，在心室顺应性减低，如缺血性心脏病、肥厚型心肌病、主动脉缩窄和扩张型心肌病的患者中，心房的作用对心室搏出量，可能相当重要。研究证明，下壁或前壁 AMI 的患者，心房的协调作用丧失，收缩压和 CO 将会 < 25%。

心房或房室顺序起搏，除使血流动力学改善外，因心房大小和（或）心房压力下降也可降低发生 Af 或 AF 的风险。这提示那些间断 Af 的患者，心房或房室顺序起搏与心室按需起搏相比能更好地维持正常的窦性心律。房室顺序起搏最有可能获益的患者见表 6-6。

表 6-6　房室顺序临时起搏最可能获益的患者

AMI，特别是右室（下壁）梗死；
僵硬无顺应性心室；
主动脉缩窄、高血压性心脏病、
特发性肥厚性主动脉瓣下狭窄、
肥厚型心肌病（阻塞或非阻塞型）；
低 CO 状态（心肌病）；
反复发作的房性心律失常（心房超速起搏）；
心脏术后

第三节　临时起搏程序建立

Section 3

静脉穿刺成功以后，将起搏电极导管送入中心静脉，在 X 线透视监视下，将起搏电极顶端通过三尖瓣口送入右室心尖部（图 6-1）。如果没有 X 线影像设备，可以用气囊漂浮导管，ECG 引导定位（见图 6-2）。当导管顶端在心室时，把球囊内气放掉，并使导管推进到右室心尖部，当导管顶端接触心内膜时，由于产生损伤电流，心腔内电图 S-T 段抬高。也可用压力曲线定位，采用带电极的肺动脉漂浮导管，当显示右心室压力曲线时，用 ECG 观察调整所需要的起搏参数。起搏电极到达满意位置后，起搏器输出端与电极导线连接，起搏器处于关闭状态。然后把起搏器调到非同步方式，心室率设置超过患者自身心室率 10 ~ 20 bpm。心室起搏阈值电流设为 5 ~ 10 mA，打开起搏器，令人满意的图像是一个宽大畸形的 QRS 波，ST 段压低，T 波倒置，起搏脉冲信号紧邻 QRS 之前，右室心尖部起搏节律在体表 ECG 上显示为 LBBB 图形。心室起搏输出电流缓慢降低也可保持心室起搏。起搏阈值定义为连续夺获心室的最低电流。心室电极位置适当，与右心室尖部心内膜接触良好，起搏阈值可达 0.5 ~ 1 mA 甚至更小。如果维持连续心室起搏的输出电流 > 1 ~ 1.5 mA，则起搏阈值太高，原因包括心内膜组织相对不应（纤维化）或最常见的起搏电极定位不满意，应重新调整起搏电极在右心室尖位置，直到起搏电流 <

1 mA 时，仍能满意地夺获心室。起搏阈值达到满意水平后，应设置心室输出超过阈值电流最少 3 倍，这样即便起搏阈值有某种程度升高也可保证心室夺获不受干扰。

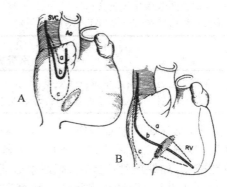

A 为心房"J"型电极的位置；B 为心室电极的位置。SVC 为上腔静脉；AO 为升主动脉；RV 为右心室；a：太小；b：正确；c：太大。导管电极的张力或弯度，b 是适宜的。

为了防止自身心律或自发的过早激动后起搏器在心脏的易损期放电，诱发室性心律失常。将起搏方式从 VOO 调整为 VVI 方式，起搏器频率调整到比自身心室率小 10 bpm。感知功能控制从不同步变为最小的感知水平，感知逐渐增加，直到出现起搏信号，这一水平是感知阈值。然后将感知阈值调节到稍低于所定阈值水平，起搏频率恢复到最小所需心室率。

图 6-1　正前位 X 线图像

如果需要房室顺序起搏，应送心房"J"形电极导管入右房。在 X 线透视指导下，将导管向前内侧旋转，在右心耳部定位（见图 6-1）。心房导管与脉冲发生器的心房输出端连接。心房电流调整到 20 mA，起搏频率调整到至少比自身心房频率大 10 bpm。调节房室间期（A-V 间期）在 100～200ms（短的间期常常提供更好的血流动力学），并观察体表 ECG 寻找心房起搏的证据（起搏心率时见脉冲刺激信号及心房夺获）。

心房夺获的 ECG 的表现是，心房除极波紧跟着心房起搏脉冲信号波峰。在房室传导完整的患者，可通过关闭起搏器心室起搏部分，显示心房起搏时房室同步，证实心房夺获是否满意。只要心房起搏频率一直超过本身窦性心率，心房 P 波激动应跟在心房起搏脉冲之后。

双腔起搏可以没有心房感知功能，起搏器则以 DVI 方式工作。当自身心房频率等于或超过心房起搏频率时，心房刺激将不能夺获，不发生房室顺序起搏。如果起搏器有心房感知能力，应确定心房感知阈值并设置为一理想水平，起搏器将按 DDD 方式工作。通常优选 DDD 方式，因其在较大自身心率范围内，提供最佳心脏血流动力学效果。这种方式应设置上限频率，预防 SVT 的快速心室反应。

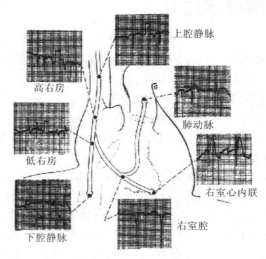

图 6-2　心腔不同部位 ECG

分别为上二腔静脉、高右房、低右房、下腔静脉、肺动脉、右心室和右心室尖部所显示的 ECG。

第四节　临时起搏并发症预防和处理

Section 4

临时心脏起搏的并发症多于永久起搏，最常见的是导管移位、心肌穿孔、穿刺相关的并发症、静脉血栓、心律失常、低血压、CO 下降和感染等。只要认真预防，术后严密监测，及时正确处理，一般不至于引起严重后果。

一、穿刺相关的并发症

(一)静脉穿刺方法不当

静脉穿刺容易误穿毗邻的动脉或经动脉穿入静脉。前者局部出血形成血肿或更严重的出血并发症；后者会形成动静脉瘘。误穿动脉后退出穿刺针，正确压迫止血。抗凝治疗的患者压迫时间要延长，一般不会有严重后果。为防止动静脉瘘形成，选择的穿刺点要准，穿刺方向应于动脉行走方向平行，关键问题是动脉触摸清楚后再进行静脉穿刺。锁骨下静脉穿刺，确认导引钢丝在静脉内时方能插入扩张管，但导引钢丝也容易进入颈内静脉，最好在 X 线监视下进行锁骨下静脉穿刺，血管穿刺技术不熟练者最好选用其他途径。当鞘管插入后抽不出回血，除考虑堵塞、打折外，应想到扩张鞘管已穿破血管壁。植入的血管鞘应暂保留，重新选择穿刺点。可经床边超声检查，确认未伤及其他脏器时方可拔出鞘管。

(二)血气胸

见于锁骨下静脉或颈内静脉穿刺不当引起，主要是进针的角度和方向选择不正确，进针过深造成。颈内静脉穿刺点太低，颈部皮肤角度太小，进针太深，容易刺破右侧肺尖；锁骨下静脉穿刺点太向外，穿刺方向不正确，与皮肤之间的角度太大，进针过深，容易误伤锁骨下动脉或伤及胸膜，造成血气胸。进针靠近胸骨和锁骨，鞘管很难插入。如果血气胸较轻，不需处理，可以自行吸收，有压迫症状时应胸穿抽气排血，活动性出血或张力性气胸应闭式引流，必要时请胸外科医生会诊处理。

(三)栓　塞

气栓较少发生，锁骨下静脉或颈内静脉插管时，患者过度吸气形成胸腔负压，中心静脉压突然下降，空气经穿刺针头或静脉扩张管进入血液。采用动脉鞘管可以避免空气栓塞，插入导引钢丝或导管时让患者保持平静呼吸或暂时屏气。当怀疑有下腔静脉血栓的患者不应采取股静脉插管，导管放置时间长或高凝状态患者应给抗凝治疗，防止发生严重的肺梗死。

(四)心肌严重撕裂

胸壁穿刺起搏时，穿刺点应紧贴胸骨左缘，不能距离太远伤及冠状动脉及胸膜。进针应垂直，争取一次性穿刺成功，并应将针头退出心肌后再进行起搏，以防止发生严重心肌撕裂伤。

二、导管相关并发症

(一)导管脱位

导管脱位是经静脉起搏常见并发症，盲目插管和漂浮导管起搏，无 X 线监视很难精确定位及固定。漂浮导管柔软，张力差，遇到体内温度后会变得更软，患者活动时更易脱位。导管脱位多见于置入起搏器早期，轻微的脱位仍可维持起搏，仅调整起搏器参数即可。脱位后起搏ECG 可以观察到起搏失灵，同时有感知障碍，患者原有心律失常可能重现，应重新调整电极位置加以固定。如患者脱离危险可以撤掉起搏导管,避免发生心律失常。

(二)心肌穿孔

多见于质地较硬的标准导管:①插管操作粗糙,用力过猛;②导管的张力过大,随着心脏不断收缩,逐渐形成穿孔,可发生在 3～7d 内。一旦心肌穿孔可有心前区疼痛应注意与合并有 AMI 鉴别,起搏电流大时可有随起搏频率而出现膈肌收缩活动现象,少数有室间隔穿孔,电极进入左室。起搏 ECG 可以观察到起搏和感知功能异常,原有起搏 ECG 发生变化(如起搏的 QRS 由 LBBB 图形变为 RBBB 图形)。应在 X 线监视下轻轻撤退导管,更换电极位置,不需要继续起搏时可以撤掉导管。心包积血量少时不需处理,大量心包积血时应在 UCG 或 X 线指导下做心包穿刺引流,有活动性出血时才考虑开胸止血。一般心肌穿孔不会造成严重后果。

(三)低血压和心排出量下降

多见于心室起搏,可以通过增加起搏频率进行纠正。即使房室顺序起搏,在病情危重处于应激状态,一般频率不能改善循环障碍时,也应适当增加起搏频率加以弥补。

(四)心律失常

插管时由于导管刺激心房或心室,可以出现房性或室性心律失常,少数可以出现阵发性 Af 或阵发性 VT,导管应暂时退回或向前推入肺动脉,待心律失常消失时再轻柔操作,必要时给予药物预防或予以治疗,应备有除颤器。尚有脱位的导管在心腔内活动可以诱发心律失常,应及时处理。

(五)导线接触不良或导管断裂

尤其是反复使用的导管和体外延长导线,容易出现断裂和接触不良,影响起搏效果,应注意检查避免使用,如造成起搏功能不良应及时更换。

(六)感　　染

感染与手术操作的环境有关,导线在体外皮肤上暴露和导管放置时间过长,容易造成局部和全身感染。预防的方法是:严格无菌操作,包扎的敷料要保持干燥,定期做局部消毒,更换敷料并防止污染,同时预防性应用抗生素。发现感染,尽快撤出导管并行细菌培养,针对性应用抗生素,局部做清创处理。需要继续起搏时可采用新导管,另选静脉途径。

第七章

Chapter 7

心脏电复律

第一节　概　　述

在危重症医学临床中，心脏电复律（cardioversion）是治疗致命性心律失常的常用重要电疗法。电复律包括同步和非同步心脏电复律（synchronized and unsynchronized cardioversion）两种。非同步心脏电复律又称电除颤（electric defibrillation）。通过释放足够电能使全部心肌间除极化，同时使所有可能存在的折返通道全部失活，自律性最高的窦房结（Sinus Atrial Node，SAN）重新获得主导地位，从而恢复窦性心律。

电复律最早用于动物实验，1775 年，Abildgaard 首次描述母鸡受电击后心脏停搏，再次电击心脏又恢复正常心律。1889 年，Prevost 证明电击致死机制是心室颤动（Ventrieular-fibrillation，Vf）。后来有人发现，给心脏施以大剂量电能可使 Vf 复苏。20 世纪 30 年代，美国 Kouwenhoven 小组设计和试验交流电（AC）和直流电（DC）体内除颤器。1946 年，Gurvich 和 Yunier 对狗进行体外高压 DC 电击，为便携式除颤器体外除颤奠定了基础。1947 年，Beck 和 Pritchard 首次进行人体体内 AC 除颤获得成功。1951 年，Kouwenhoven 和 Blalock 发明便携式体外除颤器。1956 年，Zll 等施行人类首次体外交流电除颤，但交流电击容易引起心律失常和心肌损害。1960 年，Lown 等进行了开创性工作，使直流电常规用于各种心律失常治疗，并成为处理心律失常的重要组成部分。1969 年，Kouwenhoven 等研制出一种便携式直流电单向除颤器。该项技术简便、迅速、有效，具有很好的应用价值。

第二节　同步电复律

早期研究发现，5%病例在电复律后发生 Vf，推测存在心室兴奋易损期。1921 年，Wiggers 和 Wegria 证实心室确实存在一个易损期。哺乳动物的心室易损期在心室收缩末期前 27 ～ 30s，恰在体表 ECG 的 T 波顶点前。易损期外同步触发放电可防止 Vf 发生。为避开心室易损期，现代心脏复律设备都设计有利用 ECG 的 R 波或 S 波触发复律脉冲装置，使电刺激落在 R 波降支或 R 波起始后 30ms 左右处，相当于心室的绝对不应期，此称为同步电复律。需注意，当除颤器处于同步模式时，对 Vf 不能放电。

一、设　　备

用于电复律的设备是除颤器（defibrillator）。目前临床常用的有自动体外除颤器和半自动体外除颤器两种，大多数除颤器有同步复律功能。

（一）除颤器组成

电除颤系统包括高压电源（AC 或电池）、可充电的电容器（能贮存 400 J 电能）、充电回路、放电回路和电极板。电极板是除颤器关键组成部分：成人电极板直径 8～12cm；10kg 以上儿童为 8cm；婴儿 4.5～5.0cm。通常在放电回路中加入一个感应线圈，使陡然升高或下降的电流和电压波形减幅。试验证明这种减幅波形更为安全有效。除颤电击的最佳时间是 4～12ms。现代电除颤器还具备心电示波和记录仪，便于治疗过程中观察和记录心电情况。大多数除颤器电极板可同时用作心电监测电极，有利于抢救时直接观察 ECG。

（二）除颤器类型

根据能量类型不同有 AC 除颤器和 DC 除颤器两种。AC 除颤通常需 200ms 脉冲（60Hz）、500J 能量。AC 缺点是需要电能量较大，对患者和操作者危险性高，目前已全部被 DC 除颤器取代。

二、除颤器维护

除颤器故障是一种紧急事件，可使 Vf 患者丧失复苏机会。除颤器故障主要是操作和保养不当所致。因此，必须定期检查除颤器功能，检查者应能及时发现问题，每次检查要做记录。除颤器维修中常遇到电极板短路造成元件损坏；交流电源总开关关闭造成电池耗竭；液体浸及除颤器元件或线路；电极板不能及时清洁处理；线路接触不良；设备故障不能及时发现等问题。

检查中发现约 20% 除颤器没有进行定期维护，14% 达不到执行标准（释放电能与选定值偏差 < 15%、360J 电能在 15s 内充满、电池总保持充电状态）。

三、电复律生理学

（一）电复律原理

电复律的生理学基础与心律失常发病机制密不可分。心律失常发生机制有三类：①冲动形成异常；②冲动传导异常；③二者同时存在。心律失常形成机制不同，对电复律的反应不同，见表 7-1。ICU 中大多数心律失常是折返机制。电复律对终止折返性（reentrant）持续心动过速有效。折返性心律失常包括房室结折返性心动过速（Atrial Ventricular Node Reentrant Tachycardia，AVNRT）、房室折返性心动过速（Atrial Ventricular Reentrant Tachycardia，AVRT）、心房扑动（Atrial Flutter，AF）和大多数阵发性房性心动过速（Paroxysmal Atrial Tachycardia，PAT）、室性心动过速（Ventricular Tachycardia，VT），正常情况下同步电击能有效地终止。此外，大剂量电能能对心脏进行除颤，因为心房颤动（Artial-fibrillation，Af）和 Vf 经常是由折返所致。

直流同步电复律可终止尖端扭转型室性心动过速（Torsade De Pointes，TdP）。此种心律失常可能由非折返机制引起。除此之外，直流电复律对自律性增强的心动过速，如窦性心动过速、异位房性心动过速、多源房性心动过速（Multifocal Artial Tachycardia，MFAT）、房室交接处性心动过速（Atrial Ventricular Iunctionaltachycardia，AVJT）和某些类型的 VT 无效。直流电击使洋地黄中毒引起的心律失常恶化，可能是由于电击能使心脏交感神经末梢除极，神经末梢释放 NE，加快心动过速甚至发生严重心律失常所致。电击不能终止的心律失常称为持续性心律失常。

表7-1 快速性心律失常对体外电复律/除颤的疗效

有效者(折返机制)	无效者(自律性增高)
房性心动过速	自律性房性心动过速
AVNRT	NPAT(洋地黄中毒)**
AVRT	MFAT
PAT	AVJT
AVNT*	AIVT***
Af	VT(洋地黄中毒或IC类所致)
AF	平行收缩(并行心律)
VT(TdP、单形性)	
VF	
Vf	

注:* AVNT(Atrial Venticular Node Tachycardia)房室结性心动过速;** NPAT(Non-Paroxysmal Atrial Tachycardia)非阵发性房性心动过速;*** AIVT(Accellrated Idioventricular Tachycardia)加速性心室自搏性心动过速。

(二)电复律机制

为终止心律失常,必须有足够电能通过心腔,使心肌细胞处于等电状态。为保证复律成功,等电状态应持续足够长时间以打断折返环路,允许SAN重新建立稳定节律,动物实验提示需要时间4～12ms。转复规律心律失常所需电能较小,如AF、单形室性心动过速(Monomorphic Ventricular Tachycardia,MMVT),体内复律需电能5～10J,体外复律需20～100J。转复混乱心律失常所需电能较高,如体内除颤需10～30J,体外需200～300J。电复律后,心脏重新恢复正常电冲动和心肌收缩需数分钟到数小时。

心脏复律所需最小电能称为电复律阈值/除颤阈值。即使同一个体,电复律阈值也不完全一致,呈类似S型的剂量——反应关系。体外心房或心室除颤阈值通常为50～100J。通过心脏的电流量取决于除颤电极板和心脏之间阻抗,电复律成功率与经胸阻抗成反比。不同患者间复律阈值变化很大,主要因各自经胸阻抗不同所致。经胸阻抗受下列因素影响:①电极板大小:电极板较大时阻抗较低,但电极板过大,使电流密度减低,复律成功率下降;②电极板—胸壁接触压力;③导电糊:应用导电糊或盐水浸过的布垫或电极板胶垫能使电极板和胸壁之间阻抗减小;④呼吸周期及两电极板间肺含气量:患者接受机械通气和PEEP期间肺膨胀,使胸部阻抗增加。反复电击后阻抗减小,部分由于电流通路中高温和水肿所致。除经胸阻抗外,其他因素影响复律或除颤阈值:利多卡因、氟卡尼和胺碘酮能明显增加阈值;索他洛尔降低阈值,其他抗心律失常药对复律/除颤阈值无影响或影响甚微。β受体阻断药和氨茶碱使电复律/除颤阈值降低。

四、适应证和禁忌证

心律失常电治疗有选择性和紧急治疗两种,当心律失常导致血流动力学不稳定或症状严重时需紧急电复律。选择性电复律必须权衡恢复和维持窦性心律的可能性以及潜在危险。

(一)同步电复律适应证

①折返性心律失常伴有血流动力学不稳定,或心肌缺血,或心衰时;②VT;③Af或AF伴下列情况:血流动力学不稳定、难以控制心室率、去除诱因后栓塞,或病程在1a内的特发性Af;④宽或窄QRS波的SVT合并血流动力学不稳定。

(二)同步电复复律禁忌证

(1)Af或AF伴缓慢心室率(未用洋地黄或β受体阻断药);

(2)洋地黄中毒或低钾血症;

(3)可自动转复 Af;

(4)5a 以上慢性 Af;

(5)严重传导系统疾病;

(6)SSS;

(7)重度二尖瓣功能不全和/或明显左室肥厚;

(8)近期动脉栓塞;

(9)近期准备行瓣膜手术。

(三)对进行电复律有争议的情况

目前对以下情况是否进行电复律尚有争议:①TdP;②VF;③Af:长期(Af > 1a)、左房直径 > 45mm、对抗心律失常药物不能耐受、转复后再发性 Af、继电活动后心房机械收缩衰竭及稳定的 Af 和病态窦房结综合征(Sick Sinus Syndrome,SSS)。

五、方 法

(一)准 备

1.紧急复律

对致命性 VT 或 Vf 不需预先药物镇静或麻醉,应立即电复律或除颤。对已有血流动力学不稳定或心肌缺血的快速心律失常,必须简化程序,迅速终止心律失常。

2.选择性复律

(1)抗凝:对 Af 超过 48h 者应予华法林抗凝治疗,应连用 4wk 以上。对 Af 持续时间长者,电复律前 3wk 开始抗凝,至复律后 4wk。

(2)预防性临时起搏:对 SSS 发生 Af 或 Af 伴缓慢心室率(40 ~ 60 bpm)者,应预防性安置临时起搏器。尽管右束支、左束支阻滞或非特异性房室传导延迟者有潜在危险性,但尚未发现电复律并发症发生率增加,这些患者无须预先安置临时起搏器。

(3)耐心向患者解释电复律的安全性和必要性,减轻恐惧和焦虑。

(4)了解用药史并做简单查体。

(5)对 Af 者,复律前应行经食管超声检查有无心房血栓,常规描记 ECG。

(6)测定血地高辛浓度,排除洋地黄中毒。除非怀疑洋地黄过量,否则不必停用洋地黄类药。复律当天应测定血清电解质。

(7)患者应空腹 6h 以上,防止发生误吸。

(8)电复律应在 ICU 中进行,患者躺在硬板床上,做好 CPR 准备。

(9)建立静脉通路。

(10)复律前 1h 肌注或口服给予苯巴比妥 100 mg。

(二)技术与步骤

(1)吸氧:确保良好氧合。在实施麻醉前 4min 予 FiO_2 为 1.0。

(2)选择 ECG 中 R 波幅高大导联用作同步触发。

(3)检验电路同步性能。

(4)麻醉:静脉给予地西泮 5 ～ 15mg 或硫喷妥钠和异丙酚。麻醉深度以患者对简单语言刺激无反应、事后对电击过程无记忆为宜。监测患者血压、心率和呼吸频率。

(5)放置电极板:电极板放置方法有两种:①前—前放置:阳极电极板放在胸骨右缘第 2 ～ 3 肋间,阴极电极板放在心尖部,适用于紧急情况;②前—后放置:阳极电极板放在脊柱和左肩胛骨下角之间,阴极电极板置于左下胸骨缘与心尖部之间。电极板上涂导电糊或用 4cm × 4cm

盐水浸过的布垫置于皮肤和电极板间增加导电性(注意不要形成短路或使用乙醇浸过的布垫)，在前面的电极板上施加 9～11kg 压力。骨骼阻抗高，电极板不能放置在胸骨、脊柱或肩胛骨上。

(6)能量水平设置：根据不同心律失常设定适当的能量水平。终止 AF 或大部分室上性心律失常的电能为 25～50 J；MMVT 需 25～50 J；多形性室性心动过速(Polymorphic Ventricular Tachycardia，PMVT)首次电击能量为 200 J；Af 初次转复能量 100 J，再次电击剂量加倍，直至达到 400 J；儿童或体重＜50kg 者，同步电复律能量为 3.5～6.0 J/kg。

(7)防止意外电击：操作者及其他人员不得接触患者和病床，暂停用其他监护设备。

(8)同步电击：如果第一次电击后出现异位搏动，静脉注射利多卡因 50～100mg。再次电击需增加能量直至复律成功或达最大允许水平。每次电击后检查 V_1 导联窦性节律。

(9)同步电击后发生 Vf 时，应关闭同步模式，立即行电除颤。

(10)继续给氧，维持良好氧合状态。观察呼吸抑制情况，使患者处于深呼吸状态。

(11)心脏复律后，对患者进行 24h 连续监测。

(12)应用抗心律失常药物，维持窦性心律，防止复发。

(13)寻找引起心律失常的病因，如肺栓塞、电解质失常、心脏瓣膜病、甲亢、心肌缺血和酒精中毒等，并加以治疗。

六、特殊心律失常的电转复

(一)心房颤动

是最常见电复律适应证。决定电复律时要考虑到多种因素，包括症状和恢复窦性心律后对心脏的益处。Wolf 报道心衰患者 Af 复律后 CO 增加 20%～30%，Af 相关性卒中也增加。

早期研究显示，Af 选择性电复律成功率＞85%，复律后如不进行维持治疗，约 50%患者 1a 后复发。复律所需能量与 Af 持续时间有关，Af 持续时间＞6 个月，所需电能约 150J；Af 在 3 个月以内者，则为 100 J；预激综合征、心肌病、心衰和心肌损害伴 Af 时所需电能较大，复律后数分钟内 Af 易复发。对心衰者，预先静脉洋地黄能明显减轻肺瘀血，促进心脏复律。AMI 并发心衰和心律失常时，洋地黄治疗纠正泵功能障碍同时常能消除心律失常。复律前 24～48 h 给予奎尼丁治疗可减少能量需要，有 15%～25%患者用药期间转复。奎尼丁 1.2 g/d，分 4 次口服。也可在复律前给予普鲁卡因胺 1 000mg 缓慢静脉注射 30min 以上，25%以上患者用药过程中复律。用药期间监测血压。复律成功后用奎尼丁维持窦性心律。

适合电复律的 Af 者：①Af 持续时间不足 la；②血流动力学不稳定者；③心室率不能控制；④去除原发病因和诱因 Af 仍持续存在者；⑤发生过栓塞者。

不适合电复律的 Af 者包括：①Af 持续在 1a 以上者；②二尖瓣病变伴左心房扩大和广泛心肌纤维化。左心房直径＞45mm 时，窦性心律罕能维持 6 个月以上；③心房功能稳定的 SSS；④对抗心律失常药物不耐受者；⑤电复律后复发者；⑥扩张型心肌病伴心衰者。

心脏复律后 ECG 波形很不稳定。新近发生的 Af，电击后 P 波在 1.0～3.0s 内恢复。慢 Af，电击后可有长时间无搏动伴连接区逸搏，发生窦性心动过缓。心房电活动恢复后机械活动不恢复情况少见。一旦心房电活动恢复，机械活动可在 4～6 周内缓慢恢复。

(二)心房扑动

AF 是一种规则的快速心房节律，以体表 ECG 下壁导联锯齿波为特征。AF 是最难用药物治疗的心律失常之一，有心肌损害者发生 AF 合并快速心室率可导致致命性后果。AF 分为两型：Ⅰ型 AF 心房率为 240～340 bpm，心房超速起搏有时有效；Ⅱ型 AF 心房率 340～430 bpm，心房超速起搏无效，偶尔可表现一个心房为 AF，另一个心房为 Af。电复律可使 72%～100%Ⅱ

型 AF 患者转复窦性心律,所需能量为 25～50 J。对这类患者不推荐预防性抗凝治疗。

(三)室上性心动过速

电复律能使 SVT 转复成功率达 75%～80%,但不作为一线治疗。因为大部分 SVT 通过药物和刺激迷走神经转复,而无需电复律。严重心肌损害患者发生 SVT 会使心肌功能进一步恶化,当药物治疗和迷走神经刺激不能使其终止时,选用电复律。洋地黄中毒引起的 SVT 是电复律的禁忌证。当不能确定是否为洋地黄过量所致心律失常时,需小心应用电复律。如果低能电击就引起高度 AVB 或室性心律失常,提示洋地黄中毒,发生室性心律失常时可用利多卡因治疗。

(四)预激综合征

40%～80%预激综合征患者合并 SVT,其中 Af 占 14%～20%。这些患者,Af 通过旁路1:1传导,导致极快的心室率(> 300 bpm)。预激综合征的 R−R 间期< 250ms 时,Af 可引发Vf。地高辛和维拉帕米阻滞正常 AVN 传导、加快旁路传导可使情况恶化。对血流动力学不稳定者,应尽快选择电复律治疗。血流动力学稳定者,选用普鲁卡因胺控制心室率。

(五)室性心动过速

对利多卡因治疗无效者,施行电复律。如果患者临床情况稳定,应选择电复律。对单形VT,100 J 转复成功率为 95%～100%,偶尔对更低的能量有效。除以下几种情况外,VT 需同步电复律:①迅速发生血流动力学损害,来不及同步复律的极度危急情况;②洋地黄中毒诱发VT;③心室扑动高 T 波偶可触发同步复律和诱发 Vf;④PMVTT 可作为 Vf 治疗。此种情况,即使采用低能、QRS 波同步复律,仍可能转为 Vf。

七、特殊情况的心脏复律

(一)电复律与洋地黄应用

早期在狗体内研究证实,中毒剂量的哇巴因使心肌对电击敏感性增加 8 000 倍。已有洋地黄中毒者接受高能电复律后发生 vf 和死亡的报告。洋地黄治疗过程中,未发生中毒者电复律可能是安全的。洋地黄中毒患者必须接受电复律时,推荐低能量电击,从 5J 开始,然后依次递增试用 10 J、25 J、50 J 等,直至转复。在任何能量水平,如果发生异位心律应立即给予利多卡因。对服用洋地黄的 AF 患者和洋地黄中毒者可考虑心房超速起搏复律。

大多数研究者建议,在心脏电复律当日应停用洋地黄,也有人主张预防性应用利多卡因。服用洋地黄患者电复律前保持正常血清钾浓度尤为重要。对发生致命性心律失常的洋地黄中毒者,为保证紧急电复律,可静脉注射利多卡因并谨慎给予抗地高辛抗体。

(二)电复律与胺碘酮

胺碘酮已越来越多用于室上性和室性心律失常治疗。由于其副作用和器官毒性,仅作为治疗 Af 的三线药物,在其他药物治疗无效时应用。胺碘酮对电复律和除颤能量影响尚有争议。Huang 认为,长期胺碘酮治疗不影响电复律/除颤阈值,对这些患者电复律危害也未见增加。胺碘酮还能稳定心房,有助于维持窦性心律。

(三)妊娠期电复律

妊娠期间心律失常少见。治疗心律失常时,应避免使用对胎儿有明显或潜在致畸作用的抗心律失常药物。对直流电复律成功终止心律失常的妊娠妇女调查未发现对胎儿副作用。用 100J 电能转复 PSVT 和用 300J 转复 Af 对孕妇和胎儿没有危险。Meitus 和 Sussman 等研究证明,直流电击不会引起早产,仅有 1 例因胎儿窘迫行剖宫产。电复律期间应对胎儿进行监测。

严重心律失常孕妇,其他治疗无效时应行电复律。电复律后立即对胎儿进行监测。如有胎儿窘迫征象,且到存活月龄,在孕妇病情允许情况下行手术分娩。

(四)儿童电复律

电复律已成功治疗儿童 Af,能量水平通常应低于成人。有人报道对体重在 2.1 ~ 5.0 kg 儿童,应用(1 ~ 2)J/kg 电能使 Vf 转复成功率达 94%。

八、并 发 症

(一)栓 塞

风湿性和非风湿性心脏病 Af 患者易发生动脉栓塞。心脏手术中发现,40%~ 50% Af 患者有左房附壁血栓,如不进行抗凝治疗,30%慢性 Af 患者至少发生一次栓塞。风湿性心脏病患者 10%~ 20%死于栓塞。栓塞发生率高是 Af 患者实施心脏复律的主要原因。电复律后,心房收缩恢复可造成栓子脱落,栓塞发生率为 1%~ 7%。理论上,心脏复律后血凝块形成需 2 周以上,心房功能恢复需 3 ~ 4 周,有者需数月才能完全恢复心房收缩功能。栓塞发生危险性以复律后 4 周为高。抗凝治疗能降低栓塞发生率。因此推荐电复律前 3 周开始抗凝治疗,持续到心脏复律后 4 周以上。目前不主张对 AF 患者心脏复律前行抗凝治疗。经食管超声检查能发现心房血栓。如果排除心房血栓,复律前不必长期服用抗凝约物。

(二)心肌损伤

反复电击可引起心肌功能和形态学改变,尤其在已存在心肌缺血患者。组织学改变可见心肌坏死和炎性反应,2%~ 3%病例可有一过性 T 波异常和 ST 段抬高。电复律后血 CPK 升高。部分患者在直流电击后 CPK－MB 水平中度升高。DC 对心肌损害较 AC 小,常规除颤电能很少引起严重心肌损害,体内反复除颤时对心肌损害最大。

(三)复律后肺水肿

2%~ 3%患者电复律后 3h 内发生肺水肿,可能与复律促发左房收缩功能衰竭或电击损害左室舒张功能有关。引起肺水肿的其他可能机制有左房功能恢复延迟和肺栓塞。

(四)皮肤烧伤

部分患者在电复律后与电极板接触部位皮肤有灼伤,可见局部红斑,主要是操作时电极板与皮肤接触不紧密或导电糊不足所致。

(五)复律后心律失常

电复律可引起各种心律失常,通常较短暂。最常见心律失常是 VPB、PTC 和 APB,严重者可发生 SAN 衰竭、致命性室性心律失常和心脏停搏。严重心律失常的发生常与释放的电能水平过高、洋地黄中毒、严熏心脏疾病和电解质失常有关。洋地黄过量时,不足 100 J 电能也能引起致命性心律失常。心脏复律后发生 Af 常见原因是在心室易损期放电。心律失常多在电复律后立即发生,也有数分钟到数小时发生 Vf。

(六)起搏器损害

安装起搏器患者施行电除颤是安全的,几乎所有起搏器均有保护电路用于防止电击对元件的损害,但电击仍可对永久性起搏器产生暂时性或永久性影响。常见情况有:导线移位、脉冲发生器和检测功能损坏、起搏器重新编程、起搏导线尖端与心肌的连接障碍和电路损坏。最多见的异常足一过性起搏感知阈值升高,导致特定起搏/抑制功能衰竭。双腔起搏较单腔起搏器性能稳定。对安装永久性起搏器患者行电复律或除颤时注意:①电极板放置尽量远离脉冲发生器(≥10cm);②电除颤方向尽可能与心室起搏导线顶端垂直;③应用最低有效能量可使这种危险降到最小。Vf 时间较长发生心肌缺氧,可能增加起搏阈值;④准备重新编制起搏器程序或改变起搏方法;⑤治疗后仔细检测患者,及时发现起搏器障碍。

（七）其他并发症

呼吸抑制、紧急电复律时胃内容物误吸和操作者意外损伤等。

第三节 电除颤

Section 3

电除颤是通过电击大部分心肌除极终止 Vf 并重新建立正常窦性心律的过程。与同步电复律不同，电除颤所需电能比同步电复律高。

近25年来对除颤机制研究发展很快，以植入式电除颤器应用最为突出。Wiggers 提出"全部除颤学说"（the total extinction hypothesis），即只有终止全部心室电活动才能终止 Vf。该学说很快被 Zipes 等人的"临界心肌除颤"学说（critical mass hypothesis）取代。该学说认为，电击即使不能终止绝大多数心肌颤动，剩余心肌也不能维持这种心律失常。

现代电除颤概念试图根据不应期调和电除颤对心肌细胞的复杂作用，认为电击能终止 Vf 也可再次激发 Vf。易损上限理论认为，阈值以下能量的电击能终止导致持续性 Vf 的折返前锋（fronts），但可在心室内再次激发新的折返。阈值水平以上能量的电击能防止再次引起 Vf 的折返前锋。不应期延长理论认为直流电击能使所有容易兴奋的细胞除极，对于处于相对不应期的细胞，电击可使不应期明显延长，破坏折返微波的传导。

一、电除颤器测试

ICU 和 CCU 应建立除颤器检验制度，以保证除颤器正常工作。美国心脏学会（AHA）推荐除颤器检验指南。

（一）外接电源除颤器

工程人员每3个月进行一次维修检查；临床工作者每天查看并用50 J 能量进行充放电试验，每周进行一次满负荷能量的充放电。

（二）电池动力除颤器

工程人员每3个月进行一次维护性检查。临床使用者检查和测试同外接电源线除颤器。电池检查应按生产操作说明书进行。

二、电除颤技术

临床医护人员应熟练掌握除颤器、监护仪和电极板控制的各项设置。除颤器和监护仪电源可有共用或独立开关。此外，除颤器还设计有同步线路，除颤时应关闭同步模式。大多数除颤器电极板可用作监护电极。电极板和患者导联不能同时起作用，只能有一个处于活性状态。打开总电源后，需选择能量，有单独开关负责充电，然后通过电极板放电。电极板上有两个电控制按钮，一个在除颤器主机上，一个在两个电极板上，最安全的是同时按动两个电极板放电按钮。

实施电除颤应遵守除颤规程，AHA 推荐心脏骤停除颤应遵循下列程序。

1. 基础生命支持（BIS）

及时迅速除颤是心脏骤停患者存活的关键，在获取除颤器前应进行基础生命支持，争取援助。心前捶击有时可终止 Vf。由于大多数除颤器通过电极板立即进行心电监测，因此现已很少进行盲目电除颤。

2.由助手配合

进行 BLS 反复电除颤时不能中断 BLS。尽早建立外周或中心静脉通路,开放气道和适当氧合。

3.评价心率失常

复苏过程中进行连续心电监测,了解心律失常的性质。

4.治疗室颤

Vf 时能即刻获得除颤器,尽可能缩短 BIS 和 ALS 间的时间,迅速进行下列步骤:①在电极板上涂导电糊;②打开除颤器开关;③除颤器置于非同步模式;④选择能量水平(首次 200 J);⑤充电;⑥将电极板置于患者胸部,施加 9～11kg 压力使电极板与胸壁紧贴;⑦清理患者区,工作人员不应与患者和病床接触;⑧按动放电按钮除颤。

5.检查 ECG 与脉搏

首次除颤后 Vf 不消失时,迅速进行第二次电击(200～300 J),如果 Vf 仍然存在,以 360 J 进行第三次电击。如果 3 次电击失败,继续 CPR,包括通气、应用肾上腺素和再次电击。肾上腺素可使 Vf 由细颤波转为粗颤波。同时检查颈动脉和股动脉搏动和 ECG,了解有无电一机械分离。如无脉搏,立即进行 BLS。

6.ALS

两次电击后 Vf 仍持续存在,应查找除颤失败原因。检查电极板大小、放置和与胸部接触是否得当,以及有无气胸、酸中毒或缺氧等。静脉给予利多卡因、溴苄胺、硫酸镁或普鲁卡因胺,再次除颤。

三、影响除颤成功因素

主要有以下几个方面:

(一)室颤发生到开始除颤的时间间隔

Vf 刚发生时,波幅粗大,除颤成功率高。随着时间延长,Vf 变成频率快、波幅细小波形,除颤极为困难。Vf 持续时间还影响除颤阈值,Vf 后 2min 除颤所需电能低,可能与有利的细胞外钾改变有关。Vf > 10min 电除颤难度增加造成除颤失败。

(二)心肌缺氧

缺氧心肌除颤不易成功。施行有效心脏按压和人工呼吸或机械通气,保证氧供。组织氧合状态良好是除颤成功的必要条件。

(三)酸中毒和电解质失常

酸中毒和电解质失常使心肌致颤阈降低,酸中毒还使心肌收缩力下降,造成除颤失败。在除颤过程中注意纠正这些内环境紊乱。

四、儿科电除颤

儿童电除颤与成人不同。

(一)关于盲目除颤问题

婴幼儿心脏骤停常见原因是心脏阻滞或缓慢性心律失常,Vf 非常少见,因此,对婴幼儿不推荐盲目除颤。如果证实为 Vf,应在进行 BLS 2min 后除颤。

(二)除颤能量

儿童除颤能量低于成人,推荐初次除颤电能为 2 J/kg。第一次除颤失败,第二次能量加倍。两次除颤不成功,应立即纠正缺氧和酸中毒。对接受洋地黄治疗的婴幼儿除颤时需格外小心,有时电除颤可引起不可逆性心脏停搏。初次除颤应选择最小电能。除颤失败,应逐渐增加电能。

五、电除颤的争议

(一)除颤能量

何为除颤适宜能量尚存较大争议。许多临床医生主张成人首次用 400 J 除颤。大多数除颤器贮存 400 J 电能,穿过 50 Ω阻抗(通常穿过成人胸壁的阻抗)释放的电能为 270～330 J。Tacker 等根据对儿童和一些动物试验资料进行回顾性分析提出 35%体重＞50kg 和 60%体重＞100kg 患者,此能量不足以除颤。

(二)心前区捶击

Pennington 等推荐用此法转复 Vf,他们报告 12 例 Vf 患者中 5 例经心前区捶击转复。胸部捶击复律确切机制尚不清楚。Vf 早期,仅需要很小能量(＜1J)就可转复。捶击时拳头尺侧距心前区为 20～30 cm,能产生 10～30 J 能量。胸部捶击的危险是落在心室易损期引起 Vf。AHA 建议在未获取除颤器时,可用胸部捶击治疗 Vf 和无脉搏的 VT。对有脉搏的 VT 不能用此法,除非能立即获取除颤器和起搏器。对儿童不推荐胸部捶击。

六、埋藏式体内自动复律除颤器

埋藏式体内自动复律除颤器(Automatic Implantable Cardioverter-Defbrillators,AICD)能自动检测 VT 或 Vf 并释放电能进行电击,目前 AICD 兼有起搏和除颤功能。最早的 AICD 脉冲发生器重达 300g,多埋藏在腹壁中,需开胸手术将电极板固定于心外膜。新型除颤系统的脉冲发生器重量约 100g,可埋藏在锁骨下区皮下,嵌入于导管线的电极板通过静脉送入右心。一旦发生 VT 或 Vf 能在 2.5～10s 内自动放电 20～30 J。一次无效,可连续 3 次放电。AICD 使心律失常所致年猝死率降至约 1%。ICU 中 AICD 使用正日益增多。

(一)构造和工作原理

AICD 由与电池组合在一起的脉冲发生器、电容器、电路系统以及嵌入式电极板组成。电极板用于感知心率、起搏和进行直流电击。AICD 通过监测心室率来判断心律失常。更新型的仪器能够:①通过互除法判断快速节律规则与否,以此来区别 VT 和 Af 的快速心室反应;②通过感知心率突然增快还是逐渐加快来区分 PVT 和窦性心动过速;③还能识别不同频率心动过速。对不同类型心动过速或颤动实施不同治疗。老式装置,一旦开始充电,即使充电过程中 VT 已自发转复,充电仍继续进行。新型 AICD 则不然,如果放电前心动过速持续存在,AICD 会做出电击决定。如果充电过程中心动过速停止,电容器中电能会通过内电阻释放。AICD 还能获取心律失常的 ECG,便于事后医生、护士和技术人员检查,判断治疗是否得当。

(二)适 应 证

①Vf 复苏后猝死高危患者;②反复发生 Vf 和无脉搏的 VT;③电生理检查易诱发恶性室性心律失常者;④电复律后有发生心动过缓或心脏停搏危险的患者或心动过缓的起搏治疗。

(三)并 发 症

AICD 治疗的并发症与永久性心脏起搏器相似,包括感染、血肿、右室穿孔、血栓形成和脉冲发生器或线路系统功能障碍。

AICD 功能障碍表现:①电击不适当导致电击不适当的原因:存在非持续性 VT、SVT、过度感知心房信号或心室复极;②将起搏信号误认为心室率;③感知体外信号如肌电位或体外电磁干扰。有人报道 42%安装 AICD 的患者发生电击不适当,主要由 Af 触发。有些患者对再次电击产生严重焦虑。还有些患者安装除颤器后仍然发生晕厥,是因检测心律失常、充电、再确认过程延长,电击前心动过速持续存在所致。

第八章

氧　疗

30亿年前，大气中出现一种新酊气体氧，它是细菌磷酸化的产物。Paracelslius（1493～1541）首先应用风箱进行人工通气。1603年，Ducsesue发现，人吸入空气才能存活。17世纪，Boyle发现空气能支持燃烧和维持生命。Lower（1631～1691）确定，静脉血与空气接触后形成氧合血。Mayow（1646～1679）也发现，血液动脉化是由于从空气中获取某种物质所致。1729年，Hale第一次制造了氧。1772，年Prieslley发现自然界中存在氧后，1774年从氧化汞中提取了氧，并发现氧能使熄灭的蜡烛或木片复燃。1777年，法国的Lavoisier指出空气中存在"可呼吸气体"和"不可呼吸气体"，并根据希腊语"可生酸"命名为"氧"。他认识到氧在呼吸中的作用，机体吸入氧在体内产生CO_2和水。Boddoes首先引进氧疗（oxygen therapy）。1794年出版《医用人造空气的思考》一书中提到应用氧治疗多种类型的疾病，如淋巴结核、麻风和瘫痪。对低氧血症患者氧有重要治疗作用，特别是呼吸衰竭患者的首要治疗方法。对氧疗不加选择地应用也会产生许多问题。氧疗时，应清楚了解氧疗的生理学原理，避免滥用，以防发生氧中毒。

第一节　氧疗的适应

Section 1

临床上尚无明确的氧疗标准，组织缺氧即是氧疗指征。1984年，美国胸科医生学会与国家心、肺和血液学会（ACCP-NHLBI）联合提出，$PaO_2 < 8.0\ kPa$或$SaO_2 < 90\%$提示组织缺氧，需进行氧疗。缺氧常由CaO_2减少（低氧血症）、低灌注和组织氧利用障碍所致。ICU中所有患者均需氧疗。

一、低氧血性缺氧

低氧血症是由PaO_2降低、血红蛋白含量减少或血红蛋白饱和异常引起CaO_2减少的一种状态。上述因素单独或共同作用使运输到组织的氧量减少。如果心血管系统未发生代偿，低氧血症会引起组织缺氧。

（一）周围环境氧分压降低
呼吸低氧浓度的气体或在低大气压下生存时，PAO_2降低。最典型的例子是高原病。

（二）通气不足
慢性支气管炎、胸部损伤、药物过量、手术后和神经肌肉疾病，因肺泡通气减少，常合并CO_2潴留。

（三）肺泡—毛细血管弥散受损

PAO_2 正常时,肺泡—毛细血管膜限制氧向肺毛细血管内弥散,降低 PaO_2。肺纤维化、肺间质水肿可导致弥散障碍。静息时,单纯弥散障碍引起低氧血症少见。在运动状态下,肺循环血流增加时才发生低氧血症。

（四）解剖分流

血液绕过肺脏直接从动脉进入静脉称解剖分流。先天性心脏疾病和创伤可导致解剖分流。先天性心脏病是引起解剖分流最常见的原因。解剖分流有两型:右向左分流和左向右分流。右向左分流时:血液从静脉流向动脉,未氧合的静脉血与充分氧合的动脉血混合,降低 CaO_2 和 PaO_2;左向右分流指血流从动脉到静脉,很少影响 CaO_2。大量左向右分流会增加心脏做功,导致心衰。

（五）$\dot{V}/\dot{Q}$ 比例失调

正常情况下小的 $\dot{V}/\dot{Q}$ 比例失调,使 PaO_2 总是低于 PAO_2。

随着年龄增加肺脏弹性回缩力逐渐降低,$PA\text{-}aO_2$ 几乎呈线性增加,可引起轻度进行性低氧血症。肺炎、肺水肿、ARDS、COPD 或肺不张时,血液灌注区域肺脏通气不良或灌注明显超过通气,$\dot{V}/\dot{Q}$ 比值降低,PaO_2 明显降低。肺动脉栓塞时,$\dot{V}/\dot{Q}$ 比值升高。

（六）血红蛋白缺乏或变性

失血、红细胞破坏或红细胞生成减少导致严重贫血时,血红蛋白浓度降低,血液携氧能力下降。血红蛋白含量降低 33% 时,CaO_2 下降程度相当于 PaO_2 由 13.3 kPa 降至 5.32 kPa。一氧化碳或氰化物中毒引起碳氧血红蛋白血或高铁血红蛋白血,使血红蛋白发生变性,丧失携氧能力。

二、低血流性缺氧

静息状态时,呼吸功能障碍引起严重缺氧不会导致全身组织无氧代谢,而组织灌注障碍则可加重无氧代谢。临床发现,组织灌注正常时,PaO_2 低至 2.93 kPa 时也不会引起乳酸堆积,CO 降低则迅速出现乳酸积聚。DO_2 取决于 CaO_2 和 CO。CaO_2 正常,血流减少时也可发生缺氧。血流减少有两种类型:循环衰竭和局部灌注减少。

（一）循环衰竭

心脏骤停、休克、心衰和严重心律失常导致循环衰竭,引起广泛组织低灌注,发生缺血、缺氧。休克早期,机体调动代偿机制维持重要器官灌注。但持续休克最终导致不可逆性 CNS 损害和心衰。

（二）局部灌注减少

AMI、脑卒中时,全身血流灌注正常,但局部血流灌注减少,引起局部组织缺血、缺氧、代酸和组织坏死。

三、氧利用障碍型缺氧

又称组织中毒性缺氧,细胞利用氧能力降低。氰化物中毒时,破坏线粒体氧化酶系统,使之丧失传递电子的功能,中断生物氧化过程。

脓毒性休克、ARDS 等时,组织 VO_2 依赖 DO_2,提示氧利用障碍。

第二节 氧疗装置和方法

Section 2

理想的氧疗装置应能释放任何的 FiO₂，满足各种临床情况需要。给氧装置应满足下列基本要求：①能控制 FiO₂；②预防 CO_2 过度蓄积；③尽可能减小呼吸阻力；④能节约用氧；⑤患者感舒适，能够长期使用。

根据释放的氧浓度和患者需要改变时 FiO₂ 的稳定性，通常将氧疗装置分为两大类：非控制型和控制型氧疗装置。

一、非控制型氧疗装置

正常人呼吸时吸入气体流量 > 15 L/min。经典非控制型氧疗装置直接供给呼吸道气体流量 ≤ 15 L/min。此类氧疗装置仅供给患者所需吸入气体的一部分，释放的氧与室内空气混合后吸入。患者呼吸方式变化会影响 FiO₂。由于非控制型氧疗装置释放的氧流量常低于患者需要量，这类装置又称低流量供氧装置。任何改变患者吸入气流量的因素均可影响 FiO₂。常用的低流量氧疗装置有鼻插管、鼻导管和简单面罩。

（一）鼻 插 管

鼻插管是常用的低流量氧疗装置，有两个长约 1cm 分叉的弹性管道，与供氧管道连接，分叉插入鼻前庭（见图 8-1）。供氧管接氧流量计或氧气湿化瓶。通常氧流量超过 4 L/min 时进行湿化。鼻插管提供的氧流量 1 ~ 15 L/min，FiO₂ 为 0.24 ~ 0.56。

鼻插管可用于成人和儿童，特殊设计的鼻插管也可用于婴儿。鼻插管有易于放置、重量轻、廉价及可一次性使用等特点，是患者最容易耐受的氧疗装置。鼻插管仅用于病情稳定患者，一般不适用于危重症患者，尤其吸入气流量变化较大者。此外，鼻插管不易固定，用于躁动患者时易脱出。氧流量 > 6 ~ 8 L/min 时患者感到不舒服。鼻中隔偏曲、鼻黏膜水肿、鼻腔分泌物过多和鼻息肉等可影响鼻插管释放氧量。

（二）鼻 导 管

鼻导管顶端插到鼻咽部（图 8-2），通过导管顶部小孔释放氧气。鼻导管多带有湿化器。

有效的氧疗常需要正确放置鼻导管。放置前应在鼻导管远端 1/3 ~ 1/2 部分涂抹润滑剂，检查导管有无漏气，然后直视下将鼻导管放置鼻咽部。干燥、稠厚的分泌物易堵塞鼻导管，因此，至少每 8h 更换一次。由于鼻导管常使患者产生不适感，已多为鼻插管所替代，仅限于不能使用鼻插管的特殊情况（如支气管镜检查）。此法常用于婴儿长期氧疗。

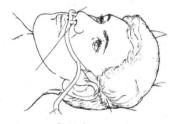

图 8-1 鼻插管

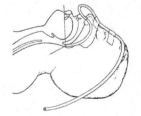

图 8-2 鼻导管

（三）简单面罩

为一无活瓣及附贮袋的弹性面罩（图 8-3）。呼出气体直接经排气孔排出。中断氧供给，空气可通过排气孔和面罩边缘吸入。患者需氧流量为 5 ~ 12 L/min 时，应使用简单面罩。最小氧流量为 5 L/Min 时,面罩在呼气末可被氧气再充满。< 5 L/min 时,面罩起死腔作用,导致 CO_2 再吸入。

简单面罩贮气容量小、空气易经排气孔吸入,故作为低流量氧疗装置。其释放的 FiO_2 受吸入氧流量、面罩容积、混入的空气和患者呼吸方式影响。简单面罩提供的 FiO_2 介于 $0.38 \sim 0.46$（6 L/min）和 $0.82 \sim 0.88$（15 L/min）。

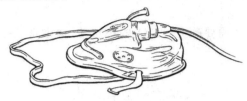

图 8-3　简单面罩

(四)气管造口面罩

为一小的弹性面罩,罩住气管造口管。由于混合有室内空气,患者 FiO_2 低于释放氧浓度。其功能类似简单面罩。

二、附贮袋面罩

除与患者吸入气流量配合外,尚能提供与患者吸入气量相等的氧容量,这需要附贮袋装置收集和保存患者呼出的氧。吸气时,吸入附贮袋中的部分气体。

附贮袋面罩由面罩和一个容量为 1L 的附加贮气袋组成。通过调节氧流量,使附贮袋一直处于膨胀状态,使患者不过多吸入氧。氧流量每增加 1L/min,FiO_2 增加 0.10。供氧流量 $6 \sim 15$ L/min,FiO_2 为 $0.60 \sim 10$。附贮袋装置又分为以下两种。

(一)部分重复呼吸面罩

面罩与附贮袋之间相通,呼出气体大部分经面罩体部的排气孔排出,约 1/3 呼出气返回附贮袋(图 8-4A)。再次呼吸时,部分呼出气体被再吸入。此装置能降低终末 FiO_2。在氧流量为 $6 \sim 10$ I/min 时,FiO_2 为 $0.35 \sim 0.60$。增加氧流量可提高 FiO_2 到 0.80。

(二)无重复呼吸面罩

如图 8-4B 所示。面罩与附贮袋之间及面罩体部排气孔处安置单向活瓣,防止呼出气进入附贮袋,并防止空气混入。此装置提供的 FiO_2 可高达 1.0。经典的一次性无重复呼吸面罩释放 FiO_2 介于 $0.57 \sim 0.70$,平均 0.63。

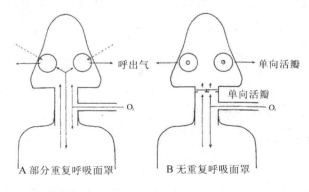

图 8-4　附贮袋面罩

三、控制性氧疗装置

控制性氧疗装置释放的氧流量等于或超过患者吸入气体流量，能提供稳定的FiO_2。控制型氧释放装置能供给患者全部所需吸入气体，保证精确、稳定的FiO_2。正确应用该类装置，能供给患者恒定的FiO_2，因不受患者呼吸方式影响，故又称高流量供氧装置。高流量氧疗装置提供氧流量为 60 ～ 100 L/min。高流量氧疗装置分为两类。

（一）空气稀释面罩（Venturi 面罩）

氧气通过狭窄孔或喷射口在面罩内形成喷射气流时周围产生负压，环境中空气可进入面罩。吸入空气的量与氧气在喷射口的流速成正比。喷射口越小，氧气流速越大，吸入空气量越多。调节喷射口大小，能分别提供 0.24、0.28、0.31、0.35 和 0.40 的氧浓度。

为防止空气稀释，Venturi 面罩氧流量应超过患者高峰吸入流量。正常人静息状态下高峰吸入流量很少 > 30 L/min，急危重症患者可为正常人的 2 ～ 3 倍。因此总氧输出流量至少为 60 L/min。

Venturi 面罩适用于大多数需 $FiO_2 < 0.35$ 的患者。COPD 患者吸入高浓度氧气会引起通气不足造成 CO_2 潴留，可选用此装置进行氧疗。Venturi 面罩最好短期应用于 COPD 恶化时。长期应用患者常不能耐受。患者进食、饮水时移去面罩中断氧疗会使 PaO_2 迅速下降。

（二）空气稀释喷雾面罩

在 Ventmi 面罩管道中可增加湿化和调温装置。氧气喷射口除能吸入空气外，还能产生气溶胶。通过一浸入型或盘状加热器控制温度。空气稀释喷雾面罩适用于人工气道患者，能使吸入气温度在 32 ～ 36℃，保证气道适当湿化。

（三）混合氧疗装置

空气吸入装置必须用环境中的空气来稀释。混合氧疗装置由独立密闭的管道输送空气和氧，然后通过人工或活瓣自动混合。大多数混合氧疗装置能提供 60 L/min 以上的流量。高流量时，FiO_2 为 0.21 ～ 1.0，是理想的氧疗装置。

（四）T 型管

为一种简单无重复呼吸环路，直接插入气管内插管或气管造口套管内。在 T 型管的一侧湿化氧气，呼出气体从另一侧排出。如果吸入气体流量和环路容量高于患者的峰值吸气流率（peak flowrate），T 型管可作为一种控制性氧疗装置。

四、围帐式氧疗装置

它是一种最古老的氧疗方法，患者处于控制性氧环境中。目前，此种氧疗装置仅用于婴儿、儿童。围帐式氧疗装置有以下几种类型：

（一）氧 帐

现已很少应用于成人，主要用于儿童的控制性氧疗。主要缺点是经常启闭导致氧帐内氧浓度波动较大，不能提供恒定 FiO_2。大氧帐内，输入流量为 12 ～ 15 L/min 时 FiO_2 为 0.40 ～ 0.50。较小氧帐中，输入流量为 8 ～ 10 L/min 即可达到同样的 FiO_2。

（二）头 罩

是婴儿控制性氧疗的好方法。氧气头罩仅罩住头部，便于护理。氧气流经一加热空气的混合喷雾器或带加热湿化器的混合装置进入头罩内。设定最小流量为 7L/min 时能防止 CO_2 蓄积。根据头罩大小，供氧流量 10 ～ 15 L/min 即能维持稳定高浓度氧。对于早产儿，维持头罩内适中温度环境（NTE）尤为重要。据婴儿年龄和体重调节头罩内温度。如新生儿体重＜ 1200g，NTE 为 35℃；婴儿体重在 2 500g 以上时，NTE 为 30℃。

（三）早产儿保育器

为一透明塑料暖箱，能提供氧和 NTE。加热湿化器直接与保育器和流量计连接。通过空气过滤器常将 FiO_2 限制在 0.40。控制性氧疗最好的方法是应用带氧头罩的保育器，氧头罩罩住婴儿头部。保育器内的温度控制在 18 ～ 20℃。

五、气道正压氧疗装置

使机械通气患者基础气道压力超过大气压的方式称为 PEEP。此方法用于自主呼吸患者时称 CPAP。PEEP 和 CPAP 是重要的呼吸治疗方式。呼吸机是一种特殊的氧疗设备，现代化的呼吸机具有多种通气模式，根据需要调节氧流量。FiO_2 可调范围 0.21 ～ 1.0，能满足正压氧疗的需要。此外尚有专用的 CPAP 治疗仪。

（一）持续气道正压

通过维持自主呼吸期间的持续气道正压，能增加功能残气量，改善氧合和肺顺应性及呼吸功。CPAP 可通过气管内插管、面罩或特制分叉的鼻导管进行。清醒患者尽可能采用面罩或其他无创方法，避免气管内插管。改良的 CPAP 有气道压力释放通气和 BiPAP。

（二）呼气末气道正压

机械通气期间，在呼气末对气道施加正压，使呼吸道内持续处于正压状态，防止呼气末肺泡塌陷，使萎陷肺泡复张。此种通气模式能增加 FRC，减少肺内分流、改善气体交换及提高 PaO_2。

PEEP 或 CPAP 时应调节至理想的 PEEP 水平。气管内插管时，成人最小的 PEEP 水平为 0.40 ～ 0.67 kPa。理想的 PEEP 水平应满足下列要求：①持续改善 PaO_2；②减少肺内分流；③对 CO 影响最小。

第三节　氧疗的临床应用

Section 3

在决定氧疗、制定氧疗方案和选择氧疗设备前应明确三个问题：氧疗的目的、患者情况和氧疗设备特点和性能。病情是选择氧疗设备的关键因素。

一、氧疗目的

氧疗是通过提高吸入气体中的氧分压，提高血氧饱和度，缓解或纠正缺氧的治疗手段。氧疗目的是改善或纠正低氧血症、防止组织缺氧、减轻慢性缺氧症状、减少与缺氧代偿有关的心肺做功。

（一）纠正低氧血症

成人、儿童和出生 28d 以上的婴儿，PaO_2 ＜ 8.0 kPa 和/或 SaO_2 ＜ 90% 为低氧血症；新生儿 PaO_2 ＜ 6.67 kPa、SaO_2 ＜ 88% 或毛细血管氧分压（PcO_2）＜ 5.32 kPa 表明存在低氧血症。某些情况下只要怀疑组织缺氧，即使无低氧血症的证据也可进行氧疗。例如，严重呼吸困难、一氧化碳中毒、氰化物中毒或休克时。严重创伤、AMI 和麻醉后复苏过程中常见低氧血症。

除特殊原因外，因通气不足、弥散障碍或 $\dot{V}/\dot{Q}$ 比例中度失常引起的低氧血症，单纯氧疗即可纠正。单纯氧疗对生理性分流所致的低氧血症无效,需 PEEP 或 CPAP。

(二)减轻低氧血症的症状

除能缓解低氧血症外,氧疗也有助于缓解肺部疾病所致的低氧血症症状。COPD 或某些肺间质病变患者,充分吸氧时可不出现呼吸困难。氧疗尚能改善慢性低氧血症患者的神志状态。

(三)减少心肺做功

低氧血症时通气和 CO 代偿性增加。急性低氧血症时,氧疗能降低心肺对氧的需求。低氧血症患者吸入空气时通过增加通气仅能达到可接受的动脉氧合水平。通气加强,呼吸功增加,供氧能减少呼吸功。同样,低氧血症患者需增加 CO 来维持最基本组织 DO_2。氧疗能提高 CaO_2。心脏已处于应激状态(如 AMI、严重创伤或感染等)时,减少心脏做功尤为重要。

低氧血症还可引起肺血管收缩和肺动脉高压,增加右心室做功。慢性低氧血症患者心脏做功持续增加可导致心衰。氧疗则能逆转肺血管收缩和肺动脉高压,减少心室做功。

二、氧疗的原则

与药物一样,氧的生物学作用有利弊两方面。氧疗原则是给予达到预期效果的最小氧量。供氧量由氧疗装置控制,以浓度(%)、流量(L/min)表示。达到预期治疗效果后,应维持该 FiO_2,监测患者反应,据情调整给氧量。脉搏血氧仪测定血红蛋白的氧饱和度(SpO_2)能指导氧疗。$SpO_2 \geqslant 95\%$可排除低氧血症。患者 $SpO_2 < 88\%$时,应增加氧流量或 FiO_2,直至 $SpO_2 \geqslant 95\%$。如果简单氧疗不能维持适当的 SpO_2($\geqslant 88\%$),表明存在严重低氧血症。

三、氧疗的应用

(一)急性组织缺氧

CPR、严重创伤、休克患者应通过高流量或密闭的附贮袋氧疗装置供给 FiO_2 为 1.0 的氧,以最大限度地提高 CaO_2。一氧化碳或氰化物中毒患者应首选高压氧治疗。

对于中、重度低氧血症的成年危重症患者应用高流量或附贮袋装置,开始释放氧浓度(FDO_2)$\geqslant 0.6$。以后,根据生理学参数调整 FDO_2。治疗目标使 $PaO_2 > 8.0$ kPa 或 $SaO_2 > 90\%$。轻、中度低氧血症(如 AMI 恢复期或手术后)患者,选择鼻插管或简单面罩。

(二)高碳酸血性呼吸衰竭

治疗目标是保证适当的动脉氧合又不抑制通气。常选择 Venturi 面罩进行控制性氧疗。初始 FiO_2 为 0.24,30 ~ 60min 后测定 ABG。如果 $PaCO_2$ 升高 $\leqslant 1.33$ kPa 且 < 10 kPa,FiO_2 增加至 0.28。此时,COPD 者处于氧离曲线的陡峭部分,PaO_2 轻度增加即能使组织氧摄取明显增加。如果低氧血症持续存在可以此方法继续增加 FiO_2。治疗期间应行 ABG 监测,维持 PaO_2 在 6.67 ~ 8.0 kPa 或 SaO_2 在 85% ~ 90%。

Venturi 面罩不舒适,患者谈话、进餐、饮水时需移去面罩。因此还可选用鼻插管给氧。鼻插管给氧的主要优点是允许患者自由进食、饮水、咳嗽和谈话。FiO_2 通过下列公式计算:$FiO_2 = 21 + 4 \times$ 给氧流量(L/min)。

对慢性肺心病、弥漫性间质肺病、心衰患者进行长期持续低流量氧疗可改善缺氧相关症状。

(三)非高碳酸血性呼吸衰竭

治疗目标是使 $PaO_2 \geqslant 8.0$ kPa。开始时选用鼻插管或 Venturi 面罩,根据 SpO_2 或 ABG 结果调整给氧流量或 FiO_2。COPD 以外肺脏疾病引起的低氧血症可每 7min 测定一次 ABG 或 SpO_2。鼻插管给氧流量达 4 ~ 5 L/min 时应予以湿化。需要高流量给氧时,应用 Venturi 面罩。Venturi

面罩 FiO_2 为 0.5 时，PaO_2 仍 < 8.0 kPa 或 $SaO_2 < 90\%$，可能存在心源性肺水肿、ARDS、重症肺炎、心脏或肺内分流，此时应用无重复呼吸面罩。理由有二：①此装置能提供预期高浓度氧（约 0.90）；②能发现右向左分流。如果 FiO_2 为 0.9 时，$PaO_2 \leq 8.0$kPa，表明右向左分流约为 CO 的 40%。对胸部 X 线检查证实有肺弥漫性渗出，利尿药不能迅速改善者，需行 PEEP 治疗。对未行气管内插管的患者应用密闭面罩进行 PEEP，既能保护下呼吸道、维持呼吸肌适度伸展、稳定心血管功能，又不引起 CO_2 潴留。

（四）持续氧疗

持续（$> 24h$）氧疗能明显延长生命和改善 COPD 低氧血症患者的生活质量。每天氧疗 15h 以上，使 3 年病死率降低 1.5 ~ 1.9 倍。下列情况的 COPD 患者应给予持续氧疗：①$PaO_2 \leq 7.32$ kPa；②$PaO_2 \leq 7.89$ kPa 伴有水肿。$Hct \geq 55\%$ 或 ECG 有肺型 P 波。通常需持续治疗 2 个月。

开始用鼻插管给予低流量氧，静息状态下维持 PaO_2 在 8.0 ~ 10.64 kPa。用于长期氧疗装置主要有三：罐装压缩氧、液态氧和氧浓缩器。根据费用、性能和安全性加以选择。家庭氧疗费用最低的是氧浓缩器。目前又有四种新方法问世：经气管导管、附贮袋鼻插管、SpO_2 控制性氧疗装置和眼镜架内隐藏式氧插管。

（五）急性心肌梗死

氧疗能明显缩小心肌梗死面积。AMI 最有效的氧疗浓度和时间长短尚未确定。推荐应用 Venturi 面罩，FiO_2 为 0.4，应用至 AMI 后第 4.5 天。AMl 恢复期患者供给低或中等流量氧，可选择鼻插管 2 ~ 4 L/min] 或简单面罩（4 L/min）。

（六）支气管哮喘

支气管哮喘患者（$PaO_2 \leq 7.32$ kPa）应用支气管扩张药前应行鼻插管或 Venturi 面罩氧疗。

（七）丛集性头痛

应用无重复呼吸面罩吸入高浓度氧能有效缓解丛集性头痛症状。75%患者吸氧 15min 内头痛缓解，作用机制尚不清楚。

（八）特殊情况下机械通气治疗

下列情况需行机械通气治疗：①呼吸中枢抑制，自主呼吸消失者；②高流量、高浓度鼻导管和面罩给氧低氧血症不能纠正者；③神经肌肉疾病加重使通气恶化者；④急性肺脏疾病 $PaCO_2 > 8.0$ kPa 及 $PaO_2 < 8.0$ kPa 时；⑤单侧肋骨骨折 6 根以上或双侧 4 根以上时；⑥ICH 者。

（九）儿童和婴儿氧疗

1. 氧疗指征

（1）儿童和出生 28d 以上的婴儿 $PaO_2 < 8.0$ kPa 或 $SaO_2 < 90\%$；新生儿 $PaO_2 < 6.67$ kPa 或 $SaO_2 < 88\%$；

（2）肺发育不良所致肺动脉高压婴儿，氧疗可降低肺血管阻力，减少右心室做功。

2. 氧疗安全范围

目前尚无统一的 FiO_2 或 PaO_2 安全上限。大多数临床医师将 FiO_2 定在 0.5 以下，保持 PaO_2 在 8.0 ~ 10.64 kPa，SaO_2 在 87% ~ 92%，能最大限度减少氧疗危害。

3. 方 法

（1）面罩：用于新生儿转运期间或由于特殊情况需从氧帐中转出时。婴幼儿对面罩耐受性差。此外，面罩压迫可导致婴儿皮肤坏死。

（2）头罩：头罩是唯一能精确控制 FiO_2 的装置，婴儿能很好耐受。为确保呼出 CO_2 的移除，系统流量应在 7 L/min 以上。氧气经过加温、湿化或以喷雾化的形式释放，避免损伤呼吸道黏膜，增加不显性失水及低体温。近年来，微机管理头罩 FDO_2，通过混合器调节 FDO_2 维持 SpO_2 在 92% ~ 95%。

第四节　氧疗副作用

Section 4

氧是一种药物，与任何药物一样，有其副作用。氧疗常见的副作用有氧中毒、氧源性通气不足（CO_2 麻醉）、早产儿视网膜病、吸收性肺不张、支气管纤毛和白细胞功能受抑制和肺泡表面活性物质产生及其活性障碍。

一、氧中毒

1878 年，环境生理学的创始人 Bert 提出氧中毒理论。他指出急性 CNS 氧中毒要早于肺脏的损害。当压力达 2.0～2.5ATA（ATA 为绝对大气压）时，会造成癫痫大发作，20ATA 与 4ATA 毒性作用相同。他认为癫痫发作原因不是大气压力或氮，而是氧压力。氧压力达到一定数值时，它能激活酶系统并导致细胞死亡。1897 年，Smith 提到氧对肺脏的毒性，发现长期暴露于高 P01 环境下常出现肺充血、炎症和水肿。1939 年，BeckerFreysang 发现，正常人连续暴露于 97.1 kPa 氧中 65h 可出现感觉异常、恶心、肺活量明显降低。已知暴露高压氧下 110 h 可造成严重可逆性肺脏功能不全。

氧的毒性作用取决于两个主要因素：氧压力和暴露时间（图 8-5）。氧中毒是一综合征，主要累及 CNS 和肺脏。本节主要介绍肺型氧中毒。

在 1ATA 下，正常人 FiO_2 为 1.0 时出现的生理反应见表 8-1。12h 内出现胸骨后疼痛和压榨感，支气管树发生轻度炎性反应，肺功能正常；12～24h，继肺顺应性降低和运动时 PaO_2 降低后，出现 VT 下降及 $P(A-a)O_2$ 增大；30～72h 时肺弥散功能下降。这些改变在高压环境下发生速度更快。在 2ATA 下，FiO_2 为 1.0 时 12h 即出现咳嗽、胸骨后压榨感和呼吸困难。同时是 VT、残气量和肺顺应性下降。

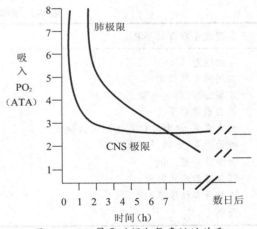

图 8-5　PO_2 暴露时间与氧毒性的关系

表 8-1　FiO_2 为 1.0 的生理反应

暴露时间（h）	生理反应
0～12	肺功能正常 支气管炎 胸骨后疼痛
12～24	V_T 下降
24～30	肺顺应性下降
30～72	$P(A-a)O_2$ 增大 运动时 PaO_2 降低 肺弥散功能降低

（一）发病机制

多数研究提示，$FiO_2 \leqslant 0.5$ 时持续较长时间也不发生明显肺损害。但 Griffith 等发现，FiO_2 为

0.3～0.5仅2d就出现肺泡蛋白渗漏。尸检发现,长期接受低流量氧疗者有氧中毒的证据。相反,美国宇航员在1/3ATA下长期FiO_2为1.0无有害作用。海平面水平安全的PO_2上限为33.25～37.24 kPa($FiO_2 = 0.33～0.37$)。

氧对肺脏毒性作用可能系氧自由基过度产生所致。氧自由基是正常细胞代谢产物,最重要的氧自由基是超氧阴离子、羟自由基。氧自由基能引起细胞损伤,甚至死亡。自由基毒性可通过几种酶途径或抗氧化反应解除。清除氧自由基的酶包括超氧化物歧化酶(SOD)、谷胱甘肽过氧化物酶和过氧化氢酶。其他对抗氧自由基的非特异细胞抗氧化剂有维生素E、维生素C和β胡萝卜素。呼吸空气时正常抗氧化防御作用足以能保护人体细胞。暴露于高PO_2时,这种作用似乎完全丧失。

肺脏暴露高PO_2时,氧自由基产生增加。随着正常解毒系统的破坏发生细胞损伤,继而嗜中性粒细胞和巨噬细胞浸润。这些吞噬细胞释放炎性介质加重原有损伤。高PO_2还可引起嗜中性粒细胞和血小板释放氧自由基,促使内皮细胞损伤。

上述因素对肺脏氧毒性影响的确切机制尚不完全清楚,但细胞免疫反应改变、氧自由基产生及其灭活作用基本明确。运用这些知识还不能有效地防止氧毒性对人体的危害。

许多因素能改变对高PO_2的耐受性(见表8-2)。例如,中等量FiO_2能使SOD水平升高,再次暴露于高PO_2时,肺脏损害较初次暴露者轻,此现象即为耐受。

表8-2　影响氧中毒发生的因素

加速发生或预后不良	延迟发生或改善预后
年龄增加	控制性吸氧
应用糖皮质激素	肾上腺切除
儿茶酚胺(如去甲肾上腺素)	接触内毒素
蛋白质营养不良	原有肺损害
维生素E、维生素C或维生素A缺乏	应用抗氧化剂
微量元素(如硒、铜)缺乏	谷胱甘肽
血清铁升高　低	体温
博莱霉素或阿霉素	发育未成熟的组织器官
接触百草枯除草剂	
高热	

(二)病理改变

氧中毒的病理学改变分为两期。

1.渗出期(24～72h)

毛细血管内皮细胞损伤和肺泡Ⅰ型细胞坏死引起肺间质和肺泡水肿、出血和透明膜形成。Kistler等发现,1ATA时大鼠暴露于99%的氧,肺毛细血管内皮最先发生损害,48h后肺毛细血管内皮明显损坏伴出血和肺泡水肿。

2.增生期(>72h)

肺泡Ⅱ型细胞数量异常增加和肺纤维化,引起肺泡壁增厚和肺动脉高压。

(三)临床表现

氧中毒由氧的绝对压力、患者耐受性和个体敏感性决定。长期暴露于高PO_2的患者可出现类似弥漫性支气管肺炎的临床表现。1ATA及FiO_2为1.0时,12h出现肺部氧中毒表现,胸骨后轻微不适,伴咳嗽。继续吸入后,胸骨后疼痛加剧,并随着咳嗽、深呼吸加重,或出现突发性剧咳及呼吸困难。

叩诊有肺实变体征,肺底部可闻及湿性啰音。胸部X线可见渗出性改变,主要发生于肺下野。肺炎、肺泡渗出和粘连导致 $\dot{V}/\dot{Q}$ 比例降低和生理分流。肺功能检查肺活量降低、肺顺应性下降、$P(A-a)O_2$ 增大。任何试图通过提高 FiO_2 纠正低氧血症方法只会增加氧毒性,降低 FiO_2 有时能使肺损害缓解。

(四)防 治

氧中毒尚无有效治疗方法,预防胜于治疗。

1.控制 FiO_2

控制 FiO_2 和缩短暴露时间是最好的预防措施。对于大多数患者,$FiO_2 < 0.4$ 时,吸入气 $PO_2 < 37.3$ kPa 是安全的。FiO_2 为 1.0 时治疗时间不应 $> 24h$;$FiO_2 < 0.70$ 时,$\leqslant 2d$;$FiO_2 < 0.50$ 时,应 $< 5d$。

2.抗氧化剂

(1)硒:硒是谷胱甘肽过氧化物酶的辅助因子,参与氢过氧化物转变成水的反应过程。危重症患者常有硒缺乏,易发生氧中毒。可通过静脉输注钠硒盐补硒,推荐最大补充量为 $200\mu g/d$。

(2)维生素 E:维生素 E 作为一种重要的抗氧化剂,有抗氧中毒作用。有研究报道:37%住院患者血维生素 E 水平低于正常。危重症患者维生素 E 缺乏的发生率可能更高。对处于高代谢状态的危重症患者应补充维生素 E。

二、早产儿视网膜病

早产儿视网膜病又称视网膜纤维化,发生于某些接受氧疗的早产儿或低出生体重儿。PaO_2 过高时视网膜血管收缩,引起血管坏死,新生血管形成。新生血管出血引起视网膜瘢痕形成,导致视网膜分离和失明。由于早产儿常需要氧疗,应注意早产儿视网膜病的危险。美国儿科学会推荐,维持 $PaO_2 < 12kPa$ 可预防早产儿视网膜病。氧疗引起的眼损害不仅限于新生儿,也可发生于成年人,有报道一 32 岁男性长时间氧疗后(PaO_2 在 $33.25 \sim 40$ kPa)发生失明。视网膜动脉血管收缩是导致失明的原因。

三、CO_2 麻醉

正常人 FiO_2 为 1.0 时,外周化学感受器基本处于失活状态。PaO_2 高,仅轻微降低血红蛋白 CO_2 运输能力。$PaCO_2$ 轻度升高刺激延髓呼吸中枢,使 MV 增加 5%~ 20%。相反,慢性低氧血症和高碳酸血症的 COPD 患者 FiO_2 较高可使 MV 减少 14%~ 18%。通气量降低使 $PaCO_2$ 平均升高 3.06 kPa。

(一)发病机制

通常认为,发生呼吸衰竭 COPD 患者呼吸中枢对 $PaCO_2$ 升高反应迟钝,主要依靠低氧血症驱动呼吸。FiO_2 较高时,血氧升高抑制缺氧的外周化学感受器反射,从而抑制呼吸驱动,使通气进一步降低,加重 CO_2 潴留和呼吸衰竭。

现在发现,COPD 合并低氧血症和高碳酸血症者对氧疗的反应变化极大。患者 FiO_2 较高时常伴呼气潮气量(VE)缓慢升高到治疗前水平,发生 MV 下降。有些 COPD 患者 $PaCO_2$ 升高主要是气体交换受损所致,而非通气抑制。这些患者氧疗会进一步破坏 $\dot{V}/\dot{Q}$ 平衡,引起 VD/VT(死腔量/潮气量)比率和 $PaCO_2$ 增加。

(二)预 防

COPD 患者,为改善低氧血症、避免通气不足,应将 PaO_2 维持在 $6.67 \sim 8.0$ kPa。通常,此种 PaO_2 水平既能维持适当氧合,又能减少通气不足的危险。对大多数慢性高碳酸血症患者低流量给氧（FiO_2 为 $0.24 \sim 0.30$）能安全使 PaO_2 达到 $6.67 \sim 8.0\,kPa$。氧疗 1h 内 $PaCO_2$ 可轻度升高，此后停止上升。如果 $PaCO_2$ 继续升高和 $pH < 7.25$，可能发生与氧疗无关的 II 型呼吸衰竭，需要机械通气治疗。

四、吸收性肺不张

$FiO_2 > 0.50$ 有引起吸收性肺不张（absorption atelectasis）的危险。正常情况下，氮气是肺泡和血液中的主要气体。吸入高浓度氧数分钟内即可造成肺泡和血液氮缺乏。血液氮大量排出使静脉系统总气体压力降低，静脉血和任何体腔之间的气体弥散梯度增大到等于或接近大气压。FiO_2 升高时，肺泡与肺毛细血管血形成大的压力梯度，大量氧弥散入血。氧持续向外弥散，又无氮对肺泡的填充，肺泡内总气体压力降低，直至肺泡萎陷，发生肺不张。吸收性肺不张时生理性分流增加。由于表面张力改变使萎陷的肺泡难以复张，因此特殊模式的机械通气，如 CPAP 有助于恢复正常的 $\dot{V}/\dot{Q}$ 比例。应用镇静药、术后疼痛或 CNS 障碍的低 VT 患者吸收性肺不张的危险性增加。此时，肺泡失氧速度快于补充速度，使原来通气不良的肺泡更易发生萎陷。

五、其他副作用

人和动物暴露于 100%氧时，气管内纤毛清除率明显减慢。高 PO_2 干扰肺表面活性物质产生，主要是磷脂酰胆碱合成的甲基转移酶通路被破坏或灭活所致。此外，与早产儿视网膜病相似，婴儿过度供氧可引起脑血管和导管动脉收缩。婴儿脑血管收缩使脑出血危险增加，动脉导管关闭时婴儿发生导管依赖性心脏损害。氧疗还可加重百草枯（paraquat）中毒和接受博莱霉素（bleomycin）化疗患者的肺损害。

第五节　高压氧治疗
Section 5

一、概　　述

高压氧治疗是在压力超过 1ATA 的压力舱内 FiO_2 为 1.0。1664 年，英国医生 Henshaw 第一个应用压缩空气治疗疾病。当时的高气压舱是一个密闭的圆顶舱。此装置能产生各种不同压力环境。1834 年，法国的 Juuod 用铜制造了高气压舱，用 $0.2 \sim 0.4\,Mpa$ 压力治疗肺部疾病患者取得疗效。1837 年，在法国里昂 Pravaz 建造一个容纳 12 人的高气压舱。1860 年，加拿大渥太华建成北美第一座高气压治疗舱。1881 年，美国 coming 博士应用高气压舱治疗神经和精神疾病。1935 年，Behnke 首次应用高压氧治疗减压病，发现与单独增加周围环境空气压力相比，高压氧治疗能明显改善减压病治疗效果。1950 年证实，一氧化碳中毒应用高压氧治疗可收到明显效果。1956 年，荷兰 Boerema 在大型高气压舱内进行直视心脏手术，并于 1960 年发表了《无血的生命》一文，引起举世重视和极大兴趣。由此，高压氧医学开始迅速发展。1964 年，福建医学院附属协和医院李温仁教授建成我国第一台高压氧手术治疗舱，并开展高压氧结合低温的心脏直视手术，取得良好效果。高压氧治疗广泛应用于急救和危重病学领域。西方发达国家大城市的急救中心多设有各种类型的高压氧舱。有的还在直升飞机和潜水艇上安置单人高压氧舱用于减压病、气性坏疽、失血性休克和肢体血管损伤患者的现场治疗。

二、高压氧舱的种类

目前使用的高压氧舱有两种：单人舱和多人舱。单人舱通常用100%氧加压，多人舱可容纳数人。标准的多人舱用空气加压，通过罩在患者头部和肩部的塑料风帽或密闭的航空面罩与氧源连接，或经鼻、口或气管插管向患者释放氧气。陪舱者通常为技术人员或护士，协助患者吸入空气和监测氧中毒的先兆征象。危重症患者治疗期间，应由经过专业培训、技术熟练的护士陪舱。机械通气患者行高压氧治疗时，常由呼吸治疗师陪伴。在多人舱中可应用ICU中所有支持措施。

下列情况行高压氧治疗时需加强监护：①厌氧性坏死软组织感染所致的脓毒症手术后需立即进入高压氧舱进行治疗；②严重一氧化碳中毒合并心衰、休克和酸中毒；③手术如经胸、经皮肺活检后大量气体栓塞累及神经系统，需要机械通气支持保护呼吸道时。大多数高压氧舱设在院内临近ICU处，方便危重症患者治疗。

三、高压氧的生理作用

高压氧治疗除直接压力作用外，还能增加血浆氧溶解度，增加氧的弥散距离。继发作用包括：血管收缩、抗微生物活性作用、促进成纤维细胞和破骨细胞增生、新血管形成和增加红细胞变形性。

（一）提高血液和组织氧张力

氧从肺泡向体内转运通过两种机制：①化学结合 在肺泡毛细血管表面，1分子血红蛋白结合 4 分子氧后随循环到达细胞卸载氧；②血浆中物理溶解氧不依靠血红蛋白携带。每克血红蛋白能携带 1.34 ml氧。100 ml血液中 15g 血红蛋白能转运约 20 ml氧。PaO_2 为 13.33 kPa 时，1 ml血浆的物理溶解氧为 0.003 ml。一旦血红蛋白完全饱和，继续增加。PaO_2 也不能增加 CaO_2 除非增加血浆中物理溶解氧。高压氧能增加血液中的物理溶解氧。高气压状态下氧合血红蛋白氧离曲线如图8-6。

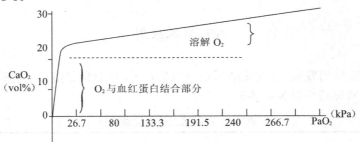

图 8-6　高压氧状态下氧离曲线

吸入氧每增加 1ATA，PaO_2 增加 93.1 kPa 或 2 vol%。3ATA 时血浆氧含量为 6vol%～7vol%，超过正常组织提取氧量（5vol%）。这种增加血液携氧能力的方法已成功用于不能立即输血的严重贫血患者的治疗。

（二）缩小气泡

根据 Boyle 定律，温度不变时，一定质量气体的体积与压强成反比。高压环境可使禁锢在血液、组织和肠腔内气泡体积缩小。压力越大，气泡体积越小，以此降低气泡的潜在危险性。据此原理，高压氧常用来治疗减压病和气栓症，所需压力 ≥ 6 ATA。

（三）血管收缩作用

高压氧可引起血管收缩,轻度降低 CO。尽管这种改变使局部血流减少,但足以被 CaO_2 增加所抵消。烧伤、脑水肿或挤压伤时,高压氧治疗有助于减轻水肿和组织肿胀,维持组织氧合。

（四）对免疫系统的影响

组织氧供影响免疫系统、伤口愈合和血管张力。组织 $PO_2 \geqslant 4.0 \, kPa$ 才能维持正常的细胞功能,低于此值常出现组织受损和感染。增加组织氧供有助于恢复白细胞功能及其抗微生物活性。白细胞通过两种机制杀死细菌:①通过吞噬作用和噬菌体内酶释放破坏微生物;②氧化杀伤与获取的分子氧直接相关,白细胞释放自由基(超氧化物、过氧化物和次氯酸盐)。

（五）血管再生

高压氧有助于新的毛细血管床形成,称为血管再生,确切机制尚不清楚。血管再生是组织修复的基本成分,尤其在放射性损伤时。

（六）缺血—再灌注损伤

长期组织低灌注最终导致细胞水平的功能障碍甚至坏死。此时,损伤主要由缺氧引起。组织再灌注后可发生细胞毒性氧化物介导的继发性细胞损伤。黄嘌呤脱氢酶(XD)存在于内皮细胞。长期缺血时,XD 转换成黄嘌呤氧化酶(XO),再灌注后 XO 使次黄嘌呤转变成黄嘌呤和毒性超氧自由基。预先应用黄嘌呤氧化酶抑制药别嘌醇和自由基清除剂(SOD)可阻止此过程。XO 衍生的自由基直接引起组织损害,但寿命极短,其尚能趋化 PMN 进入缺血组织。

PMN 是再灌注后细胞毒性氧化物产生的潜在来源。PMN 含有抑制氧转变成超氧阴离子的 NADPH 氧化酶。白细胞还可通过髓过氧化物酶途径产生次氯酸。在缺血组织,PMN 黏附内皮细胞后释放氧自由基。持续白细胞黏附由嗜中性粒细胞表面蛋白 β_2 整合素(β_2 integrins)介导。一旦 PMN 牢固附着在血管内皮上即开始释放氧自由基和其他血管活性物质。内皮损伤导致毒性代谢产物渗出到周围组织,引起以散在组织坏死为特征的继发性再灌注损伤。

最初认为,高压氧能导致再灌注损伤,引起氧自由基生成增加。后来发现,高压氧能增加 SOD 的活性,减轻脂质过氧化作用和继发细胞损伤。Zamboni 等证实,再灌注后高压氧治疗 1h 能明显降低白细胞对微血管内皮的黏附作用。此外高压氧治疗还能防止进行性动脉血管收缩和散在组织坏死。高压氧降低 PMN 黏附性是选择性抑制 β_2 整合素功能。防止白细胞黏附,能早期中断自由基产生,明显减轻缺血—再灌注损伤。

四、临床应用

随着高压氧医学的发展,其临床应用范围日趋扩大,各学科急慢性缺氧性疾病或情况都可应用高压氧疗。常见适应证见表 8-3。

表 8-3　高压氧治疗常见适应证

急性适应证	慢性适应证
减压病	促进伤口愈合
空气或气体栓塞	难治性骨髓炎
一氧化碳或氰化物中毒	放射性坏死
急性创伤性缺血综合征	
气性坏疽	
坏死性软纟且织感染	
急性大失血	
缺血性皮肤移植	

(一)动静脉气体栓塞

空气栓塞是某些心血管手术或检查、肺活检、血液透析和中心静脉导管放置的一种并发症。如果空气气泡到达脑或心脏循环,可引起明显的神经症状或猝死,需立即治疗。对空气栓塞经典治疗是在 15～30min 内以空气加压到 6ATA,继而逐渐减压到 2.8ATA,持续 5～12h。为避免氧中毒,吸入气中可混入 50%的氮。

(二)减 压 病

减压病是高压环境下,循环或组织内溶解的氮由于减压不当,气泡大量脱出引起的一种疾病。气泡聚集在血管内可造成气栓塞。组织内的气泡,由于减压时气泡体积不断增大,造成周围组织压迫、损伤。减压病常发生于从事高压作业人员,如高压氧舱内工作人员、深水潜水员等在高压环境下工作一段时间后,回到常压环境时因减压不当所致。临床上轻者表现关节肌肉痛、皮疹、皮肤瘙痒、明显疲劳;严重者表现头痛、眩晕、失明、失语、昏迷、截瘫、低血压、休克、呼吸困难等症状。减压病是高压氧治疗的绝对适应证,一经诊断立即治疗。据情选择治疗压力为 2.8～6ATA。

(三)严重一氧化碳中毒

一氧化碳中毒是寒冷天气患者死亡的一个常见原因。一氧化碳中毒患者从无症状到严重头痛、恶心、呕吐、共济失调、昏迷,也可出现胸痛、心绞痛或心肌梗死。其他神经精神症状可在 2～3d 或 2～3 周内发生,如记忆力减退、注意力下降等,称为迟发性神经后遗综合征。神经和心脏的症状与暴露于一氧化碳环境时间和剂量有关。神经毒性与一氧化碳引起β$_2$整合素介导的白细胞在血管床凝集有关,而非 CaO_2 减少。此外,一氧化碳还影响细胞色素系统,包括细胞色素 P$_{450}$ 和其他酶系统。

高压氧治疗能迅速从血液中排除一氧化碳,改善中毒症状。患者呼吸空气时,5h 后约有 50%碳氧血红蛋白解离;FiO$_2$ 为 1.0 时碳氧血红蛋白解离 t$_{1/2}$ 为 80min;2.8～3ATA 高压氧下碳氧血红蛋白解离 t$_{1/2}$ 仅为 23min。暴露一氧化碳 6h 内,给予高压氧治疗可减少迟发性神经后遗综合征发生率。

(四)伤口愈合

伤口处 PO$_2$ 在 4.0～5.32 kPa 时,成纤维细胞才能进行有丝分裂、胶原沉积和毛细血管向伤口内生长。糖尿病、高龄或血管炎时,毛细血管基底膜增厚,伤口深部缺氧,可造成伤口不愈合。对于上述情况,在进行脓肿引流、坏死组织清除、抗生素治疗、维持有效循环容量、控制高血糖、纠正酸中毒和营养支持等标准治疗基础上,辅以高压氧治疗可促进伤口愈合。通常治疗过程为:在 2.4ATA 下,每治疗 2h,FiO$_2$ 为 1.0 的时间为 90min。可根据伤口大小、深度和其他影响愈合的因素确定疗程。如足部溃疡需 1～2 次/d,共 20～30 次。广泛开放性伤口需治疗 60 次以上。

(五)心肌缺血

高压氧用于治疗心肌缺血仍处于研究阶段。动物实验显示,高压氧治疗能降低室颤病死率,缩小梗死面积,减轻可逆性闭塞模型的心肌损伤。Thomas 和 Brown 研究发现,高压氧与 t-PA 对心肌具有协同保护作用。Moon 等首次报道高压氧治疗心肌缺血成功。然而大量对照研究未发现高压氧对心肌缺血有益。20 世纪 60～70 年代,对心肌缺血的兴趣主要集中在通过手术或药物迅速恢复再灌注上。随着冠状动脉搭桥、成形和溶栓治疗地位的确定,高压氧只作为 AMI 辅助治疗方法。多中心研究比较应用 t-PA 与 t-PA[+]高压氧治疗 AMI 发现,应用后者治疗,CPK 峰值低、胸痛缓解和 ST 段恢复快。

(六)气性坏疽

气性坏疽是由多种厌氧性梭状芽孢杆菌引起的急性坏死性软组织疾病,多见于战伤、开放性创伤和直肠、结肠或胆道术后患者。梭状芽孢杆菌产生多种酶和外毒素,造成局部组织血管坏死、炎性渗出、气体产生、组织肿胀坏死。大量坏死组织和毒素吸收入血可引起严重脓毒症、脓毒性休克,危及患者生命。

高压氧可抑制梭状芽孢杆菌生长和毒素产生。梭状芽孢杆菌在 $PO_2 < 4.0$ kPa 时才能生长;PO_2 为 $4.0 \sim 10.67$ kPa 时生长不良;$PO_2 \geqslant 12$ kPa 时不能生长;PO_2 达 32 kPa 时抑制外毒素产生。在 $1 \sim 3$ATA 下,血 PO_2 可达 $86.45 \sim 287.3$ kPa,足以抑制梭状芽孢杆菌生长和外毒素产生。高压氧还能置换气泡中的惰性气体、收缩血管、减轻组织肿胀、改善局部循环,促进组织修复。常采用三日七次疗法:第一日,3 次/d;第二、三日,2 次/d;以后 1 次/d,直至痊愈。治疗压力为 3ATA,每次治疗时间为 1h。

(七)心肺复苏后脑功能障碍

CPR 成功率最终取决于 CNS 恢复程度。心脏骤停后 10s 内脑组织可利用氧耗尽,有氧代谢停止。30s 内脑组织葡萄糖降至正常的 25%,$2 \sim 4$ min 葡萄糖和糖原耗竭,无氧代谢停止。循环停止 15s 时,脑组织内 ATP,和肌酸磷酸盐直线下降。缺血缺氧和酸中毒使血管通透性增加、微循环和血脑屏障损害。能量代谢耗竭使细胞膜钠泵停止工作,钠离子进入细胞内,造成脑细胞水肿。CPR 成功,呼吸循环重建后发生再灌注损伤,加重微循环障碍,脑缺血缺氧持续存在,脑损害加重,引起脑细胞死亡。减轻或防止继发性脑缺血缺氧是提高脑复苏成功率的关键。

高压氧通过增加组织氧含量治疗脑缺氧。循环停止时,高压氧对脑的保护作用有限。脑循环恢复后,脑组织恢复能量代谢,氧和葡萄糖代谢率增加,应加强氧疗。高压氧能增加血氧张力,增加血氧含量,还能增加有效弥散距离。适宜的高压氧能增加脑组织中葡萄糖 6 磷酸脱氢酶、LDH 和细胞色素氧化酶活性,促进有氧代谢恢复。高压氧结合低温更有利于纠正脑缺氧。低温能降低代谢率,增加血液中物理溶解氧。高压氧通过血管收缩作用减少脑血流,降低颅内压,减轻脑水肿,改善微循环,阻断脑缺血—脑水肿的恶性循环。此外,高压氧能使椎动脉系统扩张,增加脑干网状内皮系统的氧供,促进觉醒。

(八)严重头部创伤与颅内压增高

高压氧对严重头颅损伤和 ICH 的作用机制还不清楚,美国潜水和高气压学会尚未批准高压氧用于治疗颅脑损伤和 ICH。

脑创伤后,氧供不足使有氧糖代谢转为无氧代谢,发生酸中毒,不能维持细胞内正常的电解质浓度,Ca^{2+} 浓度增加。上述改变可引起蛋白水解酶释放,进一步加重细胞损害。高压氧治疗可增加脑细胞的 DO_2,满足增加的有氧代谢需要,终止无氧代谢。高压氧的缩血管作用,使脑血流减少 20%~ 30%,降低颅内压。

Rockswold 对 Glasgow 昏迷评分 $\leqslant 9$ 持续 6h 以的 168 例闭合性头颅损伤患者前瞻性研究,评价高压氧对脑损伤的治疗效果。根 Glasgow 昏迷评分和年龄随机分为高压氧治疗组和对照组。高压氧治疗方案为 1.5ATA,治疗 1h,每 8h 一次,连续 2 周或直至患者清醒或脑死亡。高压氧治疗的 84 例患者病死率为 17%,对照组为 32%。Glasgow 昏迷评分在 4.5 分或 6 分的 80 例患者中高压氧治疗组病死率为 17%,对照组为 42%。上述两结果均有统计学差异。颅内压峰值 > 2.67 kPa 的患者中高压氧治疗组病死率为 21%,对照组为 48%。

此外,治疗压力、次数、时间和疗程是决定高压氧治疗反应的重要因素。高压氧治疗联合应用抗氧化剂或其他辅助治疗有望改善预后,提高存活率。

五、治疗方法

高压氧治疗方案在所用压力、治疗时间和治疗次数方面各不相同。通常治疗方案是:在

2ATA 下,治疗 90 ~ 120 min,每日一次。

(一)进舱前准备

1.工作情况检查

患者进舱前应对氧舱进行系统检查,包括控制开关、仪表、舱门密闭性,供气源和/或供氧源压力、阀门和管道是否通畅,有无气体泄露。检查舱内电源照明、通讯系统是否正常。

2.治疗或急救设施检查

急救药品和器材准备是否妥当,供氧面罩和减压呼吸器是否完好。

3.安全检查及患者教育

进舱前对患者进行安全检查,收缴进舱的违禁物品。介绍注意事项、预防气压伤和舱内通讯设备的使用方法。做好解释和宣传工作,消除紧张情绪,使之积极配合治疗,减少或避免高压氧治疗各种并发症。对昏迷患者进舱前进行妥善处理、协助开放咽鼓管。

(二)治疗过程

1.加 压

初加压速度宜慢,表压达 0.03MPa 前的加压速度为 0.002 ~ 0.004 MPa/min。并了解患者有无耳痛、鼻窦部疼痛。如无不适可将加压速度提高到 0.006 ~ 0.008 MPa/min,至 0.06 MPa/min。以后可适当增快加压速度直至治疗压力(即舱内压力 = 1ATA + 表压)达 2 ~ 3ATA(1ATA = 0.1 MPa)。

2.稳 压

到达治疗压力后,保留此压力一段时间称为稳压,为治疗时段。患者可间歇吸氧或持续吸氧。

3.减 压

有等速缓慢减压法和在不同压力停留站上停留阶段减压法。严格按减压方案减压,不得任意缩短减压时间,防止发生减压病。

六、禁忌证和并发症

(一)禁 忌 证

1.绝 对 禁 忌 证

未治疗的气胸、活动性出血。

2.相 对 禁 忌 证

BP≥21.33/13.33 kPa、严重肺气肿、肺大泡或有自发性气胸史、慢性 CO_2 潴留、咽鼓管堵塞、鼻窦炎、严重肺感染、不明原因高热等。

(二)并 发 症

1.气 压 伤

闭合体腔在加压或减压过程中,腔内与外界压力不平衡导致气压伤。常见中耳、鼻窦气压伤。严重肺气肿、肺大泡者,高压氧治疗可导致气胸。肺气压伤主要发生在减压过程中。

2.氧 中 毒

高压氧下神经型氧中毒常见,早期表现面部、口唇肌肉颤动、出汗、面色苍白、烦躁不安、极度疲劳和呼吸困难。此时如不及时处理会发生惊厥。如不脱离高压氧环境,即进入昏迷期或死亡。

第九章
Chapter 9

心血管急危重症心脏标志物

第一节　心脏标志物分类
Section 1

　　心血管疾病是我国最常见的疾病之一，死亡率很高。心脏病的诊断指标除临床症状和体征外，主要靠医学检验技术，特别是近年来发展较快的各类标志物检验技术。尽管在心脏病的诊断检查技术中还有超声心动图、核素心血管造影、电子计算机断层扫描（CT）、磁共振成像（MRI）等，但这些检查价格昂贵，不适于动态监测。而血液生化检查对心脏病，尤其是冠心病的诊疗可提供重要的实验室数据。在所有方法中，心电图（ECG）和生化标志物测定仍是使用最广和价廉的方法，但 ECG 对于无 Q 波急性心肌梗死（AMI）、不稳定心绞痛及病情复杂的患者仍无法诊断，就只有依靠心脏损伤标志物的检测。

　　心脏标志物在临床应用已经有 50 多年的历史，早在 1954 年，天门冬氨酸氨基转移酶（AST，旧称 GOT）就作为第一种用于诊断心肌梗死（MI）的心脏标志物被应用于临床。随着基础医学、临床医学和检验医学的不断发展，陆续又有许多心脏标志物先后应用于临床，在心脏疾病的诊断、危险性评估、疗效观察、预后估计等方面起了重要作用。

　　1. 传统血清酶学标志物

　　除 AST 外，还应包括乳酸脱氢酶（LDH）及其同工酶（LDH-MB）、α-羟丁酸脱氢酶（α-HBDH）、肌酸激酶（CK）及其同工酶（CK-MB）等。这些标志物具有以下特点：均存在于细胞浆中，细胞受损后释放较快，故分子量小者早期诊断敏感性较高，大分子量的 LDH 由于其半寿期较长，对亚急性心肌梗死诊断上有一定价值；酶峰值及达峰值时间受到细胞膜通透性、损伤及再灌注程度等影响，其影响程度已明显高于一些新的标志物如心肌肌钙蛋白（cTn）、缺血修饰白蛋白（IMA）等；骨骼肌、胃肠道等心外组织也不同程度地存在着这些血清酶，故当合并其损伤时，这些酶的血浓度也会升高，从而使其对心肌损伤的特异性诊断受限；大多数血清酶对微小心肌损伤（MMD）检测不敏感。临床诊断的灵敏度、特异性不够理想，除 CK-MB 质量检测外，这些血清酶的检测逐渐被临床淘汰。

　　2. 炎性反应性标志物

　　感染在一些心血管病的发生和发展中起重要的作用，如在动脉粥样斑块组织中、稳定心绞痛和不稳定心绞痛患者的斑块中均可见单核细胞、巨噬细胞和 T 淋巴细胞的浸润，在斑块破裂处特别是肩角区吞噬细胞更多。近年来，越来越多的研究表明，炎性反应及免疫反应在动脉粥样硬化（AS）的发生和发展中起着不可忽视的作用。因此，检查血清中的感染指标，有助于早期查出冠状动脉疾病（CAB）的病变发展，有助于临床医生采取相应的治疗措施。常见的炎性标志物主要有：白介素-1、白介素-6、白介素-8、白介素-10、白介素-18、肿瘤坏死因子α、单核细胞趋化因子-1、血管内皮生长因子、糖基化终末产物等。

3. 急性冠状动脉综合征（ACS）形成斑块不稳定因子标志物

ACS 是冠状动脉粥样硬化斑块不稳定、破裂、出血及血栓形成所致冠状动脉管腔完全或不完全闭塞引起的临床上以 AMI 和不稳定型心绞痛（UAP）为表现的临床综合征。ACS 形成斑块不稳定因子标志物通常是指引起 ACS 及冠状动脉猝死的冠状动脉粥样硬化性斑块，即有破裂倾向、易于导致血栓形成或进展迅速的危险斑块，引发心肌梗死和心源性猝死等，而这样的斑块所导致的管腔狭窄并不一定严重。早期识别易损斑块，对降低心血管病变的发生率、病死率，有着十分重要的意义。

近期关于外周血心脏标志物作为识别易损斑块、提供 ACS 预后信息的研究证据不断增多，这些标志物包括脂质过氧化标志物、基质降解、纤维帽破损相关的酶类，它们能离开斑块而进入外周血中。对外周血中这些生物标志物的检测有助于对易损斑块的发现，并可及时进行临床干预，主要包括：基质金属蛋白酶（MMPs）、髓过氧化物酶（MP0）、细胞间黏附分子（ICAM-1）、血管内黏附分子（VCAM-1）、氧化型低密度脂蛋白（ox-LDL）、丙二醛修饰的低密度脂蛋白（MDA-LDL）、可溶性的凝素样低密度脂蛋白受体等。

4. ACS 形成斑块破裂因子标志物

ACS 是导致冠心病（CHD）以及心血管病死亡的重要原因，有关 ACS 的发生与发展机制尚不十分清楚，现多认为，在冠状动脉粥样硬化但并非冠状动脉十分狭窄的基础上，粥样斑块破裂、血管痉挛和随之发生的血小板黏附、聚集及继发性血栓形成是 ACS 发生的主要病理生理机制。其中，动脉粥样斑块破裂又视为 ACS 的发生中最重要的始动环节。斑块破裂范围可以很大，也可以很小。一般认为，较大的斑块破裂可迅速产生血栓，使冠状动脉完全闭塞，从而导致 AMI 或猝死。较小的斑块破裂可能只产生小的附壁血栓，可造成不稳定性心绞痛或非 Q 波性心肌梗死。

ACS 形成斑块破裂代表性标志物有：可溶性 CD40 配体、胎盘生长因子、妊娠相关血浆蛋白 A（PAPP-A）、磷脂酶 A$_2$、血清淀粉样蛋白 A、热休克蛋白、核因子-KB、纤维蛋白溶酶、胆碱等。

5. 急性时相反应蛋白（APR）标志物

近几年研究发现，动脉粥样硬化不仅仅是脂质的紊乱，其炎性反应对斑块形成与脱落过程的病理生理学变化也起关键作用。现在人们已经相信，炎症机制在 CHD 发病和并发症发生方面起重要作用。检查血清中的感染指标，除了直接检查一些如上所述的白介素和肿瘤坏死因子等外，检查急性反应相蛋白有助于早期查出冠状动脉疾病（CAB）的病变发展，有助于临床医生采取相应的治疗措施。

APR 除高敏 C 反应蛋白（CRP）外，还包括α-抗胰蛋白酶（α-AT 或 AAT）、酸性糖蛋白（AAC）、结合珠蛋白（HP）、铜蓝蛋白（CER）、补体 C3、补体 C4、纤维蛋白原（Fg）等。AMI 后的 APR 变化常与时间进程与损伤程度相关，损伤早期 CRP、HP、Fg、AAC、α-AT 很快上升，3 周左右恢复正常，前白蛋白（PA）、白蛋白（ALB）、转铁蛋白（TRF）等 5 天内明显下降，3 周左右恢复，补体 C3、补体 C4、CER 中度增加，2 周达高峰。

6. 心肌缺血标志物

AMI 是由于急性心肌缺血导致的临床上常见的心血管急症，近年来在我国的发病率和死亡率都显急速上升的趋势，患者往往即有胸痛，但胸痛发作之初并不能确定是仅停留于不稳定型心绞痛或进展至心肌梗死，而且约有 25% 的 AMI 患者发病早期可以没有典型的临床症状，约 30% 的 AMl 患者缺乏 ECG 的特异改变。因此，在胸痛发作早期明确诊断，及时干预和治疗，对逆转不稳定心绞痛病情、挽救濒死心肌、降低病残率和死亡率至关重要。目前应用于心肌早期缺血的主要标志物有：肌红蛋白（Mb）、碳酸酐酶（CA）、脂肪酸结合蛋白、缺血修饰白蛋白、血清游离脂肪酸等，其中缺血修饰白蛋白可在心肌缺血 30 min 可检出。

7. 心肌缺血坏死标志物

ACS 可形成冠状动脉内粥样斑块破裂或其表面破损，继发出血、血栓形成，引起冠状动脉完全或不完全闭塞，从这一 ACS 概念描述中可知，心肌缺血后，可诱发心绞痛，如不及时治疗，可出现不可逆的心肌坏死，相关的心肌缺血坏死标志物有：心肌肌钙蛋白、肌球蛋白、肌动蛋白、原肌凝蛋白、糖原磷酸化酶同工酶 BB、胰岛素样生长因子 1、小分子肝素、Periostin 蛋白、瘦素、脱氧核糖核酸酶 I、Nourins 蛋白、皮质醇等。

8. 纤溶系统分子标志物

纤溶系统活性降低与 ACS 的发生、发展有极为密切的联系。根据纤溶系统分子标志物水平来预测冠脉事件，对 ACS 的早期诊断、判断病情、抗凝、溶栓及预后预测的评估提供重要的客观依据。纤溶系统分子标志物主要有组织型纤溶酶原激活物（t-PA），纤溶酶原激活物抑制剂-1（PAI-1）、纤维蛋白原、组织因子途径抑制剂（TFPI）、血管性假血友病因子（vWF）、D-二聚体（D-D）等。

9. 血管内皮功能标志物

血管内皮细胞功能与动脉粥样硬化的发生和发展密切相关，正常血管内皮具有内分泌功能、屏障功能、抗黏附功能和接受传递信息等功能，能是抑制血管平滑肌收缩、血管平滑肌细胞增生、血小板聚集、白细胞黏附和血栓形成等。与此相关的标志物有：脂联素、血管内皮祖细胞（EPC）、肝细胞生长因子及其受体、血清抗心磷脂抗体、前列腺素、内皮素、血管紧张素 II、高同型半胱氨酸等。

10. 血栓形成标志物

血栓形成是大多数 ACS 的主要病理生理基础，代表性标志物有：血栓前体蛋白（TpP）、血栓调节蛋白、血小板选择蛋白、血小板膜 PIIb/IIIa、溶血磷脂酸、血栓烷 B_2 等。

11. 心脏功能不全标志物

脑钠肽（BNP）和氨基端脑钠肽前体（NT-proBNP）与心血管疾病密切相关，其血浆水平的升高与左室功能下降程度密切相关，且在心衰的排除诊断方面具有极高的诊断价值，而进一步的研究发现，心功能不全和高血压等疾病状态下导致左心室张力增高时，外周循环中的血清 BNP 水平会显著升高。而 NT-proBNP 为 BNP 生成过程中产生的无活性肽段残片，它与 BNP 呈 1:1 生成，由于其较之 BNP 血浆半衰期时间更长，因此变化幅度更大，并与 BNP 浓度有着良好的相关性。多项研究证实，BNP 和 NT-proBNP 对于临床诊断和评估包括心功能不全、心律失常和高血压在内的众多心血管疾病具有一定的意义。同时，与此类似的标志物还有：心钠素、钠氢交换体1、尾加压素 II（UII）等。

12. 造血生长因子标志物

近年来发现造血生长因子（HGF）具有保护心肌的作用，在对抗心肌细胞的凋亡、动员骨髓干细胞向心肌细胞的分化、促进侧支循环血管的生成等方面都发挥着重要作用，可能是未来治疗冠状动脉粥样硬化性心脏病的新途径，并且在动物实验中取得了喜人的成果。其主要成分包括：促红细胞生成素（EPO）、血小板生长素（TPO）、粒细胞集落刺激因子（C-CSF）和血管内皮生长因子（VECF）等。

13. 转化生长因子β(TCF-β)类标志物

TCF-β是由多种细胞分泌的一类具有多重生物学效应的生长因子,其众多成员之一的TCF-β在心血管方面的主要生物作用有:①调节细胞外基质(ECM)蛋白,增加纤连蛋白(FN)、蛋白聚糖和胶原蛋白合成,阻滞基质蛋白降解;②调节心脏组织生长修复;③对血管内皮细胞的迁移及增殖呈促进或抑制的双相性;④对血管平滑肌细胞能诱导表达碱性成纤维细胞生长因子(bFGF)和血管内皮生长因子(vECF)。

14. 其他心脏疾病相关的蛋白类标志物

此类标志物包括与心血管增殖性疾病相关的p27蛋白;具有调节细胞凋亡、应激、心血管炎性反应等多种生理和病理生理过程的功能的钙网蛋白;与动脉粥样硬化、血管及主动脉瓣膜钙化和新生内膜形成有关的骨桥蛋白;参与多种心血管疾病如高血压病、动脉粥样硬化、心肌疾病等的小凹蛋白等。

上述标志物是根据它的主要性状或实际应用情况进行大概分类的,不完全准确,如有的标志物在心血管疾病的很多方面均有表现,如脑钠肽,在心脏缺血坏死、心功能不全和衰竭等方面均有表现,又如髓过氧化物酶,在ACS发病过程中的氧化应激和炎性反应中扮演了重要的角色,同时在不稳定性斑块的形成过程中,患者体内水平明显升高。一个理想的心脏标志物应该是:①敏感性高,在相关疾病发生的早期就出现在血液中;②高度的心肌特异性,在心肌以外的其他脏器缺血时不升高,并且随心脏疾病的发展而等比例地升高;③在血液循环中形态稳定,易于捕获;④检测方法简单,并很快得到结果;⑤价格合理,易于接受;⑥具有良好的分析特异性和较低的变异系数。完全理想的标志物不存在,但上述标志物中,有的敏感性较好而特异性欠佳,有的则反之;有的释放早,但出现的窗口期短;有的释放得晚,但出现窗口期长。所以,可以根据临床症状进行具体分析,若连续监测或联合检测,取长补短,可大大提高诊断的敏感度和特异性。同时,随着检验医学的不断发展和检验技术的不断提高,一些高精尖技术,如化学发光技术、压电免疫传感器技术、基因芯片和蛋白芯片不断应用于临床,相信心脏标志物的应用会越来越广泛,心血管疾病的早期诊断和治疗技术会得到广泛普及。

第二节　急性心肌缺血损伤标记物

Section 2

急性缺血性心脏病在欧美国家具有很高的死亡率,我国近年来有明显增加的趋势。典型的病例可以根据病史、症状及心电图(ECG)的特殊改变进行诊断。大量的临床实践发现,约有25%的急性心肌梗死(AMI)患者发病早期没有典型的临床症状;约50%的AMI患者缺乏ECG的特异改变。在这种情况下急性缺血性心肌损伤生化标志物的检测在诊断AMI时尤为重要,尤其是AMI早期或临床症状不典型、ECG未出现明显改变的心肌梗死,如内膜下MI的诊断,并可及时指导、监测溶栓治疗和对预后进行判断,降低AMI后的死亡率。基于AMI后梗塞部位心肌细胞内的化学物质将释放到外周血中病理生理改变,通过对这些化学物质的测定可诊断AMI。决定一种标志物血浓度变化的因素有该物质的分子大小、在细胞内的分布(胞浆中的小分子蛋白较结构蛋白更易进入血循环)、释放率、清除率和心肌特异性等。典型的AMI心肌损伤标志物改变随发作时间的推移而呈现典型的变化(表9-1):

表 9-1　急性心肌缺血损伤标记物

标志物	分子量（KD）	医学决定水平	胸痛后升高时间（h）	达峰时间（h）	恢复时间（h）	增高倍数
Mb	17.8	>100	1～3	6～7	18～30	5～20
CK	86	>200	3～8	10～36	72～96	5～25
CK-MB	86	>25	3～8	9～30	48～72	5～20
MB2/MB1		>1.5	1～4	4～8	12～24	3～5
MM3/MM1		>1.0	2～4	8～12	24～32	5～12
LD	135～140	>240	8～18	24～72	6～10d	3～5
LD1/LD2		>1.0	6	24～36	4～7d	5～10
CTnT	39	>0.1	3～6	12～48	5～14d	5～200
CTnI	24	>0.5	5～8	14～48	4～10d	20～50
AST	93	>45	8～12	16～48	3～6d	2～25

一、酶学标志物

20 世纪 70～90 年代初,最常用的心肌损伤诊断标志物为心肌酶谱,即肌酸激酶(CK)及其同工酶(CK-MB),乳酸脱氢酶(LD)及其同工酶(LD1),天门冬氨酸转移酶(AST)。

20 世纪 90 年代以后,AMI 生化标志物研究非常活跃,发现了一些早期诊断的标志物和特异性和敏感度均较佳的确定性标志物,明显地增强了血清生化标志物在 AMI 早期诊断和病情监测中的作用。而 AST、LD 及其同工酶,包括αHBDH 等在内的血清酶学标志物因为特异性不高,AMI 后出现异常的时间相对较晚,目前在 AMI 诊断中的作用越来越小,已逐渐少用以致基本不再应用。

下面我们对这几种酶学的特点、分布及在 AMI 诊断和其他疾病诊断中的应用价值做一介绍。

(一)肌酸激酶

肌酸激酶(CK)分子量为 86KD,广泛存在于细胞浆和线粒体中,该酶催化体内 ATP 与肌酸之间高能磷酸键转换生成磷酸肌酸和 ADP 的可逆反应,为肌肉收缩和运输系统提供能量来源。在人体三种肌肉组织(骨骼肌、心肌和平滑肌)中都含有大量 CK,肝、胰、红细胞等 CK 的含量极少。胞浆 CK 的酶蛋白部分由两个亚基组成,不同亚基的组合将其分为 CK-MM、CK-MB、CK-BB 三种同工酶。骨骼肌里几乎都是 CK-MM,胎儿肌肉组织和富含平滑肌的器官,如胃肠道、膀胱、子宫也都有一定量 CK,但 CK-BB 含量相对颇高,脑中 CK-BB 含量明显高于其他组织;心肌是含 CK-MB 较多的器官,而且心肌不同部位 CK-MB 含量也不尽相同,前壁>后壁,右心室>左心室,所以不同部位 AMI 时 MB 的释放量不仅与梗塞面积、程度有关,也和梗塞部位有关。在心肌、骨骼肌和脑等组织细胞的线粒体内还含有另一种结构不同的 CK,它也是二聚体,称为 CK-MiMi(线粒体 CK)。CK 在骨骼肌、心肌、脑组织大量存在,常用于这些疾病的诊断。

血清中 CK 的测定方法是连续监测法。IFCC 发表了 CK 测定的参考方法。

1. 参 考 值

男 24～195 U/L

女 24～170 U/L

CK 水平在人群中不是正态分布,受到性别、年龄、种族、生理状态的影响。男性因为肌肉容量大,血清 CK 活性要高于女性。新生儿出生时,由于骨骼肌受到损伤和短暂的缺氧可引起 CK 释放,故血清 CK 水平为成人的 2～3 倍;出生后 7 个月可降至成年人水平。儿童和成人的血清 CK 会随着年龄的增长而发生变化:女性的平均 CK 值在最初 20 年中会呈下降趋势,以后变化不大,而男性的平均 CK 值在 15 ～ 20 岁会出现生理性的高峰,其他时间变化不大。老人和长期卧床者由于肌肉容量减低也可能低于成人水平。在不同种族之间,白人的 CK 活性通常为黑人的 2/3。故在确定参考值时应注意不同"正常人群"的情况。

2.临床意义

(1)当发生 AMI 时,CK 活性在 3 ～ 8h 升高,血中半寿期约为 l5h,峰值在 10 ～ 36 h,3 ～ 4 d 后回复至正常水平。AMI 时 CK 升高一般为的数倍,很少＞30 倍。

(2)如果在 AMI 后及时进行了溶栓治疗出现(再灌注)时,梗塞区心肌细胞中的 CK 就会被冲洗出来,导致 CK 成倍增加,使达峰时间提前。故 CK 测定有助于判断溶栓治疗后是否出现。但总 CK 活性测定仅有中度敏感,不能检出很早期的。如在发病 4h 内 CK 即达峰值,提示冠状动脉再通的能力为 40%～ 60%。

(3)施行心律转复、心导管和无并发症的冠状动脉成形术等均会引起 CK 值的升高。值得注意的是,心脏插管以及冠状动脉造影在导致 CK 总活性升高的同时,可以引起 CK-MM 同工酶的升高,但 CK-MB 同工酶的活性上升并不明显。

(4)心脏手术和非心脏手术后都将导致 CK 活性的增高,且增高的幅度与肌肉的损伤范围的大小以及手术时间的长短密切相关。心肌炎时 CK 可轻度增高。

(5)生理性增高　人体在运动后将导致 CK 活性明显增高,运动越剧烈,时间越长,则 CK 活性上升的幅度越大,通常在运动后 12 ～ 20h 达到峰值,并维持 36 ～ 48h。一般而言,对于较少运动的人,运动时间越长、幅度越剧烈,则 CK 上升的幅度越高;而对于训练有素的运动员,则 CK 在同等条件下增高的幅度有限;也有报道,怀孕妇女通常在 14 ～ 26 周时出现 CK 活性降低,而后又逐渐增高,分娩时 CK 升高。

(6)由于骨骼肌中 CK 单位含量极高,且其全身总量大大超过心肌,所以在各种肌肉损伤(如挫伤、手术、肌肉注射、癫痫发作)和疾病(如多发性肌炎、肌炎、横纹肌溶解症、进行性肌营养不良、重症肌无力、甲状腺功能减低出现黏液性水肿)时,CK 极度升高,活性常高于参考数值数十至数百倍。

(7)在急性脑外伤、恶性肿瘤时 CK 也可增高。

(8)长期卧床,CK 可有下降。

3.注意事项

(1)AMI 诊断时注意 CK-MB 与 CK 的时效性。AMI 发病 8h 内查 CK 不高,不可轻易排除诊断,应继续动态观察;24hCK 测定意义最大,因为此时 CK 应达峰值,如小于上限,可除外 AMI;发病 48h 内多次测定 CK 不高,且无典型的升高、下降过程,可怀疑 AMI 的诊断;但要除外两种情况:①CK 基础值极低的患者发生心梗时其 CK 升高后可在正常范围内;②心梗范围很小,心内膜下心梗。

(2)血清、血浆、脑脊液以及羊水等均可做为 CK 分析的标本。常用的抗凝剂为肝素,其他抗凝剂或多或少地会对 CK 活性的测定产生影响,但黄疸和混浊标本对结果无影响。

(3)CK 测定过程中,主要的干扰物质是腺苷酸激酶(AK)以及肌激酶(myokinase))它们在红细胞中含量尤为丰富,可导致结果偏高,故标本应避免溶血。加入 AK 抑制物如单磷酸腺苷(AMP)的试剂盒可抗溶血的干扰。

(二)肌酸激酶同工酶

CK 是由 M 和 B 亚单位组成的二聚体,形成 CK-MM(主要存在于骨骼肌和心肌中)、CK-MB(主要存在于心肌中)和 CK-BB(主要存在于脑组织中)三种同工酶,此外在线粒体中还存在一种同工酶(CK-MiMi)。

1.CK-MB 测定方法

有两种。

2.参考值

(1)CK-MB 活性

10 ～ 24 U/L,cutoff limit(诊断限):＞ 25 U/L(免疫抑制—酶动力学法)

＜ 6% total CK,cutoff limit:＞ 6% total CK(琼脂糖凝胶电泳法)

(2)MB 质量(maSS)

男 1.35 ～ 4.94 ng/ml;cutoff limit:＞ 5 ng/ml(免疫学法)

女 0.97 ～ 2.88 ng/ml;cutoff limit:＞ 5 ng/ml(免疫学法)

3.临床意义

通常血浆中的 CK-MB 来自心肌,若患者具有 CK-MB 活性升高和下降的序列性变化,且峰值超过参考值上限 2 倍,又无其他原因可解释时,应考虑 AMI。CKMB 质量用于心梗的诊断时,所用诊断界值推荐为正常人参考数值上限的 99%分位。CK-MB mass 胸痛发作 3h 后的诊断 AMI 阳性率可达 50%。6h 的诊断阳性率可达到 80%。

AMI 发作后如未进行溶栓治疗,CK-MB 通常在 3 ～ 8h 出现升高,达峰时在发病后 9 ～ 30 h,于 48 ～ 72h 恢复至正常水平。与总 CK 测定比较,CK-MB 的峰时稍有提前,且消失也较快。由于诊断窗较窄,无法对发病较长时间的 AMI 进行诊断。临床上也可利用这一点对再梗死进行诊断。

以血清 CK-MB 水平评价 AMI 的梗塞面积大小存在一定的争论,一般认为,梗塞范围较小者,CK-MB 达峰时间较早,恢复正常时间较短。实际 CK-MB 达峰时间更与病情的严重程度而不是梗塞的面积相关,由此可认为 CK-MB 达峰早者比达峰晚者预后好。

溶栓治疗时,CK-MB 早期升高及短时间内达峰是 AMI 的征兆。下壁 AMI 在治疗 2h 后 CK-MB 增加 2.2 倍以上,前壁 AMI 在治疗 2h 后增加 2.5 倍以上,均提示心肌出现再灌注,上述标准的敏感度为 85%,敏感度为 100%。

关于不稳定性心绞痛(UAP),当心肌缺血时 CK-MB 常不增高,故 UAP 患者大多数无 CK-MB 增高,即便增高也不超过正常上限的 2 倍。

CK-MB 并不对心肌完全特异,在骨骼肌中也少量存在。外科手术和骨骼肌疾病时常出现假阳性。急性骨骼肌损伤时可出现 CK-MB 增高。但 CK-MB/CK 常＜ 6%,借此可与心肌损伤鉴别。也有人建议以 CK-MB 质量/总 CK 活性的比值为 80 ng/U 作为 CK-MB 的心肌来源与骨骼肌来源的鉴别。

4.注意事项

(1)由于目前 CK-MB 的测定:临床使用的免疫抑制—酶动力学法不特异,在急性脑外伤、癫痫时 BB 明显增高,恶性肿瘤(如恶性组织细胞病)因胚胎化细胞产生 BB 增加,这些患者的血清在应用 M 亚基的抗体封闭法测定 CK-MB 活性时,也可见所谓的"CK-MB"增高,但实际是 BB 增高。CK-BB、巨 CK、线粒体 CK 以及某些 CK 的变异体都不会被 M 亚基的抗体封闭,这些均致 CK-MB 结果偏高,在日常检测中假阳性率颇高,故不少国内外学者建议摒弃此法。相比之下采用免疫学的方法测定 CK-MB 质量受到的干扰少,值得推广。

(2)由于 CK 活性很易受到 EDTA、柠檬酸、氟化物等抗凝剂的抑制,因此一般采用血清或肝素抗凝标本。CK-MB 在常温下不太稳定,通常言样本应在 24 ～ 48h 内测定。如果不测定,应将其血清或血浆分离,置于低温保存,温度越低,则保存时间越长。

(三)乳酸脱氢酶及其同工酶

乳酸脱氢酶(LD)分子量为 l35 ～ 140 KD,由两种亚单位组成:H(heart)和 M(muscle)。它们按不同的形式排列组合形成含 4 个亚基的 5 种同工酶,即 LD1(H4)、LD2(H3M1)、LD3(H2M2)、LD4(HM3)、LD5(M4)。

LD 催化丙酮酸与乳酸之间还原与氧化反应,在碱性条件下促进乳酸向丙酮酸方向的反应,而在中性条件下促进丙酮酸向乳酸的转化(为逆反应)。LD 是参与糖无氧酵解和糖异生的重要酶。

由于 LD 几乎存在于所有体细胞中,而且在人体组织中的活性普遍很高,所以血清中 LD 的增高对任何单一组织或器官都是非特异的。在 AMI 时升高迟、达峰晚,故对早期诊断价值不大。由于半寿期长(10 ~ 163h),多用于回顾性诊断,如对入院较晚的 AMI 患者、亚急性 MI 的诊断和病情监测。

LD 在组织中的分布特点是心、肾以 LD1 为主,LD2 次之;肺以 LD3、LD4 为主;骨骼肌以 LD5 为主;肝以 LD5 为主,LD4 次之。血清中 LD 含量的顺序是 LD2 > LD1 > LD3 > LD4 > LD5。

1.LDH 总活性测定

LD 最常用的方法有两大类:①测定酶在正反应中 NAD 的还原速率(L→P),此法在国内临床试验室中广泛应用;②测定酶在逆反应中 NADH 的氧化速率(P→L)。IFCC 推荐的 LDH 测定参考方法是基于 L→P 的反应。

(1)参考值:100 ~ 240 U/L(L→P)。

(2)临床意义:①用于 AMI 和亚急性 MI 的辅助诊断:AMI 后 8 ~ 18h 开始升高,峰值为 24 ~ 72h,持续时间 6 ~ 10d。AMI 时 LD 的升高倍数为 5 ~ 6 倍,个别可高达 10 倍。②由于 LD 特异性低,通常可用于观察是否存在组织、器官损伤。如 LD 持续正常,可除外组织、器官损伤;如 LD 总酶活性升高,可能有组织、器官损伤,常用于广泛性癌症化疗时的监测。③各种疾病的急性时相、血液病(巨幼细胞性贫血、溶血性贫血、恶性贫血)、心肺疾患(AMI、肺梗塞)、肝胆疾患(肝炎、肝硬化、阻塞性黄疸、心力衰竭和心包炎时肝瘀血)、恶性肿瘤、肾疾患、脑血管病变、肌病、休克等 LD 及其病变部位相应优势的同工酶含量均可增高。④同工酶测定:多种因素都可导致 LD 升高,因此 LD 诊断的特异性差。可通过 LD 同工酶分离和定量来提高其诊断特异性。LD 同工酶分离和定量的方法主要为电泳法。心肌损伤时主要是 LD1 同工酶增高,因此测定 LD1 同工酶才对 AMI 诊断有意义。如采用 LD1/总 LD 比值则可进一步提高诊断的特异性。

2.LD 同工酶测定

(1)参考值:LD1 27.6%~ 36.4%;LD2 36.4%~ 43.0%;LD3 13.1%~ 20.1%;LD4 5.2%~ 9.2%;LD5 1.9%~ 7.1%。同工酶的比例应为:LD2 > LD1 > LD3 > DL4 > LD5(小儿有时可出现 LD1 > LD2);其中,LD1/LD2 < 0.7,AMI 的诊断限为 LD1/LD2 > 1.0。由于不同实验室试验条件不同,故各实验室应有自己的参考值。

(2)临床意义:①通常在 AMI 后 6hLD1 开始出现升高,总 LD 活性升高略为滞后。由于 AMI 时 LD1 较 LD2 释放多,因此 LD1/LD2 > 1.0,LD1/LD2 比值的峰时在发病后 24 ~ 36h,然后开始下降,发病后 4 ~ 7d 恢复正常。②当 AMI 患者的 LD1/LD2 倒置且伴有 LD5 增高时,预后比仅出现 LD1/LD2 倒置差,LD5 增高提示患者心衰伴有肝脏瘀血或肝功能衰竭。③LD1 活性大于 LD2 或出现 LD 图形倒置也可出现在心肌炎、巨细胞性贫血和溶血性贫血,但体外溶血通常不会导致 LD1 > LD2。④在肝实质病变,如病毒性肝炎、肝硬化、原发性肝癌时。由于 LD5 在血清 LD 中所占比例很少,总 LD 测定往往不易检出。但同工酶检查可出现 LD5 > LD4,在胆道梗阻未累及肝实质前仍为 LD4 > LD5。恶性肿瘤肝转移时常伴有 LD4 和 LD5 升高。⑤骨骼肌疾病时 LD5 > LD4,各型肌萎缩早期 LD5 升高,晚期可出现 LD1 和 LD2 升高。⑥肺部疾患可有 LD3 升高,白血病时常有 LD3 和 LD4 的升高。

(四)α-羟丁酸脱氢酶(少用)

由于 LD 专一性不强,可作用于一系列具有α酮酸结构的化合物。当以α-酮丁酸作底物时所测酶的活性就称为α-羟丁酸脱氢酶(α-hydroxybutyrate dehydrogenase)活性。α-酮丁酸是 LD1 和 LD2 的共同底物,其活性实际上就是两种同工酶之和。由于具有 4 个 H 亚基的 LD1 比其他同工酶对α-酮丁酸有更大的亲和力,故可用该指标反映 LD1 的活性变化。由于试验所采用的底物与 LD 测定不同,其酶活性不等于乳酸为底物的 LD1 和 LD2 的活性之和。

1.参考值

90～220 U/L

2.临床意义

同 LD1,用于 AMI 和亚急性心肌梗死的辅助诊断。

3.注意事项

(1)标本采取时应注意避免溶血。红细胞中 LD 是血清中的 100 倍,故溶血可使结果偏高。草酸盐抗凝剂抑制 LD,应避免使用。由于 LD 的稳定性与温度有很大关系,不同的同工酶在不同的温度下稳定性也不同,因此不管在什么温度下(包括冷冻)保存,均可导致 LD 酶活性丧失。

(2)LD 及其同工酶作为早期诊断 AMI 的标志物,特异性和敏感度较差,目前在临床上的应用已逐渐减少。

(五)天门冬氨酸氨基转移酶(AST)

AST 为心肌酶谱的传统项目。由于 AST 在 AMI 发作后动态变化与 LD 相似,且无特异性,现已不用作心肌损伤的标志。

二、心肌损伤的蛋白标志物

在过去 30 年中,实验室诊断 AMI 主要是通过测定"心肌酶谱"。但是酶学指标存在许多不足,酶活性一般在发病后一段时间才出现升高,因而对 AMI 早期诊断不很敏感。另外酶学指标特异性较差,在人体其他组织,尤其骨骼肌中大量存在,这些组织疾病也可导致"心肌酶"升高。此外,酶学指标在 AMI 后持续时间不很长,各自的诊断时间窗较短。20 世纪 80 年代,CK-MB 活性测定曾被认为是诊断 AMI 的"金标准"(Golden Standard),但其在骨骼肌损伤出现假阳性确是无可争辩的的事实。所有酶学指标均无法有效地诊断,微小心肌损伤(Minor Myocardial Damage,MMD),这对不稳定心绞痛的诊断、预后和治疗极为不利。由于酶学指标的上述缺点,人们不断地寻找新的指标来替代它们。理想的生化指标要求:①对心肌具有高度特异性,在心肌中具有高浓度,而在其他组织中不存在或极少;②在心肌损伤时能够迅速、大量地释放到血液中,从而保证可以早期、灵敏的诊断 AMI;③其异常可以在血液中持续较长时间、稳定,利于检测;④测定时间短、费用低廉。目前尚没有一项标志物达到同时具有上述 4 项特点。

20 世纪 90 年代 CK-MB 质量的测定,确定了这一指标在诊断 AMI 中不可替代的地位。近几年研究证明心肌蛋白质如肌红蛋白(Mb)和心肌肌钙蛋白(cTn)在心肌损伤的诊断和治疗监测中更有价值。

随着灵敏、特异的心肌标志物的临床应用,使得心肌缺血损伤可能在发病早期检出,因此专家们提出了急性冠状动脉综合征(ACS)的概念。ACS 是指动脉粥样硬化斑块脱落,血小板聚集,血栓形成,致使冠状动脉狭窄、阻塞,引起心肌缺血以及梗死的病理现象。临床表现可以症状不明显,或为不稳定性心绞痛(UAP),或为 AMI,甚至心律失常导致突然死亡。心肌蛋白标志物检测在诊断 ACS 中起着极其重要的作用。肌红蛋白目前是 ACS 时最早升高的标志物,心肌肌钙蛋白是 ACS 的确诊标志物。

（一）肌红蛋白

肌红蛋白（Mb），分子量为 17.5KD，是一个具有 153 个氨基酸的多肽链和一个含铁血红素辅基组成的亚铁血红素蛋白，存在于骨骼肌和心肌等组织。它能可逆地与氧分子结合，增加氧扩散进入肌细胞的速度。由于骨骼肌和心肌组织中的 Mb 免疫学性质相同，因此用免疫学方法无法将其分辨开。近年来，随着单克隆技术的发展，建立了荧光酶免法、化学发光法等双抗体夹心法测定 Mb，灵敏度达到了 ng 水平、操作简单，可在数十分钟内完成测定，已越来越广泛地为临床所接受。

1.参 考 值

男性 20 ～ 80 μg/L

女性 10 ～ 70 μg/L

诊断限：> 100 μg/L

血清 Mb 水平随年龄、性别及种族的不同而异，黑人的 Mb 水平要高于白人。

2.临床意义

（1）由于 Mb 的分子量小，可以很快从破损的细胞中释放出来，在 AMI 发病后 1 ～ 3 h 血中浓度迅速上升，6 ～ 7 h 达峰值，12h 内几乎所有 AMI 患者 Mb 都有升高，升高幅度大于各心肌酶，因此可以作为 AMI 的早期诊断标志物。

（2）由于 Mb 半寿期短（15min），胸痛发作后 6 ～ 12 h 不升高，有助于排除 AMI 的诊断，是筛查 AMI 很好的指标。

（3）由于在 AMI 后血中 Mb 很快从肾脏清除，发病 18 ～ 30 h 内可完全恢复到正常水平。故 Mb 测定有助于在 AMI 病程中观察有无再梗塞或者梗塞再扩展。Mb 频繁出现增高，提示原有心肌梗死仍在延续。

（4）Mb 是溶栓治疗中判断有无再灌的较敏感而准确的指标。

3.注意事项

（1）由于 Mb 也存在于骨骼肌中，而且仅从肾小球滤液中清除，所以急性肌肉损伤以及各种原因引起的肌病患者、长时间的休克、急性或慢性肾功能不全时 Mb 都会升高。当 Mb 作为早期、定量诊断 AMI 的生化标记物时应除外上列疾病或与之有关的疾病。

（2）不同厂家试剂盒对标本的要求也不同，应按要求取血。如使用抗凝剂，通常采用肝素抗凝。此外，用不同的分析和检测技术所得参考值不同，故各实验室都应建立各自的参考值范围。

（3）由于碳酸酐酶同工酶Ⅲ不存在于心肌，主要存在于骨骼肌；而其从骨骼肌中的释放模式又和 Mb 相同，故有人通过 Mb/CA Ⅲ比值来提高 Mb 诊断 AMI 的敏感性和特异性，研究表明 Mb/CA Ⅲ于 AMI 症状出现 2h 后就见升高，敏感性和特异性均比 CK 和 CK-MB 高，也是早期心肌损伤的标志物之一。

（二）心肌肌钙蛋白

肌钙蛋白是肌肉收缩的调节蛋白。心肌肌钙蛋白（cTn）是由三种不同基因的亚基组成：心肌肌钙蛋白 T（cTnT）、心肌肌钙蛋白 I（cTn I）和肌钙蛋白 C（TnC）。目前，用于 ACS 实验室诊断的是 cTnT 和 cTnI。

肌钙蛋白 T（TnT）分子量为 37KD，是原肌球蛋白结合亚基。有三种亚型：骨骼肌肌钙蛋白 T（sTnT）包括快骨骼肌型和慢骨骼肌型，此外还有心肌型。心肌肌钙蛋白 T（cTnT）的大部分是以 C-T-I 的复合物形式存在于细丝上，6%～ 8%以游离的形式存在于心肌细胞浆中。因 cTnT 与骨骼肌 TnT 的基因编码不同，骨骼肌中无 cTnT 的表达。cTnT 相对于两种骨骼肌亚型有 40%的不同源性。cTnT 分子稳定、亲水、特异性抗原决定簇的反应性好。目前所用的单克隆抗体为对心肌特异的捕捉抗体和标记抗体。

TnI(肌钙蛋白I)存在三种亚型:骨骼肌肌钙蛋白I(sTnI)中存在快骨骼肌型和慢骨骼肌型,它们具有相似的分子量(20KD),但二者之间的氨基酸序列约存在40%的差异;第三种为心肌型。心肌肌钙蛋白I(cTnI)与骨骼肌型的氨基酸序列也存在40%的差异。但人的cTnI氨基末端比sTnI多31个amino acid,使其molecular weight达到22KD,这种独特的顺序使之具有较高的心肌特异性,有助于制备相应的单克隆。cTn是以cTnI-C-T复合物和游离cTnI形式存在于心肌细胞中,心肌损伤时释放到血循环中后,cTnI-C-T可进一步分解为cTnI-C复合物和游离cTnI。故血循环中除cTnI-C-T、游离cTnI外还有cTnI-C,而且cTnI-C是其在血液中的主要形式。其代谢产物由肾脏排出体外。

TnC分子量为18KD,是Ca^{2+}结合亚基,每个分子结合2个Ca^{2+}。心肌和骨骼肌的TnC结构相同。

由于cTnT和cTnI与骨骼肌中的异质体分别由不同基因编码,具不同的氨基酸顺序,有独特的抗原性,故它们的特异性要明显优于CK-MB同工酶。心肌以外的肌肉组织出现损伤或疾病时,CK和CK-MB可能会升高,而cTnT和cTnI则不会超过其临界值。由于它们在正常血清中含量极微,在AMI时明显增高,且增高倍数一般都超过总CK和CK-MB的变化。cTnT和cTnI由于分子量小,发病后游离的cTn从心肌细胞浆内迅速释放人血,血中浓度迅速升高,其时间和CK-MB相当或稍早。虽然肌钙蛋白半寿期很短(cTnT 2h,游离cTnI的半寿期据报道为2h～5d),但其从肌原纤维上降解的过程持续时间很长,可在血中保持较长时间的升高,故它兼有CK-MB升高较早和LD1诊断时间窗长的优点。故目前cTn已有逐渐取代酶学指标的趋势。肌钙蛋白的测定主要采用双抗体夹心的免疫学方法,检测方法则包括化学发光以及电化学发光等。

1.参考值

cTnT < 0.04 ng/ml,AMI cutoff value > 0.1 ng/ml;

以下均为贝克曼Access化学发光分析系统的数据,不同厂家的试剂其诊断界值不同。

cTnI < 0.04 ng/ml(99%分位);

CV%为10%的测定值为0.1 ng/MI,非ST段抬高性心肌梗死cTnI诊断界值在0.16 ng/ml诊断时,特异性和敏感度达85%～95%;

0.04～0.16 ng/ml不排除急性冠脉综合征。

2.临床意义

cTn被认为是目前用于ACS诊断最特异的生化指标,它们出现早,最早可在症状发作后2h出现;具有较宽的诊断窗:cTnT(5～14d),cTnI(4～10d)。在它们的诊断窗中,cTn增高的幅度要比CK-MB高5～10倍。由于在无心肌损伤时cTn在血液中含量很低,因此也可用于微小心肌损伤的诊断,这是以前酶学指标所难以做到的。cTn还具有判断预后的价值,对任何冠状动脉疾患患者,即便ECG或其他检查(如运动试验)阴性,只要cTn增高,应视为具有高危险性。

(1)是早期诊断AMI最好的标志物。AMI患者于发病后3～6h升高,发病10～120h内检测敏感性达100%,峰值时间于发病后10～48h出现,呈单相曲线,可达参考值范围的30～40倍。出现峰值较晚或峰值较高的患者增高可持续2～3周。对于非Q波MI、亚急性MI或用CK-MB无法判断预后的患者更有意义。

(2)对UAP预后的判断。UAP患者常有MMD发生,但又达不到AMI的诊断标准。这种缺血性心肌损伤可通过cTn升高得以发现。UAP患者cTn升高幅度小,经治疗后约2/3以上转阴,说明心肌细胞为一过性损伤或微小坏死,与AMI有本质不同。cTn升高者是发展为AMI或猝死的高危人群,动态观察 cTn 水平变化对其诊断与判断 UAP 预后具有重要意义。有研究表明 UAP 患者中 cTn 升高组 30d 内 AMI、心脏猝死和顽固性心绞痛的发生率为 43.8%,明显高于 cTnT 正常组(7.1%)。这说明如 UAP 患者 cTn 正常,则预后良好,如 cTn 阳性则应严密监视,可进行冠脉造影,观察冠脉病变严重程度,并给予药物治疗。如可能,应进行经皮腔内冠状动脉成形术(PTCA)或冠状动脉搭桥术(CABG)。cTn 对 UAP 诊断的时间窗为胸痛发作后数小时至数天,也可达数周,与心肌缺血损伤时间的长短有关。应在 cTn 和 CK-MB 质量各自诊断的时间窗内适当地多次测定此二指标才能推断。

(3)对于 ST 段抬高的 AMI 患者,迅速地再血管化已成为临床标准的治疗方案。溶栓治疗和/或 PTCA 可再通冠脉和减少死亡率。目前较为理想的非入侵性的溶栓疗效的判断组合为:生化标志物加典型的临床表现或 ECG 变化。冠脉再灌的早期指标有 CK-MB、Mb。cTn 对于再灌的评估不够理想。

(4)估计梗塞面积和心功能。cTn 后期峰值与梗塞面积呈正相关,可反映心肌细胞坏死的数量;但利用 cTn 的峰值浓度来估计梗塞的面积不一定可靠。但 cTn 累积释放量与心功能受损程度呈正比。

(5)其他 MMD,如钝性心肌外伤、心肌挫伤、甲状腺机能减退患者的心肌损伤、药物的心肌毒性、严重脓毒血症和脓毒血症导致的左心衰时 cTn 也可升高。有研究表明:心肌酶谱测定在心肌炎诊断中敏感性很低(15%),但 cTn 有相对较高的检出值和较长的上升时间。多篇研究表明急性心肌炎的患者 cTnI 的阳性率较高(88%),但多为低水平增高。

(6)由于其他心肌标志物的心肌特异性不如 cTn,故 cTn 被推荐用来评估围手术期心脏受损程度,确定有无围手术期 AMI 或了解心脏及瓣膜手术时心脏保护措施是否得当,特别是冠状动脉搭桥术后 MI 和 MMD 的鉴别。一般有围手术期 MI 者 cTn 会持续释放,血中浓度可达 5.5 ～ 23 ng/ml,术后第 4 天达高峰;无 MI 者 cTn 释放取决于心脏停搏时间的长短,动脉被夹注时间短暂者术后第 1 天 cTn 有轻度增高,动脉被夹注时间较长者血中 cTn 增高可延续至术后第 5 天。

(7)cTnT 用于血透患者心血管事件预测,其临床价值有待于进一步研究。有文献报告 cTnT 增高提示患者预后不良。冠状动脉粥样硬化性心脏病或猝死的可能性加大。cTnI 因透析柱吸附而灵敏度不够。

3.注意事项

(1)在对 AMI 诊断方面,cTnT 和 cTnI 价值相同。

(2)由于目前 cTnT 的试剂为 Roche 公司专利,只有一家出品该试剂。而 cTnI 试剂生产厂家很多。由于 cTnI 分子在血液中极易被蛋白酶先从 C 末端(amino acid 1 ～ 30),再从 N 末端(amino acid 110 ～ 210)降解;cTnI 表面含 2 个丝氨酸和 2 个半胱氨酸残基,丝氨酸残基在体内被蛋白激酶 A 磷酸化,使 cTnI 分子构型改变,可影响抗体与之结合;AMI 时血循环中 50% 的 cTnI 是磷酸化形式。半胱氨酸残基易被氧化或还原,这也将改变 cTnI 分子构型。只有制备针对 cTnI 分子中部稳定区抗原决定簇并同时不受以上因素影响的单克隆抗体才能对心肌释放的 cTnI 进行等分子的测定。市售试剂盒针对 cTnI 不同的抗原决定簇抗体的识别位点不同,有些抗体结合部位恰在上述不稳定或构型改变区域,检测血中 cTnI 的存在形式也不一样,故不同试剂盒的参考范围相差很大,cTnI 的标准化是当前急待解决的大问题。选择针对稳定表位的单克隆抗体的试剂如贝克曼 accuTnI 试剂,可以得到稳定的检测结果。

(3)最好建立本实验室参考值。

(4)血浆和血清的分析结果有所差异,要注意试剂盒对样本的要求。

(5)严重的溶血将影响测定结果,但轻微的溶血或脂血对结果不造成影响。有报道,某些

cTnI 试剂盒可能受到人抗鼠抗体、嗜异性抗体及类风湿因子的影响。

三、心脏标志物的临床应用建议

急性心肌梗死的标志物从酶类发展到蛋白类,从诊断特异性和敏感性来看,蛋白类标志物优于酶类标志物。

(1)早期标志物:指症状出现 6h 内血液中升高的标志物。Mb(AMI 发生 0.5 ~ 2h 可升高);CK、CK-MB(AMI 发生 3 ~ 8h 可升高);cTnT、cTnI(AMI 发生 3 ~ 6h 可升高)可作为早期的标志物。

(2)中晚期标志物:指症状发生后 2 ~ 3d 或更长时间的患者,LDH 及其同工酶(维持 6 ~ 10d);cTnT(维持 5 ~ 7d);cTnI(维持 10 ~ 15d)可作为中晚期标志物。

(3)排除标志物:可作为排除标志物的有 Mb(早期阴性可排除,晚期阴性不能排除);cTnT,cTnI(中晚期不升高不能完全排除)。

(4)确证标志物:指在症状出现后 6 ~ 12h 升高,并能维持异常升高几天,必须有高的灵敏度和特异性。cTnT,cTnI 是目前认为最好的确证标志物,但仍需结合病史和其他实验室检查做出诊断。

(5)经济原因:蛋白类标志物测定相对酶类测定花费较高。

(6)分析时间周期:严格控制总的分析时间在 1h 内。

第三节　NT-proBNP 与心脏功能和冠心病

Section 3

1988 年,日本学者 Tetsuji Sudoh 首次从猪脑内分离得到一种具有强力的利钠、利尿、扩血管和降压作用的多肽,命名为脑钠肽或称钠尿肽(Brain Natriuretic Peptide,BNP)。以后的研究表明,包括 BNP 在内的一组多肽在生物进化的过程中逐渐发展产生(ANP,BNP,CNP,DNP,VNP 和 Urodilatin 等),称为利钠肽(NP)家族。其功能是维持循环系统的容量、渗透压和压力调节的稳态。BNP 主要存在于心室隔膜颗粒中,其分泌有赖于心室的容积扩张和压力负荷增加。作为心功能紊乱最敏感和最特异的指标,BNP 具有重要的临床意义。最早在 ESC 慢性心力衰竭指南(2001),继而在美国 ACC/AHA 慢性心力衰竭指南(2005)中推荐将血液 BNP 水平测定作为心力衰竭的诊断和预后指标。2008 年 ESC 的急性和慢性心力衰竭指南和 2009 年 AHA 心力衰竭指南对此作了进一步的推荐。

NT-proBNP 和 BNP 同属利钠肽家族,均用于临床检测。虽然两者有相同的生物学来源,但生物学效应和临床意义不完全相同。心肌细胞受刺激后,产生含 134 个氨基酸的 B 型利钠肽原前体(pre-proBNP),随后形成含 108 个氨基酸的 BNP 前体(proBNP),后者在内切酶的作用下裂解为含有 76 个氨基酸、无生物活性的 N 末端 B 型利钠肽原(NT-proBNP)和含有 32 个氨基酸、有活性的 B 型利钠肽(BNP)。BNP 的清除主要通过与 BNP 清除受体结合,而 NT-proBNP 则主要由肾小球滤过,因此其血浓度受肾功能影响大于 BNP。BNP 半衰期短(22min),体外稳定性差,而 NT-proBNP 半衰期较长(120min),体外稳定性强,在心衰患者中的浓度较 BNP 高,在有些情况下更有利于心衰的诊断。在应用基因重组技术产生的重组人 B 型利钠肽(rhBNP)进行治疗时,测定 NT-proBNP 不受干扰。美国在 2004 年和 2008 年分别发表了 BNP 临床应用的专家共识和国际 NT-proBNP 专家共识,系统阐述了 BNP 和 NT-proBNP 的生物学和临床应用特点。

BNP 和 NT-proBNP 检测在本世纪初先后进入我国,10 年来已经为各级医院和医师广泛用于临床实践,成为心血管病尤其是心力衰竭诊断十分有用的生物标志物。

一、NT-proBNP 检测方法及其参照值

1. NT-proBNP 检测方法及其注意点

目前临床上用于 NT-proBNP 测定的方法有多种,其中 FDA 批准使用的检测系统包括:Roche proBNP Ⅰ Elecsys, E170; Roche proBNP Ⅱ Elecsys, E170, 601, 2010; Siemens(Dade) Dimension Rxl, Stratus CS, Dimension VISTA; Ortho Clinical Diagnostics Vitros ECi; Response Biomedical RAMP; bioMerieux VIDAS; MitsubishiKagakuIatron Pathfast; Nanogen LifeSign Dxpress Reader 等。国内电化学发光法采用 Roche 公司的 Elecsys 2010 电化学全自动免疫分析仪和相应试剂盒。与其他测定方法相比,其检测线性范围更宽,精密度更好,测定结果在各种不同的温度下都有良好的稳定性,可以适合临床不同的需求。

对于床旁检测(Point of Care testing, POCT)测定 NT-BNP 而言,因其方便快速地提供可靠的检验结果,能帮助医生更早制订治疗策略并节省治疗费用;作为中心实验室的扩展,能够增加检测能力并减轻实验室检验人员的压力;管理人员也能更合理地使用资源。

NT-proBNP 的检测基本不受体位改变和日常活动影响,且不存在日间生理学波动,故无需固定体位和时间,但要避免剧烈运动。既可以选择血清也可以选择血浆(POCT 方法还可用全血),但 EDTA 抗凝血浆较血清或肝素血浆检测结果低 10%~13%。抽血后宜尽快送检、尽快检测,但 NT-proBNP 离体后稳定性远好于 BNP。25℃可稳定 3d,4℃稳定 5d,−20℃或以上至少可以稳定 6 个月。

2. 正常人 NT-proBNP 的影响因素及其参考值

研究显示,影响正常人血 NT-proBNP 水平的生理因素包括年龄、性别、肥胖和肾功能。

美国 FDA 和 Roche 公司建议正常人群 NT-proBNP 的参考值为:75 岁以下者 < 125 pg/ml,75 岁或以上者 < 450 pg/ml。健康女性的 NT-proBNP 水平明显高于健康男性,其机制尚不清楚。欧洲对男、女性有不同的参考值,即男性:50 岁以下者 < 84 pg/ml,50 岁以上者 < 194 pg/ml;女性:50 岁以下者 < 155 pg/ml,50 岁以上者 < 222 pg/ml。NT-proBNP 水平在肥胖人群中比非肥胖人群中低,其机理尚有争议,但其差别程度尚不足以影响正常参照范围的界定。 随着肾功能的减退,血中 NT-proBNP 水平逐渐升高。普通人群的 NT-proBNP 水平与肾小球滤过率呈相反关系,此与 NT-proBNP 主要通过肾脏清除有关。伴随增龄而产生的肾小球滤过率下降是年龄与 NT-proBNP 关系的主要机制之一,其对 NT-proBNP 正常参照值的作用已经在年龄校正的参照值中得到体现。这些生理学的影响因素在 NT-proBNP 用于心血管病的临床诊断、预后判断,以及藉以指导治疗时必须加以考虑。除了生理因素之外,地域和种族差异也可能影响 NT-proBNP 的参照值,在分析检测结果的意义时也需要注意。目前有研究显示中国正常人群的参考值略低于欧美人群的水平。北京、上海和青岛体检健康人群的调查显示,年龄、性别和肾功能对 NT-proBNP 水平的影响与国外结论相似。

二、NT-proBNP 在急性呼吸困难鉴别诊断、预后判断和指导治疗中的应用

临床研究证实,无论是新发的急性心力衰竭,还是慢性心衰的病情恶化,NT-proBNP 水平均会显著上升,其幅度与心衰的严重程度平行;病情缓解或有效治疗后回降,但难以完全恢复

到健康人水平。这些发现构成了 NT-proBNP 检测在心力衰竭患者鉴别诊断、预后评定和指导治疗中的应用依据。

1.NT-proBNP 在急性呼吸困难鉴别诊断中的应用

在早期临床观察发现心衰患者血中 NT-proBNP 水平升高后，随后的临床研究侧重观察因急性呼吸困难到急诊就诊的患者侧重观察 NT-proBNP 水平在心衰鉴别诊断中的作用。 ①新西兰 Christchurch 研究(2003)显示，急性心衰患者的 NT-proBNP 水平明显高于其他原因所致的急性呼吸困难(COPD,肺炎、哮喘、肺癌并发症、肺栓塞、间质性肺病等)患者。②西班牙 Barcelona 研究(2004)与新西兰的研究结果相同，显示 NT-proBNP 检测用于诊断急性心衰病因很有意义。并提出双截点策略，即 NT-proBNP 值 253 pg/ml 以下可"排除"急性心衰(即测值低于此则急性心衰所致呼吸困难的可能性很小)，以及 NT-proBNP 值 973 pg/ml 以上可"诊断"急性心衰(即测值高于此则急性心衰所致呼吸困难的可能性很大)。 ③PRIDE 研究(2005)进一步证实了上述发现，指出急性心衰患者的 NT-proBNP 水平远高于非急性心衰引起的呼吸困难者(4 435 pg/ml 比 131 pg/ml)，NT-proBNP 水平与心衰严重程度相平行，NT-proBNP 是急性心衰最强的预测指标。该研究得出用于评价急性心衰的最佳截点，300 mg/L 以下用于排除诊断，阴性预测值 99%；> 900 pg/ml 可诊断急性心衰，阳性预测值为 79%。与表面健康人群的情况不同，用于急性呼吸困难人群时，NT-proBNP 的最适截定点不受性别的影响。④为了进一步明确与年龄相关的最佳截点，ICON 研究(2006)将上述研究综合分析，指出 NT-proBNP 用于诊断心力衰竭的最佳截点为 1 243 pg/ml。由于年龄对其有明显的影响，随后据对不同年龄组分层，分别采用 450 pg/ml、900 pg/ml 和 1 800 pg/ml 为截点(表 9-2)，可以将总体阳性预测值提高至 88%，并不降低总的敏感性或特异性。这样虽然比单一截定点策略更复杂，但使 NT-proBNP 用于年轻心衰患者的敏感性增高，老年心衰诊断的特异性提高。应用年龄分层后，存在肾功能损害时无需再做进一步的调整，除非偶尔有年轻患者存在显著的慢性肾脏疾病。体重对 NT-proBNP 诊断截点的影响在采用年龄分层的截点后也无需再做调整。

表 9-2 鉴别急性呼吸困难者心力衰竭是否为其病因的 NT-proBNP 的最佳截点(按年龄分层)

项目	年龄(岁)	最佳截点(pg/ml)
"诊断"心衰	< 50	450
	50 ~ 75	900
	> 75	1 800
"排除"心衰	非年龄依赖性	300

应注意以上研究有特定的适用范围，由于鉴别的对象不同，此截点也不能直接用于慢性心力衰竭的鉴别诊断(见后文)。

目前尚无适合我国患者的 NT-proBNP 最佳截点。国内有研究报告最佳"排除"截点(分别为 300 pg/ml 和 50 pg/ml)和较合适的诊断截点(900 pg/ml)，但都强调排除截点比诊断截点更可靠。国内对 NT-proBNP 截点的研究尚未作过年龄分层研究和其他因素对截点影响的研究，急需大样本的前瞻性观察。NT-proBNP 介于"排除"和"诊断"急性心衰截点之间的区域为"灰区"或"中间值"。虽然按年龄分层的 NT-proBNP 截点可减少灰区值出现的可能，但仍有 20%左右的急诊呼吸困难患者难以避免。许多心衰以外的疾病(如心肌缺血、房颤、感染/炎症性肺部疾病、肺癌和其他导致右心室压力升高的心脏病包括肺动脉高压或肺栓塞)都可能是检测值处于"灰区"的原因。在急性心衰引发的呼吸困难，灰区值更多见于症状较轻的心衰(NYHA II 级)、舒张性心衰以及体重指数增高者。对 NT-proBNP 处于灰区者时，应当结合传统的临床指标，如有无咳嗽、是否已经接受利尿剂治疗、有无夜间阵发性呼吸困难、颈静脉怒张、既往心衰史等。

2.NT-proBNP 在急性呼吸困难患者预后判断中的作用

对以急性呼吸困难来急诊就诊的患者,NT-proBNP 的检测有助于判断其近期和远期预后,对心源性和非心源性呼吸困难均有帮助。

(1)住院期预后　国内阜外医院报告采用奥地利 Biomedica 公司生产的 ELISA 试剂盒和美国 BIO-Tek、ELx800 型自动酶标仪检测 804 名急性失代偿性心衰患者(其中 366 例为收缩性心衰)入院时的血浆 NT-proBNP 浓度,以评价住院期间死亡风险。结果显示,血浆 NT-proBNP 水平越高,死亡风险越大。血浆 NT-proBNP 是失代偿心衰患者住院死亡的独立预测因素。

(2)近期预后　ICON 研究报告了 NT-proBNP 对急性心衰近期预后的判断能力。该研究中 720 例就诊于急诊室的急性心衰患者中,就诊后 76d 内死亡者的就诊时 NT-proBNP 水平(中位数 10 426 pg/ml)显著高于存活者(中位数 4 873 pg/ml)($P < 0.001$)。预测 76d 内死亡的最佳截点为 5 180 pg/ml。

(3)远期预后 PRIDE 研究显示急性心衰患者中,就诊后一年内死亡风险与就诊时 NT-proBNP 水平相关(中位数 3 277 pg/ml),显著高于存活者(299 pg/ml,$P < 0.001$)。将此队列按 NT-proBNP 的十分位数细分,发现患者病死率于 972 pg/ml 处明显上升。进一步的 ROC 曲线分析显示,预测 1 年内死亡的最佳截点为 1 000 pg/ml(986 pg/ml)。

3.NT-proBNP 在急性呼吸困难患者治疗监测中的作用

NT-proBNP 水平还可用于住院期间心衰治疗的疗效评价,有数据显示连续检测 NT-proBNP 对判断住院期预后有价值。NT-proBNP 水平升高的各种病理情况很不一致,同一个体也有显著的生物学变异,建议用治疗前后 NT-proBNP 水平变化的百分比作为是否有效的依据。急性心衰治疗后 NT-proBNP 较治疗前下降达 30%较为合理;如果没有基线时 NT-proBNP 水平的信息,也可将急性期治疗的目标定为 NT-ProBNP < 4 000 pg/ml。如果治疗后患者 NT-proBNP 水平未下降,则需加强治疗措施和出院后监测。

无论是新发生的急性心衰,还是慢性心衰的急性加重,血中 NT-proBNP 水平均有非常显著的上升,上升的程度与心衰的严重程度相平行,在病情缓解或有效的治疗后回降。对急性呼吸困难患者,结合患者的病史、症状、体征、胸片、超声心动图和实验室检查发现,就诊时检测 NT-proBNP 对鉴别呼吸困难的原因是否为急性心衰有很大帮助。采用"双截点"策略:如就诊时测定 NT-proBNP < 300 pg/mL,则该患者急性心衰的可能性很小("排除"截点);如高于相应年龄层次的截点(50 岁以下,50~75 岁和 75 岁以上者分别为 450 pg/ml、900 pg/ml 和 1 800 pg/ml),则该患者急性心衰的可能很大("诊断"截点)。如检测值介于上述两截点之间("灰区"),可能是程度较轻的急性心衰,或是非急性心衰原因所致的 NT-proBNP 轻增高,(如心肌缺血、房颤、肺部感染、肺癌、肺动脉高压或肺栓塞等),此时应结合其他检查结果进行进一步的鉴别诊断。急性心衰患者就诊时和治疗后的 NT-proBNP 水平具有重要的预后(预测近期或远期心血管病死亡或心衰加重住院)价值,NT-proBNP 越高,患者预后越差。急性心衰治疗有效者 NT-proBNP 水平迅速降低。因此,建议在患者就诊时(治疗前)和治疗后病情稳定时作 NT-proBNP 的系列检测,如治疗后 NT-proBNP 下降 30%以上,则考虑患者预后良好。如无治疗前 NT-proBNP 检测数据,则 < 4 000 ng/ml 也可作为治疗后预后得到改善的指标。

三、NT-proBNP 在慢性心力衰竭诊断、预后判断和治疗指导中的作用

1.NT-proBNP 在有症状的初诊患者中辅助诊断评价心力衰竭

慢性心力衰竭是临床常见的心血管症候群,以往无理想的诊断金标准,临床诊断主要根据病史、临床表现、超声心动图、胸片而综合确立。20 世纪 90 年代后,NT-BNP 和 BNP 因其与心

功能关系密切被认为是心衰检测中的客观指标。目前认为，慢性心衰患者 NT-proBNP 水平增高的程度与 NYHA 心功能分级和左心室射血分数存在相关性：NYHA 分级越高、LVEF 越低，NT-proBNP 增高越显著。

（1）"排除"心衰 国外一些研究探讨了应用 NT-proBNP 水平评价来门诊就诊的有症状提示心衰的患者的价值，一致认为，NT-proBNP 可作为排除心衰的指标，对门诊患者有较高的阴性预测值。排除心衰的最佳范围在 100～160 pg/ml，可以达到 92%～100% 的阴性预测值，此时保留的阳性预测值为 15%～76%（取决于该人群中心衰的患病率）。

（2）"诊断"心衰 慢性心衰的"诊断"截点难以确定，这是因为慢性心衰患者的 NT-proBNP 水平总体低于急性心衰，需要做出的鉴别诊断较多，包括各种可以伴有 NT-proBNP 不同程度增高的非心衰疾病，如慢性肺部疾病、肺动脉高压、高血压、心房颤动等。临床应结合病史、临床表现和其他检查手段的结果进行分析，以进一步提高诊断的准确性。2008 年 ESC《欧洲急性与慢性心衰诊疗指南》提出，心衰诊断应遵循相关流程，推荐在临床检查、心电图、胸片和超声心动图检查的基础上检测 NT-BNP 和 BNP，其中 NT-proBNP < 400 pg/ml 者可除外心衰，NT-proBNP > 2 000 pg/ml 者可诊断，而 NT-proBNP 介于 400～2 000 pg/ml 者诊断不确定，需做进一步的鉴别诊断。

2. NT-proBNP 在慢性心衰预后判断和危险分层中的应用

NT-proBNP 对慢性心衰预后价值的证据首先来自澳大利亚—新西兰心衰研究研究显示 NT-proBNP 高于中位数者，意味这在以后 18 个月随访期间发生的失代偿性心衰事件和全因死亡的风险较高。Val-HeFT 试验中发现，慢性心衰患者入组时的 NT-proBNP 每增加 500 pg/ml，病死率增高 3.8%，心衰住院率增加 3%。NT-proBNP 是主要的独立预后因素。我国的研究也显示 NT-proBNP 对慢性心力衰竭患者的近期预后有预测作用，是预测心力衰竭患者是否发生终点事件的独立预测因子。患者入院即检测 NT-proBNP 还有助于远期风险的评估。血浆 NT-proBNP 浓度 > 20 000 pg/ml 者死亡的相对危险性是 < 20 000 pg/ml 者的 48.8 倍。对于慢性心衰患者，任何时间单次测定的 NT-proBNP 均有助于危险分层。但重复测定会提供更多的预后信息，还可监测心衰的进展。在慢性心衰患者中，NT-proBNP 的预后判断价值通常优于其他的生物标记物，如内皮素、肾上腺髓质素、肿瘤坏死因子α、C-反应蛋白、去甲肾上腺素和促红细胞生成素等。将 NT-proBNP 与心肌损伤标记物（如肌钙蛋白）及影像技术相结合，能获得较 NT-proBNP 更多的预后信息。

3. NT-proBNP 检测指导门诊慢性心力衰竭患者的监测和治疗

临床观察显示，有效的心衰治疗（包括 ACE 抑制剂、ARB、利尿剂、螺内酯、运动疗法和 CRT）会伴随 NT-proBNP 水平的降低，现认为心衰治疗应设定要达到的 NT-proBNP 靶目标，有可能减少心血管事件，此即"NT-proBNP 检测指导下的心衰治疗"。

但目前该领域临床试验结果并不一致。①Christchurch 新西兰预试验显示将门诊心衰患者（NYHA II-III 级，LVEF < 40%）随机分组，接受 NT-proBNP 水平指导下的治疗或根据临床症状和体征评分指导下的治疗，前者接受的治疗方案逐步加强，直至 NT-proBNP 达到靶目标（< 1 691 pg/ml）。研究结果显示 NT-proBNP 指导组的联合终点（心血管死亡、住院或心衰失代偿）发生率显著低于对照组（19 对 54，P = 0.02）。两组间生活质量、肾功能或心衰症状无差别。②TIME-CHF 研究旨在比较老年心衰患者对 NT-proBNP 指导策略或症状指导下的治疗的结果。显示 NT-proBNP 指导组的患者经过治疗，NT-proBNP 达到正常上限的两倍（75 岁以下者 < 400 pg/ml，≥75 岁者 < 800 pg/ml），较症状指导组全因住院率和生活质量均无明显改善。但 NT-proBNP 指导组患者因心衰住院率低，主要见于 75 岁以下的患者。而 75 岁以上的患者未见从 NT-proBNP 指导的治疗策略中获益。③BATTLESCARRED 研究心衰患者随机分为普通治疗

组、强化临床治疗组和 NT-proBNP 指导下的治疗组。治疗 12 个月后，强化临床治疗组或 NT-proBNP 指导治疗组全因死亡情况接近，均较普通治疗组减少 50%。75 岁以下者，NT-proBNP 指导组在 3 年内病死率均低于普通治疗组；而对 75 岁以上者未显著增加患者得益。④PRIMA 试验纳入了 345 名住院伴有 NT-proBNP 增高（≥1 700 pg/ml）的心衰患者。与其他试验不同，该试验未排除肾功能不全的患者。在治疗心衰后 NT-proBNP 水平下降 ≥10%（> 850 pg/ml）时，患者被随机分配接受 NT-proBNP 指导下的治疗或临床指导治疗。在 NT-proBNP 指导治疗组，并不是对所有患者采用统一的 NT-proBNP 靶目标，而是要求临床医师根据患者出院时或随访 2 周后（取决于哪个更低），决定其 NT-proBNP 水平的靶目标。在随访期间（中位数 23 个月），两组患者生存天数和未住院天数无显著差别。两组间病死率亦无显著差别。但 NT-proBNP 指导治疗组内 NT-proBNP 治疗达标的患者心血管获益（无住院生存率及死亡率）优于临床指导治疗组的患者。

慢性心衰的诊断主要依据病史、临床表现、超声心动图、胸片等各项检测的综合评价结果，NT-proBNP 可以作为辅助检查指标，为临床鉴别诊断提供更多的诊断信息，提高诊断的准确率。总体上，慢性心衰患者血中 NT-proBNP 水平高于正常人和非心衰患者，但增高程度不及急性心衰。慢性心衰患者 NT-proBNP 水平增高的程度与临床心功能分级和左心室射血分数存在相关性：心功能分级越高、LVEF 越低，NT-proBNP 增高越显著。LVFE 降低的收缩性心衰，其 NT-proBNP 水平总体上也低于 LVEF 正常的心衰。

我国目前尚无较大病例数的比较研究，因此建议采用 2008 年 ESC《欧洲急性与慢性心衰诊疗指南》推荐的慢性心衰 NT-proBNP 排除和诊断截点：NT-proBNP < 400 pg/ml 者慢性心衰可能性甚小，NT-proBNP > 2 000 pg/ml 者慢性心衰十分可能，而 NT-proBNP 介于 400 ~ 2 000 pg/ml 者诊断不确定，需做进一步的鉴别诊断试验，并强调，应当结合患者的临床表现、心电图、胸片和超声心动图检查进行多指标的鉴别诊断，不宜将 NT-proBNP 作为唯一的诊断依据。NT-proBNP 水平是慢性心衰最强的独立预后因素之一，并适用于不同程度的心衰患者。在慢性心衰，重复检测 NT-proBNP 更有助于判断远期预后，因此建议用于每一位患者的预后评价。NT-proBNP 治疗监测方面的研究结果并不一致。绝大多数治疗监测研究的入选患者已处于心衰终末期，疾病本身就有很高的病死率，这也是难以出现阳性结果的原因。我国尚未有 NT-proBNP 治疗监测方面的研究，建议今后能进行相关研究。

四、NT-proBNP 在冠心病中的应用

急性心肌缺血可迅速激活心肌的利钠肽系统，导致 NT-proBNP 分泌增多。其机制涉及多方面，其中缺血使心室舒缩功能障碍引起心肌牵拉是最重要的因素，而心肌缺血缺氧也能刺激 NT-proBNP 的产生。其他因素还包括心率增快、血管收缩、抗利尿作用、心肌肥厚和细胞增生等。

1. 急性冠脉综合征（ACS）时的 NT-proBNP

ACS 患者血浆 NT-proBNP 水平增高的程度和持续时间，与心梗范围和左心室功能不全的程度成正比。ACS 后 NT-proBNP 水平与心脏事件有关的报告最早见于 1998 年，研究对象主要是 STEMI 患者。以后的一些研究发现，不稳定性心绞痛患者 NT-proBNP 增高，在 PCI 术后回复正常，由此推论 NT-proBNP 对各种类型的 ACS 均有预后意义。2002 年以后，一系列大样本的观察性研究明确显示，NSTEMI 患者的急性期 NT-proBNP 水平与近期或远期心血管死亡和/或全因死亡密切相关，其作用独立于其他危险因素（肌钙蛋白水平、临床心衰或左心室功能不全）。国内一项研究入选 164 名急性心梗患者，入院时测定 NT-proBNP 水平，发现基线水平在 75 百分位数以上者 1、6 和 ≥12 个月的死亡风险分别为 75 百分位数以下者的 4.1、5.56 和 4.0

倍。多因素 Logistic 回归分析表明 NT-proBNP 仍为 ACS 患者近期、中期和远期不良事件的独立危险因素（$P < 0.05$）。NT-proBNP 越高，死亡危险越大。研究也发现，其预测死亡的能力与预测以后泵衰竭发生的能力有关，而不是预测缺血事件的再发。

2. NT-proBNP 与慢性稳定性冠心病

慢性稳定性冠心病患者心肌缺血发作后 NT-proBNP 水平可以升高。一些研究发现稳定性冠心病患者的 NT-proBNP 水平与远期的全因死亡相关，且独立于左室收缩功能不全和其他传统危险因素之外。另一研究显示，一组就诊时无心衰临床表现的稳定性冠心病患者的 NT-proBNP 水平与以后发生的心血管事件（死亡、心梗、脑卒中和心衰）相关。NT-proBNP 提供的预后信息结合临床判断和超声心动图参数可以进一步提高患者的预后判断能力。

对进行择期 PCI 的冠心病患者，NT-proBNP 也能提供重要的预后信息。

NT-proBNP 是稳定性和不稳定性冠心病重要的独立预后因素，有助于预测以后发生心衰或死亡的危险。因此，建议对 ACS 患者在就诊时应检测 NT-proBNP，作为患者预后判断和治疗决策的依据。并建议在 24～72h 后和 3 个月后复查 NT proBNP。对稳定性冠心病患者，建议间隔 6～8 个月测定一次 NT-proBNP，作为预后判断的参考。对临床考虑病情有进展时，建议复查。

第四节　新型心肌梗死早期诊断标志物

Section 4

以往寻找心肌损伤的生化标志物工作，往往集中在寻找由于心肌坏死后，释放出来的心脏特异的酶或蛋白质。但是坏死病变不是患病后立即出现的，在坏死出现前先经过一个可逆的缺氧阶段所以如果只注意检查坏死损伤所释放的物质很难在发病后短时间内发现心肌损伤释放的物质。

冠状动脉粥样硬化性心脏病的发展经过两个阶段：①动脉粥样斑块的形成；②由于斑块破裂引起一系列病变，最终形成冠状动脉血栓。一旦血栓形成，冠状动脉血流受限可能引起心肌缺血，出现心肌梗死。冠状动脉血栓形成将引起相应组织的缺氧损伤。在开始阶段此损伤是可逆的。如出现再灌注，损伤组织可以恢复正常，但如无再灌注，组织产生不可逆损伤，大分子的酶和蛋白质释放入血。所以如能早期查出缺血指标，无疑有更重要意义。有专家们认为决定一种与 AMI 有关的生化标志物特点的因素有分子大小（小分子物质更容易透过细胞膜进入血循环）、细胞内分布（胞质中的小分子蛋白较结构蛋白更易进入血循环；胞质含量高的更容易被检测到）、释放率、清除率（或半衰期）、心肌特异性等。反映急性心肌损伤的理想的生化标志物应具备的主要特点有：高度心脏专一性；心肌损伤后血中水平很快增高；增高后持续较长时间；容易检出；可很快得到检测结果，其诊断价值已经临床证实。目前研究较多的心肌缺血标志物有糖原磷酸化酶同工酶 BB（aPBB）、脂肪酸结合蛋（FABP）等特别是脂肪酸结合蛋白（HFABP）因较好地符合心肌损伤标志物标准化委员会规定的理想标志物所应具备的四个条件而倍受关注并已经成为近年临床研究热点。

一、糖原磷酸化酶同工酶 BB（aPBB）

糖原磷酸化酶同工酶 BB：糖原磷酸化酶（Glycogen Phosphorylase, GP）是糖原分解的一种关键酶，它在调节碳水化合物代谢方面起有重要作用。GP 的生理作用是为肌肉收缩所需要的能量供应提供燃料。在心肌细胞中，GP 同糖原和肌浆网状物结合，形成一种巨分子复合物——

肌浆网状物糖原分解复合物。GP 同这种复合物结合的程度主要取决于心肌的代谢状况,当组织缺氧时,GP 由一种微粒、结构上结合型转变成可溶性的胞浆型。GP 的生理型是二聚体,它由两个相同的亚单位组成。在人类组织中已报道有三种不同的 GP 同工酶:GPBB(脑)、GPBM(肌肉)和 GPLL(肝)。GPBB 只存在于心脏与脑,在大多数 AMI 患者中,GPBB 增加在胸痛发作后 1~4 h 升高,峰值通常在 CK、CK-MB 或心肌肌钙蛋白 T(cTnT)之前,在 AMI 发作后 1~2d 内返回到参考值内。对于 AMI 的早期,GPBB 可能是一个很重要的生化标志物。在 AMI 发作后前 4h,其敏感度明显优于肌红蛋白、CK-MB、总 CK 活力和 cTnT。GPBB 的敏感度是 77%,CK-MB 和肌红蛋白是 47%,cTnT 是 40%,总 CK 活力是 20%。在心源性胸痛患者中,GPBB 的特异性与 CK-MB 相同。因此对于 AMI 的早期诊断,GPBB 将是一个很重要的标志物,有人认为,将 GPBB 和 cTnT 结合分析,对 AMI 早期诊断更具有特异性和敏感性。

二、脂肪酸结合蛋白(FABP)

脂肪酸结合蛋白(FABP)分布于哺乳动物的心肌、小肠、肝脏、脂肪组织、脑、表皮等组织细胞中。各型 FABP 都具有调节脂肪酸代谢的作用,在不同组织与条件下,各型 FABP 的存在状况及活性有所不同。HFABP 大量地存在于心肌组织中,占心脏全部可溶性蛋白质的 4%~8%,HFABP 与心肌细胞内的长链脂肪酸相结合,将其从细胞质膜向脂化和氢化部位运输,从而进入能量代谢体系氧化分解,最终生成三磷酸腺苷(ATP),为心肌收缩提供能量。FABP 是低分子量可溶性蛋白,在组织细胞受损时可快速释放入血和尿中。由于各型 FABP 具有各自特异性的抗原决定簇,可通过免疫学方法与其他组织产生的 FABP 区分开来。因此,随着 FABP 测定方法的小断改进及临床应用研究的不断深入,各型 FABP 正逐渐成为一些疾病诊断的重要生化指标。骨骼肌中的 HFABP 含量较低,约为心肌含量的 1/4,肾的含量约为心肌含量的 1/20,在肝、小肠等其他组织中的含量可以忽略不计。HFABP 在正常的血浆和尿中不含或极少量的存在,在血液循环中快速的清除。当心肌缺血时,HFABP 可从心肌细胞中迅速释放入血并从尿中排出。血浆浓度在 AMI 发病后 1~3 h 开始升高,12~24h 恢复正常,8h 左右达到峰值。ELISA 测定法能简捷、快速、可靠的检测出 HFABP 血浆浓度,HFABP 的这些特性基本上符合作为 AMI 早期诊断的特异性标志物所具备的 6 项标准条件。目前普遍认为 HFABP 是早期诊断 AMI 较好的生化指标。在人们对 HFABP 了解深入的同时,HFABP 的临床检测方法也发展起来。由于 HFABP 是一种无酶活性蛋白质,所以其检测与定量必须借助免疫学方法,从最早期的放免法到最近出现的乳胶微粒增强免疫比浊法以及胶体金免疫技术在 HFABP 测定中的应用,HFABP 的临床检测经历了一个检测速度越来越快,检测灵敏度也越来越高的发展过程。HFABP 的峰值升高倍数远高于 MYO 和 CK-MB,与 cTnI 近似,表明 HFABP 诊断 AMI 的灵敏度将高于 MYO 和 CK-MB,与 cTnI 相近,但值得注意的是在整个 AMI 的早期 HFABP 的升高倍数都大大高于 cTnI,表明了 HFABP 的早期诊断灵敏度将高于 cTnI。ChanCPY 等研究了 94 名 AMI 患者胸痛发作后 72h 检测的三种心肌标志物(HFABP,CPK 和 cTNI)血浆浓度的动态变化,其中 HFABP 在胸痛 3h 后血浆浓度即达到峰值,30h 内血浆浓度恢复正常。CPK 和 cTnI 血浆浓度达到峰值的时间均需要 10~12h;CPK 血浆浓度恢复正常的时间为 50~70h,而 cTnI 则需>70h。由此可见,HFABP 在心梗后出现与恢复正常的时间均比较早,所以其在 AMI 诊断中的作用主要体现在早期诊断方面,而对于急性心梗后期的诊断的利用价值则相对较小。衣志勇等将 53 例 AMI 患者胸痛发作后 HFABP、MYO、CK-MB 和 cTnI 四种心肌标志物的动态变化进行了比较,结果显示:HFABP 和 MYO 的血浆浓度峰值出现时间明显早于 CK-MB 和 cTnI,提示 HFABP 和 MYO 的诊断窗口为 AMI 的早期而 CK-MB 和 cTnI 诊断窗为 AMI 的中晚期。另外,HFABP 的峰值升高倍数远高于 MYO 和 CK-MB，与 cTnI 近似，表明 HFABP 诊断 AMI 的灵敏度将高于 MYO 和 CK-MB，与 cTnI 相近，但值得注意的是在整个 AMI 的早期 HFABP 的升高倍数都大大高于 cTnI，表明了 HFABP 的早期诊断灵敏度将高于 cTnI。

三、心肌梗死早期的其他标志物

近年来，还提出了很多用于诊断心肌梗死早期的新的其他标志物，如：C-反应蛋白，血清淀粉样蛋白 A，血栓前体蛋白，P 选择素，可溶性纤维蛋白，碳酸酐酶同工酶 III 等。其中 C-反应蛋白和血清淀粉样蛋白 A 是较常用的反映冠状动脉炎症的生化标志物，他们增高时，提示冠状动脉病变的斑块不稳定，在心肌梗死的急性期，C-反应蛋白和血清淀粉样蛋白 A 的增高是由于冠状动脉斑块破裂在局部激活单核细胞及吞噬细胞，后者释放细胞因子（包括白细胞介-26）等炎症介质刺激肝脏迅速合成蛋白质而产生。研究发现，AMI 患者 C-反应蛋白升高程度和梗死面积大小相关。血栓前体蛋白是血凝过程中的一个重要的产物，在血中升高预示着血小板被激活，白细胞黏附以及血栓形成。血栓前体蛋白特异性较差，在其他栓塞性疾病，如深部静脉栓塞，脑梗死和脑血管意外等也可以出现它的升高。P-选择素来自于血小板的颗粒和内皮细胞中，其作用为活化血小板和白细胞黏附，促进血栓的固化，它被分泌入血可看作是存在血栓病的一个较好的指标，目前有关它的报道不多。主要在考虑是否选用抗血小板药物治疗时和判断疗效时，测定 P-选择素意义较大。可溶性纤维蛋白也是冠脉疾病中血栓形成的标志物，它的出现标志着促凝血纤维蛋白溶解作用的激活，预示着心肌梗死相关的各种并发症的高危险性。它们大多出现于冠状动脉疾病病理过程的早期，由于分子量较小，于 AMI 早期就可出现，敏感性较好，但心肌特异性较差，临床实际应用价值还有待于进一步分析，而且新的标志物的广泛使用还有很多实际的问题，如何正确地进行检测操作？如何加快检测速度？如何合理使用患者近旁检验测定（POCT）仪器？如何推进心肌标志物的检测标准化等都是需要尽快解决的问题。

第五节　超敏 C 反应蛋白检测
Section 5

C 反应蛋白（C-reactivenbsp；Protein，Nbsp；CRP）因其能和肺炎双球菌的细胞壁的 C 多糖起沉淀反应而得名 nbsp；nbsp 是相对分子质量为 115 ～ 140 KD 的血清 β 球蛋白。CRP 持续增高提示机体存在慢性炎症或自身免疫疾病，CRP 在病毒感染时不会升高，其变化不受患者的个体。

C 反应蛋白（C-reactive Protein，CRP）因其能和肺炎双球菌的细胞壁的 C 多糖起沉淀反应而得名，是相对分子质量为 115 ～ 140 KD 的血清 β 球蛋白。CRP 持续增高提示机体存在慢性炎症或自身免疫疾病，CRP 在病毒感染时不会升高，其变化不受患者的个体差异、机体状态和治疗药物的影响。近年来，随着检测技术的进步，采用超敏感方法检测到的 CRP 被称为超敏 CRP。大量的文章研究显示，它在冠心病、中风、周围血管栓塞等疾病诊断和预测中发挥越来越重要的作用，甚至被认为是心血管病危险评估的"金标准"。

(一)C 反应蛋白的生物学特性

CRP 是一种主要由肝脏合成的蛋白质，正常人血清中含量极微（平均值约为 3.5 mg/L），当有急性炎症、创伤和冠心病时 CRP 会升高。CRP 含 5 个多肽链亚单位，非共价结合为盘形多聚体。白细胞介素-6（IL-6）、肿瘤坏死因子-α（TNF-α）和白细胞介-1（IL-1）对 CRP 的生成有调节作用。CRP 的生物特性主要表现为能结合细菌、真菌等体内的多糖物质，在钙离子存在下，形成的复合物，激活补体系统，释放炎症介质，促进细胞间黏附和吞噬细胞反应，溶解靶细胞。在血管粥样硬化损害的早期还发现 CRP 与细胞膜形成的复合体附着在血管内皮细胞，导致血管内皮细胞损伤，促进动脉粥样硬化的形成。由于各种原因的组织损伤血清中 CRP 浓度的升高，同时还会出现一系列的全身反应，包括发热、免疫反应增强等急性时相反应，CRP 的水平与炎症的出现及其严重程度具有相关性。

（二）超敏 C 反应蛋白与颅脑损伤

张吉平等对 129 例颅脑损伤患者不同时期超敏 C 反应蛋白的变化的研究显示，颅脑损伤后血清超敏 C 反应蛋白均有不同程度升高，且伤情越重，升高越明显。这说明超敏 C 反应蛋白不仅是一种疾病标记物，同时也参与创伤性疾病的致病过程，且创伤越严重，肝细胞在 IL-6 等细胞因子诱导下合成超敏 C 反应蛋白的速度越快，并释放入血液中。伤情越重，超敏 C 反应蛋白的下降速度越慢。这是因为决定循环中超敏 C 反应蛋白浓度的唯一因素是合成速率。当可刺激超敏 C 反应蛋白增加的因素没有得到完全控制，循环中超敏 C 反应蛋白也不会很快消失，会随伤情的好转而逐渐下降。可见，颅脑损伤后超敏 C 反应蛋白升高幅度和持续时间是反映颅脑损伤严重程度和观察疗效的理想指标，对判断伤情轻重、预测预后有重要意义。

（三）超敏 C 反应蛋白与动脉粥样硬化

近年来研究表明，超敏 C 反应蛋白位于动脉粥样硬化斑块内，具有调节单核细胞聚集作用，超敏 C 反应蛋白是补体激活剂，与膜攻击复合物共同存在于早期动脉粥样硬化病变内，可刺激组织因子生成，并且聚集的超敏 C 反应蛋白可激活补体。组织因子主要启动血凝过程。由于慢性微量炎性因子激活补体而引发脂质沉积于血管壁，通过浸润、聚集，造成血管损伤而导致动脉粥样硬化。

研究发现，超敏 C 反应蛋白可在血管硬化损伤处趋化单核细胞，诱导单核细胞产生组织因子，激活补体，诱导内皮细胞产生黏附因子，使内皮功能受损，加速动脉硬化进展。超敏 C 反应蛋白也能与脂蛋白结合，由经典途径激活补体系统，继而产生大量终末复合物，造成血管内皮损伤。

（四）超敏 C 反应蛋白与冠心病

冠心病和动脉粥样硬化是一类严重危害人类健康、影响生活质量的常见心血管疾病。随着生活水平的提高，其发生率也日趋增长。对这类疾病进行早期预防和干预，是维护人类健康的一项重要任务，用于评价冠心病危险因素的指标很多，除了临床资料和遗传资料以外，尚有很多实验室指标，如载脂蛋白（Apoprotein, APO）中的 APO-A1、APO-B、HDL-C、VLDL-C、LDL-C 等。近几年，随着检测技术的发展，一些新的检测指标也用于临床，其中最具代表性的指标为超敏 CRP（hs-CRP）。CRP 由肝细胞合成（相对分子质量为 100 000 ~ 144 000），正常情况下在血清/血浆中含量极低，而当炎症或组织损伤时 CRP 含量可成倍增加，被临床作为炎症及感染的最佳实验室指标。而 hs-CRP 水平用一般的免疫化学方法不能检测到，只能用超敏乳胶增强散射比浊法才能准确测定血浆中 hs-CRP 的浓度。国外学者研究发现，健康人血清/血浆中 hs-CRP 水平 < 0.55 mg/L，当有心血管疾病危险性者，其 hs-CRP 水平往往 > 2.1 mg/L。因此，欧美等发达国家已将 hs-CRP 作为预防心血管疾病的相对独立的一个新的筛查指标。大量的数据分析显示，当 hs-CRP < 2 mg/L 时，发生心血管疾病的危险性很低，而当 hs-CRP > 2.1 mg/L 时，发生心血管疾病的危险性增加。随着 hs-CRP 水平的进一步升高，发生冠脉综合征或心肌梗死的危险因素显著升高，如将 hs-CRP 与总胆固醇和 HDL 浓度的比率联合应用，评价高危人群患冠心病的危险因素更具有客观的应用价值。因此，hs-CRP 主要用于冠心病危险因素的筛查。目前国内因受经济条件限制，尚不能作为常规项目，但可用于高危人群的筛查。但切记应全面评价冠心病的危险因素，不能将危险因素当作诊断指标，应恰如其分地评价危险因素的临床应用价值，才能有效地协助医生预防冠心病的发生发展。

美国内科健康研究（PHS）显示：超敏 C 反应蛋白在最高组别的患者将来疾病发作的危险性是正常人的 2 倍，将来发生心肌梗死（MI）的危险性是正常人的 3 倍，将来发生外周动脉疾病的危险性是正常人的 4 倍。欧洲 MONICA 的 Augsburg 研究显示：最高组别的人群高的超敏 C 反应蛋白人群将来发生冠状动脉疾病的危险性是正常人的 2.6 倍。

奚耀等对 163 例经冠状动脉造影确诊为冠心病的患者超敏 C 反应蛋白水平研究显示：冠心病患者的血浆超敏 C 反应蛋白水平与冠状动脉病变有着密切的联系，反映了心肌受损的程度。因此，这项指标有助于对冠心病发生、发展和预后做出准确的判断，具有重要的临床意义。对冠心病患者的研究结果显示，冠心病患者血清超敏 C 反应蛋白水平显著高于正常对照组，且随着病情加重，血清超敏 C 反应蛋白水平呈上升趋势。因此，可以认为检测冠心病患者血清超敏 C 反应蛋白水平的变化对冠心病的早期诊断和预后判断均有重要临床价值。血清超敏 C 反应蛋白水平与冠状动脉狭窄积分无直接相关性。冠心病患者血清超敏 C 反应蛋白水平与动脉粥样斑块的稳定性有关，而与冠状动脉狭窄程度无关，这一结果证实，超敏 C 反应蛋白虽然参与了冠心病的发生和发展过程，但尚不能作为判断冠状动脉狭窄程度的指标。

（五）超敏 C 反应蛋白与脑血管病

炎症反应促使动脉粥样硬化的发生和发展，血清超敏 C 反应蛋白是反映动脉粥样硬化患者临床病情的一个敏感指标。其作为反映血管炎症状况的非特异性指标在评估脑血管疾病患者危险性及预后方面有一定价值。

周伟君等的研究显示：急性脑卒中组超敏 C 反应蛋白水平显著升高，脑梗死组与脑出血组间比较差异无显著性。超敏 C 反应蛋白值与脑血管疾病危险因素（年龄、体重指数、腹围、收缩压、舒张压、空腹血糖、三酰甘油、总胆固醇、低密度脂蛋白胆固醇、高密度脂蛋白胆固醇）均呈显著相关；超敏 C 反应蛋白值与收缩压、空腹血糖、三酰甘油、总胆固醇呈显著正相关。超敏 C 反应蛋白与急性脑卒中患病显著相关；血压、空腹血糖与血脂是影响超敏 C 反应蛋白的主要独立因素。对缺血性脑血管病患者的研究显示超敏 C 反应蛋白水平明显高于对照组。对 40 例脑梗死患者的研究结果表明，急性脑梗死组在治疗前血清超敏 C 反应蛋白水平显著地高于正常人组，经治疗一周后则与正常人比较无显著性差异。可以认为，CRP 通过多种途径参与了急性脑梗死的发生和发展的病理生理过程，早期 CRP 的显著增高是提示预后不良的敏感指标。还有研究结果表明，脑梗死患者超敏 C 反应蛋白浓度的高低与患者神经功能缺损程度评分呈正相关，提示超敏 C 反应蛋白可以作为判定患者病情轻重的指标之一。另外，研究显示超敏 C 反应蛋白与颈动脉内膜中层厚度明显相关，早期监测超敏 C 反应蛋白对颈动脉粥样硬化引起的缺血性脑卒中有警示意义。

综上所述，超敏 C 反应蛋白作为一个灵敏指标，它的应用已从感染性疾病的诊断拓展到心脑血管疾病的预报和监测等多方面，随着超敏 C 反应蛋白检测技术的发展，其临床应用前景将更加广阔。同时，超敏 C 反应蛋白这个指标应当引起临床医生的重视，以发挥其在更广泛的医学领域的应用价值。

第六节　D-二聚体

Section 6

（一）定　义

D-二聚体是纤维蛋白单体经活化因子 XIII 交联后，再经纤溶酶水解所产生的一种特异性降解产物，是一个特异性的纤溶过程标记物。D-二聚体来源于纤溶酶溶解的交联纤维蛋白凝块。

（二）正常范围

定性：阴性；定量 < 200 μg/L。

（三）检查介绍

血浆 D-二聚体测定是了解继发性纤维蛋白溶解功能的一个试验。本试验的影响因素很多,结果判断时须加以考证。

（四）临床意义

D-二聚体主要反映纤维蛋白溶解功能。

增高或阳性见于继发性纤维蛋白溶解功能亢进,如高凝状态、弥散性血管内凝血、肾脏疾病、器官移植排斥反应、溶栓治疗等。

只要机体血管内有活化的血栓形成及纤维溶解活动,D-二聚体就会升高。心肌梗死、脑梗死、肺栓塞、静脉血栓形成、手术、肿瘤、弥漫性血管内凝血、感染及组织坏死等均可导致D-二聚体升高。特别对老年人及住院患者,因患菌血症等病易引起凝血异常而导致 D-二聚体升高。

（五）生理学背景

纤维蛋白溶解系统（fibrinolysis system）是人体最重要的抗凝系统,由 4 种主要部分组成:纤溶酶原（plasmingen）、纤溶酶原激活剂（plasmingen activator,如 t-PA,u-PA）、纤溶酶（plasmin）、纤溶酶抑制物（plasmin activator inhibitor,PAI-1,antiplasmin）。当纤维蛋白凝结块（fibrin clot）形成时,在 tPA 的存在下,纤溶酶原激活转化为纤溶酶,纤维蛋白溶解过程开始,纤溶酶降解纤维蛋白凝结块形成各种可溶片段,形成纤维蛋白产物（FDP）。FDP 由下列物质:X-寡聚体（X-oligomer）、D-二聚体（D-Dimer）、中间片段（Intermediate fragments）、片段 E（Fragment E）组成。其中,X-寡聚体和 D-聚体均含 D-二聚体单位。

人体纤溶系统,它对保持血管壁的正常通透性,维持血液的流动状态和组织修复起着重要作用。D-二聚体血浆中水平增高说明存在继发性纤溶过程,而先生凝血酶,后又有纤溶系活化,并且也反映在血栓形成的局部纤溶酶活性或浓度超过血浆 2‰——抗纤溶酶活性或浓度。溶栓治疗是指用药物来活化纤维蛋白溶解系统。一般为投入一种纤溶酶原活化物如尿液酶、链激酶或组织型纤溶酶原活化物（tpA）,使大量纤溶酶生成,从而加速已形成血栓的溶解。FDP或 D-二聚体生成,则表明达到溶栓效果。

纤溶蛋白降解产物中,唯 D-二聚体交联碎片可反映血栓形成后的溶栓活性。因此,理论上,D-二聚体的定量检测可定量反映药物的溶栓效果及可用于诊断、筛选新形成的血栓。但是,到目前为止,商品的 D-二聚体检测手段都尚存在一定局限性。其中 D-二聚体的胶体金免疫过滤检测法,由于其快速测定、灵敏度高、阴性预报值高,重复性良好,临床医师较多采用。

测定纤溶系统主要因子,对于诊断与治疗纤溶系统疾病（如 DIC,各种血栓）及与纤溶系统有关疾病（如肿瘤,妊娠综合征）,以及溶栓治疗监测,有着重要的意义。

纤维蛋白降解产物 D 的水平升高,表明体内存在着频繁的纤维蛋白降解过程。因此,纤维 D-二聚体是深静脉血栓（DVT）,肺栓塞（PE）,弥漫性血管内凝血（DIC）的关键指标。

急性梗塞的发生机理中,冠状动脉内血栓形成,在溶栓治疗后,D-二聚体水平明显升高,这种增高与体内血栓溶解有关。血浆 D-二聚体是已形成的血栓,即交联的纤维蛋白,在纤溶酶作用下,降解的特异性标志物,D-二聚体水平增高的阳性率高达 80%,与正常组比较,有显著性差异。随着溶栓剂的注入,体内血浆 D-二聚体的水平增高,血栓溶解与血栓形成处于持续的对抗与平衡中。如溶栓后,凝血系统显著激活,超过体内抗凝和内源性纤溶能力,就会形成新的血栓。通过监测 D-二聚体的动态变化,亦可间接了解血栓形成和溶解的变化,从而为临床提供快速、简便的观察指标。

第十章
Chapter 10

心力衰竭

第一节 急性心力衰竭
Section 1

急性心力衰竭（心衰）临床上以急性左心衰竭最为常见，急性右心衰竭则较少见。急性左心衰竭指急性发作或加重的左心功能异常所致的心肌收缩力明显降低、心脏负荷加重，造成急性心排血量骤降、肺循环压力突然升高、周围循环阻力增加，引起肺循环充血而出现急性肺瘀血、肺水肿并可伴组织器官灌注不足和心源性休克的临床综合征。急性右心衰竭是指某些原因使右心室心肌收缩力急剧下降或右心室的前后负荷突然加重，从而引起右心排血量急剧减低的临床综合征。急性心衰可以突然起病或在原有慢性心衰基础上急性加重，大多数表现为收缩性心衰，也可以表现为舒张性心衰，发病前患者多数合并有器质性心血管疾病。

一、急性心衰的病因和病理生理学机制

（一）急性左心衰竭的常见病因
（1）慢性心衰急性加重。

（2）急性心肌坏死和（或）损伤：急性冠状动脉综合征如急性心肌梗死或不稳定性心绞痛、急性心肌梗死伴机械性并发症、右心室梗死；急性重症心肌炎；围生期心肌病；药物所致的心肌损伤与坏死，如抗肿瘤药物和毒物等。

（3）急性血流动力学障碍：急性瓣膜大量反流和（或）原有瓣膜反流加重，如感染性心内膜炎所致的二尖瓣和（或）主动脉瓣穿孔、二尖瓣腱索和（或）乳头肌断裂、瓣膜撕裂（如外伤性主动脉瓣撕裂）以及人工瓣膜的急性损害等；高血压危象；重度主动脉瓣或二尖瓣狭窄；主动脉夹层；心包压塞；急性舒张性左心衰竭，多见于老年控制不良的高血压患者。

（二）急性左心衰竭的病理生理机制
（1）急性心肌损伤和坏死：缺血性心脏病合并急性心衰主要有下列 3 种情况：①急性心肌梗死：主要鉴于大面积的心肌梗死，有时急性心肌梗死也可首先表现为急性左心衰竭症状，尤其老年患者和糖尿病患者；②急性心肌缺血：缺血面积大、缺血严重也可诱发急性心衰，此种状况可见于梗死范围不大的老年患者，虽然梗死面积较小，但缺血面积大；③原有慢性心功能不全，如陈旧性心肌梗死或无梗死史的慢性缺血性心脏病患者，在缺血发作或其他诱因下可出现急性心衰。此外，一些以急性左心衰竭为主要表现的患者可能没有明显的胸痛症状，但当存在相应危险因素的情况下可能是缺血性心脏病所致。

心肌缺血及其所产生的心肌损伤使部分心肌处在心肌顿抑和心肌冬眠状态，并导致心功

能不全。当冠状动脉血流及氧合恢复,冬眠心肌功能迅速改善,而顿抑心肌心功能不全仍继续维持一段时间,当对正性肌力药物有反应。严重和长时间的心肌缺血必将造成心肌不可逆的损害。急性心肌梗死或急性重症心肌炎等可造成心肌坏死,使心脏的收缩单位减少。高血压急症或严重心律失常等均可使心脏负荷增加。这些改变可产生血流动力学紊乱,还可激活肾素—血管紧张素—醛固酮系统(RAAS)和交感神经系统,促进心衰患者病情加剧和恶化。上述病理生理过程可因基础病变重笃而不断进展,或在多种诱因的激发下迅速发生而产生急性心衰。

(2)血流动力学障碍:急性心衰主要的血流动力学紊乱有:①心排血量(CO)下降,血压绝对或相对下降以及外周组织器官灌注不足,导致出现脏器功能障碍和末梢循环障碍,发生心源性休克。②左心室舒张末压和肺毛细血管楔压(PCWP)升高,可发生低氧血症、代谢性酸中毒和急性肺水肿。③右心室充盈压升高,使体循环静脉压升高、体循环和主要脏器瘀血、水钠滞留和水肿等。

(3)神经内分泌激活:交感神经系统和RAAS的过度兴奋是机体在急性心衰时的一种保护性代偿机制,当长期的过度兴奋就会产生不良影响,使多种内源性神经内分泌与细胞因子激活,加重心肌损伤、心功能下降和血流动力学紊乱,这又反过来刺激交感神经系统和RAAS的兴奋,形成恶性循环。

(4)心肾综合征:心衰和肾功能衰竭常并存,并互为因果临床上将此种状态称为心肾综合征。心肾综合征可分为5种类型:a型的特征是迅速恶化的心功能导致急性肾功能损伤;b型的特征为慢性心衰引起进展性慢性肾病;c型是原发、急速的肾功能恶化导致急性心功能不全;d型系由慢性肾病导致心功能下降和(或)心血管不良事件危险增加;e型特征是由于急性或慢性全身性疾病导致心肾功能同时出现衰竭。显然,c型和d型心肾综合征均可引起心衰,其中c型可造成急性心衰。e型心肾综合征也可诱发心衰甚至急性心衰。

(5)慢性心衰的急性失代偿:稳定的慢性心衰可以在短时间内急剧恶化,心功能失代偿,表现为急性心衰。其促发因素中较多见为药物治疗缺乏依从性、严重心肌缺血、重症感染、严重的影响血流动力学的各种心律失常、肺栓塞以及肾功能损伤等。

(三)急性右心衰竭的病因和病理生理机制

急性右心衰竭多见于右心室梗死、急性大块肺栓塞和右侧心瓣膜病。右心室梗死很少单独出现,常合并于左心室下壁梗死。患者往往有不同程度的右心室功能障碍,其中10%~15%可出现明显的血流动力学障碍。此类患者血管闭塞部位多在右冠状动脉开口或近段右心室侧支发出之前。右心室梗死所致的右心室舒缩活动障碍使右心室充盈压和右心房压升高;右心室排血量减少导致左心室舒张末容量下降、PCWP降低。急性大块肺栓塞使肺血流受阻,出现持续性严重肺动脉高压,使右心室后负荷增加和扩张,导致右心衰竭;右心排血量降低导致体循环和心功能改变,出现血压下降、心动过速、冠状动脉灌注不足;对呼吸系统的影响主要是气体交换障碍;各种血管活性药物的释出,使广泛的肺小动脉收缩,增加了缺氧程度,又反射性促进肺动脉压升高,形成恶性循环。右侧心瓣膜病所致急性右心衰竭不常见,且多为慢性右心衰竭,只有急性加重时才表现为急性右心衰竭。

二、急性心衰的临床分类、临床表现与诊断

(一)临床分类

国际上尚无统一的急性心衰临床分类。根据急性心衰的病因、诱因、血流动力学与临床特征做出的分类便于理解,也有利于诊断和治疗。

1.急性左心衰竭

①慢性心衰急性失代偿;②急性冠状动脉综合征;③高血压急症;④急性心瓣膜功能障

碍;⑤急性重症心肌炎和围生期心肌病;⑥严重心律失常。

2.急性右心衰竭

3.非心源性急性心衰

①高心排血量综合征;②严重肾脏疾病(心肾综合征);③严重肺动脉高压;④大块肺栓塞等。

(二)急性左心衰竭的临床表现

1.基础心血管疾病的病史和表现

大多数患者有各种心脏病的病史,存在引起急性心衰的各种病因。老年人中的主要病因为冠心病、高血压和老年性退行性心瓣膜病,而在年轻人中多由风湿性心瓣膜病、扩张型心肌病、急性重症心肌炎等所致。

2.诱发因素

常见的诱因有:①慢性心衰药物治疗缺乏依从性;②心脏容量超负荷;③严重感染,尤其肺炎和败血症;④严重颅脑损害或剧烈的精神心理紧张与波动;⑤大手术后;⑥肾功能减退;⑦急性心律失常如室性心动过速(室速)、心室颤动(室颤)、心房颤动(房颤)或心房扑动伴快速心室率、室上性心动过速以及严重的心动过缓等;⑧支气管哮喘发作;⑨肺栓塞;⑩高心排血量综合征如甲状腺机能亢进危象、严重贫血等;⑪应用负性肌力药物如维拉帕米、地尔硫卓、α受体阻滞剂等;⑫应用非甾体类抗炎药;⑬心肌缺血(通常无症状);⑭老年急性舒张功能减退;⑮吸毒;⑯酗酒;⑰嗜铬细胞瘤。这些诱因使心功能原来尚可代偿的患者骤发心衰,或者使已有心衰的患者病情加重。

3.早期表现

原来心功能正常的患者出现原因不明的疲乏或运动耐力明显降低以及心率增加 15 ～ 20 次/min,可能是左心功能降低的最早期征兆。继续发展可出现劳力性呼吸困难、夜间阵发性呼吸困难、睡觉需用枕头抬高头部等;检查可发现左心室增大、闻及舒张早期或中期奔马律、P_2 亢进、两肺尤其肺底部有湿啰音,还可有干湿啰音和哮鸣音,提示已有左心功能障碍。

4.急性肺水肿

起病急骤,病情可迅速发展至危重状态。突发的严重呼吸困难、端坐呼吸、喘息不止、烦躁不安并有恐惧感,呼吸频率可达 30 ～ 50 次/min;频繁咳嗽并略出大量粉红色泡沫样血痰;听诊心率快,心尖部常可闻及奔马律;两肺满布湿啰音和哮鸣音。

5.心源性休克

主要表现如下。

(1)持续低血压,收缩压降至 90 mmHg 以下,或原有高血压的患者收缩压降低 60 mmHg,且持续 30 min 以上。

(2)组织低灌注状态,可有:①皮肤湿冷、苍白和紫绀,出现紫色条纹;②心动过速＞ 110 次/min;③尿量显著减少(＜ 20 ml/h),甚至无尿;④意识障碍,常有烦躁不安、激动焦虑、恐惧和濒死感;⑤收缩压＜ 70 mmHg,可出现抑制症状如神志恍惚、表情淡漠、反应迟钝,逐渐发展至意识模糊甚至昏迷。

(3)血流动力学障碍:PCWP≤18 mmHg,心脏排血指数(CI)≥36.7ml/s · m²(≤2.2 L/min · m²)。

(4)低氧血症和代谢性酸中毒。

(三)急性左心衰竭的实验室辅助检查

1.心 电 图

能提供许多重要信息,包括心率、心脏节律、传导,以及某些病因依据如心肌缺血性改变、ST 段抬高或非 ST 段抬高心肌梗死以及陈旧性心肌梗死的病理性 Q 波等。还可检测出心肌肥厚、心房或心室扩大、束支传导阻滞、心律失常的类型及其严重程度如各种房性或室性心律失常(房颤、房扑伴快速性心室率、室速)、Q-T 间期延长等。

2.胸部 X 线检查

可显示肺瘀血的程度和肺水肿,如出现肺门血管影模糊、蝶形肺门,甚至弥漫性肺内大片阴影等。还可根据心影增大及其形态改变,评估基础的或伴发的心脏和(或)肺部疾病以及气胸等。

3.超声心动图

可用以了解心脏的结构和功能、心瓣膜状况、是否存在心包病变、急性心肌梗死的机械并发症以及室壁运动失调;可测定左室射血分数(LVEF),监测急性心衰时的心脏收缩/舒张功能相关的数据。超声多普勒成像可间接测量肺动脉压、左右心室充盈压等。此法为无创性,应用方便,有助于快速诊断和评价急性心衰,还可用来监测患者病情的动态变化,对于急性心衰是不可或缺的监测方法。一般采用经胸超声心动图,如患者疑为感染性心内膜炎,尤为人工瓣膜心内膜炎,在心衰病情稳定后还可采用经食管超声心动图,能够更清晰显示赘生物和瓣膜周围的脓肿等。

4.动脉血气分析

急性左心衰竭常伴低氧血症,肺瘀血明显者可影响肺泡氧气交换。应监测动脉氧分压(PaO_2)、二氧化碳分压($PaCO_2$)和氧饱和度,以评价氧含量(氧合)和肺通气功能。还应监测酸碱平衡状况,本症患者常带有酸中毒,与组织灌注不足、二氧化碳潴留有关,且可能与预后相关,及时处理纠正很重要。无创测定血氧饱和度可用作长时间、持续和动态监测,由于使用简便,一定程度上可以代替动脉血气分析而得到广泛应用,但不能提供 $PaCO_2$ 和酸碱平衡的信息。

5.常规实验室检查

包括血常规和血生化检查,如电解质(钠、钾、氯等)、肝功能、血糖、白蛋白及高敏 C 反应蛋白(hs-CRP)。研究表明,hs-CRP 对评价急性心衰患者的严重程度和预后有一定的价值。

6.心衰标志物

B 型利钠肽(BNP)及其 N 末端 B 型利钠肽原(NT-proBNP)的浓度增高已成为公认诊断心衰的客观指标,也是心衰临床诊断上近几年的一个重要进展。其临床意义如下:心衰的诊断和鉴别诊断:如 BNP < 100 ng/L 或 NT-proBNP < 400 ng/L,心衰可能性很小,其阴性预测值为90%;如 BNP > 400 ng/L 或 NT-proBNP > 1 500 ng/L,心衰可能性很大,其阳性预测值为 90%。急诊就医的明显气急的患者,如 BNP/NT-proBNP 水平正常或偏低,几乎可以排除外急性心衰的可能性。心衰的危险分层:有心衰临床表现、BNP/NT-proBNP 水平又显著增高者属高危人群。评估心衰的预后:临床过程中这一标志物持续走高,提示预后不良。

7.心肌坏死标志物

旨在评价是否存在心肌损伤或坏死及其严重程度。①心肌肌钙蛋白 T 或 I(CTnT 或 CTnI):其检测心肌受损的特异性和敏感性均较高。急性心肌梗死时可升高 5 倍以上,不稳定心绞痛和急性心肌梗死时显著升高;慢性心衰可出现低水平升高;重症有症状心衰存在心肌细胞坏死、肌原纤维不断崩解,血清中 cTn 水平可持续升高。②肌酸磷酸激酶同工酶(CK-MB):一般在发病后 3 ～ 8 h 升高,9 ～ 30h 达高峰,48 ～ 72 h 恢复正常;其动态升高可列为急性心肌梗死的确诊指标之一,高峰出现时间与预后有关,出现早者预后较好。③肌红蛋白:其分子质量小,心肌损伤后即释出,故在急性心肌梗死后 0.5 ～ 2 h 便明显升高,5 ～ 12 h 达高峰,18 ～ 30 h 恢复,作为早期诊断的指标优于 CK-MB,但特异性较差。伴急性或慢性肾功能损伤者肌红蛋白可持续升高,此时血肌酐水平也会明显增高。

(四)急性左心衰竭严重程度分级

主要有 Killip 法(表 10-1)、Forrester 法(表 10-2)和临床程度分级(表 10-3)三种。 Killip 法

主要用于急性心肌梗死患者,根据临床和血流动力学状态来分级。 Forrester 法可用于急性心肌梗死或其他原因所致的急性心衰,其分级的依据为血流动力学指标如 PCWP、CI 以及外周组织低灌注状态,故适用于心脏监护室、重症监护室和有血流动力学监测条件的病房、手术室内。临床程度分级根据 Forrester 法修改而来,其个别可以与 Forrester 法一一对应,由此可以推测患者的血流动力学状态;由于分级的标准主要根据末梢循环的望诊观察和肺部听诊,无需特殊的检测条件,适合用于一般的门诊和住院患者。这三种分级法均以Ⅰ级病情最轻,逐渐加重,Ⅳ级为最重。以 Forrester 法和临床程度分级为例,由Ⅰ~Ⅳ级病死率分别为 2.2%、10.1%、22.4%和55.5%。

表 10-1　急性心肌梗死的 Killip 法分级

分级	症状与体征
Ⅰ级	无心衰
Ⅱ级	有心衰,两肺中下部有湿啰音,占肺野下 1/2,可闻及奔马律,X 线胸片有肺瘀血
Ⅲ级	严重心衰,有肺水肿,细湿啰音遍布两肺(超过肺野下 1/2)
Ⅳ级	心源性休克、低血压(收缩压 90 mmHg),紫绀、出汗、少尿

注:1mmHg = 0.133 kPa,表 10-2,10-4 同此

表 10-2　急性左心衰的 Forrester 法分级

分级	PCWP(mmHg)	CI(ml/s · m²)	组织灌注状态
Ⅰ级	≥18	>36.7	无肺瘀血,无组织灌注不良
Ⅱ级	>18	>36.7	有肺瘀血
Ⅲ级	<18	≤36.7	无肺瘀血,有组织灌注不良
Ⅳ级	>18	≤36.7	有肺瘀血,有组织灌注不良

注:PCWP:肺毛细血管楔压。CI:心脏排血指数,其法定单位与旧制 L/min · m² 的换算因素为 16.67。

表 10-3　急性左心衰的临床程度分级

分级	皮肤	肺部啰音
Ⅰ级	干、暖	无
Ⅱ级	湿、暖	有
Ⅲ级	干、冷	无/有
Ⅳ级	湿、冷	有

(五)急性左心衰的监测方法

1.无创性监测(Ⅰ类、B 级)

每个急性心衰患者均需应用床边监护仪持续测量体温、心率、呼吸频率、血压、心电图和血氧饱和度等。

2.血流动力学监测

适应证:适用于血流动力学状态不稳定、病情严重且效果不理想的患者,如伴肺水肿(或)心源性休克患者。

血流动力学监测方法:

(1)床边漂浮导管(Ⅰ类、B 级):可用来测定主要的血流动力学指标如右心房压力(反应中心静脉压)、肺动脉压力(PAP)、PCWP,应用热稀释法可测定 CO。可以持续监测上述各种指标的动态变化,酌情选择适当的药物,评估治疗的效果。

（2）外周动脉插管（Ⅱa类，B级）：可持续监测动脉血压，还可抽取动脉血样标本检查。

（3）肺动脉插管（Ⅱa类，B级）：不常规应用。对于病情复杂、合并心脏或肺部疾病患者、其他检查难以确定时，可用来鉴别心源性或非心源性（例如肺源性）病因；对于病情极其严重，例如心源性休克的患者，可提供更多的血流动力学信息。

3.注　意

（1）在二尖瓣狭窄、主动脉瓣反流、肺动脉闭塞病变以及左心室顺应性不良等情况下，PCWP往往不能准确反映左心室舒张末压。对于伴严重三尖瓣反流的患者，热稀释法测定 CO 也不可靠。

（2）插入导管的各种并发症如感染、血栓形成或栓塞以及血管损伤等随导管留置时间延长而发生率明显增高。

（六）急性左心衰竭的诊断步骤

可疑的急性左心衰竭患者根据临床表现和辅助性检查做出诊断评估（图 10-1）。

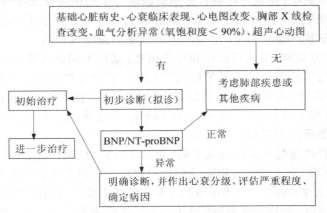

图 10-1　急性左心衰竭的诊断流程

（七）急性左心衰竭的鉴别诊断

急性左心衰竭应与可引起明显呼吸困难的疾病如支气管哮喘和哮喘持续状态、急性大块肺栓塞、肺炎、严重的慢性阻塞性肺病（COPD）尤其伴感染等相鉴别，还应与其他原因所致的非心源性肺水肿（如急性呼吸窘迫综合征）以及非心源性休克等疾病相鉴别。

（八）、急性右心衰竭的临床表现、诊断和鉴别诊断

急性右心衰竭的诊断需根据病因。

（1）右心室梗死伴急性右心衰竭：如心肌梗死时出现 V_1、V_2 导联 ST 段压低，应考虑右心室梗死，当然也有可能为后壁梗死，而非室间隔和心内膜下心肌缺血。下壁 ST 段抬高心肌梗死伴血流动力学障碍应观察心电图 V_4R 导联，并做经胸壁超声心动图检查，后者发现右心室扩大伴活动减弱可以确诊右心室梗死。右心室梗死伴急性右心衰竭典型者可出现低血压、颈静脉显著充盈和肺部呼吸音清晰的三联症。

（2）急性大块肺栓塞伴急性右心衰竭：典型表现为突发呼吸困难、剧烈胸痛、有濒死感，还有咳嗽、咯血痰、明显发绀、皮肤湿冷、休克和晕厥，伴颈静脉怒张、肝肿大、肺梗死区呼吸音减弱、肺动脉瓣区杂音。如有导致本病的基础病因及诱因，出现不明原因的发作性呼吸困难、紫绀、休克，无心肺疾病史而突发的明显右心负荷过重和心衰，都应考虑肺栓塞。

（3）右侧心瓣膜病伴急性右心衰竭：主要为右心衰竭的临床表现，有颈静脉充盈、下肢水肿、肝脏瘀血等。急性右心衰竭临床上应注意与急性心肌梗死、肺不张、急性呼吸窘迫综合征、主动脉夹层、心包压塞、心包缩窄等疾病相鉴别。

三、急性心衰的治疗

(一)治疗目标和处理流程

对患者均应根据上述各种检查方法以及病情变化做出临床评估,包括以下内容。

(1)基础心血管疾病;

(2)急性心衰发作的诱因;

(3)病情严重程度和分级,并估计预后;

(4)治疗的效果。此种评估应多次和动态进行,以调整治疗方案。

(二)治疗目标

(1)控制基础病因和矫治引起心衰的诱因:应用静脉和(或)口服降压药物以控制高血压;选择有效抗生素控制感染;积极治疗各种影响血流动力学的快速性或缓慢性心律失常;应用硝酸酯类药物改善心肌缺血。糖尿病伴血糖升高者应有效控制血糖水平,又要防止出现低血糖。对血红蛋白 < 60 g/L 的严重贫血者,可输注浓缩红细胞悬液或全血。

(2)缓解各种严重症状:①低氧血症和呼吸困难:采用不同方式吸氧,包括鼻导管吸氧、面罩吸氧以及无创或气管插管的呼吸机辅助通气治疗。②胸痛和焦虑:应用吗啡。③呼吸道痉挛:应用支气管解痉药物。④瘀血症状:利尿剂有助于减轻肺淤血和肺水肿,亦可缓解呼吸困难。

(3)稳定血流动力学状态,维持收缩压 90 mmHg:纠正和防止低血压可应用各种正性肌力药物。血压过高者的降压治疗可选择血管扩张药物。

(4)纠正水、电解质紊乱和维持酸碱平衡:静脉应用袢利尿剂应注意补钾和保钾治疗;血容量不足、外周循环障碍、少尿或伴肾功能减退患者要防止高钾血症。低钠血症者应适当进食咸菜等补充钠盐,严重低钠血症(< 110 mmol/L)者应根据计算所得的缺钠量,静脉给予高张钠盐如 3% ~ 6%氯化钠溶液,先补充缺钠量的 1/3 ~ 1/2,尔后酌情继续补充,出现酸碱平衡失调时,应及时予以纠正。

(5)保护重要脏器如肺、肾、肝和大脑,防止功能损害。

(6)降低死亡危险,改善近期和远期预后。

(三)急性左心室的处理流程

急性左心衰竭确诊后即按图 10-2 的流程处理。初始治疗后症状未获明显改善或病情严重者应做进一步治疗。血管活性药物可按表 10-4 所列方法选择应用,其应用方法参见"(四)急性左心衰竭的药物治疗"。

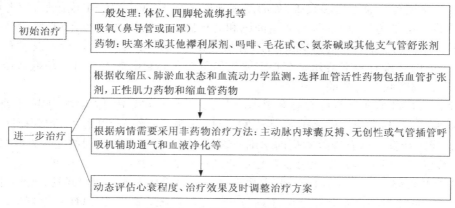

图 10-2 急性左心衰的处理流程

表 10-4　血管活性药物的应用

收缩压	肺淤血	推荐的治疗方法
＞ 100 mmHg	有	利尿剂(呋塞米)+血管扩张剂(硝酸酯类、硝普钠、重组人 B 型利钠肽、乌拉地尔)、左西孟旦
90 ～ 100 mmHg	有	管血扩张剂和(或)正性肌力药物(多巴胺、多巴酚丁胺、磷酸二酯酶抑制剂、左西孟旦)
＜ 90 mmHg	有	此情况为心源性休克:①在血流动力学监测(主要采用床边漂浮导管法)下进行治疗;②适当补充血容量;③应用正性肌力药物如多巴胺,必要时加用去甲肾上腺素;④如效果仍不佳,应考虑肺动脉插管监测血流动力学和使用主动脉内球囊反搏和心室机械辅助装置;肺毛细血管楔压高者可在严密监测下考虑多巴胺基础上加少量硝普钠、乌拉地尔。

(四)急性左心衰竭的一般处理

(1)体位:静息时明显呼吸困难者应半卧位或端坐位,双腿下垂以减少回心血量,降低心脏前负荷。

(2)四肢交换加压:四肢轮流绑扎止血带或血压计袖带,通常同一时间只绑扎三肢,每个 15 ～ 20 min 轮流放松一肢。血压计袖带的充气压力应较舒张压低 10 mmHg,使动脉血流仍可顺利通过,而静脉血回流受阻。此法可降低前负荷,减轻肺瘀血和肺水肿。

(3)吸氧:适用于低氧血症和呼吸困难明显(尤其指端血氧饱和度＜ 90%)的患者。应尽早采用,使患者 SaO_2 95%(伴 COPD 者 SaO_2 ＞ 90%)。可采用不同的方式:①鼻导管吸氧:低氧流量(1 ～ 2/min)开始,如仅为低氧血症,动脉血气分析未见 CO_2 潴留,可采用高流量给氧 6 ～ 8L/min。酒精吸氧可使肺泡内的泡沫表面张力减低而破裂,改善肺泡的通气。方法是在氧气通过的湿化瓶中加 50%～ 70%酒精或有机硅消泡剂,用于肺水肿患者。②面罩吸氧:适用于伴呼吸性碱中毒患者。必要时还可采用无创性或气管插管呼吸机辅助通气治疗。

(4)做好救治的准备工作:至少开放 2 根静脉通道,并保持通畅。必要时可采用深静脉穿刺置管,以随时满足用药的需要。血管活性药物一般应用微量泵泵入,以维持稳定的速度和正确的剂量。固定和维护好漂浮导管、深静脉置管、心电监护的电极和导联线、鼻导管或面罩、导尿管以及指端无创血氧仪测定电极等。保持室内适宜的温度、湿度,灯光柔和,环境幽静。

(5)饮食:进食易消化食物,避免一次大量进食,不要饱餐。在总量控制下,可少量多餐(6 ～ 8 次/d)。应用袢利尿剂情况下不要过分限制钠盐摄入量,以避免低钠血症,导致低血压。利尿剂应用时间较长的患者要补充多种维生素和微量元素。

(6)出入量管理:肺瘀血、体循环瘀血及水肿明显者应严格限制饮水量和静脉输液速度,对无明显低血容量因素(大出血、严重脱水、大汗淋漓等)者的每天摄入液体量一般宜在 1 500ml 以内,不要＞ 2 000 ml。保持每天水出入量负平衡约 500 ml/d,以减少水钠潴留和缓解症状。3 ～ 5d 后,如瘀血、水肿明显消退,应减少水负平衡,逐渐过渡到出入水量平衡。在水负平衡下应注意防止放声低血容量、低血钾和低血钠等。

(五)急性左心衰竭的药物治疗

1. 镇静剂

主要应用吗啡(Ⅱa 类,C 级):用法为 2.5 ～ 5.0 mg 静脉缓慢注射,亦可皮下或肌肉注射。伴 CO_2 潴留者则不宜应用,可产生呼吸抑制而加重 CO_2 潴留;也不宜应用大剂量,可促使内源性组胺释放,使外周血管扩张导致血压下降。应密切观察疗效和呼吸抑制的不良反应。伴有明显和持续低血压、休克、意识障碍、COPD 等患者禁忌使用。老年患者慎用或减量。亦可应用哌替啶 50～100 mg 肌肉注射。

2.支气管解痉剂

支气管解痉剂（Ⅱa类，C级）一般应用氨茶碱 0.125～0.25g 以葡萄糖水稀释后静脉推注（10min），4～6h 后可重复一次；或以 0.25～0.5 mg/kg·h 静脉滴注。亦可应用二羟丙茶碱 0.25～0.5 g 静脉滴注，速度为 25～50 mg/h。此类药物不宜用于冠心病如急性心肌梗死或不稳定性心绞痛所致的急性心衰患者（Ⅱb类，C级），不可用于伴心动过速或心律失常的患者。

3.利尿剂（Ⅰ类，B级）

（1）应用指征和作用机制：适用于急性心衰伴肺循环和（或）体循环明显瘀血以及容量负荷过重的患者。作用于肾小管亨利氏袢利尿剂如呋塞米、托塞米、布美他尼静脉应用可以在短时间里迅速降低容量负荷，应列为首选。噻嗪类利尿剂、保钾利尿剂（阿米洛利、螺内酯）等仅作为袢利尿剂的辅助或替代药物，或在需要时作为联合用药。临床上利尿剂应用十分普遍，但并无大样本随机对照试验进行评估。

（2）药物种类和用法：应采用静脉利尿制剂，首选呋塞米，先静脉注射 20～40 mg，继以静脉滴注 5～40 mg/h，其总剂量在起初 6h≤80 mg，起初 24h≤200 mg。亦可应用利尿剂效果不佳、加大剂量仍未见良好反应以及容量负荷过重的急性心衰患者，应加用噻嗪类和（或）醛固酮受体拮抗剂：氢氯噻嗪 25～50 mg，每日 2 次，或螺内酯 20～40 mg/d。临床研究表明：利尿剂剂量联合应用，其疗效优于单一利尿剂的大剂量，且不良反应也更少。

（3）注意事项：伴低血压（收缩压＜90mmHg）、严重低钾血症或酸中毒患者不宜应用，且对利尿剂反应甚差；大剂量和较长时间的应用可发生低血容量和低钾血症、低钠血症，且增加其他药物如血管紧张素转化酶抑制剂（ACEI）、血管紧张素Ⅱ受体拮抗剂（ARB）或血管扩张剂引起低血压的可能性；应用过程中应检测尿量，并根据尿量和症状的改善状况调整剂量。

4.血管扩张药物

（1）应用指征：此类药可应用于急性心衰早期阶段。收缩压水平是评估此类药是否适宜的重要指标。收缩压＞110 mmHg 的急性心衰患者通常可以安全使用；收缩压在 90～110 mmHg 的患者应谨慎使用；而收缩压＜90 mmHg 的患者则禁忌使用。

（2）主要作用机制：可降低左、右心室充盈压和全身血管阻力，也使收缩压降低，从而减轻心脏负荷，缓解呼吸困难。如舒张压在 60 mmHg 以上，通常冠状动脉血流可维持正常。对于急性心衰，包括合并急性冠状动脉综合征的患者，此类药在缓解肺瘀血和肺水肿的同时不会影响心排血量，也不会增加心肌耗氧量。

（3）药物种类和用法：主要有硝酸酯类、硝普钠、重组人 BNP（rhBNP）、乌拉地尔、酚妥拉明，但钙拮抗剂不推荐用于急性心衰的治疗。①硝酸酯类药物（Ⅰ类，B 剂）：急性心衰时此类药在减少每搏心输出量和不增加心肌氧耗情况下能减轻肺瘀血，特别适用于急性冠状动脉综合征伴心衰的患者。临床研究已证实，硝酸酯类静脉制剂与呋塞米合用治疗急性心衰有效；还证实应用血流动力学可耐受的最大剂量并联合小剂量呋塞米的疗效优于单纯大剂量的利尿剂。静脉应用硝酸酯类药物应十分小心滴定剂量，经常测量血压，防止血压过度下降。硝酸甘油静脉滴注起始剂量 5～10 μg/min，每 5～10min 递增 5～10 μg/min，最大剂量 100～200 μg/min；亦可每 10～15min 喷雾一次 400 μg，或舌下含服 0.3～0.6 mg/次。硝酸异山梨酯静脉滴注剂量 5～10 mg/h，亦可舌下含服 2.5mg/次。②硝普钠（Ⅰ类、C级）：适用于严重心衰、原有后负荷增加以及伴心源性休克患者。临时应用宜从小剂量 10 μg/min 开始，可酌情逐渐增加剂量至 50～250μg/min，静脉滴注，疗程不要超过 72h。由于其强效降压作用，应用过程中要密切监测血压，根据血压调整合适的维持剂量。停药应逐渐减量，并加用口服血管扩张剂，以避免反跳现象。③rhBNP（Ⅱa类，B级）：该药近几年刚应用于临床，属内源性激素物质，与人体内产生的BNP完全相同。国内制剂商品名为新活素，国外同类药名为萘西立肽（nesiritide）。其主要药理作用是扩张静脉和动脉（包括冠状动脉），从而减低前、后负荷，在无直接正性肌力作用情况下增加CO，故将其归类为血管扩张剂。实际该药并非单纯的血管扩张剂，而是一种兼具多重作用的治疗药物；可以促进钠的排泄，有一定的利尿作用；还可抑制RAAS和较高神经系统，阻滞急性心衰演变中的恶性循环。该药临床试验的结果尚不一致。晚近的两项研究（VMAC和PROACTION）表明，该药的应用可以带来临床和血流动力学的改善，推荐应用于急性失代偿心衰。国内一项Ⅱ期临床研究提示，rhBNP较硝酸甘油静脉制剂能够显著降低PCWP，缓解患者的呼吸困难。应用方法：先给予负荷剂量1.5μg/kg，静脉缓慢推注，继以0.0075～0.015μg/kg·min静脉滴注；也可不用负荷剂量而直接静脉滴注。疗程一般3d，≤7d。④乌拉地尔（Ⅱa类，C级）：该药具有外周和中枢双重扩血管作用，可有效降低血管阻力，降低后负荷，增加心输出量，但不影响心率，从而减少心肌耗氧量。适用于高血压性心脏病、缺血性心肌病（包括急性心肌梗死）和扩张型心肌病引起的急性左心衰；可用于CO降低、PCWP＞18 mmHg的患者。通常静脉滴注100～400 μg/min，可逐渐增加剂量，并根据血压和临床状况予以调整。伴严重高血压者可缓慢静脉注射12.5～25.0mg。⑤ACEI：该药在急性心衰中的应用仍有诸多争议。急性心衰的急性期、病情尚未稳定的患者不宜应用（ⅡB类，C级）。急性心肌梗死后的急性心衰可以试用（Ⅱa类，C级），但须避免静脉应用，口服起始剂量宜小。在急性期病情稳定后48h后逐渐加重（Ⅰ类，A级），疗程至少6周，不能耐受ACEI者可以应用ARB。

（4）注意事项：下列情况下禁用血管扩张药物：①收缩压＜90 mmHg，或持续低血压并伴有症状尤其有肾功能不全的患者，以避免重要脏器灌注减少。②严重阻塞性心瓣膜疾病患者，例如主动脉瓣狭窄，有可能出现显著的低血压；二尖瓣狭窄患者也不宜应用，有可能造成CO明显降低。③梗阻性肥厚型心肌病。

5.正性肌力药物

（1）应用指征和作用机制：此类药物适用于地心排血量综合征，如伴有症状性低血压或CO降低伴有循环瘀血的患者，可缓解组织低灌注所致的症状，保证重要脏器的血流供应。血压较低和对血管扩张药物及利尿剂不耐受或反应不佳的患者尤其有效。

（2）药物种类和用法如下：①洋地黄类（Ⅱa类，C级）：此类药物能轻度增加CO和降低左心室充盈压；对急性左心衰竭患者的治疗有一定帮助。一般应用毛花甙C 0.2～0.4mg缓慢静脉注射，2～4h后可以再用0.2mg，伴快速心室率的房颤患者可酌情适当增加剂量。②多巴胺（Ⅱa类，C级）：250～500μg/min静脉滴注。此药应用个体差异较大，一般从小剂量开始，逐渐增加剂量，短期应用。③多巴酚丁胺（Ⅱa类，C级）：该药短期应用可以缓解症状，但并无临床证据表明对降低病死率有益。用法：100～250μg/min静脉滴注。使用时注意监测血压，常见不良反应有心律失常，心动过速，偶尔可因加重心肌缺血而出现胸痛。正在应用α受体阻滞剂的患者不推荐应用多巴酚丁胺和多巴胺。④磷酸二酯酶抑制剂（Ⅱb类，C级）：米力农，首剂25～50 μg/kg静脉注射（＞10min），继以0.25～0.50μg/kg·min静脉滴注。氨力农首剂0.5～0.75 mg/kg静脉注射（＞10min），继以5～10 0.25～0.50μg/kg·min静脉滴注。常见不良反应有低血压和心律失常。⑤左西孟旦（Ⅱa类，B级）：这是一种钙增敏剂，通过结合于心肌细胞上的肌钙蛋白C促进心肌收缩，还通过介导ATP敏感的钾通道而发挥血管舒张作用和轻度抑制磷酸二酯酶的效应。其正性肌力作用独立于α肾上腺素能刺激，可用于正接受α受体阻滞剂治疗的患者。临床研究表明，急性心衰患者应用本药静脉滴注可明显增加CO和每搏量，降低PCWP、全身血管阻力和肺血管阻力；冠心病患者不会增加病死率。用法：首剂12～24μg/kg静脉注射（＞10min），继以0.1μg/kg·min静脉滴注，可酌情减半或加倍。对于收缩压＜100 mmHg

的患者,不需要负荷剂量,可直接用维持剂量,以防止发生低血压。

(3)注意事项:急性心衰患者应用此类药需全面权衡:①是否用药不能仅依赖一二次血压测量的数值,必须综合评价临床状况,如是否伴组织低灌注的表现;②血压降低伴低 CO 或低灌注时应尽早使用,而当器官灌注恢复和(或)循环瘀血减轻时则应尽快停用;③药物的剂量和静脉滴注速度应根据患者的临床反应作调整,强调个体化的治疗;④此类药可即刻改善急性心衰患者的血流动力学和临床状态,但也有可能促进和诱发一些不良的病理生理反应,甚至导致心肌损伤和靶器官损害,必须警惕;⑤血压正常有无器官和组织灌注不足的急性心衰患者不宜使用。

(六)急性右心衰竭的治疗

1.右心室梗死伴急性右心衰竭

(1)扩容治疗:如存在心源性休克,在检测中心静脉压的基础上首要治疗是大量补液,可应用 706 代血浆、低分子右旋糖酐或生理盐水 20 ml/min 静脉滴注,直至 PCWP 上升至 15 ～ 18mmHg,血压回升和低灌注症状改善。24h 的输液量在 3 500 ～ 5 000 ml。对于充分扩容而血压仍低者,可给予多巴酚丁胺或多巴胺。如在补液过程中出现左心衰竭,应立即停止补液。此时若动脉血压不低,可小心给予血管扩张药。

(2)禁用利尿剂、吗啡和硝酸甘油等血管扩张剂,以避免进一步降低右心室充盈压。

(3)如右心室梗死同时合并广泛左心室梗死,则不宜盲目扩容,防止造成急性肺水肿。如存在严重左心室功能障碍和 PCWP 升高,不宜使用硝普钠,应考虑主动脉内球囊反搏(IABP)治疗。

2.急性大块肺栓塞所致急性右心衰竭

(1)止痛:吗啡或哌替啶。

(2)吸氧:鼻导管或面罩给氧 6 ～ 8 L/min。

(3)溶栓治疗:常用尿激酶或人重组组织型纤溶酶原激活剂(rt-PA)。停药后应继续肝素治疗。用药期间监测凝血酶原时间,使之延长至正常对照的 1.5 ～ 2.0 倍。持续滴注 5 ～ 7d,停药后改用华法林口服数月。

(4)经内科治疗无效的危重患者(如休克),若经肺动脉造影证实为肺总动脉或其较大分支内栓塞,可作介入治疗,必要时可在体外循环下紧急早期切开肺动脉摘除栓子。

3.右侧心瓣膜病所致急性右心衰竭

右心衰竭的治疗主要应用利尿剂,以减轻水肿;但要防止过度利尿造成心排血量减少。此外,对基础心脏病如肺动脉高压、肺动脉狭窄以及合并肺动脉瓣或三尖瓣关闭不全、感染性心内膜炎等,按相应的指南予以治疗。肺源性心脏病合并的心衰属右心衰竭,其急性加重可视为一种特殊类型的急性右心衰竭,亦应按该病的相应指南治疗。

(七)非药物治疗

(1)IABP临床研究表明,这是一种有效改善心肌灌注同时又降低心肌耗氧量和增加 CO 的治疗手段。①IABP 的适应证(Ⅰ类、B 级):A. 急性心肌梗死或严重心肌缺血并发心源性休克,且不能由药物治疗纠正;B. 伴血流动力学障碍的严重冠心病(如急性心肌梗死伴机械并发症);C. 心肌缺血伴顽固性肺水肿。②IABP 的禁忌证:A. 存在严重的外周血管疾病;B. 主动脉瘤;C. 主动脉瓣关闭不全;D. 活动性出血或其他抗凝禁忌证;E. 严重血小板缺乏。 ③IABP 的撤除:急性心衰患者的血流动力学稳定后可撤除IABP,撤除的参考指征为:A. CI > 2.5L/ min · m²;B. 尿量 > 1ml/ kg · h;C. 血管活性药物用量逐渐减少,而同时血压恢复较好;D. 呼吸稳定,动脉血气分析各项指标正常;E. 降低反搏频率时血流动力学参数仍然稳定。

(2)机械通气。急性心衰患者行机械通气的指征:①出现心跳呼吸骤停而进行心肺复苏时;②合并Ⅰ型或Ⅱ型呼吸衰竭。机械通气的方式有下列两种。A.无创呼吸机辅助通气:这是一种无需气管插管、经口/鼻面罩给患者供氧、由患者自主呼吸触发的机械通气治疗。分为持续气道正压通气(CPAP)和双相间歇气道正压通气(BiPAP)两种模式。作用机制:通过气道正压通气可改善患者的通气状况,减轻肺水肿,纠正缺氧和CO_2潴留,从而缓解Ⅰ型或Ⅱ型呼吸衰竭。适用对象:Ⅰ型或Ⅱ型呼吸衰竭患者经常规吸氧和药物治疗仍不能纠正时应及早应用。主要用于呼吸频率25次/min、能配合呼吸机通气的早期呼吸衰竭患者。在下列情况下应用受限:不能耐受和合作的患者、有严重认知障碍和焦虑的患者、呼吸急促(频率 > 25 次/min)、呼吸微弱和呼吸道分泌物多的患者。B.气管插管和人工机械通气:应用指征为心肺复苏时、严重呼吸衰竭经常规治疗不能改善者,尤其是出现明显呼吸性和代谢性酸中毒并影响到意识状态的患者。

(3)血液净化治疗(Ⅱa类,B级)①机制:此法不仅可维持水、电解质和酸碱平衡,稳定内环境,还可清除尿毒症毒素(肌酐、尿素、尿酸等)、细胞因子、炎症介质以及心脏抑制因子等。治疗中的物质交换可通过血液滤过(超滤)、血液透析、连续血液净化和血液灌流等来完成。②适应证:本法对急性心衰有益,但并非常规应用的手段。出现下列情况之一可以考虑采用:A.高容量负荷如肺水肿或严重的外周组织水肿,且对袢利尿剂和噻嗪类利尿剂抵抗;B.低钠血症(血 < 110 mmol/L)且有相应的临床症状甚至障碍,如肌张力减退、减反射减弱或消失、呕吐以及肺水肿等,在上述两种情况应用单纯血液滤过即可;C.肾功能进行性减退,血肌酐 > 500 μmol/L或负荷急性血液透析指征的其他情况。③不良反应和处理:建立体外循环的血液净化均存在与体外循环相关的不良反应如生物不相容、出血、凝血血管通路相关并发症、感染、机器相关并发症等。应避免出现新的内环境紊乱,连续血液净化治疗时应注意热量及蛋白的丢失。

(4)心室机械辅助装置(Ⅱa类,B级)。急性心衰经常规药物治疗无明显改善时,有条件的可应用此种技术。此类装置有:体外模式人工肺氧合器(ECMO)、心室辅助泵(如可置入式电动左心辅助泵、全人工心脏)。根据急性心衰的不同类型,可选择应用心室辅助装置,在积极纠治基础心脏病的前提下,短期辅助心脏功能,可作为心脏移植或心肺移植的过渡。ECMO可以部分或全部代替心肺功能。临床研究表明,短期循环呼吸支持(如应用ECMO)可以明显改善预后。

(5)外科手术。①冠心病:经冠状动脉造影证实为严重左主干或多支血管病变,并在确认冠状动脉支架术和溶栓治疗无效的情况下,可进行冠状动脉旁路移植术,能够明显改善心衰。经积极地抗急性心衰药物治疗,并在机械通气、IABP等辅助下,甚至在体外循环支持下应尽力急诊手术。心肌梗死后机械合并症:A.心室游离壁破裂;心肌梗死后游离壁破裂的发生率为0.8%~6.2%,可导致心脏压塞和电机械分离,猝死在数分钟内即出现;亚急性破裂并发心源性休克则为手术提供了机会,确诊后经心包穿刺减压、补液和应用药物维持下,宜立即手术。B.室间隔穿孔:心肌梗死后本病发生率为1%~2%,在1~5d内。最常见前壁心肌梗死,多见于老年、女性,院内病死率81%(SHOCK研究)。直接的诊断依据主要依靠超声心动图、心导管及左心室造影检查,可证实穿孔部位、分流量以及是否合并二尖瓣关闭不全。在药物和非药物积极治疗下行冠状动脉造影。确诊后若经药物可使病情稳定,尽量争取4周后手术治疗;若药物治疗(包括IABP)不能使病情稳定,应早期手术修补,同期进行冠状动脉旁路移植术。对不合并休克的患者,血管扩张剂如硝酸甘油或硝普钠可使病情有所改善;对合并心源性休克的患者,IABP对造影和手术准备可提供最有效的血流动力学支持。急诊手术对大的室间隔穿孔合并心源性休克的患者是使之存活的唯一方法,但手术病死率很高。对血流动力学稳定的患者(除非症状不显著的小缺损)也多主张早期手术治疗,因破裂缺损可能扩大。但最佳手术时机目前并未达成共识。在急性期,因坏死心肌松脆,手术有技术困难。近年来,经皮室间隔缺损封堵术用于部分经选择的患者,但尚有待进一步积累经验,以确定其应用价值。C.重度二尖瓣关闭不全:本病在急性心肌梗死伴心源性休克患者中约占10%,出现在2~7d。完全性乳头肌断裂者多在24h内死亡,而乳头肌功能不全者较为多见,且预后较好。超声心动图可确诊并测反流量和左心室功能。应在IABP支持下行冠状动脉造影。出现肺水肿者应立即作瓣膜修补术或瓣膜置换术,并同期行冠状动脉旁路移植术。②心瓣膜疾病:除缺血性乳头肌功能不全外,因黏液性腱索断裂、心内膜炎、创伤等所致的急性二尖瓣关闭不全以及因感染性心内膜炎、主动脉夹层、胸部闭合伤等所致的急性主动脉瓣关闭不全均应尽早手术干预。此外,主动脉瓣或二尖瓣的严重狭窄以及联合心瓣膜病的心功能失代偿期也需要尽早手术。人工瓣膜血栓形成或瓣膜失功能所致的急性心衰病死率极高,超声心动图(必要时应用经食管超声心动图)可明确诊断,均应手术,尤其左心系统的血栓应立即手术。③急性主动脉夹层:本病(尤其Ⅰ型)因高血压危象和主动脉瓣反流可出现急性心衰。超声心动图一旦明确主动脉瓣反流,应立即手术。④其他疾病:主动脉窦瘤破裂、心脏内肿瘤(如左心房黏液瘤)以及心脏内巨大血栓形成(在左心房或肺动脉)等均会造成瓣膜反流或流出道梗阻,可引起急性心衰,需要立即手术。心脏外科手术中,心肌保护不良、心脏阻断时间延长或反复多次阻断、心脏畸形纠正不彻底、心脏移植供心缺血时间过长以及术后心包压塞等均可造成严重低心排综合征,需要给予积极的药物和非药物(包括IABP和ECMO)治疗,甚至再次手术。各种心导管检查和介入治疗并发症亦可导致急性心衰,其所致的急性心肌梗死、冠状动脉损伤、二尖瓣球囊扩张术后重度反流、封堵器脱落梗阻、心脏破损出血以及心包压塞均需要紧急手术。

四、急性心衰稳定后的后续处理

急性心衰患者在纠正了异常的血流动力学状态和病情稳定后,即应转入进一步的后续治疗,主要根据预后评估、有无基础心血管疾病和有无心衰这三方面的情况确定治疗策略,并做好随访和患者教育工作。

第二节　顽固性心力衰竭病情评估与治疗

Section 2

顽固性心力衰竭(又称难治性心衰)指心功能Ⅲ-Ⅳ级的充血性心力衰竭患者,经适当的常规治疗(洋地黄、利尿剂、血管扩张剂)及消除合并症和诱因后,心力衰竭的症状和临床状态未能得到改善甚至恶化者。但近年来有人指出,难治性心力衰竭应是有限于心肌大面积严重损伤,心脏有严重的机械性障碍,应用强心、利尿、血管扩张剂等综合治疗难以治愈的心衰患者。前者是因心力衰竭患者在诊治过程中,由于存在各种潜在病因或诱因,或治疗本身不当或心外因素影响所致。经过严密观察和监测,积极应用一切适当治疗方法,心衰的表现是有可能得到缓解或控制的。后者是指心力衰竭患者因存在严重甚至是不可逆的心脏病变,其自然病程发展到最后阶段或临终状态,非内科治疗手段所能逆转的,即真正意义上难治性心力衰竭。

随着对心力衰竭发病机制认识的进一步发展,在顽固性心衰的治疗方面取得了很大的进步。顽固性心衰的治疗应从以下三个方面考虑:①重新分析原因,甄别心力衰竭持续发展的因素;②评价既往治疗方案的效果,完善常规治疗方案;③强化心力衰竭的治疗,采取适当特殊的治疗方法。

顽固性心力衰竭往往病情严重,预后差,治疗困难。但是,通过及时发现和纠正难治性的原因或诱因,应用新药或新的疗法,强化心力衰竭的治疗,有望使此症状改善,延长生存期。

一、重新分析顽固性心衰"难治"的可能原因

1.原有心脏病的诊断是否正确

有的心力衰竭患者显然多处就医或反复住院治疗,但可因其原有的心脏病表现不明显或被严重的肺动脉高压、心力衰竭的症状所掩盖,一直未能做出正确的诊断而被延误了治疗。要注意有无需特殊内科或可进行手术治疗的病因来正确诊断,如先天性心脏病、心脏瓣膜病、心包疾病、心脏肿瘤或肿块等。

2.对心力衰竭病理生理的认识是否正确

由于原发心脏病的不同,心力衰竭的病理生理机制不一。有的是心肌收缩功能受损;有的是心肌舒张功能减退;有的是心脏血流动力学的负荷过重所致。故对顽固性心衰患者,应仔细分析个例心力衰竭病理生理异常的主次,给予适当的调节或纠治,方能有的放矢。心肌收缩功能受损的如扩张型心肌病、心肌变性致收缩功能受损;冠心病心肌梗死后室壁瘤形成,心肌收缩的矛盾运动所致收缩功能受损。心肌舒张功能障碍所致的心力衰竭,其病理生理与心肌收缩功能减退不同,较多见于心肌缺血、心肌肥厚,如高冠心和肥厚型心肌病等。前者应用洋地黄和其他正性肌力药物有效,面后者则选钙拮抗剂及β受体阻滞剂有效。心脏血流动力学负荷过重者可分前负荷过重和后负荷过重。前者常见于某些瓣膜返流或分流性病变,也见于诸如甲状腺功能亢进、贫血、脚气病等高心排血量状况,应予纠治并加强利尿和选用小静脉扩张剂,后者常见于高血压或周围血管阻力增高所致的心脏病,则应予积极降压和选用小动脉扩张剂。

不同病因的心力衰竭其病理生理错综复杂,但仍有其紊乱的各自特点,因而治疗上不应千篇一律地使用洋地黄、利尿剂和血管扩张剂。如急性心肌梗死并发心力衰竭时,常无水钠潴留所致的前负荷过重,且急性缺血的心肌对洋地黄既不敏感又易致中毒反应,因此宜选用扩血管治疗为主、严重病例需主动脉球囊反搏支持。肺心病发生心力衰竭时,由于缺氧致肺血管收缩引起右心室后负荷的加重及心肌收缩力的抑制,对洋地黄的治疗反应很差,应予改善呼吸(必要时辅助呼吸)、纠正缺氧及辅以利尿剂和行之有效的血管扩张剂治疗。又如二尖瓣狭窄所致的肺循环瘀血,虽与其他左心室衰竭所致的肺循环瘀血的临床症状相似,但实为左心房衰竭,如窦性心律时,给予洋地黄治疗,并无明显治疗作用。相反,由于右心室收缩力的增强,右心排血量的增多而加重肺瘀血使临床症状恶化。应选用β受体阻滞剂,减慢心率、延长左心室的舒张充盈和左心房的排空,抑制右心室的收缩,从而减轻肺瘀血和缓解症状,并争取早日手术治疗。

3.排除各种并发症

(1)心脏并发症。各种原发心脏病程中,常可发生各种并发症,有些并发症的严重性甚至超过了原发病,常常成为心力衰竭的诱因,加重和持续发展的重要因素。如慢性风湿性心瓣膜病患者并发风湿活动、原有器质性心血管病患者并发感染性心内膜炎、冠心病并发乳头肌功能不全及心肌梗死并发房室间隔穿孔、二尖瓣脱垂综合征并发腱索断裂等,不排除这些并发症,心力衰竭将难以得到控制。

(2)心脏外并发症。其他系统器官疾病。其他系统器官的病变,也可使心力衰竭加重或持续。如慢支肺感染、泌尿道感染、肝脏或肾脏疾病、贫血、营养缺乏、甲状腺功能亢进或减低等。多次反复发作的肺动脉栓塞是慢性心力衰竭的常见并发症,也是导致心力衰竭持续与难治的重要原因。

电解质紊乱与酸碱平衡失调。电解质紊乱在心力衰竭治疗中最常发生,其中以低钾、低镁和低钠血症多见。前两者可导致室性心律失常,尤其在使用洋地黄患者中,可使心力衰竭加重。低钠血症,不论是稀释性抑或低钠血性,都可使利尿剂失去利尿作用,而使心衰加重或持续。酸

碱平衡失调在心衰时亦需注意排除。酸中毒时，心肌收缩力进一步抑制并对各种强心剂和血管活性药物的反应性减低，使心力衰竭加重或持续。各种不同病因可导致代谢性、呼吸性或混合性酸碱平衡的失调，应经常作血气分析与随访，并予相应措施纠正。

二、评价既往治疗方案的效果，完善常规治疗方案

对心力衰竭患者常规治疗方案中，我们已经有数种可改善心功能和症状的药物，这些药物是否充分，传统治疗包括强心药物、利尿剂及血管扩张剂的剂量、用法是否得当，充分应用循证医学得出的现代知识、指导合理、规范地治疗心力衰竭。顽固性心衰的病例，更应以此评价和找出既往不足之处，以进一步更完善治疗方案。

1.分析洋地黄用量是否得当

洋地黄是当今治疗心力衰竭最古老的药物，至少已使用了 200 年，但由于其治疗剂量与中毒剂量十分接近，剂量与不足或过量的判别常有困难。在治疗心衰时，常由于合并使用利尿剂而存在低血钾情况，以致易发生洋地黄毒性反应而限制了洋地黄的用量，而长期使用太小剂量洋地黄维持可导致洋地黄的不足，成为心力衰竭纠正不理想的原因。此时，应补充钾盐或加用潴钾利尿剂以纠正低血钾，此后或可增加洋地黄用量，使心力衰竭得到改善。洋地黄过量，通常发生在口服维持量过大，或在每日维持量外再加用洋地黄时发生，因此建议最好不要长期同时口服洋地黄加静注洋地黄，因这样容易产生洋地黄高峰浓度重叠，引起洋地黄中毒反应。如有怀疑洋地黄过量，最好及时做洋地黄血浓度测定或停药观察以做判别。对心脏收缩功能减退的患者，无论其心力衰竭程度如何，出现快速心室率房颤是使用洋地黄的特别适应证。伴随使用利尿剂和 ACEI，可减少洋地黄的用量。单纯舒张功能不全的心衰、用洋地黄治疗是不恰当的，此时使用既无效且有害，故不宜用。洋地黄类药物的禁忌证包括 II-III房室传导阻滞、明显心动过缓、WPW 综合征、肥厚型梗阻性心肌病、低血钾症及高血钙症等。由于洋地黄可能会增加心律失常导致死亡的危险，因此对窦性心律下心功能 II-IV 级的心衰患者的总死亡率无影响。

2.对非洋地黄类正性肌力药物的正确认识

此类正性肌力药物通过不同于洋地黄的增强心肌收缩力的机理而发挥强心作用。在不宜用洋地黄或使用洋地黄仍未能控制的心力衰竭或已有洋地黄中毒但仍需强心治疗的患者中，有其特殊的使用价值。目前使用较多的是拟交感胺类的多巴胺和多巴酚丁胺，需静脉给药，宜短期应用于改善急性心力衰竭时的血流动力学异常患者。多巴胺的药效与剂量有关：在 $2 \sim 5\mu g/kg \cdot min$ 时主要兴奋多巴胺受体，增加肾血流量而有利尿作用；在 $6 \sim 10 \mu g/kg \cdot min$ 时主要兴奋 β_1 受体，而增加心肌收缩力，也可增加心率；在 $> 10\mu g/kg \cdot min$ 时，则兴奋 α_1 受体，有收缩血管的作用，即可升高血压。因此 心力衰竭而血压并不低时，宜将多巴胺剂量掌握在 $2 \sim 10 \mu g/kg \cdot min$ 的范围内，以免剂量过大使周围血管收缩而增加心脏的后负荷，但若血压降低或心源性休克时，则需用大剂量多巴胺，以提高血压。

多巴酚丁胺的正性肌力作用较多巴胺强，大剂量时可兴奋 β_2 受体而使血管扩张，无多巴胺的缩血管作用，因此更适用于心力衰竭。临床需要时，两药可单独或联合连续静脉滴注。但如果 $> 72h$，可出现耐药性，在治疗慢性心力衰竭时，有主张长期间断静滴疗法，可使左室功能在较长时间内获得改善。但连续用药可使 β 受体数目下调，腺苷环化酶失敏而产生耐药性。剂量大时可致心动过速、室性心律失常及心肌缺血等副作用，使应用受限。有报道间歇静脉滴多巴酚丁胺（必要时加硝普钠）能促进缺血性心肌病所致的难治性心衰患者泵功能的恢复。开始用量 $3 \sim 5 \mu g/kg \cdot min$ 维持72h，然后间隔12h用药一次，再以后每周用 $2 \sim 3$ 次，50d 后每周只静滴一次，通过 14 个月后治疗观察，射血分数从 21% 提高到 55%。心功能从 IV 级恢复到 II 级。

但临床试验发现多巴酚丁胺组死亡率增加,该试验后来提前终止。

另一类是非洋地黄交感胺类正性肌力药物,通过抑制 CAMP 降解的磷酸二酯酶抑制剂如氨力农、米力农等,可短期获血流动力学效应和改善心力衰竭症状,但长期使用可使重症心衰患者的死亡率增加,故已不做常规使用,只用于常规治疗无效的严重心衰患者的短程治疗,特别是患者心脏巨大,心率缓慢,传导阻滞或疑有洋地黄中毒的患者尤为合适。

3.利尿剂用量是否得当。

利尿剂的使用是充血性心力衰竭治疗的基础。利尿不力,体内水钠潴留过多,不仅使心脏负荷过度,而且由于组织与血管壁水肿,心脏后负荷亦加重,使心力衰竭得不到改善;利尿过度,除可导致低血钾和低血钠症外,还可导致血容量不足,影响心排血量和造成肾前性氮质血症,使心力衰竭症状持续。特别是大心脏肺动脉高压、缩窄性心包炎或限制型心肌病等需要有高的心室充盈压以维持足够的心排血量的情况,切忌快速大量利尿。常用的利尿剂有袢利尿剂和噻嗪类利尿剂及螺内酯类保钾利尿剂,在严重心力衰竭患者,噻嗪类利尿剂与袢利尿剂具有协同作用,常可联合使用,但当肾小球滤过率 < 30 ml/min 时,噻嗪类利尿剂很少有效。上述两种利尿剂往往需配合保钾利尿剂螺内酯类使用。近些年来研究表明,在顽固性心力衰竭患者的心肌组织中,除存在血管紧张素 II 受体外,还有大量醛固酮受体,醛固酮通过其受体直接介导心肌重构,影响心衰的逆转。小剂量螺内酯可阻断此作用。有学者提出螺内酯除属于保钾利尿剂外,更建议像 ACEI 一样,单独列一类醛固酮拮抗剂用于充血性心力衰竭的治疗。

4.血管扩张剂应用是否合理

多数血管扩张剂短期应用均可改善血流动力学,但使用不当也可使心力衰竭加重和持续。顽固性心力衰竭患者使用血管扩张剂时必需注意:①进一步明确使用的指征和禁忌证。②根据临床与血流动力学的特点,选用合适的血管扩张剂。③使用任何血管扩张剂,均应从小剂量开始,然后根据临床及血流动力学反应调节用量,尤其如硝普钠、压宁定等强血管扩张剂,在急性心力衰竭时,由于血流动力学的改善,治疗心衰症状缓解明显,临床应用普遍。但在顽固性心力衰竭患者,更需注意其开始剂量耐药性和毒副作用问题。④目前 ACEI 和 ARB 类药物在难治性心衰的治疗地位日益受到重视,尤其在缺血性心肌病所致的顽固性心力衰竭;这类药物除改善血流动力学效应外,还可通过阻断心肌局部的血管紧张素 II 受体达到改善心肌供血、改善心功能的作用,认为是治疗心衰的基石,可长时间使用,但肾功能过差时不能使用此类药物,以免加重肾损害。

5.正确认识使用β受体阻滞剂

这些年来治疗心力衰竭的模式从“血流动力学效应”扩展到“神经体液调节”机制,抗心衰治疗在传统药物(强心、利尿、血管扩张)的基础上,对慢性充血性心力衰竭病者少量渐次加用β受体阻滞剂治疗,对改善心衰症状、延长生存率、在循证医学的大规模临床试验得到肯定。对高动力型心衰舒张功能障碍性心衰、肥厚性心肌病、高血压性心脏病心衰、二尖瓣狭窄所致心衰肺水肿疗效肯定,尤其适用于心率偏快、交感神经激活症状突出者之心衰。但在顽固性心衰患者的应用,需考虑在血压、心率允许的前提下,排除了应用β受体阻滞剂的禁忌证外才能应用。因心功能IV级者使用β受体阻滞剂较易引起心衰恶化,并建议首选第三代β受体阻滞剂如卡维地洛等。

6.抗心律失常药物的正确使用

顽固性心力衰竭患者心律失常极为常见,一部分患者(尤其是猝死患者)是死于严重的室性心律失常的,但由于顽固性心力衰竭患者发生室性心律失常可由众多因素所致,除心肌本身的因素外尚可由于交感神经的兴奋、电解质的紊乱及药物(包括洋地黄及抗心律失常药)所致。因此,不能单凭抗心律失常来控制,应详细分析发生的原因和机理,进行针对性的处理。几乎所有抗心律失常药物都有抑制心室收缩力的作用,加之此时患者对抗心律失常药的耐受性差,注意用于顽固性心衰者有时可使病情恶化。尤其需注意抗心律失常药物有致心律失常的作用,在难治性心力衰竭患者中,这种致心律失常的可能性增加,在分析抗心律失常药物的效果时,必须考虑到这一可能性。根据临床实践,慢心律,利多卡因等 IB 类药物负性肌力作用较小,较少引起心力衰竭恶化。胺碘酮能显著减少室性心律失常的频度与严重性。有研究报道使用胺碘酮 200mg/d 连服 3 个月,与对照组相比可显著减少室性心律的发生,而对心功能及运动耐量无不良影响。也有报道使用胺碘酮后 36 个月内总死亡率下降 13%,猝死率减少 27%。

三、强化治疗与特殊治疗方法

顽固性心力衰竭经过上述的常规治疗后,心衰仍未改善者,应根据病因、临床情况和并发症结合具体个案病例,因人而异地给予强化治疗(超常规治疗)或其他特殊治疗方法(非药物治疗)。强化治疗包括某些特殊药物的应用及联合使用。如洋地黄与非洋地黄正性肌力药物的联合使用(西地兰与米力农或多巴胺、多巴酚丁胺联合);扩张血管药与升压药联合(硝普钠与多巴胺),ACEI 与 ARB 联合。心肌能量(代谢性强心剂)的使用:如磷酸肌酸钠(护心通)、心先胺(环磷酸腺苷与葡甲胺结合的化合物),1-62 磷酸果糖。扩张型心肌病所致的顽固性心衰,可考虑用生长激素辅助治疗。如心衰时间长,考虑有肾上腺皮质功能减退者,可应用肾上腺皮质激素补充治疗。有甲状腺功能异常者应相应对抗治疗。全并有慢性肺梗塞或肺高压严重者,可考虑抗凝药或前列腺素 E 的使用。

特殊治疗法在顽固性心衰的治疗中往往起到明显的治疗效果。随着临床治疗的研究发展,除药物治疗外非药物治疗的方法日益增多。

(1)呼气末正压通气。持续气道正压通气配合氧疗的使用,对心衰时血氧饱和度降低病者改善明显。

(2)腹膜、血液透析(超滤法)。对顽固性水肿,经药物利尿欠佳的患者,采取透析治疗,对改善心衰症状疗效明显。最好采用连续性静脉血液滤过方式比间歇性血液透析好。这已被欧洲心脏协会心衰工作组推荐为严重心衰患者治疗方法之一。

(3)电复律和人工心脏起搏(包括 DDD 起搏、双心室起搏及 AICD 起搏器)。

(4)主动脉内球囊反搏(IABP)。对缺血性心脏病所致的顽固性心衰之泵衰竭的救治效果明显。

(5)左心辅助装置(LUAD)对等待心脏移植的顽固心衰患者起到桥接的作用,提高存活率。

(6)心脏移植术。

(7)干细胞移植和基因治疗。

第三节　血液透析和血液滤过在心力衰竭治疗中的临床价值

Section 3

顽固性心力衰竭是指去除诱因,在充分治疗原发病的同时,强心、利尿、扩血管治疗仍不能改善心功能者。虽然近几年心衰的治疗方法在不断的改进,特别是非药物治疗,但是,心力衰竭患者的总体预后很差,其长期的心性死亡率和总死亡率、心血管事件发生率、再入院率仍然很高。自 1977 年 Kramer 等首先提出连续性动静脉血液滤过(cavh)并应用于临床,经过 20 多年,CAVH 已派生出一系列治疗方式,如连续性静脉—静脉血液滤过(CVVH)、连续性动脉—静脉血液透析(CAVHD),连续性静脉—静脉血液透析(CVVHD)、连续性动脉—静脉血液透析滤过(CAVHDF)及连续性静脉—静脉透析滤过(CVVHDF)、缓慢连续性超滤(SCUF)、连续性高流量透析(CHFD)、高流量血液滤过(HVHF)、连续性血浆滤过吸附(CPFA),统称为连续性肾脏替代治疗(CRRT)。此措施发展迅速。由于它是连续性滤过,故比血液透析和血液滤过更接近于肾小球滤过功能,在很大程度上克服了血透和血滤的缺点。CRRT 作为一种新技术是治疗学的突破性进展,其应用范围已从治疗重症肾衰扩展到非肾衰危重病的治疗。顽固性心衰是其中的疾病之一,具有良好的应用前景。

一、血液透析

（一）定义及作用机制

血液透析是根据膜平衡的原理将患者血液与含一定化学成分的透析液同时引入透析器内,在透析膜两侧流过,分子透过半透膜做跨膜移动,达到动态平衡。患者体内积累的小分子有害物质得以清除,人体所需物质也可由透析液得到补充。血液透析主要是依靠半透膜两侧的溶质浓度差所产生的弥散作用进行溶质清除,其清除率与分子量成反比,对尿素、肌酐等小分子物质有较高的清除率,而对中分子物质的清除效能较差。血液滤过在清除中分子物质方面优于血液透析。经过近 20 多年的应用,血液透析和血液滤过在各种原因所致的顽固性心衰均有良好疗效。相比较而言,血液透析具有以下优点:①血液透析价格比较便宜,可以被广大患者及家属接受。②对于顽固性心衰患者应用血液透析是短期的。顽固性心衰患者主要存在容量超负荷,应用血液透析能清除多余的水分而不改变电解质的构成,避免了类似利尿剂导致的电解质紊乱的毒副作用,对顽固性心衰患者起到"扳机"作用,可延长患者的病程和寿命,降低死亡率。而且,短期的血液透析没有长期透析的毒副作用。所以,顽固性心衰患者短期应用血液透析治疗是值得推广的。

（二）操作方法

1. 血管通路的建立

建立合适的血管通路为大部分血液净化疗法所必需。根据不同要求常用的方法有外瘘、内瘘和直接静(动)脉穿刺法。

2. 透析器的选择

多数选用空心纤维透析器及多层平板透析器。

3. 透析液的选择

选用碳酸氢盐进行常规透析较好。其优点从代谢观点看是比较符合生理的治疗,对心血管功能稳定性较好,血压控制较好,减少透析中及两次透析间的症状;缺点为透析液制备比较麻烦,需要新的附加设备,花费较大。碳酸氢盐透析适用于透析前有严重代谢性酸中毒,老年或心血管疾病不稳定者,肝功能不全,存在与肺功能不全有关的缺氧症状。

4. 肝素化方法

除少数透析膜制成的透析器可不用肝素外,大多数血液净化治疗时都要应用肝素抗凝,以保证血液在体外循环过程中不发生凝固,通常有全身肝素化及局部肝素化两种方法。北京协和医院通常采用全身肝素化法,透析开始时给首剂肝素 0.5 ~ 0.8 mg/kg,以后每小时追加 6 ~ 8 mg,最后 1h 不加,除非有出血倾向,一般不检测凝血时间。

（三）血液透析适应证

急性肾衰竭:急性药物或毒物中毒,药物中毒用包裹活性炭进行直接血液灌流是有效的。其他:①慢性肾衰竭;②肝脏疾病,如肝硬化腹水,顽固性心力衰竭伴有严重的液体潴留及难治的致死性高钾血症、肾衰竭或 BUN 明显升高,利用透析单纯超滤、序贯透析疗法或滤过法可收效。

(四)血液透析相对禁忌证

医疗上的相对禁忌证有:①严重感染可引起播散。②出血。③严重心功能不全伴有休克、低蛋白血症、严重的低氧血症。此时,应先进行纠正,纠正后有血液透析的适应证再进行血透。④严重低血压或休克。

(五)临床急性并发症

1.失衡综合征

失衡综合征是在透析中或透析结束后数小时出现的暂时性中枢神经系统及骨骼系统的急性医源性症状的总称。其原因目前普遍认为主要是由于血液中溶质浓度(主要是尿素)急速降低,使血液和脑组织间产生渗透压差,低钠透析液造成的钠平衡失调和透析液碱化剂的组成,血液 pH 的变化和 HCO_3 在血液与脑脊液间的浓度差也是不可忽视的原因。高效能透析器的使用,超滤量过大、过快等都是造成失衡综合征的因素。Port 等学者提出如下症状分级标准。轻度:头痛、嗳气、呕吐、睡眠不安、肌肉挛缩;中度:扑翼样震颤、间歇性肌肉痉挛、定向力丧失、嗜睡;重度:精神异常、全身肌肉痉挛、昏迷。这些症状可在短时间(30 min)消失,也可持续 $24 \sim 30$ h,也有死亡的报道。

2.透析性低血压

透析中出现显著血压下降以致休克,使透析不可能充分进行。

3.心律失常

4.高血压,极少见

5.肌肉痉挛

6.突然死亡

(六)血液透析并发症的原因及处理

1.低血压

在血液透析的并发症中,低血压的发病率为 30%,有报道高达 60%。在顽固性心衰所致肾前性肾衰患者血液透析低血压发病率可达 90%。其发生机制未完全阐明。但它受多种因素的影响,其中最重要的是由于低蛋白所致的循环血量不足,除水量过多或过快,超过细胞外液向血浆再充盈的速度,使循环血量急剧下降,产生低血压。另外,患者在透析中清除肝素、肌酐等溶质,血浆渗透压迅速下降,驱使水分移向组织间液或细胞内,有效循环血容量减少,导致血压下降。还有醋酸盐的毒性作用,内分泌神经功能紊乱,透析膜的生物相容性等都对血压有影响。

2.高血压

血液透析高血压发病率较少,原因尚不完全清楚。常见原因有失衡综合征、输入高张溶液过多或过快、精神紧张、交感神经兴奋以及超滤太快或过多,激活肾素—血管紧张素—醛固酮系统,使外周血管收缩、心输出量增加等。患者在透析中发生的高血压,很少能自行缓解,对降压药物反应也较差,有些患者甚至被迫停止透析。

3.失衡综合征

发生率为 $3.4\% \sim 20\%$,是患者在透析后期或结束后不久发生的与透析有关的以神经系统疾病为主的综合征。原因主要是透析时血中的尿素比脑脊液中尿素下降速度快,血脑之间产生渗透压差,使水进入脑脊液,引起脑水肿。其次为血压与脑脊液之间 pH 值改变,动脉血 pH 升高,由于二氧化碳与碳酸氢较易通过血脑屏障,使脑脊液 pH 值下降,脑细胞内酸中毒,细胞内渗透压上升而引起脑水肿。此外,脑组织缺氧、低血糖、低血钠也是导致失衡综合征的原因。对轻者可静脉注射高张溶液,给予镇静剂等。要考虑缩短治疗时间。对重症患者,如抽搐、昏迷等,则中断透析,静滴甘露醇。

4. 肌肉痉挛

较常见。发生率为 10%～15%。一般发生在透析的中后期。多见于足部、双手指、腓肠肌和腹壁。主要原因是超滤过快和过多及低血钠，引起细胞外液容量急剧减少或渗透压降低所致。最有效的处理是在静脉回路管中注射生理盐水 100ml 或高渗糖 50ml 或碳酸氢盐溶液。

5. 心律失常

原因很多，如心脏病、电解质紊乱等。发生率为 10%～30%，甚至更高。可用常规处理方法处理。

6. 突然死亡

较少见。多与心血管疾病或并发症有关。若患者在透析中突然感到胸闷、心动过速或过缓、呼吸急促、血压下降、发绀等，往往提示严重意外可能发生，应立即停止透析，寻找原因。

（七）心功能不全所致肾前性肾衰竭与肾脏疾病所致肾衰竭的不同点及相同点

肾脏可被看作是循环系统的一个组成部分，在这个完整的系统内，心血管功能调节和肾脏功能调节密切相关。肾脏功能不全和衰竭可影响心血管功能，常可导致心血管疾病或心力衰竭，后者又进一步损害肾功能。反之，心功能不全及心力衰竭也可影响肾功能，进一步导致心血管情况的恶化。两者相辅相成，给临床治疗极大地增加了难度。

1. 二者的共性

肾脏成为慢性充血性心力衰竭综合征的主要病理生理是肾血流量减少及若干激素和其他调节系统进行性激活（如交感神经系统、肾素—血管紧张素—醛固酮轴、心房利钠肽、精氨酸加压素）。对大多数慢性充血性心力衰竭患者来说，有效肾血流量的减少与心输出量的降低是成比例的。慢性充血性心力衰竭的晚期或终末期常伴有心输出量和肾血流量的明显降低，使肾功能不全加重。心力衰竭时激活的多种激素和调节系统，可在很大程度上影响肾功能，而有些激素浓度升高是造成钠潴留的主要机制。对于肾脏疾病所致肾衰也是由于肾小球滤过率减少，从而导致的各种症状。在这点上二者存在共性。

2. 二者的不同点

①从实验室结果来判断。②并非所有的心力衰竭患者都应用血液透析，对于顽固性心力衰竭伴有低蛋白血症所致的严重液体潴留及难治的致死性高钾血症，肾前性肾衰竭或 BUN 明显升高，药物治疗处于无反应状态，在这个时期应用血液透析是必要的。顽固性心力衰竭伴肾衰竭应用血液透析是短期的。肾脏疾病导致肾衰竭应用透析疗法可代替肾脏的排泄功能，需长期应用。

（八）血液透析的临床应用

顽固性心衰患者心功能已处于极度失代偿状态，全身器官、组织代谢紊乱，血管收缩，尤其是肾动脉痉挛，血流灌注极差，对利尿剂效应很差以至无效，进一步加重钠水潴留，增加了心脏前负荷。静脉系统瘀血，静水压增高，组织无氧代谢产物堆积，血管壁通透性增加，加之部分患者低蛋白血症，血浆渗透压降低，血管内水分渗入组织间、浆膜腔产生腹水。腹水致腹压加大，进一步压迫肾动脉，减少肾动脉灌注，更不利于水分排出。加之患者长期用药，药物反应极差，利尿剂用至相当大的剂量仍不能保持一定的尿量，即使联用硝普钠、多巴胺亦奏效不大。因而患者卧床仍有症状，且腹水、皮下水肿日渐加重，最终各器官功能衰竭死亡，成为临床治疗棘手的问题。血液透析在这些晚期顽固性心衰患者的治疗中，能起到如下作用：①超滤脱水，直接超滤瘀血状态的静脉系统的水分，可直接减轻心脏的前负荷，改善心功能，并浓缩了血液，提高了血浆渗透压，降低静水压，有利于组织间、浆膜腔间水分回吸收，合并中至大量腹水者，可使腹压降低，减轻对肾动脉的压迫，进一步增加肾血流灌注，增加尿量；②血液透析可纠正组织、器官无氧代谢废物堆积造成的组织中毒状态，亦能进一步平衡电解质，且可透出增加的血儿茶酚胺类物质,血管紧张素 II、醛固酮等,达到降低血管通透性,增加心脏血管对药物及神经内分泌系统调节的敏感性,减少药物用量,尤其是利尿剂量。经研究,血液透析后,患者有效循环血量、每搏血量、心输出量、左室舒张末期容积明显下降,射血分数明显上升。明显降低心衰患者的病死率。

(九)血液透析的注意事项

患者在上机前应注意测量血压、脉搏等指标,对血压偏低者密切观察。上机后要进行床旁血压、脉搏、心电图检测,以便处理突发情况。

二、血液滤过

(一)定义及作用机制

血液滤过模仿肾单位的滤过重吸收原理设计,将患者的动脉血液引入具有良好的通透性并与肾小球滤过膜面积相当的半透膜滤过器中,当血液通过滤器时,血浆内的水分就被滤出(类似肾小球滤过),以达到清除潴留于血中过多的水分和溶质的治疗目的。由于流经滤过器的血流仅有 200～300 ml/min(只占肾血流量的 1/6～1/4),故单独依靠动脉血压不可能滤出足够的液量,需在动脉端用血泵加压,以及在半透膜对侧由负压泵造成一定的跨膜压,一般限制在 66.66kPa(500 mmHg)以内,使流过滤器的血浆液体有 35%～45%被滤过,滤过率达到 60～90 ml/min(约为肾小球滤过率的 1/2～3/4)。血液滤过率的大小取决于滤过膜的面积、跨膜压、筛过系数(某物质筛过系数＝滤过中某物质的浓度/血液中某物质的浓度)和血流量,每次血滤总的滤液量需达到 20L 左右才能达到较好的治疗效果,为了补偿被滤出的液体和电解质,保持机体内环境的平衡,需要在滤器后(前)补回相应的液量和电解质以代替肾小管的重吸收功能。

(二)血液滤过和血液透析的区别

血透是依赖半透膜两侧的溶质浓度差所产生的弥散作用进行溶质清除,其清除效能很差。正常人肾小球对不同分子量的物质如肌酐和菊粉的清除率几乎都一样。血液滤过模仿正常肾小球清除溶质原理,以对流的方式滤过血液中的水分和溶质,其清除率与分子量大小无关,对肌酐和菊粉的清除率均为 100～120 ml/min。故血滤在清除中分子物质方面优于血透,与正常人肾小球相似。

(三)CRRT 的分类

1.CAVH

利用人体动静脉之间的压力差,驱动血液直接通过一个小型高效能、低阻力的滤器,以清除体内大、中、小分子物质,水分和电解质。这项技术的优点是极大地简化了治疗设备,在不具备血液透析条件的一些单位也能进行,操作简单;缺点是对溶质的清除能力有限,不能达到满意的治疗效果。而且在严重低血压、血流动力学不稳定的患者中应用受到严重限制,往往被迫停止治疗。

2.CVVH

采用中心静脉(股静脉、颈静脉及锁骨下静脉)留置单针双腔导管建立血管通路,应用血泵驱动进行体外血液循环,已逐渐取代 CAVH。因为加用血泵可使操作步骤标准化;静脉留置导管避免动脉穿刺带来的各种并发症;肝素的用量也减少,因此 CVVH 已成为标准的治疗模式。

3.CAVHF 和 CVVHDF

本技术加做透析以弥补 CAVH 对氮质清除不足的缺点,溶质的清除率增加 40%。

4.SCUF

是以对流的方式清除溶质,也是 CAVF 的一种类型。不同点是不补充置换液,也不用透析液,对溶质的清除不理想。

(四)血液滤过的适应证

1.急、慢性肾衰竭

血液滤过与血液透析一样适用于急慢性肾衰竭的治疗。但由于血液滤过的特点,更适用于血流动力学不稳定,体内中分子物质聚集并可能引起顽固性贫血。皮肤及神经系统损害的患者,一般在血液透析的间隔配合应用血液滤过治疗。

2.肝肾综合征

与血液透析相同。但由于血液滤过治疗时患者血流动力学比较稳定,对心血管方面的影响较小,患者耐受性好;以及血液滤过对肾衰竭和肝衰竭时体内蓄积的中分子物质的清除明显优于血液透析,因此,血液滤过可作为肝肾综合征患者血液透析的一项补充治疗,尤其是不能耐受血液透析治疗的患者,如心功能不全、胸腹腔大量积液、透析时低血压及高血压等情况。

3.高血容量所致心力衰竭

在血透时往往会加重心衰,被列为血透禁忌证,而血滤则可以治疗心衰。因为:①血滤能迅速清除过多水分,减轻了心脏的前负荷;②不需使用醋酸盐透析液,因而避免了由此而引起的血管扩张和抑制心肌收缩力;③血滤脱水过程中,虽然血容量减少,但外周血管阻力却升高,因此心搏出量下降,减轻了心脏负荷;④血滤时血浆中溶质浓度变动小,血浆渗透压基本不变,清除大量水分后,血浆蛋白浓度相对升高,有利于周围组织水分进入血管内,从而减轻水肿。

4.顽固性高血压

血透治疗的患者发生顽固性高血压可达50%(高肾素型),而血滤治疗时,可降至1%,有的可停用降压药。血压下降原因除有效清除过量水、钠外,可能还有其他原因。有学者曾反复测定血浆和滤液中血管紧张素Ⅱ,发现二者的浓度相近,表明血滤能清除血浆中的某些加压物质。另一方面血滤时,心血管系统及细胞外液容量均比较稳定,明显减少了对肾素—血管紧张素系统的刺激。

5.低血压和严重水、钠潴留

接受血滤治疗的患者,其心血管稳定性明显优于血透,血透治疗期间低血压发生率达25%～50%,但在血滤治疗时低血压发生率可降至5%。其原因为:①血滤时能较好地保留钠,在细胞外液中能保持较高水平的钠以维持细胞外液高渗状态,使细胞内液向细胞外转移,即使在总体水量明显减少的情况下,仍能保持细胞外液容量稳定。②血滤时血容量减少,血浆中去甲肾上腺素(NA)浓度升高,使周围血管阻力增加,保持了血压稳定,而血透时NA则不升高。③血滤时低氧血症不如血透时严重。④避免了醋酸盐的毒副作用。⑤血滤时溶质浓度变动小,血浆渗透压较血透稳定。⑥血滤时滤过膜的生物相容性比常用透析膜好,故血滤能在短时间内去除体内大量水分,很少发生低血压,尤其对年老心血管功能不稳定的严重患者,血滤治疗较为彻底。⑦血滤时返回体内的血液温度为35℃,由于冷刺激自主神经,使NA分泌增加,而血液透析温度38℃,使周围血管扩张,阻力降低。

6.尿毒症心包炎

在持续血透患者,尿毒症心包炎发病率达20%～25%,原因未明,改做血滤后,发现心包炎治疗时间较血透短,可能是血滤脱水性能好,清除"中分子"毒性物质较好之故。

7.肝 昏 迷

许多学者认为血滤对肝昏迷治疗效果比血透好,但比血浆置换血液灌流差。主要因为肝昏迷时的病理重量学改变比较复杂,血液滤过的治疗作用有限。

(五)血液滤过的并发症

1.置换液污染

由于转置换液输入量大,污染机会多,故有可能发生败血症,有报道800例血滤中有2例因液体污染发生败血症而死亡。

2.氨基酸与蛋白质丢失

氨基酸平均分子量 140,Streicher 测出每次血滤治疗平均丢失 5～6g 氨基酸,蛋白质丢失量各家报道不一,有 3～14g,也有为 2～4g。

3.激素丢失

滤液中发现有胃泌素、胰岛素、抑胃泌素、生长激素刺激素 B 和甲状旁腺素,但对血浆浓度影响不大。可能是血滤时可清除激素降解产物,这些降解产物是干扰激素生物活性的物质。

4.血压下降

主要是液体平衡掌握不好,脱水速度过快所致。

(六)血液滤过的禁忌证

同血液透析。有严重出血倾向,重症心脏疾病及血容量严重不足,血压过低者应禁用或慎用血液滤过。

(七)血液滤过的临床应用

对于不少顽固性心力衰竭患者,即使强心剂、利尿剂的应用是正确的,但血容量过多仍然是一个主要问题。血液滤过不同于利尿剂,它是等渗性脱水,从而避免了生理性脱水。经研究表明,通过血液滤过可以改善心脏的前后负荷,使血液达到平衡状态,从而使心肌弹性得以恢复,心功能得以改善。研究发现,通过持续血液滤过可以使心血管的稳定性得到改善,这在平均动脉血压、心率以及血管耐受性上有所体现。多数顽固性心力衰竭患者可能出现电解质紊乱,如低钠血症、低钾血症和低镁血症,这可以导致严重的心律失常和突然死亡。在严重心力衰竭患者少尿期,如果想通过强有力的利尿剂来达到电解质平衡是不可能的。而通过血液滤过就可以轻而易举地使电解质达到平衡。血液滤过在降低循环血容量、细胞外和间质血液以及提高血蛋白和血细胞比容方面有持续性功效。晚期心衰,特别是血容量过多的患者,对血液滤过反应良好。而且可以提高对利尿剂的反应性。血液滤过是一种简单而有效的治疗方法。

大多数研究发现:①在血液滤过中,血浆渗透压的改变比血液透析相对较小,低血压和失衡综合征发生率也较少。②血液滤过透析中能很好地控制钠和分子的入量,高血压患者血压则可以相对稳定。③在血肌酐和尿素氮下降幅度与血液透析相似的情况下,血液滤过患者的脑电图明显趋于正常。总之,血液滤过和血液透析在顽固性心力衰竭治疗中具有重要意义。

第四节　右心衰竭

Section 4

右心在相关疾病的发生、发展及预后中发挥着重要的作用。多种心肺疾病可影响右心功能,导致右心衰竭,而右心功能又是多种心肺疾病转归和预后的重要决定因素。右心衰竭的发病率、患病率、病残率和病死率均很高,是严重危害人类健康的疾病之一。

一、右心衰竭的定义

右心衰竭是指任何原因引起的右心室收缩和(或)舒张功能障碍,不足以提供机体所需要的心输出量时所出现的临床综合征。右心衰竭的诊断至少具有两个特征:①与右心衰竭一致的症状和体征;②右侧心脏结构和(或)功能异常,或有右侧心内压增加的客观依据。根据右心衰竭发生和发展的过程,可分为慢性右心衰竭和急性右心衰竭。

二、右心衰竭的流行病学

(一)发病率和患病率

我国右心衰竭的患病率尚无流行病学数据。据美国健康中心网站报道，估计右心衰竭的患病率为 5%，与左心衰竭相当。特发性肺动脉高压发病率为 2.5/100 万～ 4.0/100 万。2009 年，北京地区先天性心脏病总体的患病率为 0.82%，活产儿的患病率为 0.67%，估计我国有先天性心脏病患者约 200 万例，并且以每年超过 10 万例的速度增长。先天性心脏病患者中约有 30% 并发不同程度的肺动脉高压。76% 的结缔组织病相关性肺动脉高压继发于系统性硬化症，后者的患病率为 19/10 万～ 75/10 万，其中 10%～ 16% 的患者发生肺动脉高压。美国肺血栓栓塞症的发病率为 0.05%，每年约有 60 万新发病例。急性肺血栓栓塞症患者 2 年内有 3.8% 发展为慢性血栓栓塞性肺动脉高压，每年美国有 2 500 例新增病例。我国 40 岁及以上人群慢性阻塞性肺病（COPD）的总体患病率为 8.2%。我国成人慢性心力衰竭的患病率为 0.9%，前 3 位病因分别为冠心病（45.6%）、高血压病（12.9%）和风湿性心瓣膜病（18.6%），冠心病和高血压病的发病率仍有上升趋势，左心疾病所致慢性心力衰竭可进一步发展为肺动脉高压和右心衰竭。由此可见引起右心衰竭基础疾病的发病率和患病率均较高，估计我国右心衰竭也具有较高的发病率和患病率。

(二)危险因素

各种类型的肺动脉高压，如动脉性肺动脉高压（PAH）、左心疾病相关性肺动脉高压、肺部疾病和（或）低氧相关性肺动脉高压、慢性血栓栓塞性肺动脉高压以及机制不明和（或）多种机制所致的肺动脉高压均可导致右心衰竭。高原相关性疾病如急性高原肺水肿、亚急性高原病、慢性高原病等均可导致肺动脉高压和右心衰竭。肺血栓栓塞症患者死因多为右心衰竭。

各种心血管疾病引起的左心衰竭均可导致右心衰竭。引起左心衰竭的原因主要包括冠心病、高血压病和风湿性心瓣膜病等。右心室心肌梗死、致心律失常性右心室心肌病（AVRC）、右心室心肌致密化不全、心肌浸润、心肌炎、代谢性疾病等均可导致右心衰竭。

COPD 也是慢性右心衰竭的常见病因。另外，过度肥胖、阻塞性睡眠呼吸暂停、结缔组织病、脓毒血症、心脏手术、正压机械通气、左心辅助装置的使用、心脏毒性药物（博来霉素、胺碘酮、甲氨蝶呤）等均可导致右心衰竭。

三、右心衰竭的病因

任何导致心血管结构和（或）功能异常，损害右心室射血功能和（或）充盈能力的因素都可引起右心衰竭。从临床与病理生理角度其病因可分为二类：①右心室压力超负荷和（或）容量超负荷；②右心室心肌自身病变。

(一)右心室压力超负荷和（或）容量超负荷

1. 右心室压力超负荷

(1)肺动脉高压是引起右心室压力超负荷的常见原因（包括 2008 年，Dana Point 肺动脉高压临床分类的五大类疾病，见有关肺动脉高压指南）。

(2)右心室流出道梗阻（双腔右心室、漏斗部肥厚、肺动脉瓣狭窄）、肺动脉狭窄、体循环化右心室等。

2. 右心室容量超负荷

(1)三尖瓣关闭不全、肺动脉瓣关闭不全等右心瓣膜病。

（2）房间隔缺损、肺静脉异位引流、瓦氏窦瘤破入右心房、冠状动脉－右心室或右心房瘘等先天性心脏病。

（3）其他。如类癌晚期，尤其是合并肝转移时，类癌细胞分泌并释放生物活性物质累及心脏时常引起右侧心脏瓣膜和心内膜病变，导致右心室容量超负荷和右心衰竭。

某些复杂的先天性心脏病如 Ebstein 畸形、法洛四联征、右心室双出口合并二尖瓣闭锁、大动脉转位等，可同时存在右心室压力和容量超负荷。

（二）右心室心肌自身病变

1.右心室心肌梗死

右心室心肌梗死很少单独出现，常合并左心室下壁梗死，发生率为 20%～50%，其中约 10% 的患者可出现明显的低血压。右心室心肌缺血、损伤、坏死均可引起右心室功能降低，导致右心衰竭。

2.右心室心肌疾病

（1）心肌病：右心功能障碍虽然是 AVRC 的常见病理过程，但表现出右心衰竭症状的患者并不多见（6%）。限制型心肌病（RCM）累及右心室时也可使右心室舒张功能下降，导致右心衰竭。

（2）心肌炎：心肌炎累及右心室时也可以引起右心衰竭。

3.严重感染

可引起心肌损伤，大约 50% 严重败血症和脓毒性休克患者同时伴随左心室收缩功能低下，部分患者出现右心室功能障碍。

四、右心衰竭的病理生理学与发病机制

（一）右心衰竭的病理生理学

正常右心室结构复杂，其心腔呈一个不规则的几何体，侧位呈三角形，横切位呈新月形，而左心室相对形态规则，呈椭圆形。右心室室壁心肌厚度为 2～5 mm，左心室室壁心肌厚度为 7～11mm。由于右心室的解剖和生理学特点，其对容量负荷的变化适应性较强，对压力负荷的变化适应性较弱。而左心室对压力负荷的变化适应性强，对容量负荷的变化适应性弱，因此容量和压力超负荷对左、右心室会引起不同的心脏病理改变。慢性压力超负荷导致右心室进行性肥厚，右心室缺血和扩张，心肌收缩力下降；慢性容量超负荷导致右心室扩大，三尖瓣环扩张，三尖瓣关闭不全，同时右心室压力增高使室间隔向左偏移，右心室肥大挤压左心室，左心室舒张受限，导致左心室舒张末期压和肺小动脉嵌顿压升高，加重右心室的后负荷，进一步使右心室功能恶化。右心室心肌自身病变可导致心肌收缩和（或）舒张功能障碍，右心室压力上升速度（dp/dt）降低和右心室舒张末压力增加，导致右心衰竭。

（二）右心衰竭的发病机制

（1）神经内分泌系统过度激活：神经内分泌系统过度激活在右心衰竭的发生发展过程中，占有重要地位。目前有关神经内分泌系统过度激活导致右心衰竭发病机制的研究较少，推测与左心衰竭的发生机制相似，各种活化的神经内分泌因子作用于心血管系统，引起右心室心肌重构、水钠潴留等，继而导致右心衰竭。

（2）心室重构：心室重构是心力衰竭发生发展中最主要的发病机制之一，包括结构、功能以及基因表型等一系列改变，引起右心室肥厚、右心室心肌纤维化，右心室扩张等右心室重构表现，右心功能下降，最终导致右心衰竭。

（3）心肌细胞凋亡：右心室心肌细胞凋亡增加是右心衰竭的重要发病机制。右心室心肌细胞凋亡使心肌细胞大量丧失，当心肌细胞数量减少到一定程度，必然会导致右心衰竭。

（4）基因表达的异常：基因的选择性表达及表达异常可涉及心肌细胞结构和功能等方面，通过调控心肌重构、心肌细胞增殖与凋亡及心肌细胞功能等，影响右心衰竭的发生发展过程。

（5）细胞因子的作用：多种细胞因子以及细胞因子间相互作用，并与神经激素系统相互影响，促进右心衰竭的发生发展。

（6）炎症反应：炎症反应是右心衰竭的发病机制之一，贯穿右心衰竭的发生发展全过程。

（7）氧化应激：一定范围内的氧化应激对心肌细胞造成的损失是可以恢复的，但是超过一定限度，可导致心肌细胞凋亡或坏死，导致右心功能的下降，继而发生右心衰竭。

五、右心衰竭的临床表现

右心衰竭临床主要表现为体循环静脉瘀血和右心排血量减少的症状和体征。

（一）症　　状

（1）呼吸困难：较常见。由于右心功能障碍，右心排血量减少，导致氧合减少，血氧饱和度下降，运动耐量降低，并可导致左心排血量减少。继发于左心功能不全的右心衰竭患者，因肺瘀血减轻，可能反而会减轻患者右心衰竭后呼吸困难。分流性先天性心脏病或肺部疾病所致的右心衰竭，也均有明显的呼吸困难。

（2）消化道症状：因胃肠道和肝脏瘀血可引起上腹饱胀、食欲不振、恶心、呕吐及便秘等症状。长期肝瘀血可以引起黄疸、心源性肝硬化的相应表现。

（3）心悸：右心衰竭患者，由于交感神经系统过度兴奋、缺氧、心肌重构等，导致自主心脏节律紊乱，表现为心率加快和各种心律失常。AVRC 可引起严重的室性心律失常。

（二）体　　征

（1）原有心脏病的体征。

（2）右心室增大：心前区抬举性搏动，心率增快，胸骨左缘第 3、4 肋间舒张早期奔马律，三尖瓣区收缩期反流性杂音，吸气时增强。肺动脉高压时可有肺动脉瓣第二音增强，并可出现胸骨左缘第 2、3 肋间的舒张期杂音（Graham-stell 杂音）。

（3）肝脏肿大：重度三尖瓣关闭不全时，可发生肝脏收缩期扩张性搏动。持续慢性右心衰竭可致心源性肝硬化，此时肝脏触诊质地较硬，压痛可不明显。

（4）颈静脉征：颈静脉压升高，反映右心房压力升高。颈静脉充盈、怒张、搏动是右心衰竭的主要体征，肝颈静脉反流征阳性则更具特征性。

（5）水肿：先有皮下组织水分积聚，体质量增加，到一定程度后才出现凹陷性水肿，常为对称性。水肿最早出现在身体最低垂部位，病情严重者可发展到全身。

（6）胸水和腹水：系体静脉压力增高所致。大量腹水多见于三尖瓣狭窄、三尖瓣下移和缩窄性心包炎，亦可见于晚期心力衰竭和右心房血栓堵塞下腔静脉入口时。

（7）心包积液：少量心包积液在右心或全心心衰竭时并不少见。

（8）晚期患者可有明显的营养不良、消瘦甚至恶病质。

六、辅助检查

（一）心　电　图

心电图对右心衰竭诊断虽无特异性，但可提示右心房扩大、右心室肥厚，明确心律失常。急性肺血栓栓塞症、肺动脉高压、肺动脉瓣狭窄、右心室心肌梗死、多种累及右心的心肌疾病等均具有相应的心电图改变。

(二)X线胸片

X线胸片可显示导致右心衰竭的基础疾病表现。右心衰竭时X线征象可表现为心脏增大，主要以右心房、右心室为主。可有腔静脉和奇静脉扩张、肺动脉段突出、胸腔积液。如有近期X线胸片对比，则可发现肺血较右心衰竭前减少。继发于左心衰竭者还存在左心增大、肺瘀血、肺水肿等征象。由于上述普通X线征象常晚于临床体征，故判断有、无右心衰竭应密切结合临床资料。

(三)超声心动图

超声心动图可了解心脏的结构、功能，是否存在先天性心血管异常，估测肺动脉收缩压，是筛查右心衰竭病因和监测病情的重要手段。多普勒组织显像（TDI）测定的三尖瓣瓣环收缩期位移（TAPSE）、右心室收缩和舒张末期面积变化分数（FAC）以及心肌做功指数（MPI，又称Tei指数）等指标是目前评价右心室整体功能的重要指标，不受心率、右心室形状、前后负荷等因素影响。实时三维超声（RT-3DE）可以实时、全面地观察心脏的解剖结构，测得的右心室射血分数，在容积测量上不依赖于形状假定，其准确性甚至可与心脏MRI三维成像媲美。

(四)放射性核素显像

放射性核素心室造影包括首次通过法核素心室造影和平衡法核素心室造影两种方法。前者可以将左、右心室分开，通过测定心室腔内收缩期、舒张期放射性计数变化来了解右心室功能，不受右心室形态影响，被认为是测定右心功能的可靠方法。后者可形成一个综合心动周期图像，这些图像的时间—放射性的曲线即代表心室的容积曲线。可以将以上两种方法相结合，利用首次通过法核素心室造影将左、右心室分开，利用平衡法核素心室造影评估右心室收缩和舒张功能，主要评价指标包括右心室收缩末期容积、右心室舒张末期容积、右心室射血分数、右心室高峰充盈率和高峰充盈时间等。目前门控核素心血池断层显像正处于临床试验阶段，将心脏各层面图像叠加，从而获得立体的三维图像，提高了诊断的准确性。有研究表明右心室心肌灌注显像和心肌代谢显像也可用于评价右心功能，有良好的发展前景。

(五)心脏磁共振成像（MRI）

心脏MRI是评价右心功能的最重要方法，可直接评估右心室大小、质量、形态和功能。心脏MR1检测的右心功能主要指标包括右心室收缩末容量、右心室舒张末容量、右心室射血分数、右心室壁厚度、右心室心肌质量、右心室心肌质量指数等。

(六)右心导管检查

右心导管检查是确诊肺动脉高压的金标准，还能得到反映右心功能的参数：

(1)右心房、右心室压力和血氧饱和度；

(2)上下腔静脉压力和血氧饱和度；

(3)肺动脉压力和血氧饱和度；

(4)右心排血量和心指数；

(5)肺血管阻力；

(6)肺毛细血管嵌压（PCWP）。

上述参数可较为准确地了解右心的功能和前后负荷状态。对于右心衰竭患者，右心导管检查的目的：

(1)确诊患者是否存在肺动脉高压，鉴别肺动脉高压是毛细血管前或毛细血管后肺动脉高压；

(2)鉴别是否存在左向右分流的先天性心脏病；

(3)检测心输出量和肺血管阻力；

（4）进行急性肺血管扩张试验,指导肺动脉高压患者的治疗;

（5）肺动脉高压患者疗效的判断;

（6）监测 PCWP,指导危重心力衰竭患者的抢救和治疗。

右心导管检查的绝对禁忌证:①三尖瓣或肺动脉瓣为机械瓣;②右心肿瘤和（或）血栓;③三尖瓣或肺动脉瓣受累的感染性心内膜炎。相对禁忌证:①严重低氧血症;②不能平卧;③低血压;④严重心律失常;⑤凝血功能障碍;⑥近期置入起搏导线。

（七）六分钟步行距离试验（6MWT）

6MWT 是量化评价肺动脉高压、慢性心力衰竭患者运动能力、生活质量最重要的检查方法之一。6MWT 比其他步行试验操作简单,患者容易接受,且能反映患者心功能状态。6MWT 已作为主要终点应用于一系列临床试验,该检查也可以预测肺动脉高压患者的预后。

（八）心肺运动试验（CPET）

CPET 可以评价人体运动状态下的心肺功能。CPET 可鉴别呼吸困难和运动受限的原因,以正确诊断右心衰竭的病因,可提供客观指标判断患者运动能力的受损程度,用于评价慢性心力衰竭患者的严重程度,对预后判断有一定的价值。峰值摄氧量（VO_2peek）、CO_2 通气当量（VE/V CO_2）和无氧阈值都是判断慢性心力衰竭患者预后的指标。CPET 还可评估右心衰竭的治疗效果,评估心脏移植的治疗时机,当患者 VO_2peek ≤ 1.4ml · min^{-1} · kg^{-1} 时,可推荐进行心脏移植治疗。另外,CPET 还可指导医师为右心衰竭患者制定康复治疗的运动方案。

（九）血清标志物

B 型利钠肽（BNP）和 N 末端 B 型利钠肽前体（NT-proBNP）水平升高与右心扩大和功能不全密切相关,并可用于急性肺血栓栓塞症和肺动脉高压的危险分层。右心衰竭时患者室壁张力增高,氧耗增加,冠状动脉供血减少,导致右心缺血或者发生微梗死,继而引起肌钙蛋白水平升高。

七、右心衰竭的诊断、鉴别诊断和分期

（一）诊　断

目前尚无国际公认的右心衰竭诊断标准。考虑这一因素并参考部分国家的建议专家委员会建议采用下述标准。

（1）存在可能导致右心衰竭的病因。其中最重要的是存在左心衰竭、肺动脉高压（包括 COPD 所致者）、右心室心肌病变（包括右心室梗死、限制性病变和 ARVC 等）、右侧瓣膜病变和某些先天性心脏病。

（2）存在右心衰竭的症状和体征。症状主要是活动耐量下降、乏力以及呼吸困难。体征主要包括颈静脉压增高的征象、肝脏扩大、外周水肿以及这些体征的组合。

（3）存在右心结构和（或）功能异常以及心腔内压力增高的客观证据。这些证据主要来自影像学检查,包括超声心动图、核素和磁共振等。右心导管可提供心腔内压力增高和功能异常的证据。

（4）急性右心衰竭可根据引起右心衰竭的疾病（如急性肺血栓栓塞症或急性右心室梗死）导致急性发作的低血压和休克而诊断。

鉴于相当多的右心衰竭并发于左心衰竭,所以目前用于心功能不全的评价方法,除专门针对左心衰竭者外,基本都可以用于右心衰竭的评价。其中 I 类推荐为:评价导致右心衰竭的心脏疾病和非心脏疾病;药物滥用以及其他可导致右心衰竭的治疗措施（如化疗）;患者日常活动能力的评价（6MWT）;容量状态、体位血压改变、身高、体质量和体表面积;常规血液和生化检

查;12 导联心电图;彩色多普勒超声心动图、X 线胸片等影像学检查。Ⅱa 类推荐为运动心肺功能检查;放射性核素显像;心脏 MRI;血气;呼吸睡眠监测;风湿免疫系统疾病诊断检查;心内膜心肌活检（对怀疑某些特异诊断需要时）;怀疑急性心力衰竭但诊断不明确时检测 BNP 或 NT-proBNP。Ⅲ类推荐为不推荐常规便用心内膜心肌活检或测定循环儿茶酚胺。

（二）鉴别诊断

右心衰竭的症状不具特异性,可出现于左心功能不全或其他疾病状态,鉴别主要依靠右心衰竭的体征和其他相应检查。要注意临床上经常同时出现左、右心系统的衰竭,其症状有时难以区分。右心衰竭的鉴别诊断主要是体循环瘀血征象的鉴别诊断。颈静脉怒张需排除由于腔静脉系统疾病(如上腔静脉综合征等)所致。肝脏扩大需与原发肝脏疾病或其他原因引起的肝脏扩大相鉴别。外周水肿的鉴别比较复杂,需要鉴别各种可能导致水肿的原因,如肝脏疾病,肾脏疾病,低蛋白血症,甲状腺功能减低,腔静脉或下肢静脉疾病,药物作用(如钙拮抗剂)等。浆膜腔积液(腹水、胸腔积液等)虽可能由右心衰竭所致,但需要鉴别可能引起这些征象的其他原因。在上述鉴别诊断中,存在引起右心衰竭的疾病和右心衰竭的直接客观证据是诊断的关键。应注意有些外周瘀血的征象可由包括右心衰竭在内的多种原因所致,如下肢水肿是右心衰竭的表现,但也可由同时存在的低蛋白血症和肝肾功能异常所致。

在右心衰竭的鉴别诊断中,缩窄性心包炎是一个特别要注意的问题。由于增厚心包的限制,患者可以出现与右心衰竭(特别是限制型心肌病)相似的临床表现。但其疾病本质不是右心室的衰竭。虽然部分患者可提供心包炎的病史,检查中可有一些血液动力学方面的细微不同,如左右心室充盈压差一般 < 5mm Hg(1mm Hg = 0.133 kPa),肺动脉压一般 < 50 mmHg,右心室舒张期平台压至少为右心室收缩峰压的1/3。但目前鉴别的主要方法还是依赖影像学(CT,MRI 等)发现增厚的心包对心室舒张的限制。彩色多普勒超声心动图(包括经食管超声心动图)不但可发现增厚的心包,还可了解其限制的情况以及有无肺动脉高压。与缩窄性心包炎的鉴别对判断患者预后及是否可手术治疗有重要意义。

急性右心衰竭需与其他休克状态鉴别,特别是由于左心泵衰竭所致的心源性休克,存在左心系统疾病以及相应的左心功能检查可以用于鉴别。当左心疾病或其他休克情况无法解释时,应想到急性右心衰竭并做相应检查。

（三）分　　期

右心衰竭可依据类似左心衰竭的分期划分为 4 个阶段。

(1)阶段 A:有右心衰竭高危因素,无心脏结构性变化及右心衰竭症状和体征。

(2)阶段 B:出现可导致右心衰竭的心脏结构性变化,但无右心衰竭症状。

(3)阶段 C:出现可导致右心衰竭的心脏结构性变化,伴有体液潴留、运动耐量下降、疲劳、心悸等右心衰竭的症状和(或)体征。

(4)阶段 D:难治性右心衰竭,虽积极治疗,休息时也出现严重症状。

八、右心衰竭的治疗

（一）治疗原则

针对右心衰竭不同的阶段应给予相应的措施积极预防和治疗,首先应考虑积极治疗导致右心衰竭的原发疾病,减轻右心的前、后负荷,增强心肌收缩力,维持窦性节律、房室正常顺序和间期以及左右心室收缩同步。

（二）不同阶段的治疗

(1)阶段 A:积极控制危险因素,改善生活方式,戒烟酒,适当锻炼。

（2）阶段 B：在阶段 A 的基础上强化原发疾病的治疗，如行瓣膜置换术，先天性心脏病修补或矫正术，积极治疗肺动脉高压等。与左心衰竭不同，肺动脉高压所致的右心衰竭，目前还没有研究证实血管紧张素转换酶抑制剂（ACEI）、血管紧张素受体拮抗剂（ARB）和β受体阻滞剂能够降低肺动脉压力，改善右心功能，这些药物还可能导致体循环压力明显下降，从而出现矛盾性肺动脉压力升高、心功能衰竭加重、诱发肺水肿等危险，因此不建议使用这些药物。

（3）阶段 C：在阶段 B 的基础上加用强心、利尿治疗，根据临床情况可考虑使用起搏器，包括心室同步化起搏治疗，除颤起搏器置入，对于部分先天性心脏病、瓣膜病和慢性血栓栓塞性肺动脉高压患者可采用手术治疗。

（4）阶段 D：在阶段 A、B、C 的基础上考虑房间隔造口术、右心室辅助装置、肺移植或心肺联合移植。

（三）一般治疗

1.去除诱发因素

右心衰竭常见的诱因有感染、发热、劳累、情绪激动、妊娠、分娩、长时间乘飞机或高原旅行等。因此，右心衰竭患者应注意避免受凉感冒，在病毒流行季节应少去人流密集的场所，注射流感疫苗预防流感，出现感染、发热时应及早治疗。避免劳累和情绪激动。禁止妊娠，右心衰竭患者在妊娠和分娩时死亡率达 30%～50%，如果患者意外妊娠，建议及早终止。对于妊娠晚期和即将分娩的右心衰竭患者应及早行剖宫产术，因手术死亡率很高，应告知患者及家属，并积极控制围术期的右心衰竭，建议手术麻醉方式选用硬膜外麻醉，不宜选用全身麻醉。对于乘飞机前氧饱和度＜92%的右心衰竭患者，在乘飞机时应给予氧气治疗。应避免高原旅行，因其会加重右心衰竭患者的缺氧。

2.调整生活方式

适当限制盐的摄取。戒烟戒酒。病情稳定时可以继续学习或从事轻体力活动工作。育龄期女性积极采取避孕措施，因含雌激素的避孕药可能会增加发生静脉血栓的风险，建议采取避孕用具。

3.心理与精神治疗

右心衰竭的患者因病情反复，往往存在悲观情绪，容易出现失眠、焦虑和抑郁等，家属和医护人员应积极对患者进行心理疏导，患者出现失眠、焦虑、抑郁等症状时，建议患者去心理或精神门诊咨询，并接受治疗。

4.氧   疗

氧疗可以改善全身重要脏器的缺氧，降低肺动脉阻力，减轻心脏负荷。对于血氧饱和度＜90%的患者建议常规氧疗，肺心病患者动脉血氧分压＜60mmHg时，每天要持续 15h 以上的低流量氧疗，维持动脉血氧分压在 60 mmHg 以上。

5.康复治疗

建议患者参加专业的康复治疗，包括呼吸锻炼和运动治疗，可以增加患者的运动耐量和生活信心，提高患者的生活质量。

6.健康教育

定期进行健康教育和成立患者俱乐部，让患者和家属了解右心衰竭的预防和治疗措施，正确认识疾病的发生发展过程，加强医师与患者以及患者之间的交流，增强患者的生活信心，积极配合治疗。

（四）药物治疗

1.利 尿 剂

右心衰竭可导致体循环液体潴留，加重患者心脏的前负荷，影响胃肠道的吸收和消化功能。

患者出现颈静脉充盈、下肢水肿和胸腹水时,建议给予利尿剂。但对于 COPD 所致有心衰竭患者,应注意避免使用强效的利尿剂,以免出现代谢性碱中毒。使用利尿剂治疗期间必须密切监测血气、血电解质,防止患者体内电解质紊乱和酸碱失衡。

2.洋地黄制剂

洋地黄类药物可以增强心肌收缩力,减慢心室率,心输出量 < 4L/min 或心指数 < 2.5L/(min·m²) 是应用地高辛的首选指征。右心衰竭合并窦性心率 > 100 次/min 或心房颤动伴快速心室率也是应用地高辛指征。缺氧和低血钾时容易发生洋地黄中毒,对于 COPD 患者使用洋地黄要慎重。

3.抗凝治疗

右心衰竭患者因体循环瘀血,血流缓慢,加上卧床不起,活动减少,很容易合并静脉血栓形成,甚至发生肺血栓栓塞症,因此需要抗凝治疗,使用低分子肝素或口服华法林或其他新型抗凝药物,使用华法林时要定期查国际标准化比值(INR),建议 INR 维持在 1.5 ~ 2.5。

4.血管活性药物

(1)硝酸酯类药物和硝普钠,通过扩张静脉和动脉而减轻心脏的前、后负荷,适用于左心收缩和(或)舒张功能不全发展导致的右心衰竭患者。但是对于肺动脉高压导致右心衰竭的患者,这两类药物不能选择性的扩张肺动脉,反而因为降低主动脉及外周动脉血压而加重右心缺血缺氧,增加肺动脉阻力,加快患者的死亡,应避免使用。

(2)多巴酚丁胺和多巴胺是治疗重度右心功能衰竭的首选药物。多巴酚丁胺主要是增强心肌收缩力,增加心输出量,不影响心脏前负荷,大剂量时还有血管扩张的作用,对心率影响小。小剂量多巴胺可以扩张肾动脉,改善肾血流量,增加尿量,中等剂量多巴胺可以起到正性肌力作用,增强心肌收缩力,随剂量增加还可以收缩动脉,提高血压,因此对于血压偏低患者首选多巴胺。两种药物的推荐起始剂量为 2μg/(kg·min),可逐渐加量至 8μg/(kg·min)左右。

5.血管紧张素转化酶抑制剂(ACⅡ)与β受体阻滞剂

对于全心衰竭的患者,ACEI 能增加其右心室射血分数,减少右心室舒张末容量,减轻右心室充盈压,β受体阻滞剂卡维地洛或比索洛尔能改善其右心室功能。但对于动脉性肺动脉高压导致的右心衰竭患者,ACEI 不能增加其运动耐量,不能改善其血液动力学指标,反而可能因动脉血压下降而使病情恶化。β受体阻滞剂亦会使动脉性肺动脉高压患者的运动耐量和血液动力学恶化。

6.合并心律失常的治疗

右心衰竭的患者常合并室内阻滞,当 QRS 间期 > 180ms 时,容易发生室性心动过速和心脏猝死。此时主要治疗导致右心衰竭的原发疾病减少室性心律失常的发生,如开通狭窄的冠状动脉、矫正心脏畸形、解除瓣膜狭窄和降低肺动脉压力。对于可诱发的单型性室性心动过速可以考虑行射频消融治疗,对于发生猝死可能性大的患者建议置入埋藏式心脏复律除颤器(ICD)。

(五)非药物治疗

左右心室不同步可加重右心衰竭患者病情的恶化,采用左右心室同步治疗可以改善右心衰竭。维持正常的房室顺序和间期在以右心室舒张功能障碍为主的右心衰竭中具有重要意义。

第五节　舒张性心力衰竭

Section 5

舒张性心力衰竭,是指在左室收缩功能(左室射血分数)正常的情况下,由于左室充盈速率和充盈量减低,或虽充盈量正常,但伴有左室充盈压的异常升高而导致的肺循环或体循环瘀血的临床综合征。单纯舒张性心力衰竭不包括下列三种情况:①由机械性梗阻如二尖瓣狭窄所致的心室充盈异常;②由心包病变如缩窄性心包炎所致的心室充盈异常;③由收缩性心力衰竭所致或合并舒张性心力衰竭时的心室充盈异常。

左室舒张性心力衰竭的发生率为13%~42%,其特点为有充血性心力衰竭表现(多为肺瘀血)、左心室不大、左心室壁大多增厚、左房增大、左室射血分数正常、舒张功能指标异常、对洋地黄类药物反应不佳。它是一种后向性心力衰竭。

一、病因和发病机制

(一)导致左室松弛受损的疾病

高血压性心脏病、肥厚型心肌病、主动脉瓣狭窄、冠状动脉粥样硬化性心脏病(以下简称"冠心病")及糖尿病等。这些疾病因后负荷增加、心肌肥厚、心肌缺血或心肌纤维化致左室主动松弛受损,从而影响左室充盈。

(二)导致心肌僵硬度增加的疾病

心肌淀粉样变性、血红蛋白沉着症、限制型心肌病、心肌间质纤维化及心内膜心肌纤维化等。在这些疾病的早期常有左室松弛受损,而在晚期则表现为左室心肌扩张能力减退(顺应性降低),即心肌僵硬度增加,进而影响左室充盈。

(三)影响心室间相互作用的疾病

房间隔缺损、肺动脉高压、急性右室梗死及急性肺动脉栓塞等。这些疾病可导致右室容量负荷、压力负荷增加或急性右室扩张,进而通过心包的限制作用和左右心室间的相互作用使左室充盈减少。值得注意的是,心包疾病(如缩窄性心包炎、心包填塞)的主要改变也是心室舒张受限,但心室本身的舒张功能并无异常,故未列为舒张性心力衰竭的病因范畴。

二、临床表现

(一)症　　状

主要症状是劳力性呼吸困难、阵发性夜间呼吸困难。发病早期可仅表现为劳力性心慌、气短;严重时可出现端坐呼吸。

(二)体　　征

在心尖区稍内侧可闻及病理性第四心音或第四心音奔马律,在心尖部可闻及病理性第三心音或第三心音奔马律,肺部可闻及湿性啰音,动脉血压正常或偏高。

三、辅助检查

(一)胸部 X 线检查

有明确的肺瘀血或肺水肿征象而心影正确或稍大,对诊断有一定帮助。

(二)心电图检查

可显示左室肥大伴劳损、心肌缺血等改变,无特异性。

(三)心电机械图检查

同步记录心电图、心音图及心尖搏动图可以测得反映左室舒张功能的时间间期。主要指标有:左室等容舒张期延长($>$ 100ms),快速充盈期缩短($<$ 110ms),缓慢充盈期延长($>$ 250ms)。

（四）超声心动图检查

（1）二维或 M 型超声心动图检查，可显示左房增大但左室舒张末期内径正常，室壁厚度增厚或正常，左室射血分数正常，内径缩短率 > 25%，二尖瓣前叶舒张中期关闭速度（EF 斜率）降低。

（2）脉冲多普勒超声心动图检查的常用指标包括等容舒张时间（IVRT）、二尖瓣血流舒张早期流速（EV）和心房收缩期流速（AV）、EV/AV 比值以及 E 波减速时间（EDT）。左室松弛性减退时，二尖瓣血流频谱常表现为 IVRT 和 EDT 延长，E 波降低。A 波升高，EV/AV 降低；左室僵硬度增加时，二尖瓣血流频谱常表现为 IVRT 和 EDT 缩短，E 波高尖，A 波减小，EV/AV 增大。但当左室松弛性和僵硬度均有异常时，二尖瓣血流频谱可表现为"假性正常化"，为假阴性。高龄、心率增快（> 90 次/min）、左室前负荷减小、左室后负荷增加或左室收缩力减弱时，尽管左室舒张功能正常但 EV/AV 减低，为假阳性。单纯依赖二尖瓣血流频谱指标诊断舒张性心力衰竭的做法是不可取的。在舒张性心力衰竭合并二尖瓣反流的患者，应用连续多普勒技术可测量左室压力最大下降速率（− dp/dtmax）和左室心肌松弛时间常数（T），与心导管测值高度相关。

（五）放射性核素

心血池造影检查是近年来用于评价左室舒张功能的非介入性检查方法之一。根据左室时间—放射活性曲线可获得下列左室舒张功能参数：高峰充盈率（PEF）、高峰充盈时间（TPER）及舒张期的前 1/3 充盈分数。左室舒张功能障碍时，PFR 降低，TPFR 延长，前 1/3 充盈分数降低。若操作方法正确，用此法检测左室舒张功能比较准确，且可重复，亦可用于随诊。但因设备昂贵，尚难在基层医院推广应用。

（六）心导管检查和心血管造影术

通过心导管可准确测量左室射血分数、− dp/dtmax 和 T 值，同步记录左室压力和容量，可计算出反映心室顺应性能的指标 dp/dv 和 Kp，前者指单位容积变化引起的压力变化，即心室的僵硬度，其倒数 dv/dp 即心室顺应性；后者为心肌僵硬度常数，即 dp/dv 与其压力关系的斜率。舒张性心力衰竭患者，左室射血分数正常，T 值延长，− dp/dtrnax 可显著降低，而 dp/dv 和 Kp 可明显增大。因其为有创性检查，不易多次重复，亦难以普及。

四、诊　　断

目前尚无一个公认的无创性诊断舒张性心力衰竭的指标；单纯舒张性心力衰竭的诊断仍需依靠临床表现并排除收缩性心力衰竭。

下列情况有助于单纯舒张性心力衰竭的诊断：①临床存在已知病因；②患者有静息或劳力性呼吸困难；③体格检查或 X 线检查示肺瘀血或肺水肿；④超声心动图检查示左房增大但左心室不大，左室射血分数 > 50%。应注意排除其他可导致呼吸困难、肺瘀血的病变（如慢性肺部疾病、二尖瓣狭窄等）以及可导致左室射血分数升高的病变（如二尖瓣反流、甲状腺功能亢进症等）。

脉冲多普勒超声心动图测得的二尖瓣血流充盈参数、放射性核素心血池造影检查及心电机械图检查测得的舒张功能参数对舒张性心力衰竭的诊断有一定的帮助，但这些参数都是负荷依赖性指标，既受前后负荷的影响，又受心率、年龄的影响，故取得测值是心肌舒张功能、前后负荷及心率诸因素的综合作用结果。只有排除负荷、心率等因素的影响后，才证明是心室舒张功能的改变，故诊断舒张功能异常常要慎重，有舒张功能异常而无临床症状者不能诊断为舒张性心力衰竭。

五、治 疗

舒张性心力衰竭是由于左室舒张期充盈减少而非泵血功能障碍所致,所以在治疗上与收缩性心力衰竭有根本区别。

(一)病因治疗

对高血压患者施行有效的降压治疗,应用药物或介入性方法改善冠心病患者的心肌缺血,有主动脉瓣狭窄时可择期行瓣膜置换术;对肥厚型心肌病患者,选择维拉帕米或硫氮卓酮似优于β受体阻滞剂;伴心肌肥厚的患者,应合理选择可逆转心肌肥厚、减轻左室重量的药物(如血管紧张素转换酶抑制剂、钙拮抗剂及β受体阻滞剂);有心肌间质纤维化的患者,可试用血管紧张素转换酶抑制剂或醛固酮拮抗剂(螺内酯)。

(二)消除诱因

预防和治疗感染,特别是呼吸道感染;避免体力过度劳累和精神刺激等。

(三)减轻心脏前负荷

可应用利尿剂或静脉扩充剂(如舌下含服或静脉滴注硝酸甘油)减少静脉回流,降低前负荷,减轻肺瘀血。注意不能使前负荷过度降低,应保持足够的左室充盈压以避免左室充盈量和心输出量的明显下降。

(四)维持窦性心律和适宜的心室率

窦性心律对维持房室同步、增加心室充盈十分重要。心动过速时,心室舒张期充盈时间缩短,心搏量减低;过慢的心室率时亦影响心排血量。当舒张性心力衰竭并发心房颤动时,应控制心室率,如能转复为窦性心律可更明显改善舒张功能,且心房收缩的恢复有助于降低左房压。合并心动过速时,可使用β受体阻滞剂或钙拮抗剂。合并严重的心动过缓或房室传导阻滞时,应考虑安置起搏器。

(五)正性松弛剂的应用

具有正性松弛作用的药物包括:钙拮抗剂、儿茶酚胺类药物及磷酸二酯酶抑制剂。这三类药物可明显增加左室松弛速率和舒张早期充盈,但后两类药物具有正性肌力作用,不适合单纯舒张性心力衰竭的治疗,而钙拮抗剂可作为治疗舒张性心力衰竭的首选药物。

(六)避免使用正性肌力药

洋地黄类药物可增加细胞内钙离子水平,对单纯舒张性心力衰竭有弊无益,应避免使用。但当舒张性心力衰竭合并收缩性心力衰竭或加速心室率的心房颤动时,可使用洋地黄类药物。

六、预 后

左室舒张功能障碍常早于收缩功能障碍,因此,对舒张性心力衰竭采取有效的治疗和预防措施是十分必要而有益的。舒张性心力衰竭的长期预后与基础病因有关。与收缩性心力衰竭相比,单纯舒张性心力衰竭的预后较好,其病死率为2%～8%。如舒张性心力衰竭已发展为充血性心力衰竭,其预后不佳。严重舒张性心力衰竭可并发急性肺水肿,甚至死亡。

第十一章

高血压急症与亚急症

第一节　高血压分类

Section 1

一、按血压水平分类

2005 年《中国高血压防治指南》修订版中把血压分为正常、正常高值及高血压。按血压水平将高血压分为 1、2、3 级（见表 11-1）。JNC-7 将血压水平分为正常、高血压前期、高血压 1 级、高血压 2 级。血压 120-139/80-89mmHg 定为高血压前期。2003 年欧洲高血压指南仍然保留了1999 年 WHO/ISH 的分类标准，但对"临界"高血压亚组未予保留。

表 11-1　血压水平的定义和分类

类别	收缩压（mmHg）	舒张压（mmHg）
正常血压	< 120	< 80
正常高值	120 ～ 139	80 ～ 89
高血压：	≥140	≥90
1 级高血压（轻度）	140 ～ 159	90 ～ 99
2 级高血压（中度）	160 ～ 179	100 ～ 109
3 级高血压（重度）	≥180	≥110
单纯收缩期高血压	≥140	< 90

注：若患者的收缩压与舒张压分属不同的级别时，则以较高的分级为准。单纯收缩期高血压也可按照收缩压水平分为 1、2、3 级。（摘自 2005 年《中国高血压防治指南》修订版）

二、按病因分类

（一）原发性高血压

绝大多数的高血压患者的病因不明，称为原发性高血压，占总高血压患者的 95% 以上。原发性高血压，又称高血压病，除了高血压本身有关的症状外，长期高血压还可能成为多种心脑血管疾病的重要危险因素，并影响重要脏器如心、脑肾的功能，最终还可导致这些器官的功能衰竭。

(二)继发性高血压

高血压患者中 5%～10%可找出高血压的病因。血压升高是某些疾病的临床表现，称为继发性高血压。通过临床病史，体格检查和常规实验室检查可对继发性高血压进行简单筛查。以下线索提示有继发性高血压可能：①严重或顽固性高血压；②年轻时发病；③原来控制良好的高血压突然恶化；④突然发病；⑤合并周围血管病的高血压。

较为常见的继发性高血压有：

1. 肾实质性高血压

肾实质性高血压是最常见的继发性高血压。病因有多种，以慢性肾小球肾炎最为常见，其他包括肾间质纤维化、多囊肾、肾囊肿、慢性肾盂肾炎和梗阻性肾病等。应对所有高血压患者初诊时进行尿常规检查以筛查除外肾实质性高血压。体检时双侧上腹部如触及块状物，应疑为多囊肾，并做腹部超声检查，有助于明确诊断。测尿蛋白、红细胞、白细胞、管型及血肌酐浓度等，有助于了解肾小球及肾小管功能。

2. 肾血管性高血压

肾血管性高血压是继发性高血压的第二位原因。大多学者认为肾动脉狭窄≥70%,狭窄远近端收缩压差＞30 mmHg,具有功能意义，会引起肾血管性高血压。肾动脉狭窄的病因很多，常见有动脉粥样硬化、大动脉炎、肌纤维发育不良等。国外肾动脉狭窄患者中约75%是由动脉粥样硬化所致（尤其在老年人）。我国，大动脉炎是年轻人肾动脉狭窄的重要原因之一。肌纤维发育不良在我国较少见。肾动脉狭窄体征是脐上闻及向单侧传导的血管杂音，但不常见。实验室检查有可能发现高肾素、低血钾。肾功能进行性减退和肾脏体积缩小是晚期患者的主要表现。超声肾动脉检查，增强螺旋CT,磁共振血管造影，数字减影，多排螺旋CT,有助于肾血管的解剖诊断。肾动脉彩色多普勒超声检查，是敏感和特异性较高的无创筛查手段。肾动脉造影可确诊。

3. 嗜铬细胞瘤

嗜铬细胞瘤是一种少见的继发性高血压，起源于肾上腺髓质和交感神经组织，分泌去甲肾上腺素、肾上腺素、多巴胺等多种血管活性物质。肾上腺嗜铬细胞瘤、异位嗜铬细胞瘤及肾上腺髓质增生均分泌儿茶酚胺，临床表现相似，统称为儿茶酚胺增多症。尿与血儿茶酚胺检测可明确是否存在儿茶酚胺分泌增多。近年来，测定血、尿中的变去甲肾上腺素。变肾上腺素诊断本病特异性、敏感性均较高，不受药物及嗜铬细胞瘤症状发生与否的影响。超声或CT、MRI检查可做出定位诊断。

4. 原发性醛固酮增多症

表现为高血压、低血钾、血浆醛固酮增高、血浆肾素活性受抑制。检测血钾、尿钾水平作为筛查方法。停用影响肾素的药物（如β受体阻滞剂、ACEI等）后，血浆肾素活性显著低下（＜1 ng/ml/h）,且血浆醛固酮水平明显增高提示该病。血浆醛固酮(ng/dl)与血浆肾素活性(ng/ml/h)比值＞50,高度提示原发性醛固酮增多症。当血钾≤3.5 mmol/L,而24h尿钾＞30 mmol,高度提示醛固酮增高症。而24h尿醛固酮诊断意义较大。CT/MRI检查有助于定位诊断。

5. 柯氏综合征

柯氏综合征也称皮质醇增多症，患者中的80%伴高血压。患者典型表现有向心性肥胖、水牛背、皮肤宽大紫纹、多毛等。可靠指标是测定24h尿氢化可的松水平，若＞110 nmol/L(40 ng)高度提示本病。

6. 降主动脉缩窄

主动脉缩窄是一种少见的继发性高血压形式，好发于儿童及年轻成人，是由于胸降主动脉狭窄引起的区域性高血压。先天性主动脉狭窄及大动脉炎累及降主动脉造成狭窄具有相似的血流动力学改变,但两者的临床特征,尤其是杂音部位不同。体格检查时,胸部及背部听诊有收缩中期杂音,随时间的延续杂音逐渐为持续性。股动脉搏动迟于桡动脉搏动;上肢血压高,下肢血压低或测不到。对于疑似患者,通过影像学检查,一般采用 MRA 或 CTA 检查,可明确诊断。

7. 睡眠呼吸暂停综合征(OSAS)

较为常见,近年受到临床的重视。定义为:在 7h 睡眠过程中,呼吸暂停≥30 次,每次 > 10s,或每小时睡眠中的睡眠呼吸暂停低通气指数(Apnea Hypopnea Index, AHI)≥5,同时伴有血氧饱和度下降 > 40%。分为中枢性、阻塞性、混合性三种,其中阻塞性最常见。本病 50%~80% 患者伴有继发性高血压,以中年肥胖男性居多,与原发性高血压合并存在,可加重高血压程度,是一种独立危险因素。若经气管造口或经鼻持续气道正压通气(CPAP)治疗后,血压恢复正常者,反映高血压由于 OSAS 所致;若治疗后有所改善,但血压仍较高,则说明原发性高血压与继发性高血压合并存在。

8. 多囊卵巢综合征

多囊卵巢综合征(Polycystic Ovary Syndrome, PCOS)是育龄女性最常见的内分泌紊乱性疾病,发病率达 5%。典型的临床表现为卵巢多囊性增大、长期无排卵、闭经或月经稀少、不孕、多毛、痤疮、肥胖等(表 11-2)。主要的诊断标准包括不排卵(一年 < 6 次)和排除其他内分泌疾病引起的雄激素水平增高。

尽管仍有 20% 的 PCOS 没有肥胖,肥胖,尤其是中心性肥胖,在 PCOS 患者中极为常见。胰岛素抵抗或高胰岛素血症可能是 PCOS 发病的中心环节,起着重要作用。研究表明,通过减肥、胰岛素增敏剂如曲格列酮等改善胰岛素敏感性,可纠正 PCOS 患者的临床症状,并降低血压。

PCOS 患者发生高血压、缺血性心脏病、高脂血症以及妊娠高血压综合征和妊娠糖尿病的风险明显增加。与高血压相关的危险因子在 PCOS 患者中更常见,II 型糖尿病发生率为 2～3 倍,甘油三酯(TG)升高、低密度脂蛋白胆固醇(HDL-C)降低,内皮功能受损。这些代谢异常的聚集可增加 PCOS 患者冠心病的发病风险。一些研究表明 PCOS 患者中动脉粥样硬化的发生率增加,但仍需进一步验证。

表 11-2　多囊卵巢综合征的特点

临床表现	生化指标改变
闭经或月经稀发	雄激素水平增高
不孕	胰岛素抵抗或高胰岛素血症
多毛	高血糖
痤疮	甘油三酯(TG)升高和
中心性肥胖	低密度脂蛋白胆固醇(HDL-C)降低
II 型糖尿病	
高血压	
血脂代谢异常	
妊娠高血压综合征和妊娠糖尿病	
冠心病	
子宫内膜增生/子宫内膜癌	

9. 大动脉炎与高血压

大动脉炎是指主动脉及其主要分支的慢性进行性非特异性炎症病变,导致不同部位的动脉狭窄或闭塞,少数患者因炎症破坏动脉壁的中层,而致动脉扩张或动脉瘤。因病变部位不同,其临床表现也不同。病变位于主动脉弓及其分支曾称为无脉病;累计胸降主动脉者,则表现为不典型的主动脉缩窄；累计肾动脉可引起肾血管性高血压；累计肺动脉可能产生肺动脉高压；波及冠状动脉可产生心绞痛或心肌梗死。本病多见于青年女性，高血压约占 60%。

10.药物诱发的高血压

升高血压的药物有：甘草、口服避孕药、类固醇、非甾体抗炎药、可卡因、安非他明、促红细胞生成素和环孢菌素等。

三、按血压升高类型分类

1.单纯收缩期高血压(ISH)

收缩压≥140 mmHg 和舒张压＜90 mmHg，为单纯性收缩期高血压。

2.单纯舒张期高血压(IDH)

收缩压＜140 mmHg 和舒张压≥90 mmHg，为单纯性收缩期高血压。

3.收缩舒张期高血压(SDH)

收缩压≥140 mmHg 和舒张压≥90 mmHg，为收缩舒张期高血压。

四、按对盐是否敏感分类

1.盐敏感性高血压

大部分人增加饮食中盐量并不引起血压升高，一部分患者高盐摄入可引起血压升高，限制盐的摄入可降低血压，称为盐敏感性高血压。盐敏感性高血压的临床特点：①盐负荷后血压明显升高；②血压的昼夜差值缩小、夜间"谷"变浅；③血压的应激反应增强；④肾脏靶器官损害出现早：尿微量白蛋白排泄量增加、肾脏的锂清除率降低；⑤有胰岛素抵抗表现；⑥左心室重量增加。

盐敏感性高血压患者左心室重量增加主要表现为室间隔和左心室后壁增厚，其原因与盐敏感者肾素—血管紧张素系统对饮食的摄入反应迟钝，致使血浆醛固酮水平相对升高、血浆儿茶酚胺升高（特别是盐负荷后）、钠的转运异常，以及盐敏感者血压的昼夜节律改变、夜间"谷"变浅等有关。

2.盐抵抗高血压

盐抵抗高血压属于钠容量非依赖性高血压，血浆肾素活性正常或升高。利尿剂对这型高血压往往无效。

五、特殊人群高血压

(一)老年高血压

欧美国家对老年的界定一般以 65 岁为界。2005 年，《中国高血压防治指南》修订本提出的老年界限为＞60 岁。由于＞65 岁者 2/3 血压高，血压控制最差，难度大，尤其单纯收缩期高血压(ISH)，对心血管危险较单纯舒张期血压升高更大，故老年高血压极重要。大量随机化临床试验均证实，无论是收缩/舒张期高血压，还是单纯收缩期高血压，降压治疗均可减少老年患者脑卒中事件及冠心病事件。

1.老年人降压治疗的用药

大量随机化临床试验均已明确，各年龄段（＜80 岁）高血压患者均受益于利尿剂、钙拮抗剂、β受体阻滞剂、ACEI 等抗高血压治疗。STONE 研究应用的是国产的硝苯地平片剂，Syst-China 研究则应用国产的尼群地平，这些药都有效且不贵。

2.关于高龄老人的降压治疗

现有的大规模临床试验所观察的老年患者，高龄者并不多。STOP-I 和 STOP-Ⅱ 入选患者的年龄为 70~84 岁，但 80 岁以上者不多。HYVET 所研究者 > 80 岁，应用的药物为吲哒帕胺缓释片（1.5 mg/d）及培哚普利，目前研究正在进行。

（二）少儿高血压

青少年和儿童高血压诊断时应多次测量血压，调整年龄、身高和性别后血压仍高于该人群 95% 上限（表 11-3），可诊断高血压。和成人一样，舒张压根据 Korotkoff 第五心音确定。

儿童及重度高血压（血压较 95% 上限 > 20 mm Hg 以上）患者中，继发高血压较常见。因此临床医生应警惕青少年血压升高的诱因。青少年中慢性高血压越来越多，通常伴随肥胖，久坐型生活方式以及高血压和其他心血管疾病的家族史。青少年和儿童高血压同样可伴有左室肥厚（LVH）等靶器官损害，应注意排查。提倡生活方式干预，若反应不明显或血压较高可给以药物治疗。药物选择与成人相似，但剂量要少并应仔细调整。

因为锻炼可以降低血压，无并发症的血压升高不应作为限制儿童体育活动的理由。禁止服用类固醇类激素，并积极干预以减少现有的可逆性危险因素（如肥胖，活动缺乏，抽烟等）。

表 11-3　与性别、身高象限以及年龄相关的少儿 95% 上限血压分布值

年龄	女孩收缩压/舒张压		男孩的收缩压/舒张压	
	50% 身高象限	75% 身高象限	50% 身高象限	75% 身高象限
1	104/58	105/59	102/57	104/58
6	111/73	112/73	114/74	115/75
12	123/80	124/81	123/81	125/82
17	129/84	130/85	136/87	138/88

（三）妊娠高血压

妊娠期高血压仍然是孕妇、胎儿及新生儿发病和死亡的重要原因之一。生理状况下，妊娠中期（怀孕 4~6 个月）血压通常下降，比妊娠前平均低 15mmHg。在妊娠末期（怀孕 7~9 个月），血压又回升甚至超过怀孕前水平。这种波动在正常血压、既往有高血压史以及即将出现妊娠期高血压的妇女中都存在。

以前通常认为妊娠中期血压高于妊娠早期（怀孕 1~3 个月）或孕前水平，即可诊断妊娠高血压；现在更倾向于依据血压的绝对值来定义（收缩压 ≥ 140 mmHg 或舒张压 ≥ 90 mmHg）。

妊娠高血压并不是一个单一概念，它包括以下内容。

（1）孕前高血压（1%~5% 的妊娠妇女）：定义为妊娠前或妊娠期的前 20 周血压 ≥ 140/90 mmHg，产后持续 42d 以上，可出现蛋白尿。

（2）孕期高血压：指怀孕诱发的高血压，不伴蛋白尿。孕期高血压如合并明显蛋白尿（> 300 mg/L 或 > 500 mg/24min 或尿纤维素试纸检查 ≥ 2＋）则称为先兆子痫。高血压通常在怀孕 20 周后发生，大部分情况下，持续至产后 42d 内。孕期高血压的特征是组织器官灌注不良。

（3）孕前高血压合并蛋白尿的孕期高血压：指怀孕 20 周后，先前存在的高血压进一步恶化，24h 尿蛋白排泄率 ≥ 3g/d；以前称为"慢性高血压先兆子痫"。

（4）分娩前未分类的高血压：高血压伴有或不伴有全身表现（怀孕 20 周后首次测量血压）。应在产后第 42 天或 42 天后再次测量血压，如果高血压已经消失，则归为伴有或不伴有蛋白尿的孕期高血压；如果高血压还持续存在，则归为孕前高血压。

水肿的发生率在正常妊娠妇女中高达 60%,因而不再用于先兆子痫的诊断。

妊娠高血压,尤其是孕期高血压,可对母亲和新生儿的预后产生不良的影响,应密切随访。绝大多数孕前高血压且肾功能正常的妇女,母子预后都较好,通常考虑非药物治疗。包括严格管理、限制活动、床上休息时采取左侧卧位等。建议正常饮食,不用限盐。干预的目的是减少孕期高血压(尤其是先兆子痫)的发生率,方法包括补钙(2g/d)、补充鱼油、小剂量阿司匹林治疗。甲基多巴、β受体阻滞剂、血管扩张剂(钙通道阻滞剂)对胎儿更安全。ACEI、ARBs 对胎儿有致畸作用,应禁止用于孕妇或准备怀孕的妇女。有先兆子痫早期发作(< 28 周)史的妇女可预防性应用小剂量阿司匹林。先兆子痫可发展为高血压亚急症或急症,需住院治疗,并加强监测,提前分娩,使用胃肠外降压药或抗惊厥药治疗。

(四)难治性高血压

1. 定　　义

在应用改善生活方式和至少 3 种抗高血压药治疗的措施持续 3 个月以上,仍不能将收缩压和舒张压控制在目标水平时,称为难治性高血压(或顽固性高血压)。

2. 难治性高血压的原因

可能的原因包括未查出的继发原因;降压治疗依从性差;仍在应用升压药(口服避孕药,肾上腺类固醇类、可卡因、甘草、麻黄等);改善生活方式失败(体重增加,重度饮酒);容量负荷过重(利尿剂治疗不充分,进展性肾功能不全,高盐摄入)。

假性难治性高血压包括单纯性诊所(白大衣)高血压和假性高血压。一些患者的诊所血压始终较高,而日间或 24h 血压正常,这种情况通常称为"白大衣高血压",但"单纯性诊所高血压"可能更准确。若患者多次诊所血压均≥140/90 mmHg 且 24h 动态血压 < 125/80 mmHg,即可诊断为单纯性诊所高血压。亦可根据家庭自测血压(数日平均血压 < 135/85 mmHg)做出诊断。现有证据表明,单纯性诊所高血压并非少见(在一般人群中为 10%),在诊断为高血压的人群中占有不可忽视的比例。还有证据表明,单纯性诊所高血压的心血管危险低于诊所和动态血压升高的患者。也有部分研究显示,这种状况可能与靶器官损害和代谢异常有关,应检查患者有无代谢危险因素和靶器官损害,若有靶器官损害或心血管高危证据存在,应给与药物治疗。对不需要药物治疗的单纯性诊所高血压患者,应建议其改善生活方式并须密切随诊。

老年人由于动脉硬化,使用血压计测出的血压值,常常高于实际的动脉内血压,称"假性高血压"。下列情况应当高度怀疑假性高血压:①显著的高血压而无靶器官损害;②抗高血压治疗在没有血压过低时产生低血压样的症状(头晕、疲倦);③X 线显示肱动脉钙化征;④上肢动脉血压比下肢血压更高;⑤严重的和单纯收缩期高血压。临床上可以将气囊施加压力超过所测得的收缩压值,仍可触摸到桡动脉者为假性高血压。测量方法不当(患者上臂较粗时未使用较大的袖带)也可造成假性难治性高血压。

3. 处理原则

找出原因处理后,仍无效果时,基层医生应把难治性高血压患者转至高血压专科进行治疗。在所有努力失败后,在进行严密观察下停用现有降压药,重新开始应用一种新的简单的治疗方案可能有助于打破这种恶性循环。

(五)高血压危象

1. 高血压危象包括高血压急症和高血压亚急症

(1)高血压急症(Hypertensive emergencies)

特点是血压严重升高(BP > 180/120 mmHg)并伴发进行性靶器官功能不全的表现。高血压急症需立即进行降压治疗以阻止靶器官进一步损害。高血压急症包括高血压脑病、颅内出血、急性心肌梗死、急性左室衰竭伴肺水肿、不稳定性心绞痛、主动脉夹层动脉瘤、肾上腺素能危象(嗜铬细胞瘤高血压危象)、子痫等。

（2）高血压亚急症（Hypertensive urgencies）

高血压严重升高但不伴靶器官损害，可在 24～48h 内使血压逐渐下降。

2.高血压危象的处理

高血压急症这类患者应进入重症监护室，持续监测血压和尽快应用合适的降压药。首选静脉降压药，降压目标是 1h 使平均动脉血压迅速下降但≤25%，在以后的 2～6h 内血压降至 160/(100～110)mmHg。血压过度降低可引起肾，脑或冠脉缺血。如果这样的血压水平可耐受且临床情况稳定，在以后 24～48h 逐步降低血压达到正常水平。下列情况应除外：急性缺血性卒中没有明确临床试验证据要求立即抗高血压治疗；主动脉夹层应将收缩压迅速降至 100 mmHg 左右（如能耐受）。

急症常用降压药有硝普钠（静脉）、尼卡地平、乌拉地尔、菲诺多泮、二氮嗪、肼苯达嗪、拉贝洛尔、艾司洛尔、酚妥拉明等。

高血压亚急症及有些高血压急症患者用口服短效降压药可能有益，如卡托普利、拉贝洛尔、可乐宁。

（六）单纯动态高血压

与单纯性诊所高血压相反，还有一种比较少见的现象，即诊所血压正常（＜140/90 mmHg）而动态血压升高（称为"单纯性动态高血压"）。这种患者的靶器官损害发生率高于正常人群。

六、单基因遗传性高血压病

个体间 30%～50%血压变异是由于遗传变异所致。单基因高血压，多与肾上腺及肾脏相关；基因检查可以证实诊断，确定特异治疗；找出处于危险的家族成员。

1.家族性高醛固酮血症Ⅰ型（FHI）

亦称糖皮质激素可以治疗的高血压（GRA）。常染色体显性遗传，常被疑诊为"原发性醛固酮增多症"，患者多呈中－重度高血压（但也有血压正常者），血浆醛固酮水平很高，但 CT 扫描未见腺瘤。临床表现为盐敏感、容量性高血压，往往有代谢性碱中毒，低血钾（50%左右不低），血浆肾素活性低，尿中可查到 18-羟、18-酮皮质醇。

本病常并发脑血管意外，青少年以脑出血为特征（平均年龄 32 岁）。48%的罹患家族，18%的受累成员发生脑血管意外。病因：位于肾上腺的嵌合基因，由合成类固醇的基因的调控区与调控醛固酮合成的基因编码区嵌合而成，故醛固酮分泌受 ACTH 调控，不受血管紧张素Ⅱ、钾调控。因此，使用小量外源性糖皮质激素（强地松每日 30 mg）能抑制 ACTH，两周能完全抑制患者的醛固酮的分泌，逆转此综合征。用利尿剂安体舒通治疗亦有效。

2.基因突变所致的妊娠高血压

占妊娠妇女的 6%，部分患者是由于盐皮质类固醇受体结合域突变（S810L丝氨酸/亮氨酸）所致。突变受体不同于正常受体，在没有类固醇的情况下，突变受体仍处于半激活状态，醛固酮可激活突变受体。此外，正常一些仅与受体结合而不能激活正常受体的物质与突变受体结合后，能够激活突变受体：如 21-羟基孕酮可与盐皮质类固醇突变受体结合，激活该受体。安体舒通本属盐皮质类固醇受体拮抗剂，但与突变受体结合后，非但不能拮抗反而激活突变受体，引起高血压。

本病为常染色体显性遗传。孕后体内孕酮升高 100 倍，孕酮与突变的盐皮质类固醇受体结合并激活该受体，因此妊娠后盐皮质类固醇受体 S810L 突变携带者产生严重的盐敏感高血压，血浆肾素活性抑制，但血浆醛固酮不高。所有突变携带者 20 岁以前均发生高血压。

3.可视性盐皮质类固醇过多症（AME）

（1）病因：11-β羟化酶 D2 基因突变，导致 11-β羟化酶 D2 活性降低，皮质醇不能被转化成皮质酮。正常情况下，皮质醇由 11-β羟化酶 D2 催化形成皮质酮，后者与盐皮质类固醇受体无亲和力，不能激活盐皮质类固醇受体。而皮质醇能与盐皮质类固醇受体结合，大量皮质醇蓄积并占据远端肾小管的盐皮质类固醇受体，可激活转录因子及血清糖皮质类固醇激酶，后者使泛素 Nedd4-2 磷酸化，磷酸化的 Nedd4-2 不能结合进而灭活上皮钠通道，导致上皮钠通道活性升高，钠重吸收增加，出现类似醛固酮增高的临床表现——高血压、低血钾。

（2）继发性：正常体内循环中皮质醇比醛固酮高 1 000 倍，但几乎全部被 11-β羟化酶 D2 转化成皮质酮，后者不能结合故不能激活盐皮质类固醇受体，体内盐皮质类固醇受体几乎全部由醛固酮占据。食入太多甘草酸时，11-β羟化酶 D2 活性受抑制，皮质醇不能被转化成皮质酮，导致皮质醇蓄积，大量皮质醇与盐皮质类固醇受体结合，出现类似醛固酮增高的临床表现。

（3）临床特点：AME-I 型（儿童型），11-β羟化酶 D2 无活性，导致儿童致命性、容量型盐敏感高血压，血浆肾素活性抑制，低血钾，血浆醛固酮低或无，尿中无 18-羟皮质醇与 18-酮皮质醇代谢产物。用利尿剂、安体舒通及地塞米松（抑制皮质醇）治疗有效。AME-II 型（成人型），11-β羟化酶 D2 活性低，可引起高血压脑中风。

4.Liddle 氏综合征

本病为常染色体显性遗传，幼年高血压，钠潴留，低血钾，碱中毒，血浆肾素活性抑制，血浆醛固酮检测不到。安体舒通对血压及血钾无影响，用阿米洛利治疗有效（非盐皮质素受体依赖性阻断钠重吸收及钾排泄）。

病因：肾小管远端亨氏袢厚升支上皮钠通道功能亢进型突变所致。上皮钠通道位于远端肾单位的细胞尖膜，其 β 或 γ 亚单位胞浆侧 C-末端 PPPXY 序列对从膜上清除上皮钠通道十分重要，此 β 或 γ 亚单位 C-末端 PPPXY 序列缺失，细胞尖端上皮钠通道半衰期延长及数目增多，钠重吸收增加，导致容量型高血压。Nedd4-1/Nedd4-2 与上皮钠通道亚单位的 PPPXY 序列特异作用，Nedd4-1，Nedd4-2 有泛素连接酶功能域。

5.假性低醛固酮血症 II 型（PHA-II）

病因：WNK 基因位于 17 号染色体，WNK 丝氨酸—苏氨酸激酶家族蛋白位于集合管远端肾单位，调控钾—氢交换及氯吸收。WNK1 内含子缺失，WNK4 错义突变，增加跨细胞的氯离子量，导致肾盐重吸收增加（Cl^-），血管内容量增加，容量型高血压。K^+/H^+ 交换障碍，钾分泌减少，高血钾。

常染色体显性遗传，表现为容量型高血压，血浆肾素活性抑制，高血钾。血压及生化改变对噻嗪利尿剂极度敏感。

6.基因突变所致的嗜铬细胞瘤

导致 0.1%～0.2%高血压（13 万～26 万/中国），约 10%嗜铬细胞瘤为肿瘤所致（常有低血压），肿瘤中 10%为恶性，10%为家族性的。

（1）Von Hippel-Lindau（VHLS）综合征，常染色体显性遗传。病因：肿瘤抑制位点 3p25-p26 突变，14%携带者表现为嗜铬细胞瘤。另外常伴视网膜血管瘤、小脑成血管细胞瘤、肾囊肿、胰腺囊肿、附睾囊腺瘤，为避免漏诊，所有嗜铬细胞瘤都应检查眼底。

（2）多发性内分泌肿瘤（MEN）。病因为位于染色体 10q11.2 的 RET 原癌基因区域酪氨酸受体激酶基因突变。MEN-2A：表现为甲状腺髓癌，甲状旁腺功能亢进，40%发生嗜铬细胞瘤。为避免漏诊，所有嗜铬细胞瘤患者都要测血清 calcitonin。MEN-2B：临床表现为嗜铬细胞瘤，甲状腺髓癌，多发黏膜神经瘤（唇、舌、颊膜、眼睑、结膜、角膜、胃肠道、马凡样体型，但无晶体及无主动脉病变）。

（3）遗传性神经纤维瘤病（Von Recklinghansen 氏病），常染色体显性遗传，NF1 突变位点（17q11.2 neurofibromin 突变）Café-an-lait spot（咖啡－牛奶点），1%的人有嗜铬细胞瘤表现。

第二节　高血压危险分层

Section 2

中国和欧洲高血压指南均要求对个体进行危险分层，量化的评估预后。而 JNC7 则放弃了 JNC6 的危险分层，不要求对患者进行全面评估。高血压患者合并的危险因素和靶器官损害是决定治疗策略的主要依据。因此评估高血压患者从以下几个方面着手：①并存的其他心血管危险因素；②靶器官损害；③并存临床情况如心，脑血管病，肾病及糖尿病；④ 患者个人情况及经济条件等。中国高血压防治指南中危险因素的评估仍主要依据 1999 年 WHO 指南的规定（见表 11-4、表 11-5）。

表 11-4　影响预后的因素

心血管病的危险因素	靶器官的损害（TOD）	糖尿病	并存的临床情况（ACC）
收缩压和舒张压水平（1～3级）	左心室肥厚	空腹血糖≥7.0 mmol/L	脑血管病
男性＞55 岁	心电图	（126 mg/dL）	缺血性卒中
女性＞65 岁	超声心动图：LVMI	餐后血糖≥11.1 mmol/L	脑出血
吸烟	或 X 线	（200 mg/dL）	短暂性脑缺血发作
血脂异常	动脉壁增厚		心脏疾病
TC≥5.7 mmol/L	颈动脉超声 IMT≥0.9mm		心肌梗死史
（220 mg/dL）	或动脉粥样硬化性斑块		心绞痛
或 LDL-C＞3.6 mmol/L	的超声表现		冠状动脉血运重建
（140 mg/dL）	血清肌酐轻度升高		充血性心力衰竭
或 HDL-C＜1.0 mmol/	男性 115～133 mol/L		肾脏疾病
L（40 mg/dL）	（1.3～1.5md/dL）		糖尿病肾病
早发心血管病家族史	女性 107～124 mol/L		肾功能受损（血清肌酐）
一级亲属,发病年龄＜50 岁	（1.2～1.4 mg/dL）		男性＞133 mol/L
腹型肥胖或肥胖	微量白蛋白尿		（1.5 mg/dL）
腹型肥胖 *WC 男性≥85cm	尿白蛋白 30～300 mg/24h		女性＞124 mol/L
女性≥80cm	白蛋白/肌酐比:		（1.4 md/dL）
肥胖 BMI≥28kg/m²	男性≥22mg/g		蛋白尿（＞300 mg/24h）
缺乏体力活动	（2.5 mg/mmol）		外周血管疾病
	女性≥31mg/g		
	（3.5 mg/mmol）		
高敏 C 反应蛋白≥3mg/L			视网膜病变:出血或
或 C 反应蛋白≥10mg/L			渗出,视乳头水肿

TC:总胆固醇;LDC-C:低密度脂蛋白胆固醇;HDL-C:高密度脂蛋白胆固醇;LVMI:左室质量指数;IMT:颈动脉内膜中层厚度;BMI:体重指数;WC:腰围。*为中国肥胖工作组标准

危险分层中常用的危险因素、靶器官损害、糖尿病和并存的临床情况，与 1999 年 WHO 指南主要的不同点在以下几个方面。

（1）危险因素增加了"腹部肥胖"，突出强调了它是代谢综合征的重要体征之一。

（2）糖尿病被列在单独一栏，主要是为了强调它作为危险因素的重要性（与非糖尿病患者相比,至少使危险增加了 1 倍）。

（3）微量白蛋白尿也被视为靶器官损害的征象之一,而蛋白尿是肾脏疾病（并存临床情况）

的表现之一。

(4)血清肌酐轻度升高(107 ~ 133 mmol/L,1.2 ~ 1.5 mg/dL)是靶器官损害的特征之一;而血清肌酐男＞133 mmol/L(1.5 mg/dL)、女＞124 mmol/L(1.4 mg/dL)则为肾功能不全,被归为并存临床情况。

(5)C-反应蛋白亦被列为危险因素(或标志物),因为越来越多的证据表明,C-反应蛋白预测心血管事件至少与低密度脂蛋白胆固醇(LDL-C)一样强,而且还与代谢综合征密切相关。

(6) 靶器官损害中删除视网膜动脉普遍性或局灶性狭窄,因为这种征象在 50 岁以上的人群中十分普遍,但眼底的出血和渗出以及视乳头水肿仍被归为并存临床情况。

表 11-5　按危险分层,量化预后

其他危险因素和病史	血压(mmHg)		
	1 级高血压 SBP 140 ~ 159 或 DBP 90 ~ 99	2 级高血压 SBP160 ~ 179 或 DBP 100 ~ 109	3 级高血压 SBP≥180 或 DBP≥110
Ⅰ 无其他危险因素	低危	中危	高危
Ⅱ 1 ~ 2 个危险因素	中危	中危	很高危
Ⅲ ≥3 个危险因素 靶器官损害或糖尿病	高危	高危	很高危
Ⅳ 并存的临床情况	很高危	很高危	很高危

注:表 11-5 暂沿用 1999 年指南的危险分层及定义,但量化估计预后应根据我国队列人群 10 年心血管发病的绝对危险,若按低危患者＜15%、中危患者 15%~20%、高危患者 20%~30%、很高危患者＞30%,作为中国人的标准,将高估我国人群的危险,故尚待对上述标准进行评估,以最终确定适合我国的危险度的定义。

根据危险分层将患者分为以下 4 组。

1. 低 危 组

男性年龄＜55 岁、女性年龄＜65 岁,高血压 1 级、无其他危险因素者,属低危组。典型情况下,10 年随访中患者发生主要心血管事件的危险＜15%。

2. 中 危 组

高血压 2 级或 1 ~ 2 级同时有 1 ~ 2 个危险因素,患者应否给予药物治疗,开始药物治疗前应经多长时间的观察,医生需予十分缜密的判断。典型情况下,该组患者随后 10 年内发生主要心血管事件的危险 15%~ 20%,若患者属高血压 1 级,兼有一种危险因素,10 年内发生心血管事件危险约 15%。

3. 高 危 组

高血压水平属 1 级或 2 级,兼有 3 种或更多危险因素、兼患糖尿病或靶器官损害或高血压水平属 3 级但无其他危险因素患者属高危组。典型情况下,他们随后 10 年间发生主要心血管事件的危险 20%~ 30%。

4. 很高危组

高血压 3 级同时有 1 种以上危险因素或兼患糖尿病或靶器官损害,或高血压 1 ~ 3 级并有临床相关疾病。典型情况下,随后 10 年间发生主要心血管事件的危险最高,达≥30%,应迅速开始最积极的治疗。

第三节　高血压急症和亚急症

Section 3

高血压急症是急诊科及各科室常见的临床现象，是一种危及生命的紧急状态。根据文献报道，高血压急症的发病率为 1 ～ 2/百万患者年，且在发展中国家更为常见。目前我国有高血压患者约 1.6 亿，其中，1%～ 2%的高血压患者会发生高血压急症。高血压急症发病急，预后差，如未经及时救治，部分严重的高血压急症患者 12 个月内死亡率达 50%，因而具有严重的危害性。

一、概　　念

急诊高血压主要涵盖以下几个概念：高血压急症（Hypertensive emergencies）、高血压亚急症（Hypertensive urgency）和高血压危象（Hypertension crisis）。其中高血压危象包括高血压急症及亚急症。高血压急症：指血压短时间内严重升高（通常 BP > 180/120 mmHg）并伴发进行性靶器官损害的表现。

高血压急症危害严重，通常需立即进行降压治疗以阻止靶器官进一步损害。高血压急症包括脑血管意外（缺血性、出血性）、急性心肌梗死、急性左心衰竭伴肺水肿、不稳定性心绞痛、主动脉夹层。

高血压亚急症：指血压显著升高但不伴靶器官损害，通常不需住院，但应立即进行口服抗高血压药联合治疗，应仔细评估、监测高血压导致的心肾损害并确定导致血压升高的可能原因。

高血压急症和高血压亚急症统称为高血压危象。需要强调的是，靶器官损害而非血压水平是区别高血压急症与高血压亚急症的关键。患者血压的高低并不完全代表患者的危重程度，是否出现靶器官损害以及哪个靶器官受累不仅是高血压急症诊断的重点，也直接决定治疗方案的选择，并决定患者的预后。在判断是否属于高血压急症时，还需要注重其较基础血压升高的幅度，其比血压的绝对值更为重要。

需要提出的是，目前国内外尚存在一些其他高血压急症的相关术语如高血压脑病、恶性高血压等，其实质均属于高血压急症范畴。

高血压脑病：高血压脑病是由于过高的血压突破了脑血流自动调解范围，脑组织血流灌注过多引起脑水肿所致的临床综合征。

恶性高血压：指动脉血压严重升高（舒张压通常 > 140 mmHg，但不是必须），伴血管损害，包括视网膜出血、渗出和/或视乳头水肿。如无视乳头水肿的表现，则称为急进型高血压。

对于目前关于高血压急症相关的诸多术语，采用高血压急症与高血压亚急症的定义，与国际上统一，以简化临床诊断及治疗选择，从而适宜于各学科与各级医院。

二、发病机制

各种高血压急症的发病机制不尽相同，某些机制尚未完全阐明，但均与下列共同机制有关。各种诱因如应激因素（严重精神创伤、情绪过于激动等）、神经反射异常、内分泌激素水平异常等作用下使交感神经张力亢进和缩血管活性物质（如肾素、血管紧张素 II 等）释放增加，诱发短期内血压急剧升高。同时全身小动脉痉挛导致压力性多尿和循环血容量减少，反射性引起缩血管活性物质激活导致进一步的血管收缩和炎症因子（如白细胞介素-6）的产生，形成病理性恶性循环。升高的血压导致内皮受损，小动脉纤维素样坏死，引发缺血、血管活性物质进一步释放，继而形成恶性循环，加重损伤。再加上肾素—血管紧张素系统、压力性利钠作用等因素的综合作用，导致了高血压急症时的终末器官灌注减少和功能损伤，最终诱发心、脑、肾等重要脏器缺血和高血压急症。遗传背景也与我国汉族人群高血压的发病相关。

三、临床表现

高血压急症的临床表现因临床类型不同而异，但共同的临床特征是短时间内血压急剧升高，收缩压可高达 210 ~ 240 mmHg，舒张压可达 120 ~ 130 mmHg；同时出现明显的头痛、眩晕、烦躁、恶心呕吐、心悸、气急和视力模糊等靶器官急性损害的临床表现（见表 11-6）。要指出的是，部分非靶器官损害症状易被误判为靶器官损害，临床应注意区别（见表 11-7）。

表 11-6　高血压急症靶器官损害临床表现

靶器官损害临床表现
脑血管意外：失语，面舌瘫，偏身感觉和 / 或运动障碍，偏盲，意识障碍，癫痫样发作，眩晕，共济失调等。脑梗死多为静态起病，进展相对缓慢；脑出血多为动态起病，常进行性加重，可有瞳孔不等大，头痛，呕吐等颅内高压症状；蛛网膜下腔出血脑膜刺激征阳性，且头痛剧烈
充血性心力衰竭：发绀、呼吸困难、肺部啰音、缺血性胸痛、心率加快、心脏扩大等
急性冠脉综合征：急性起病的胸痛、胸闷；ECG 有典型的缺血表现；心肌损害标志物阳性
急性主动脉夹层：无心电图改变的撕裂样胸痛，伴有周围脉搏的消失，影像学检查可确诊
高血压脑病：急性发作剧烈头痛、恶心及呕吐；有些患者出现神经精神症状，包括意识模糊、烦躁、嗜睡、抽搐、视力异常、甚至昏迷；常见进展性视网膜病变
先兆子痫和子痫：子痫是指妊高征患者发生抽搐及昏迷；先兆子痫则是在妊高征基础上伴有头痛、头晕、视物模糊、上腹不适、恶心等症状，预示子痫即将发生
进行性肾功能不全：出现少尿、无尿、蛋白尿、管型、血肌酐和尿素氮升高
眼底改变：出现视觉障碍，眼底检查出现视乳头水肿

表 11-7　高血压患者非靶器官损害临床症状

非靶器官损害的临床症状
自主神经功能紊乱症状：面色苍白、烦躁不安、多汗、心悸、手足震颤和尿频，心率增快，可 > 110 次 / min
其他：部分症状如鼻衄以及单纯头昏、头痛等，可能仅是血压升高而并不伴有一过性或永久性脏器的急性受损

这里需要特别指出的是以下内容。

（1）在临床上，若患者收缩压≥220 mmHg 和/或舒张压≥140mmHg，则无论有无症状亦应视为高血压急症。

（2）对于妊娠期妇女或某些急性肾小球肾炎患者，特别是儿童，高血压急症的血压升高可能并不显著。

（3）某些患者既往血压显著增高，业已造成相应靶器官损害，未进行系统降压治疗，或者降压治疗不充分，而在就诊时血压未达到收缩压（SBP）≥210 ~ 240 mmHg 和/或舒张压（DBP）≥120 ~ 130 mmHg，但检查明确提示已经并发急性肺水肿、主动脉夹层、心肌梗死或脑血管意外者，即使血压仅为中度升高，也应视为高血压急症。

四、临床评估

病史询问和体格检查应简单而又有重点,目的是尽快鉴别高血压急症和高血压亚急症。

1. 病史询问

迅速了解高血压药物治疗、血压控制程度的情况及有无心脑血管危险因素;了解有无肾脏疾病家族史(多囊肾),阵发性头痛、心悸、面色苍白(嗜铬细胞瘤),阵发性肌无力和痉挛(醛固酮增多症)等继发性高血压表现;明确有无非处方药物如拟交感神经药物或违禁药物如可卡因等用药史;通过主要临床表现评估有无潜在的靶器官损伤,包括:胸痛(心肌缺血或心肌梗死,主动脉夹层),胸背部撕裂样疼痛(主动脉夹层),呼吸困难(肺水肿或充血性心衰),以及神经系统症状,如癫痫发作或意识改变(高血压性脑病)。

此外,寻找血压异常升高的原因是临床评估的重要环节(见表 11-8)。

表 11-8　血压异常升高常见原因

血压异常升高的常见原因
既往降压治疗停止(较大剂量中枢降压药)
急性尿潴留
急慢性疼痛
嗜铬细胞瘤
肾功能不全
服用拟交感毒性药品(可卡因、麦角酸二乙酰胺、安非他命)
惊恐发作
服用限制降压治疗效果的药物(非甾体类消炎药、胃黏膜保护剂)

2. 体格检查

除测量血压以确定血压准确性外,应仔细检查心血管系统、眼底和神经系统,关键在于了解靶器官损害程度,评估有无继发性高血压。特别是对于症状不典型但血压明显增高的急诊就诊患者,行系统、翔实的物理检查,可尽早明确高血压急症的诊断。

(1)应该测量患者平卧及站立两种姿势下的血压以评估有无容量不足。

(2)要测量双侧上臂血压;双上臂血压明显不同应警惕主动脉夹层可能。

(3)眼底镜检查对于鉴别高血压急症及高血压亚急症具有重要作用,如果有新发的出血、渗出、视神经乳头水肿情况存在则提示高血压急症。

(4)心血管方面的检查应侧重于有无心力衰竭的存在,如颈静脉怒张、双肺底湿啰音、病理性第三心音或奔马律等。

(5)神经系统检查应该注意评估意识状态、有无脑膜刺激征、视野改变及局部病理性体征等。

3. 实验室检查

血常规、尿常规、心电图和血生化(电解质、肝肾功能)应列为常规检查,依病情选择 X 线、心肌损伤标记物、钠尿肽(BNP 或 pro-BNP)、血气分析,必要时行 CT、核磁共振(MRI)和超声心动图等检查。

4. 高血压急症危险程度评估

高血压急症危险程度评估内容请见表 11-9。

表 11-9　高血压急症危险程度需评估以下三项指标

基础血压值:脏器的(受损)耐受性取决于自动调节的能力,自动调节的能力比基础血压升高程度意义更大。
急性血压升高的速度和持续时间:血压缓慢升高和/或持续时间短的严重性较小,反之则较为严重。
影响短期预后的脏器受损的表现:肺水肿、胸痛、视觉敏感度下降、抽搐及神经系统功能障碍等。

目前高血压急症的 1 年生存率达到了 90%～ 95%,生存情况主要取决于年龄和确诊高血压急症时的合并症情况。急诊医学是症状学科,多数患者就诊时诊断尚不明确,遇到血压显著升高的患者时,首先要做的并不是盲目给予降压处理,而是要通过病史采集,在尽短时间内,合理、有步骤的进行体格检查及必要的实验室检查对患者进行评估,确认是否有急性靶器官损害、损害部位及损害程度。医生评估风险越及时,越准确,患者获益越大!部分患者有典型的症状及体征,如典型的缺血性胸痛表现(ACS),撕裂样疼痛,双侧血压不对称(主动脉夹层)、意识障碍、双侧瞳孔不等大(脑卒中)等,仅需要少数检查,甚至无需检查即可列为高危患者;部分患者症状不典型,就要求医生有系统的思路评估风险,本共识建议按照以下程序评估风险,见图 11-1。

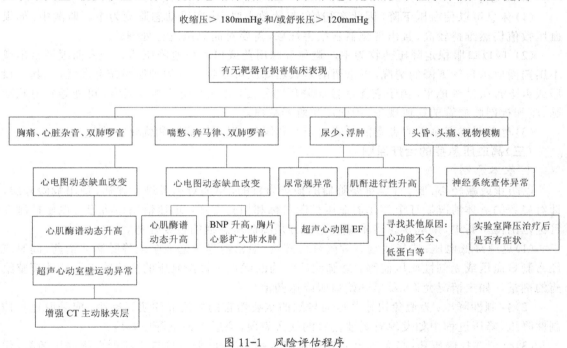

图 11-1　风险评估程序

五、治　疗

(一)高血压危象的治疗原则

高血压危象中无论是高血压急症还是高血压亚急症都应遵循以下原则:

(1)基本原则:①及早准确评估病情风险;②高血压急症:快速、平稳降压,减轻靶器官损害,积极查找病因。③高血压亚急症:密切监测,调整口服降压药、逐渐控制血压。

(2)血压控制节奏和目标:在及时准确评估病情风险的基础上,初步诊断为高血压急症的患者应及时给予有效的治疗,制订个体化的治疗方案,有节奏、有目标地降低血压。其最终目标是减少脏器功能受损;而对于高血压亚急症患者,目前没有明显证据显示该类患者短时间内的降压失败与近期的心脑血管风险相关,而血压的突然下降反而可能会伴随严重的组织灌注不足,进一步增加心脑血管风险,故初始治疗应在休息并观察的前提下,逐渐给予口服降压药治疗,以期将血压逐渐控制。

（3）急性期的后续管理:高血压急症病情稳定后寻找血压异常升高的可纠正原因或诱因是预防再次复发的关键。其中,对于有高血压病史的患者,不适当减药、停药和其他诱发因素未得到很好控制都会诱发高血压急症;提高高血压患者的知晓率、治疗率和控制率可有效预防高血压急症的发生。此外,对于高血压急症患者,应定期评估靶器官,以及早发现靶器官损害,并采取相关有效干预措施,避免靶器官进行性损害。

（二）高血压亚急症的治疗原则

1. 基本原则

高血压亚急症患者血压升高对短期预后无明显影响,而血压的突然下降会伴随严重的神经系统并发症,并影响预后,且初始的快速降压并不改善长期的血压控制,故初始治疗应在休息并观察的前提下,逐渐给予口服降压药治疗,以期在数天内将血压逐渐控制。

2. 注意事项

（1）休息可以使血压下降,因此在初始(起始数小时)内应以动态监测为主。监测中,如果血压数值仍然维持较高,且出现靶器官损害征象,需要对高血压进行处理。

（2）应以口服稳定降压药物为主。避免静脉用药或口服快速降压药。一方面因经常出现不用药而血压自行下降的情况,更重要的是骤然降压可导致严重的神经系统并发症,尤其是口服或舌下含服硝苯地平,由于它无法控制降压的程度,并继发交感神经兴奋,可能导致冠状动脉、脑和视网膜血管的窃血现象,因而产生脏器缺血。

（3）对于严重高血压的患者需要就诊于专科医生,以查明病因和优化治疗。

（三）高血压急症的治疗原则

1. 基本原则

以防止或减轻心、脑、肾等重要脏器的损害为目的,早期对患者进行评估、做出危险分层,针对患者的具体情况制订个体化的血压控制目标和用药方案,迅速恰当地将患者血压控制在目标范围内。其中,采取紧急措施保护靶器官是高血压急症的首要任务。

（1）迅速降低血压:选择适宜有效的降压药物,通常需静脉输液泵或静脉滴注给药,同时应经常测量血压或无创性血压监测。静脉滴注给药的优点是根据血压的变化特点灵活地调整给药的剂量。如果情况允许,及早开始口服降压药治疗。

（2）控制性降压:为避免快速降压而导致的重要器官的血流灌注明显减少,应采取逐步控制性降压,降压过程中如发现有重要器官的缺血表现,应适当调整降压幅度。

（3）合理选择降压药:高血压急症处理对降压药的选择,要求快速平稳的发挥降压效果;作用持续时间短,停药后作用消失较快;不良反应小,最好在降压过程中不明显影响心率、心输出量和脑血流量。

2. 降压目标

（1）降压治疗第一目标:高血压急症降压治疗的第一目标是在 $30 \sim 60$ min 内将血压降低到一个安全水平。由于患者基础血压水平各异、合并的靶器官损害不一,这一安全水平必须根据患者的具体情况决定。除特殊情况外(缺血性脑卒中、主动脉夹层),建议第 $1 \sim 2h$ 内使平均动脉血压迅速下降但≤25%,一般掌握在近期血压升高值的2/3左右,在紧急降压治疗时,需要充分认识到血压的自身调节的关键性。如果通过治疗血压急骤降低,缩小血管床的自身调节空间,可导致组织灌注不足和(或)梗死。

（2）降压治疗第二目标:在达到第一目标后,应放慢降压速度,加用口服降压药,逐步减慢静脉给药的速度,逐渐将血压降低到第一目标。建议在后续的 $2 \sim 6h$ 内将血压降至

160/（100～110）mm Hg,根据患者的具体病情适当调整。

（3）降压治疗第三目标:若第二目标的血压水平可耐受且临床情况稳定,在以后 24～48h 逐步降低血压达到正常水平。

合并不同靶器官损害者降压目标见表 11-10。

表 11-10　合并不同靶器官损害者降压目标

疾病种类		降压目标
脑卒中	脑出血	SBP＞200 mmHg 或 MAP＞150 mmHg,应考虑持续静脉用药积极降压;如 SBP＞190 mmHg 或 MAP＞130 mmHg,且有颅内压升高的证据,可间断或持续静脉给药降压,维持脑灌注压＞60~80 mmHg;如果 SBP＞180 mmHg 或 MAP＞130 mmHg。无颅内压升高证据,可间断或持续静脉给药适度降压（MAP＝110 mmHg 或目标:mE,160/90 mmHg）
	蛛网膜下腔出血	推荐短效、能持续静脉滴注的药物
	缺血性卒中	SBP＞220mmHg 或 DBP＞120rnmHg;或伴严重心力衰竭、主动脉夹层或高血压脑病等;或 SBP≥185 mmHg 或 DBP 兰 110 mmHg 准备血管内溶栓者,才考虑降压
急性肺水肿		在减轻心脏前后负荷同时给予血管扩张剂,对容量负荷重者可合并使用利尿剂
恶性高血压		在数日内将血压降至 160/100 mmHg,以尿量、肾功能为指标,将血压降低到脏器血液灌流量能够得到维持的最低水平
主动脉夹层		迅速将收缩压降至 100 mmHg 左右[90～110 /（60～70）mmHg],心率 60～80 次 / min
子痫		SBP 应控制在 140～160mmHg,DBP 90～105 mmHg

3. 注意事项

（1）迅速而适当的降低血压,去除引起急症的诱因。

（2）静脉外给药起效慢且不易于调整,通常需静脉给药。

（3）避免口服或舌下含服硝苯地平。

（4）加强一般治疗:吸氧、卧床休息、心理护理、环境安静、监测生命体征,维持水、电解质平衡、防治并发症等。

（5）避免使用的药物:应注意有些降压药不适宜用于急诊高血压,甚至有害。治疗开始时不宜使用强力的利尿降压药,除非有心力衰竭或明显的体液容量负荷过度,因为多数高血压时交感神经系统和 RAAS 过度激活,外周血管阻力明显升高,患者体内循环血容量减少,强力利尿是危险的。

4. 静脉降压药物治疗

（1）药物选用原则:①对于多数高血压急症,通常需持续静脉使用降压药物;②遵循个体化、小剂量开始、依据目标调整降压的原则;③有计划、分步骤地快速平稳降低血压以保护靶器官是选择静脉制剂的根本原则。

（2）合理选择降压药物。根据高血压急症不同类型选出疗效最佳、不良反应最小的降压药,将血压降至安全水平。具体的药物选择包括:依据临床情况,选择下列药物的单独或联合使用。①急性主动脉夹层可单用拉贝洛尔,或者尼卡地平、乌拉地尔、硝普钠联用艾司洛尔、美托洛尔；②高血压脑病选用乌拉地尔、拉贝洛尔、(此两者不增加颅压)尼卡地平、非诺多泮等；③脑血管意外中，急性出血性脑卒中选择拉贝洛尔、尼卡地平、乌拉地尔、利尿剂等；④急性缺血性脑卒中选用尼卡地平、拉贝洛尔、艾司洛尔、乌拉地尔等；⑤急性心力衰竭选用硝普钠、拉贝洛尔、硝酸甘油、奈西立肽、乌拉地尔、利尿剂；⑥急性冠状动脉综合征选用硝酸甘油、艾司洛尔、拉贝洛尔、尼卡地平；⑦子痫和先兆子痫选用拉贝洛尔，或尼卡地平和乌拉地尔，但应注意避免长期使用β受体阻滞剂，有引起胎儿生长迟缓的可能。⑧围手术期高血压急症选用艾司洛尔、拉贝洛尔、乌拉地尔、尼卡地平等；⑨肾功能衰竭选用尼卡地平、非诺多巴、拉贝洛尔等；⑩急进型或恶性高血压选用硝普钠、拉贝洛尔、乌拉地尔；嗜铬细胞瘤选用尼卡地平、菲诺多泮、乌拉地尔、酚妥拉明等。

(3)静脉降压药物，常见的药物有以下几种。

血管扩张剂：①硝普钠：硝普钠为直接血管扩张剂，能同时直接扩张动脉和静脉，尤其是扩张冠状动脉，降低心脏前、后负荷，减少左室容量，减轻室壁压力，增加每搏输出量，减少心肌耗氧量。停药后效果持续时间短，可用于各种高血压急症。本药静滴后立即起效，静滴停止后作用可维持 1 ～ 10min。开始剂量为 0.5 μg/(kg·min)，根据疗效逐渐以 0.5 μg/(kg·min)递增，通常维持剂量 3 μg/(kg·min)，极量 10 μg/(kg·min)，如已达极量，经 10min 降压效果仍不理想，应考虑停药。在通常剂量下不良反应轻微，有恶心、呕吐、肌肉颤动，毒性反应主要由氰化物中毒引起，滴注部位如药物外渗可引起局部皮肤和组织反应。由于硝普钠的严重毒性，所以只有当其他药物不适用时，或肝肾功能正常的患者在特殊情况下才使用。药物的治疗应尽可能缩短，静脉给药速度不应＞ 2μg/kg/min。接受高剂量硝普钠(4 ～ 10μg/kg/min)治疗的患者应静注硫代硫酸盐。应用注意事项：A.静脉滴注不可与其他药物配伍，滴注需避光，配置后 24h 内使用。B.用于心力衰竭、心源性休克时开始宜缓慢，以后酌情增加。C.禁忌证：代偿性高血压(如伴动静脉分流或主动脉缩窄的高血压)。D.慎用：孕妇(缺乏人体研究)。该药减少脑血流灌注并增加颅内压，高血压脑病及脑卒中患者应慎用硝普钠可引起严重的冠脉窃血，有研究表明，在心梗早期静脉应用硝普钠增加死亡率、甲状腺功能不全者代谢产物硫氰酸盐抑制碘摄取、肺功能不全可加重低氧血症；肾功能不全患者使用本药＞ 48 ～ 72h，需每日监测氰化物浓度，≤ 3 μmol/ml。E.心力衰竭患者停药应逐渐减量，并加用口服血管扩张剂，以免出现"反跳"。F.硝普钠使用不当，会出现过度降压，因此在没有动态监测条件下，不建议选用硝普钠，可以选用半衰期居中的尼卡地平或乌拉地尔等代替。②硝酸甘油：硝酸甘油或硝酸异山梨酯主要扩张周围静脉，同时具有扩张周围小动脉及冠状动脉的作用。静脉滴注即刻起效，停药后数分钟作用消失。其作用强度呈剂量相关性，开始时以 5 ～ 10g/min 速率静滴，然后以每 3 ～ 5min 增加 5 ～ 10pg/min 的速率达到满意疗效，极量通常为 100g/min，合并肺水肿者极量可至 200 pg/min。主要用于合并急性肺水肿及急性冠脉综合征的高血压急症，并不常规用于其他高血压急症。有颅内高压、青光眼、肥厚性梗阻性心肌病、脑出血或头颅外伤等患者禁用。常见不良反应包括头痛、眩晕、皮肤潮红等。应用注意事项：A.硝酸甘油可加重通气-灌注血流比例失调的程度，加重低氧血症，因此合并有肺部疾病时应慎用；B.如患者用硝酸甘油剂量＞ 200 μg/min，则发生低血压的危险性明显增加，应考虑换用其他血管扩张剂。C.降压时个体差异明显，需要密切监测血压，一旦有效则逐渐减量和延长给药时间，警惕低血压的发生。D.连续给药易致耐药，故需留有给药空白期。

钙离子通道拮抗剂：①尼卡地平：尼卡地平为强效、水溶性二氢吡啶类钙离子通道拮抗剂，降压有效性与硝普钠近似，主要扩张中小动脉，降低心脏后负荷，对静脉的作用很小。具有高度血管选择性，对椎动脉、冠状动脉和末梢小动脉的选择性远高于心肌，无明显负性肌力作用，在降压的同时能改善心、脑等器官血流量，对缺血心肌具有保护作用。适用于高血压急症及手术时异常高血压的短期急救处理,尤其急性高血压伴基底动脉供血不足者、冠脉供血不足或二尖瓣关闭不全及末梢阻力和肺动脉压中度升高的低心输出量患者。本药具有中度利尿作用,不影响肺部的气体交换。尼卡地平半衰期居中,静脉注射 5 ~ 10 min 起效,持续 1 ~ 4h,血压控制过程平稳,不易引起血压的过度降低,停药后不易出现反跳,无明显耐药性,但不改变血压的昼夜节律变化。禁用于重度主动脉狭窄,颅内出血尚未完全止血,脑卒中颅内压增高者开始时从 0.5/(kg·min)静脉滴注,逐步增加剂量将血压降至目标水平,一般剂量为 0.5 ~ 0.6 μg/(kg·min),作用持续时间可至停药后的 30 ~ 60 min。一旦血压控制后,可改为口服给药,口服治疗应在静脉给药停止前至少 1h 开始,以便保持序贯治疗的连续性。不良反应可有头痛、乏力、颜面潮红、心悸、转氨酶升高等。 ②尼莫地平:尼莫地平为二氢吡啶类钙离子通道拮抗剂,解除脑动脉血管痉挛作用更强,可通过血脑屏障,但降压作用较弱。多用于合并脑血管疾病(如有明显脑血管痉挛的蛛网膜下腔出血)患者。严重肝功能损害及脑水肿或颅内压明显升高者禁用。③地尔硫卓:地尔硫卓为非二氢吡啶类钙离子通道拮抗剂,能舒张血管平滑肌,降低周围血管阻力从而使血压下降,同时具有改善冠状动脉血流和降低窦房结、房室结自律性和及传导性,控制快速性室上性心律失常作用。主要用于高血压危象或急性冠脉综合征,通常以每小时 5 ~ 15μg/(kg·min) 速率静滴,根据血压变化调整速率。其不良反应有心动过缓、浮肿、头痛、皮疹等,病态窦房结综合征、II度以上房室传导阻滞、严重充血性心力衰竭患者禁用。由于对心脏有抑制作用,不宜长期静脉用药。

周围 II 受体阻滞剂:①乌拉地尔:乌拉地尔有外周α受体阻滞作用及血压中枢调节双重作用,通过阻断突触后α受体,扩张血管;同时还激活中枢 5-羟色胺-1A 受体,降低延髓心血管中枢的交感反馈调节,扩张血管,抑制反射性心动过速。本药降压平稳而迅速,有减轻心脏负荷、降低心肌耗氧量、增加心脏搏出量、降低肺动脉高压和增加。肾血流量等优点,且不增加颅内压。因此,适用于大多数高血压急症(多数高血压急症发作时均存在不同程度交感神经亢进),对嗜铬细胞瘤引起的高血压危象有特效。治疗高血压急症时可 12.5mg 稀释后静注,通常 5min 内起效,10 ~ 15min 后效果不明显可重复应用,必要时还可加大剂量至 25mg 静注,也可静脉泵连续输注,乌拉地尔 100mg 稀释至 50ml(静脉滴注最大药物浓度为 4mg/ml),推荐初始速度为 2mg/min,依据降压需要调整速度。乌拉地尔不良反应较少,静脉输注过快可出现头晕、恶心、心悸等症状。禁忌证为主动脉峡部狭窄或动静脉分流(血流动力学无效的透析分流除外)。应用注意事项:A. 暂不提倡与 ACEI 类药物合用;B. 静脉给药时患者应取卧位,疗程一般 ≤7d。②酚妥拉明:酚妥拉明为α肾上腺素受体阻滞剂,其对α₁受体的阻滞作用为α₂受体的 3 ~ 5 倍,通过降低外周阻力降低心脏后负荷及肺动脉压,增加心排出量。适用于嗜铬细胞瘤引起的高血压危象及高血压合并心力衰竭。通常从小剂量开始,一次 5 ~ 10mg 静脉注射,20 ~ 30min 后可按需要重复给药,或给 0.5 ~ 1mg/min 静脉滴注。由于对抗儿茶酚胺而致周围血管扩张,个别患者可出现头痛、心动过速、颜面潮红,甚至严重的体位性低血压。严重动脉粥样硬化、肝肾功能不全、胃十二指肠溃疡及急性冠脉综合征患者禁用。

周围α和β受体阻滞剂: ①拉贝洛尔:拉贝洛尔可选择性拮抗α₁及非选择性拮抗β受体,通过抑制心肌及血管平滑肌的收缩反应发挥降压作用,其静脉剂型α:β的阻滞作用为 1:7。有较弱的内在活性及膜稳定作用,其 S 受体阻滞作用约为普萘洛尔的 40%。其起效较迅速(5 ~ 10min),降压作用温和,持续时间较长(8 ~ 12ds 时)。拉贝洛尔降低外周血管阻力,但不降低外周血流,从而保证心脑灌注。用于治疗多种类型高血压,特别适用于妊娠高血压、妊娠合并原发性高血压老年人嗜铬细胞瘤危象及高血压脑病等。开始时缓慢静脉注射 25 ~ 50mg,以后可以每隔 15min 重复注射,总剂量≤300mg,也可以 1 ~ 4mg/min 速率静脉滴注。对于重度或急性心力衰竭、支气管哮喘、II ~ III度房室传导阻滞、窦性心动过缓的患者应慎用或禁用。

需注意该药偶可致尿潴留、麻痹性肠梗阻和直立性低血压等不良反应。②艾司洛尔：艾司洛尔为极短效的选择性β₁受体阻滞剂，大剂量时选择性逐渐消失。能阻断β₁受体降低心输出量，抑制肾素释放，并阻断中枢β受体降低外周交感神经活性，从而发挥降压作用。本药静脉注射后即刻产生β受体阻滞作用，5min后达最大效应，单次注射持续时间为 10 ～ 30min。适用于除合并心力衰竭肺水肿以外的大多数临床类型的高血压急症，尤其是围手术期包括手术麻醉过程中的血压控制。该药主要通过红细胞胞质中的酯酶代谢，不影响肝肾功能，因此一些专家认为其是治疗危重患者的理想药物。本药即刻控制量为 1mg/kg，在 30s 内静脉注射，继之以 0.15mg/(kg·min)静脉滴注，最大维持量为 0.3mg/(kg·min)。支气管哮喘、严重慢性阻塞性肺病、窦性心动过缓、II ～ III度房室传导阻滞、难治性心功能不全、心源性休克及对本品过敏者禁用。

利尿剂：降压机理主要是促进水和电解质排泄和扩张血管。因容量不足在高血压急症中较常见，利尿剂联合其他短效降压药极易导致低血压，因此不常规应用利尿剂处理高血压急症，其静脉给药建议用于存在继发充血或容量超负荷的急性心力衰竭或肾衰竭患者患者，利尿剂缓解急性心力衰竭症状的效果肯定，但在其他情况下，不必常规应用利尿剂处理高血压急症。在急性心力衰竭中使用袢利尿剂，初始剂量建议注射呋塞米 20 ～ 40mg，随后也可考虑连续静脉注射使用，但呋塞米总剂量应保持在第一个 6h 内 Pq < 100mg，第 24 小时内 < 240mg。超量应用降压作用不加强，不良反应反而加重。高剂量的利尿剂可能导致低血压、低钾血症电解质紊乱。

中枢性降压药：常用药物可乐定为中枢α₂受体激动剂，适用于除脑血管意外、急性冠状动脉综合征的患者。不良反应通轻微，可见口干、嗜睡，头晕，镇静，虚弱、神经质和情绪激动、恶心、呕吐、性欲减退等，很少发生体位性压。可乐定缓慢静脉注射后可在 10min 产生降压作用，最大作用约在注射完后 30 ～ 60min，持续 3 ～ 7h，降压作用前可出现短暂血压升高现象。常用剂量为 0.15mg 加入葡萄糖溶液缓慢静脉注射或肌肉注射，24h 不宜 > 0.75mg。为避免不良反应，建议使用静脉泵维持。脑血管病、冠状动脉供血不足、窦房结或房室结功下及外周血管疾病患者慎用，此外可乐定有明显镇静作用，对评价意识状态会带来不便。

其他药物：①非诺多泮：多巴胺受体激动剂，通过激活多巴胺-1 受体，诱导小动脉扩张，并扩张肾动脉增加肾血流并具有直接促尿钠排泄及利尿作用。适用于大多数高血压急症。初始剂量常为 0.1 μg/(kg·min)，在达到降标前，每 15 ～ 20min 增加 0.05 ～ 0.1 μg/(kg·min)，有效剂量为 0.1 ～ 1.6 μg/(kg·min)。肝硬化、门脉高压动过速、不稳定性心绞痛及青光眼患者慎用。②三甲噻方：神经节阻滞剂，可直接扩张血管和阻滞神经节，已经不用于通常的降压治疗，但因其降压降低主动脉剪切力，故在主动脉夹层的高血压急症处理中却是最佳的可选择药物。以 1g/L 浓度 5mg/min 脉滴注，根据血压调整剂量。由于三甲噻方同时阻断交感和副交感神经，不良反应较多，主要有直立性低血压便和排尿困难。③镇静剂：根据病情选用适当的镇静剂，如有脑功能障碍可静脉给予地西泮，出现心绞痛、急性心力衰心肌梗死者可给予吗啡或者哌替啶 50 ～ 100mg。

综上所述，我国高血压急症静脉注射用常用降压药见表 11-11。

表 11-11 高血压急症静脉注射用常用降压药

药名	剂量	起效	持续	不良反应	适应证	禁忌证
硝普钠	0.5～10mg/kg·min	立即	1～10min	恶心、呕吐、肌肉震颤、出汗	适用于大多数高血压急症,尤其是合并心衰患者	代偿性高血压(如伴动静脉分流或主动脉缩窄的高血压)。小儿、孕妇、冠状动脉或脑血管供血不足、甲状腺功能不全者、肺功能不全、严重肝肾功能不全患者
硝酸甘油	5～100mg/min	2～5min	5～10min	头痛、眩晕、皮肤潮红	主要用于合并急性肺水肿及急性冠脉综合征的高血压急症	颅内高压、青光眼、肥厚梗阻性心肌病、脑出血或头颅外伤等患者禁用
酚妥拉明	5～10mg IV 1～2min 或 0.5～1mg/min 静滴	1～2min	10～30min	心动过速、头痛、颜面潮红	适用于嗜铬细胞瘤诊断及其引起的高血压危象、高血压合并心力衰竭	严重动脉硬化、肝肾功能不全、急性冠脉综合征、心肌梗死、胃十二指肠溃疡以及对本品过敏者禁用
尼卡地平	5～15mg/h 或 0.5～6μg/kg·min 静滴	5～10min	1～4h	心动过速、头痛、潮红、乏力、转氨酶升高	用于多数高血压急症及手术时异常高血压的短期急救处理,尤其急性高血压伴基底动脉供血不足者或者二尖瓣关闭不全及末梢阻力和肺动脉压中度升高的低心输出量患者	重度主动脉狭窄,颅内出血尚未完全止血,脑卒中颅内压增高者禁用
地尔硫卓	10mg 缓慢静注 或 5～15 Gkg·min 静滴			低血压、心动过缓	高血压、冠心病并发哮喘患者,肥厚性心肌病、流出道狭窄者	病态窦房结综合征、Ⅱ度以上房室传导阻滞、严重充血心衰者禁用
拉贝洛尔	25～50mg 于 5～10min 内静注,或 100mg 静滴	5～10min	8～12h	低血压、心动过缓、尿潴留、麻痹性肠梗阻	适用于除急性心衰外的大多数高血压危象,特别适用于妊娠高血压、老年人嗜铬细胞瘤危象及高血压脑病等	对于急性心力衰竭、支气管哮喘、心脏传导阻滞的患者应慎用或禁用
艾司洛尔	1mg/kg 静注,此后 0.1～0.3mg/kg·min 静滴	即刻	10～30min	低血压、恶心	适用于除合并心衰肺水肿外的大多数高血压急症,尤其适用于围手术期包括麻醉过程中的血压控制	支气管哮喘、严重慢阻肺、窦缓、Ⅱ～Ⅲ房室传导阻滞、难治性心衰、心源性休克及对本品过敏者禁用

续表 11-11

药名	剂量	起效	持续	不良反应	适应证	禁忌证
乌拉地尔	10~50mg静注,后100mg静滴	5min	4~6h	头晕、恶心、心悸	适用于大多数高血压急症,尤其伴高血压脑病、急性左心衰、主动脉夹层的患者	主动脉狭部狭窄或动静脉分流患者禁用
二氮嗪	0.2~0.4g/次静注0.5~3h可重复	1min	2~12h	水钠潴留、体位性低血压、心动过速、消化道症状、血糖升高	适用于恶性高血压、高血压危象。幼儿特发性低血糖症及胰岛素细胞瘤引起的严重低血糖	充血性心衰、糖尿病、肾功能不全、妊娠、哺乳期妇女、功能性低血糖、伴主动脉狭窄或动静脉分流患者禁用
利血平	0.5~1.0mg肌注或静注,每3~12h给予2~4mg	1~2h	4~6h	倦怠、头痛、阳痿、性欲减退、乏力、精神抑郁、注意力不集中、神经紧张、焦虑、多梦或清晨失眠、食欲减退、恶心呕吐	高血压危象(不推荐为一线药)	活动性溃疡、溃结、抑郁症和妊娠妇女禁用
拖拉塞米	20~80mg/d	10mi起效	5~8h	不良反应轻微,以消化道反应、低血钾常见	原发性高血压危象、心力衰竭及MOSF等急症的抢救	无尿、严重排尿困难、低血容量、低钾低钠及肝性昏迷者

5.高血压急症的后续降压管理

对于高血压急症经静脉降压治疗后血压达到目标值,且靶器官功能平稳后,应考虑逐渐过渡到口服用药。口服用药应依据具体药物起效时间与静脉用药在一定时间内重叠使用,而不应等待静脉用药撤除后才开始应用。静脉用药停止后,可适当保持静脉通道,以防止血压反弹而需再次静脉使用降压药物。降压药物剂型改变过渡期间应严密监测各项生命体征及靶器官功能变化。

由于高血压急症患者的个体病情及临床处理十分复杂,而且目前高血压急症的诊疗方法还存在许多尚待解决的问题,因此在今后的工作中还需要通过深入研究及临床实践,进一步完善高血压急症处理的专家共识。

第四节　顽固性高血压

Section 4

当前,遗传环境因素、心理应激和不良的生活方式,以及缺乏或不适当的治疗,使高血压患者经历一个从轻度高血压到中、重度高血压的进展过程,随之出现药物抵抗,并逐步进展为顽固性高血压。这是高血压控制率低的原因之一。血管重构是顽固性高血压的病理基础,大小动脉重构和心脏重构促进了高血压进展和靶器官损害,这常常是导致心血管疾病发生和发展的主要原因。因此,摆在我们面前的重要任务是有效地防治顽固性高血压,对于顽固性高血压防治,重点在于早期预防心血管重构,这样才能提高高血压控制率,降低心血管疾病致残率和死亡率。

在现代抗高血压药物合理治疗下，大多数高血压患者的血压能有效地控制在目标水平以下。HOT研究（Hypertension Optimal Treatment Study）证实，经过平均3.8年的降压治疗，92%的患者的舒张压降到90 mmHg以下。然而，在小部分高血压患者血压依然难以获得控制。所谓顽固性高血压或难治性高血压（refractory or resistant hypertension），就是指尽管使用了三种以上合适剂量降压药联合治疗，其中包括利尿剂，血压仍未能达到目标水平（140/90 mmHg以下），或者在老年单纯性收缩期高血压患者收缩压未降到目标水平。顽固性高血压的真正患病率难以确定，文献报道其在治疗的高血压患者中的比例从3%～29%，一般估计占整个高血压人群的5%～10%，在专科就诊的患者中可能高达25%～30%。如果推荐的血压控制目标值越低，那么顽固性高血压占的比例也就越大。

一、定义与流行情况

顽固性高血压目前无统一的定义。《美国预防、检测、评估与治疗高血压全国联合委员会第7次报告》定义为：当使用包括一种利尿剂在内的合理的3种降压药物治疗，且所用药物已达到最大剂量，但血压仍未控制达到140/90 mm Hg（糖尿病和肾病患者为130/80 mm Hg）以下者，称为顽固性高血压。2008年美国心脏学会定义为：同时服用3种不同作用机制的降压药物，血压仍在目标水平之上，或至少需要4种降压药物才能使血压达标者。2010版《中国高血压防治指南》对RH的定义是：在改善生活方式的基础上，应用了足量且合理联合的3种降压药物（包括利尿剂）后，血压仍在目标水平之上，或至少需要4种药物才能使血压达标时，称为难治性高血压。

高血压患者降压治疗的目标血压值仍存在争议，但目前广泛接受的目标为：心血管疾病风险低中危患者为＜140/90 mmHg；高危和极高危患者、糖尿病、肾功能不全以及已患心血管疾病患者为＜130/80 mm Hg；高龄老年患者为＜150/80 mmHg。

目前顽固性高血压的流行情况不清楚，抗高血压和降脂治疗预防心脏病发作试验的研究结果显示，在降压和降脂治疗的患者中，约有15%患者为顽固性高血压，而收缩压未达标者高达33%，舒张压未达标者仅8%。多个临床试验提示，入组临床试验者20%～30%为顽固性高血压患者，其中约20%的顽固性高血压是由于原发性醛固酮增多症引起。国内资料显示，顽固性高血压占所有高血压患者的5%～20%。由于人口老龄化及肥胖、糖尿病、睡眠呼吸暂停综合征和慢性肾病患者的增加，预计未来顽固性高血压的数量将增加。

二、原　　因

对顽固性高血压的处理，首先要寻找原因，然后针对具体原因进行治疗。以下所述是几种主要的原因，一个患者可以同时有几个原因存在。

1.遗传背景

由于顽固性高血压代表了一组特殊人群，因此可能具有特殊的遗传背景。但到目前为止，对顽固性高血压的遗传方面的研究十分有限。这种基因变异体的存在与尿钾排泄增加相关，但与基础血浆醛固酮或血浆肾素活性无关。CYP3A5酶在可的松和可的松龙的代谢中起非常重要的作用。目前发现一种特殊的CYP3A5等位基因与美国黑人单纯收缩期高血压以及顽固性高血压患者有关。

2.血压测量

降压治疗过程中判断血压控制情况主要依靠诊所血压测量,理所当然血压测量的准确与否十分重要。血压测量应遵循高血压治疗指南规定的条件和操作步骤。通常所见有以下一些错误:袖带大小不合适,上臂围粗大者使用了普通袖带;袖带置于有弹性阻力的衣服(毛线衣)外面;放气速度过快;听诊器体件置于袖带内;在听诊器体件上向下用力较大。

有些问题是间接测量血压方法和诊所环境引起的假性顽固。假性高血压可发生在广泛动脉粥样硬化和钙化的老年人,测量肱动脉血压时需要比动脉腔更高的袖带压力方能阻断血流。在以下情况时应怀疑假性高血压:血压明显升高而无靶器官损害;降压治疗后在无过多血压下降时产生明显的头晕、乏力等低血压症状;肱动脉处有钙化证据;肱动脉血压高于下肢动脉血压;重度单纯性收缩期高血压。白大衣性高血压是指仅在诊所环境测量时血压升高,在诊所外的自测血压或动态血压正常。

血压测量错误和假性高血压 血压测量是诊断高血压及评估其严重程度的主要手段,平时血压测量过程中常出现下列情况,容易导致血压读数不准。血压读数偏高常见于:袖带大小不合适,上臂围粗大者使用了普通袖带;袖带下内衣过多,毛衣偏厚;充气过高,放气太慢;放气途中或刚放完气便立即充气。血压读数偏低常见于:上臂衣服袖口或内衣紧压上臂中部;对瘦弱者袖带偏宽;放气太快;听诊器胸件按压太强。此外血压计长期未校对,水银不足,汞柱有气泡,汞柱中断,血压计与心脏不一水平均可至血压测量不准确。假性高血压可发生于广泛动脉粥样硬化和钙化的老年人,测量肱动脉血压时需要比动脉腔更高的袖带压力方能阻断血流,因此血压表上显示的血压数值高于实际动脉腔内的压力。以下情况应怀疑假性高血压:血压明显升高而无靶器官损害;抗高血压治疗在没有血压过低时产生头昏、乏力等低血压症状;肱动脉处有钙化证据;肱动脉血压高于下肢动脉血压;重度单纯性收缩期高血压。

3.患者对治疗方案依从性不佳

2004年,欧洲5个国家统计数据显示,在治疗高血压患者中,控制率不到10%。2002年中国居民营养与健康现状调查结果显示,中国高血压控制率为6.1%。也就是说90%以上患者不能从高血压治疗中获得足够的益处,造成这种现状的重要原因之一,是患者缺乏对治疗依从性的持续保持。患者依从性不佳有下列原因:药物的经济负担太大,患者长期服用从经济上或心理上不能承受;患者对药物的副作用认识不足,出现咳嗽、浮肿、心悸等不适反应后自行停药;医患沟通不够,对高血压的宣教不够,对高血压的危害认识不足;服药次数过多,经常漏服;患者未积极参与对自己医疗的决定和血压监测。

4.联合降压治疗方案不合理

采用不合理的联合治疗不能显著增加降压效应;采用了对患者有明显不良反应的降压药,导致无法增加剂量提高疗效和不依从治疗;在三种降压药的联合治疗方案中无利尿剂。

顽固性高血压约1/2原因是使用不合适的降压药和治疗方案。采用降压谷/峰比值较差的药物每天一次治疗,谷效应时血压控制就不满意;采用不合理的联合治疗不能显著增强降压效应;采用了对某些患者有明显不良反应的降压药,导致无法增加剂量提高疗效。由于降压疗效差和不良反应导致的不依从治疗,在顽固性高血压患者约占10%。二种降压药合理的联合治疗方案是:利尿剂与β受体阻滞剂;利尿剂与转换酶抑制剂或血管紧张素受体拮抗剂;利尿剂与钙拮抗剂;β受体阻滞剂与二氢吡啶类钙拮抗剂;钙拮抗剂与转换酶抑制剂;β受体阻滞剂与α受体阻滞剂。三种降压药合理的联合治疗方案必须包含利尿剂。

5.药物相互作用

同时服用干扰降压药作用的药物是造成高血压患者血压难以控制的一个较隐蔽的原因。非类固醇性抗炎药(NSAIDs)引起水钠潴留,增强对升压激素的血管收缩反应,能抵消除了钙拮抗剂以外为各种降压药的作用。两项荟萃分析已证实 NSAIDs 使平均动脉压升高 4～5 mmHg。拟交感胺类药物具有激动 α 肾上腺素能活言作用，例如某些滴鼻液、抑制食欲的减肥药，长期使用可升高血压或干扰降压作用。三环类抗抑郁制剂可阻止交感神经末梢摄取某些降压药，例如利血平、可乐定等。用于器官移植抗自身免疫的药物环胞素（cy-closporine）刺激内皮素释放，增加肾血管阻力，减少水钠排泄。治疗晚期肾脏疾病贫血的重组人红细胞生成素能直接作用于血管，升高周围血管阻力。口服避孕药和糖皮质激素也拮抗降压药的作用。

药物引起的高血压常见，但易被忽略"临床上有许多药物可升高血压或拮抗降压药物的作用，此外在停用某些抗高血压药物时，可引起高血压反弹"导致顽固性高血压"这是血压难以控制的一个较隐蔽的原因，最常见的药物有：

（1）长期口服避孕药的女性容易血压升高。口服避孕药后约 5% 的妇女可发生高血压，血压往往 > 140/90 mmHg，肥胖、年龄大、吸烟、糖尿病、高脂血症、妊高征、肾脏疾病史或具有高血压及心脏病家族史者，更易发生口服避孕药引起的高血压以轻中度多见，约 50% 可发生持续性高血压，少数可发展成顽固性高血压，亦可引起肾脏损害，避孕药引起高血压的原因目前认为是药物中含有雌孕两种激素的缘故：①雌激素促进肝胆增加肾素底物分泌，血浆肾素活性升高，引起血管紧张素含量升高，促使血管收缩而血压增高；②雌二醇具有盐皮质激素的作用，可直接作用于肾小管而引起水钠潴留使血压升高，口服避孕药引起的高血压与服用者的年龄较大，药物中所含激素的量（激素量较少者，较为安全），口服避孕药史或高血压家族史及治疗时间长短有关；持续使用避孕药 5 年后，高血压发生率明显增加，故口服避孕药者，应每 3～6 个月测量血压一次，若需降压治疗，常选用螺内酯或噻嗪类利尿剂。

（2）高血压患者合并关节炎者，服用非甾体类消炎药。从 20 世纪 60 年代的消炎痛到 20 世纪 80 年代以后问世的选择性与非选择性环氧合酶 Cxo（PGE 类限速酶）药物，均可影响钠利尿并引起扩容，抑制肾脏内扩血管的前列腺素，因而对抗利尿剂（如速尿），血管紧张素转换酶抑制剂（ACEI，尤其卡托普利）及母受体阻滞剂的降压作用，并且对抗作用随着服用剂量增加而加强。

（3）非类固醇性抗炎药。引起水钠潴留，增强对升压激素的血管收缩反应，能消除钙拮抗剂外各种降压药的作用。

（4）拟交感胺类药物。具有激动 α 肾上腺素能活性作用，例如某些滴鼻液，抑制食欲的减肥药，长期使用可升高血压或干扰降压作用。

（5）三环类抗抑郁制剂。阻滞交感神经末梢摄取利血平、可乐定等降压药。

（6）用于器官移植抗自身免疫的药物。环抱素刺激内皮素释放，增加肾血管阻力，减少水钠排泄。

（7）治疗晚期肾脏疾病贫血的重组人红细胞生成素能直接作用于血管，升高周围血管阻力，可选钙拮抗剂为基础的多种药物组合。

（8）糖皮质激素可使水钠潴留，降低利尿剂及其他药的降压作用，出现顽固性高血压，其发生率为 4%～25%，应尽量减少激素用量，采用利尿剂治疗有效，但应注意可能引起低血钾。

（9）用于治疗消化性溃疡的甘草酸和生胃酮有醛固酮特点，可引起高血压，水肿和低血钾，停用后上述现象可消失。

6.超重或肥胖

肥胖已成为中国高血压患病率快速升高的主要危险因素，也是高血压难治的重要原因之一。

（1）肥胖型高血压的定义与流行病学。流行病学研究显示，我国高血压患病率逐年升高，1959 年为 5.11%，1979 年为 7.73%，2002 年则为 18.8%。与其同期出现的是肥胖、代谢性疾病患病率的大幅增长：肥胖患病率由 1980 年的 0.67% 增长为 2002 年的 7.1%，糖尿病患病率由

1980 年的 0.67% 激增至 2002 年的 4.5%；从 1980～1990 年代末高胆固醇现患率上升了 88%（男性）和 65%（女性），2002 年全国人群血脂紊乱的患病率进一步增长至 18.6%，而近年来国人膳食盐摄入量、尿钠排泄量并无显著增长。结合国外同期的肥胖和高血压流行病学数据，可以看出，在人群遗传背景、食盐摄入量无显著改变的情况下，肥胖及糖脂代谢异常已成为我国高血压患病率快速升高的主要原因。

多项横断面及前瞻性人群研究显示，不管以传统的肥胖指标[体重指数（BMI）、腰围（WC）、腰臀比（WHR）]为诊断标准，还是以内脏脂肪堆积程度（厚度、面积、体积）为评定标准，肥胖人群较正常人群都更容易发生高血压。Framingham 研究显示，超过理想体重 20% 或更多的人，发生高血压的风险是正常体重者的 10 倍；高血压男性和女性分别有 75% 和 65% 的个体直接原因是超重和肥胖。我国研究也表明，肥胖人群（BMI≥28）和超重人群（BMI 24.0～27.9）分别为正常人群（体重指数 18.5～23.9）患高血压风险的 4.50 倍和 2.26 倍；腹型肥胖人群[WC≥85 cm（男）或≥80 cm（女）]为正常腰围人群患高血压风险的 2.62 倍。重庆市高血压研究所对高血压住院患者的分析显示，单纯高血压患者仅占 9.9%，90% 高血压患者均合并有代谢紊乱；在合并代谢紊乱的患者中，60% 并达到代谢综合征诊断标准，尤其以高血压合并肥胖及糖脂代谢紊乱最为常见。

目前我国判断肥胖的指标主要为：BMI≥28；WC≥90 cm（男）/85 cm（女）；WHR>0.9（男）/0.85（女）。然而，以上指标便于临床及流行病学应用，但不能定量反映体内脂肪的堆积程度。近年来，大量基础研究与流行病学研究证实内脏脂肪堆积是高血压等心血管疾病的重要病因。因此，WHO 对肥胖的定义是可能导致健康损害的异常或过多脂肪堆积，现有的简易肥胖诊断指标存在一定局限：BMI 未对肌肉与脂肪相关体重加以区别；WC 和 WHR 则不能直接定量明确腹部脂肪分布。目前对于内脏脂肪的监测金标准为脂肪 CT，一般认为，内脏脂肪面积（VA）≥100 cm² 即可判断为内脏脂肪性肥胖。但 CT 检测也存在价格昂贵、放射影响的缺点，不便广泛推广。我们大样本的研究显示，腹部超声与金标准 CT 有较好相关性（r = 0.62），其诊断内脏脂肪增多的准确度（ROC）为 0.83，超声 B 值（腹内脂肪厚度）评估内脏脂肪堆积的切点：男性为 38.5 cm，女性为 34.7 cm，敏感度 71.1%～73.5%，特异度 70.6%～80.9%。因此，在不具备条件的基层医疗单位和大规模人群流行病学研究中，腹部脂肪超声测定不失为一项评估内脏脂肪堆积的良好手段。

肥胖合并高血压有几种形式：A. 高血压先于肥胖发生；B. 高血压继发于肥胖。目前认为，如肥胖与血压升高之间存在较为明确的因果关系，排除了内分泌疾病、妊娠、肾病和大动脉炎等继发性高血压，而且通过控制肥胖有助于高血压的控制，这类高血压则应归入继发性高血压范畴，并可通称为"肥胖性高血压"。关于肥胖性高血压的血压界定，目前无指南可循，根据高血压危险性分层显示 SBP 在 120～129 mmHg 或（和）DBP 在 80～84 mmHg，如合并 3 个以上危险因素、或代谢综合征、或糖尿病，则其危险性就可达中危以上。此外，代谢综合征中血压增高的标准为≥130/85 mmHg。因此，肥胖性高血压的血压值可界定为≥130/85 mmHg，有别于其他类型高血压≥140/90 mmHg 的血压标准。

（2）肥胖型高血压的危险性评价。近年来，各国指南都将肥胖和代谢紊乱列入高血压的危险因素和心血管危险度分层危险因素。欧洲心脏病学会（ESC）《2007 高血压指南》指出，即使血压处于 120～139/（80～89）mmHg，只要合并代谢综合征（肥胖＋代谢紊乱），即可分层为高危或很高危。美国心脏病学会（AHA）于 2008 年提出腹型肥胖及伴随的血糖、血脂紊乱等代谢异常是新的心血管代谢危险（cardiometabolic risk）。《中国高血压防治指南》2010 年修订版则将腹型肥胖[WC≥90 cm（男）/85 cm（女）]或肥胖（BMI≥28）作为影响高血压患者心血管预后的重要因素。因此，目前对高血压的心血管危险性评估，不仅要考虑血压的高低，还要考虑肥胖及合并的代谢危险因素及其严重程度。一项来自 52 个国家、27 000 例受试者的病例对照研究显示,肥胖显著增加心肌梗死(OR 1.2～1.58)和心衰(OR 1.8～2.8)的风险;肥胖还显著增加房颤、心源性猝死和外周血管病的风险。目前国外常用的心血管危险评测工具,如 Framinghamscore(美国)、UKPDS risk engine(英国)和 PROCAMscore(德国)均未将肥胖纳入计算公式,但中国的缺血性心血管病(ICVD)评测工具则将体重指数纳入了评分体系,提示肥胖对中国人群心血管风险存在重要影响,但导致这种中西方差异的原因值得进一步探讨。

(3)肥胖是导致顽固性高血压的主要原因之一。肥胖者容易患高血压的原因主要有下面几方面:肥胖者的血液总容量增高,心脏的输出量增多,每分钟排入血管的血量增加,这是造成肥胖者易于合并高血压的重要原因。肥胖者常多食,他们血液中的胰岛素水平常高于不胖的人,这种多食和高胰岛素血症能刺激交感神经功能,使血管收缩,从而增大了血管的外周阻力,造成血压升高。高胰岛素血症引起肾脏对钠的回吸收增多,增加血液容量,也可使血压升高。必须引起注意的是,与正常体重的高血压患者相比,肥胖高血压患者同时还容易合并脂质异常症和糖尿病。加之肥胖者的体力活动相对较少,大大提高了动脉硬化的危险性"变硬的血管就难以随着血液的排入而扩张,导致血压进一步升高,血压与体重、腰围相关性成正比上升。Farminghma 研究随访 25 年结果表明相对体重每增加一个标准差,心血管病事件在男、女性分别增加 15% 和 22% 体重常是衡量肥胖程度的指标。一般采用体重指数(Body Mass Index BMI)作为衡量标准,即体重(Kg)/身高(m)(以 20～24 为正常范围),血压与 BMI 呈显著正相关,而中心性腹部肥胖被证明是一种特殊的致动脉粥样硬化的脂肪沉积,有的研究认为它的增高比 BMI 增高对心血管病的危险更大,由于测量中心性肥胖的方法(腰围与臀围比例 WHR)简便,易于标准化。但是,一些研究发现服减肥药赛尼可,西布曲明(sibutramine)等虽然体重明显减轻但血压无相应的下降,相反会引起血压轻度上升,考虑减肥药物对降压药有一定的影响。因此,高血压患者发现超重应及早采取措施:运动、节食减肥是根本,一般下降 10kg 的目标比较易达到,再进一步很艰难,因此许多患者肥胖程度越重,对各种方法降压呈抵抗程度也越重。A.交感神经系统激活;B.肾素-血管紧张素-醛固酮系统(RAAS)激活;C.压力反射障碍;D.下丘脑-垂体轴紊乱;E.高瘦素血症和低脂联素血症;F.肾脏压迫、钠水潴留;G.阻塞性睡眠呼吸暂停综合征;H.内脏脂肪病变。其中,内脏脂肪病变对血压的影响在近年来受到广泛关注。内脏脂肪可分为白色脂肪和棕色脂肪,脂肪的不同类型和不同功能状态产生不同的心血管代谢效应。内脏脂肪病变产生更多的血管紧张素、纤溶酶原活化因子抑制因子-1(PAI-1)、肿瘤坏死因子-α(TNF-α)、抵抗素等,而脂联素的产生更少,这些脂肪因子与胰岛素抵抗、糖脂代谢紊乱、高血压等代谢综合征密切相关。

肥胖还可通过炎症、氧化应激、血容量扩增、交感激活、糖脂代谢紊乱等多种途径导致靶器官损害。肥胖和高血压的协同作用可加重左心室肥厚的程度,导致充血性心衰;肥胖型高血压内皮功能受损严重程度与腹部脂肪的关系密切;肾脏结构和功能的早期变化与体重增加和肥胖有关。肥胖患者常出现肾血管舒张、肾小球超滤过、增加白蛋白排泄,如长期持续肥胖还导致肾单位减少。因此,ESC《2007 高血压指南》指出,高血压难以控制的原因包括:治疗依从性差、调整生活方式失败、体重增加、重度饮酒、继续应用升压药物、阻塞性睡眠呼吸暂停、不可逆转或难以逆转的靶器官损害等。《中国高血压防治指南》2010 年修订版则将高血压难治的原因主要归结为治疗依从性差、仍在应用升血压药物、改善生活方式失败、体重增加等。美国心脏协会(AHA)于 2008 年首次公布顽固(难治)性高血压指南指出,高龄和肥胖是顽固性高血压的两项强危险因素;肥胖与严重血压升高和需要联合多种药物控制血压相关;控制肥胖在降低血压和减少降压用药种类两个方面具有重要作用。

因此,控制肥胖及其伴随的代谢异常是控制顽固性高血压的关键。

7.胰岛素抵抗或糖尿病

胰岛素抵抗(Insulniersisatne IR)是胰岛素在促进葡萄糖摄取利用等方面受损,机体为了维持血糖正常水平,代偿性过多地分泌胰岛素导致高胰岛素血症,表示机体组织对胰岛素处理葡萄糖的能力减退。2型糖尿病存在 IR,IR 与高血压的发生、发展密切相关,是高血压的独立危险因素,约50%原发性高血压患者存在不同程度的 IR。肥胖者(MBI＞27)8%有 IR,其中有些人有高胰岛素血症,是引起对各种治疗抵抗的原因之一,可能通过钠潴留引起周围血管收缩,因此高血压及 IR 都可造成肌肉毛细血管素减少,对各种降压药物反应差。肥胖、糖耐量异常和高胰岛素血症,这些与 IR 有关的因素均能降低各种降压药物的效果,从而导致顽固性高血压。

糖尿病患者应尽早开始治疗,目标血压应降到 130/80 mmHg 以下,较低水平血压有利于预防脑卒中,保护肾功能,预防心力衰竭。

三、顽固性高血压治疗的关注点

对顽固性高血压的处理,应该建立在上述可能原因的评估基础上。由于涉及的原因较多,采用流程图的思维和评估方法有助于仅从临床病史与检查就能较快找到那些最常见的原因,然后再经一些实验室和诊断技术寻找那些较复杂和较隐蔽的原因。具体评估流程如下:治疗方案是否合适?有无药物相互干扰作用?患者是否依从治疗?生活行为中有无影响降压作用的不利因素?是否假性高血压或白大衣性高血压?是否存在容量超负荷?是否排除了继发性高血压?仔细评估上述问题,80%顽固性高血压患者将可找到原因并加以纠正。如果依然不能控制血压,应该进一步进行血液动力学和神经激素检查,寻找引起治疗抵抗的可能机理。这些机理可能是顽固性高血压的主要原因,也可能是长期治疗导致的代偿性反应。

根据可能的机理,采用以下降压药更有针对性地调整联合治疗方案。心输出量增高:β受体阻滞剂或非二氢吡啶类钙拮抗剂;周围血管阻力升高:二氢吡啶类钙拮抗剂、转换酶抑制剂或血管紧张素受体拮抗剂;血浆容量增多:利尿剂或严格控制钠盐;血浆儿茶酚胺升高:可乐定或α受体阻滞剂;血浆肾素活性升高:转换酶抑制剂或血管紧张素受体拮抗剂;血浆或尿醛固酮升高:安替舒通。如果所有的方法都失败了,那么短时期内停止药物治疗,严密监测血压,重新开始新的治疗方案,可能有助于打破血压升高的恶性循环。

(一)需要进行有效的临床评估

2008 年,美国高血压研究专业教育委员会(ASH)和美国心脏病协会(AHA)发布的首个顽固性高血压诊断、评估和治疗的科学声明,其中指出:对顽固性高血压首先要进行临床评估,而临床评估的目的是明确是否为真正的难治性高血压;和明确靶器官损害状况。评估的内容包括:①评估诊疗史;②评估生活模式;③评估正确测量血压的方法;④体格检查的评估;⑤实验室检查的评估;⑥常规代谢指标测定、尿液分析、同步清晨血浆醛固酮及肾素活性的测量;⑦治疗依从性评估。

(二)多因素治疗

治疗包括逆转生活方式、正确诊断顽固性高血压、治疗继发性高血压以及合理联用降压药物。生活方式改变包括减轻体重、规律的锻炼身体、食用纤维含量高的食物、低盐低脂饮食、少量饮酒。如果有睡眠呼吸暂停和肾动脉狭窄等继发性高血压,则需要相应的治疗。

1.提高依从性

服用多种药物,药物剂量计算复杂以及自付比例高的患者依从性差。原则应当是尽量的简单,可以联合应用每天只需服用 1 次的长效药物。多次就诊和采用家庭自测血压的患者依从性好,因此,鼓励患者每日在家中测量并记录血压变化有益,家属还可以监督患者对生活方式改变的坚持情况。

2.非药物治疗

减轻体重 体重减轻 10 kg,血压可下降 610/416 mm Hg。应建议所有肥胖或超重的顽固性高血压患者减轻体重。

在限制食盐的摄入方面效果:科学声明指出,限制食盐对非洲后裔以及老年人效果更好。同时给出的限制的食盐量为每 24h 总的钠离子 < 100 mmol/L,并非常明确地指出,若仅用食盐(氯化钠)来算,每天 < 5.855 g;另外提出在计算钠离子来源时不能仅限于食盐(氯化钠),还要考虑到食物中的其他钠离子来源,例如小苏打(碳酸氢钠),并提倡 DASH(dietary approaches tostop hypertensionor DASH diet)饮食,通过 DASH 饮食平均可以降低血压 11.4/5.5(mmHg)。DASH 饮食是一种富含低脂奶、高钾、高镁、高钙、低饱和脂肪酸的饮食。

控制饮酒方面:控制饮酒的量为每天要 < 2 个单位的酒(约 1 盎司乙醇),即 24 盎司的啤酒、10 盎司的葡萄酒和 3 盎司的 40°烈酒。而对于女性则以上均减半。

增加体力活动 Meta 分析表明,规律的有氧运动可使血压下降 4 mmHg/3 mmHg。因此,应鼓励患者尽量每天运动 30 min。

高纤维低脂饮食 建议多食用蔬菜和水果、低脂、钾镁钙含量高和低饱和脂肪的食物。

3.药物治疗

处方尽量简单,可选择长效药物;增加随访的频率;建议患者记录自己血压的变化;包括护士、药师、营养师在内的梯队治疗。停服影响血压的药物,顽固性高血压患者应停服对血压有影响的药物,如 NSAID。如果不能完全停服,则需要应用最小的剂量。对乙酰氨基酚也可使血压升高,但与布洛芬相比,使血压恶化的可能性较小。

利尿剂 很多患者的血压难以控制是因为未使用利尿剂。有研究发现顽固性高血压患者都存在一定程度隐性体液潴留,增加利尿剂的剂量后可改善血压的控制。另外一项研究也发现使用利尿剂、增加利尿剂的剂量或根据肾功能调整利尿剂之后,血压明显改善。大多数患者应用长效的噻嗪类利尿剂后能满意的控制血压。氯噻酮较氢氯噻嗪的效果更好一些。CKD 患者(肌酐清除率 < 30 ml/min)需要应用袢利尿剂控制血压。呋塞米是短效药物,每天至少需用 2 次,也可选择半衰期较长的托拉塞米(torsemide)。

大多数患者需要联合降压药物治疗。联合治疗对已经应用 3 种降压药物的顽固性高血压患者[ACEI 或者血管紧张素受体拮抗剂(ARB)、钙离子通道阻滞剂(CCB)和噻嗪类利尿剂]加用小剂量醛固酮拮抗剂(螺内酯最大剂量 < 50 mg/d)可使顽固性高血压患者从中获益。对夜间血压增高的患者,可在睡前服用至少一种降压药,较好的药物为 RAS 抑制剂(ACEI 或 ARB)。

但目前临床上采用的 3 种药物联用的方法多为经验性的,其有效性还有待评估。从药物机制上考虑,联合应用不同类降压药物是合理的,选择 ACE 抑制剂(或 ARB)、钙阻断剂和噻嗪类利尿剂三种药物的有效性和耐受性良好,若采取固定剂量的复方制剂,1d 可能仅需要 2 片药物。β受体阻滞剂是治疗冠心病和心力衰竭的重要药物,兼有α和β阻断作用的β受体阻滞剂的降压作用可能较好。已应用多种降压药物但血压仍不能控制的患者加用醛固酮抑制剂有效。联用 3 种药物时需要个体化,考虑患者以前是否曾有过药物不良反应、血压控制不好的原因、并存疾病(如糖尿病和 CKD)和药物费用问题,因此不能标准化。

顽固性高血压患者中原发性醛固酮增多症发生率高,在多种药物联用的基础上加用盐皮质激素受体拮抗剂有明显的降压作用。高血压患者醛固酮处于高分泌状态,对这些患者应用螺内酯安全并有持久的降压效果。

四、顽固性高血压新的药物研发以及治疗技术

(一)新的研究药物

近年,在高血压治疗中发现了一些新药,这些药有的还处于研究中,有些已进入临床应用的早期,但其疗效和安全性还需更多的循证医学证实。这些药物在顽固性高血压的辅助治疗中可能会发挥一定的作用。现将药物作一简单介绍。

1.内皮素靶向治疗

内皮素 1 是一种强力的内源性血管收缩剂,对血管以及其他器官有增生、炎症和纤维化作用。内皮素 A、B 受体的激活可导致不同甚至相反的结果,有助于调节血管弹性和血压。研究显示,选择性和双重内皮素受体拮抗剂均降低健康人和高血压患者的血压,同时可能改善内皮功能,减轻炎性纤维化和逆转血管重构,选择性内皮素 A 受体的阻滞可产生额外的肾保护作用。选择性内皮素 A 受体拮抗剂达卢生坦是一种强力的血管扩张剂,对顽固性高血压患者可能是一种新的治疗药物。临床研究结果显示 ET1 受体拮抗剂(达卢生坦)对平均收缩压和平均舒张压的降低水平呈剂量依赖性。ET1 受体拮抗剂更适合于肺动脉高压的患者,但达卢生坦最常见的不良事件是轻度到中度的液体潴留和水肿,部分患者出现心力衰竭。其安全性的评估还有待于完善。

2.醛固酮合成酶抑制剂

可降低血中醛固酮的水平,从而达到降压的作用。

3.LCZ696

它是一种新型的双重作用的降压药物。作用一是阻断 AT1 受体,另一作用为抑制脑啡肽酶,由于对多部位的阻滞,而达到较好的血压降低的疗效。研究表明 LCZ696 与缬沙坦相比,LCZ696 能更安全有效的降低血压,无明显副作用。

(二)新的治疗方法

1.经皮导管肾脏交感神经去除术

2009 年,Krum 教授首先报道了采用经皮导管肾脏交感神经射频消融技术来治疗顽固性高血压的新技术,并于 2009 年报道的第一篇文章,试验选择性非随机入组了 45 例顽固性高血压患者,这些患者平均使用 4.7 种降压药而收缩压仍≥160 mmHg,平均基线血压 177/101 mmHg,在 45 例患者中,前 10 例先进行单侧,1 个月后再行另一侧肾动脉的射频消融治疗;后 35 例一次完成双侧肾动脉交感神经消融,平均手术时间为 38 min,手术后建议患者继续服用原有降压药物。消融后随访 1 年。结果显示,与基线水平相比,肾脏去交感神经治疗后 1、3、6、9 及 12 个月诊室血压平均下降分别为 14/10 mmHg、21/10 mmHg、22/11 mmHg、24/11 mmHg 和 27/17 mmHg。10 例患者在射频治疗前和后 15～30d 时测定双侧肾脏交感神经的去甲肾上腺素排出量,结果显示肾动脉交感消融后去甲肾上腺素的排出量平均降低 47%(95%可信区间为 28%～65%),进一步证实了射频消融治疗对肾脏交感传出神经的去神经效应。在安全性评估中发现,45 例患者仅 1 例出现肾动脉夹层,经肾动脉支架处理后无后遗症,1 例股动脉假性动脉瘤,压迫后减小无任何后遗症。其余 43 例无并发症,术后 14～30d 18 例患者行肾动脉造影检查,未发现动脉狭窄或其他异常。此研究显示经皮导管肾脏交感神经去除术方法操作简单安全,并发症较少,能显著和持久地降低顽固性高血压患者的血压,为治疗顽固性高血压开辟了新的途径。但由于 HTN-1 只是一项观察确证性研究,病例数量少、无对照组、缺乏对安全性的长期随访,并且有 6 例患者(13%)治疗后血压下降＜10 mmHg,因此还需要随机对照研究试验加以肯定。

　　基于此随后进行的 Simplicity HTN-2 则采用了随机对照的方式开展顽固性高血压的肾交感神经射频消融的研究(Lancet,2010:376)。此研究在欧洲、加拿大等 24 个中心参加,进入 190 例患者,经过筛查合格入选 106 例顽固性高血压的患者,1∶1 的随机对照,治疗组 52 例,对照组 54 例,进行为期 2 年的随访,在 6 个月的时候曾有 81 例患者进行了 CTA 的随访观察。希望通过这种 RCT 研究对顽固性高血压的交感神经射频消融的治疗技术进行评价,并获得新的顽固性高血压的治疗方法的确认。最近一项来自澳大利亚、欧洲和美国等 19 个中心临床研究入选 153 例患者,基线平均诊室血压为 176/98 ± 17/15(mmHg),平均使用 5 种降压药物,肾小球率过滤为 83 ± 20[ml/(min · 1.73 m²)]射频消融手术平均时间为 38 min,97%患者(149/153)无手术相关并发症,仅 4 例出现术后并发症,其中 3 例腹股沟假性动脉瘤,1 例肾动脉夹层,处理后均无后遗症。术后 1、3、6、12、18、24 个月血压分别下降 20/10、24 /11、25 /11、23 /11、26 /14、32 /14 mmHg)。该研究说明,顽固性高血压患者,经皮导管肾脏交感神经去除术后 2 年或更长的时间内血压可平稳降低,无明显不良事件发生。此外,多项关于经皮导管肾脏交感神经去除术治疗顽固性高血压的临床研究已经开展,以便更好的为这项新技术的应用找到更多的临床证据。

　　2.颈动脉窦压力反射激活疗法

　　激活人体减压反射来治疗顽固性高血压是通过介入的方法刺激颈动脉的压力感受器从而降低血压的一种新方法。压力感受器反射又称为减压反射。减压反射的调节作用主要发生在动脉血压迅速变化时,而高血压患者血压持续升高时减压反射不能提供有效防护。在这样的理论基础下,Rheos 高血压治疗系统(以下简称"Rheos 系统")的装置研发成功,并用于临床顽固性高血压的治疗。该系统的组成包括一个埋藏于锁骨下方皮下组织的小型脉冲发生器(与心脏起搏器类似),两根植于左、右颈动脉的电极导线和一个体外的程控装置。当对颈动脉压力感受器进行电刺激后,由于交感神经受到抑制,通过减慢心率、扩张血管和利尿作用等作用从而使血压下降。Rheos 系统有两个优点:①通过激活患者自身的血压调节系统来降低血压。②患者在医生指导下学会使用程控装置后,可以个体化地调节降压过程及降压幅度。目前在美国和欧洲各有一项评价 Rheos 系统可行性的小规模的临床试验(美国 Rheos 系统可行性试验以及欧洲 DEBuT-HT 试验)所入选顽固性高血压患者,均行手术置入 Rheos 系统,1 个月后启动刺激,1 年后均显示持续的降压效果。在 ACC 大会上报告的这两项试验合并的中期分析结果:38 例顽固性高血压患者,平均使用 5.1 种降压药物的情况下收缩压仍≥160 mmHg,基线平均血压 183/105 mmHg。植入 Rheos 系统 2 年后,收缩压和舒张压分别平均下降 22mmHg、15 mmHg(均 $P < 0.001$);22 例顽固性高血压患者,植入 Rheos 系统 3 年,收缩压和舒张压分别下降 31 和 21 mmHg(均 $P < 0.001$)。降压效果从第 1 年持续到第 3 年,甚至在第 3 年的效果更明显。最近欧洲一项前瞻性、非随机、关于 Rheos 系统可行性试验入选 45 例高血压患者,平均血压 179/105 mmHg,平均服用 5 种降压药,经颈动脉窦压力反射激活疗法治疗 3 个月,平均血压降低 21/12 mmHg,17 例患者完成两年随访,血压平均降低 33 /22 mmHg。试验表明这种治疗方法能为顽固性高血压患者提供一个安全、个性化的治疗方案。

　　此项技术的特点是通过自身生理的血压调节系统控制血压,降压效果好,容易实现个体化降压治疗,为顽固性高血压患者提供了一种新的治疗选择。但鉴于该系统埋藏于锁骨下方皮下组织,而此处肌肉组织比较薄弱,较难固定。当颈部转动可使埋藏装置移动,这种现象是否可以影响对颈动脉压力感受器刺激的定位,从而影响治疗的效果,还是需要较多的临床试验证实。根据以上结果,美国食品药品监督管理局(FDA)已经批准了一项多中心、随机双盲、以安慰剂作为对照的在顽固性高血压患者中评价 Rheos 系统降压疗效的Ⅲ期临床试验,进一步明确此方法的安全性和有效性。

五、RH 的介入治疗

顽固性高血压治疗进展——介入疗法。经皮去肾交感神经术经皮去肾交感神经术（Transpercutaneous Renalsy Mpathetic Denervation, TRSD）被美国第十届医学创新峰会评为 2012 年度"十大医学革新"的榜首。肾交感神经起源于脊髓 T10～L3，在肾动脉周围树状分布，位于外膜。肾脏是血压调节的重要器官，自主神经传入传出神经纤维均与交感神经活动有关，所以肾去交感化是降压治疗的理想靶点。交感神经在高血压发生发展中有重要作用，肾脏既是交感神经激活作用的靶点，又是其激活的原始动力。阻断肾交感神经可打破恶性循环，同时降低肾交感神经传入传出神经纤维的作用，使神经激素水平降低，血压下降。

去交感神经化治疗由来已久，20 世纪 30 年代，已有通过外科手术切除内脏交感神经或肾交感神经治疗 RH 的报道。1952 年，Smithwick 医生在《英国外科杂志》发表的报道显示，手术切除交感神经的患者远期生存率显著改善，尤其血压显著增高者，能有效降低恶性高血压患者的血压、增加其对降压药物敏感性、改善生存率。但是因为该手术为非选择性交感神经切除，故并发症多，如体位性低血压、直立性心动过速、晕厥、肠道功能紊乱、阳痿、行走困难，甚至围手术期死亡等，因此该手术方法被淘汰。

2007 年，Krum 等应用改进的电极导管经皮股动脉路径对双侧肾动脉螺旋形多点释放射频电磁波能量，透过肾动脉内膜，对多数处于外膜的肾交感神经束实施消融，以微创方式实现了肾脏去交感神经化治疗 RH 的梦想。Symplicity HTN 系列研究证实 TRSD 安全有效。2011 年，Krum 等在 *Hypertension* 发表了首个单项非随机临床试验结果，即 Symplicity HTN-1 研究。经治疗的 45 名患者的诊室血压均呈显著和持续降低，且血压下降效应在术后 1 月内即显现，3 个月时进一步下降并长期维持。153 例扩展队列试验进一步证实降压效应随时间延长而明显。2010 年，*Lancet* 杂志发表了多中心、随机对照的 Symplicity HTN-2 研究临床试验。该试验在欧洲、澳大利亚、新西兰的 24 个高血压诊治中心进行。入选 106 例已经服用 3 种及以上降压药物而收缩压仍高于 160 mmHg 的高血压患者，随机进入治疗组（n = 52）或对照组（n = 54）。主要研究终点是治疗 6 个月后的血压变化。结果显示：经 TRSD 治疗的患者（基线平均血压为 178/97 mmHg）的平均诊室血压降低 32 /12 mmHg（$P < 0.0001$），对照组 6 个月时血压与治疗前无明显变化（1/0 mmHg）。试验组应用手术器械没有增加不良事件和严重并发症的风险，安全性与对照组相当。Symplicity HTN-3 研究正在进行中。其为随机、对照、双盲、前瞻性多中心研究，计划受试者 530 例，可能要增加到 800 多例。Symplicity HTN 系列研究的主要结论：①与药物治疗相比，RH 得到明显控制，至少持续 24 个月。预期减少高血压相关疾病的发生率及死亡率。②简单安全，无严重并发症，主要的不良事件包括：肾动脉痉挛、狭窄、夹层，穿刺部位假性动脉瘤及血肿，尿路感染，血栓等。治后肾功能保持稳定。③该技术再次证明肾交感神经在高血压发生中的作用。④TRSD 有望成为 RH 的根治术。

六、压力反射刺激疗法

（一）动脉压力感受性反射

动脉压力感受性反射（Arterial Baroreflex, ABR）是心血管活动最重要的调节机制之一。正常情况下，当血压升高时，颈动脉窦和主动脉弓可以感受到血管的扩张，并将其转变为电信号沿窦神经和主动脉神经传入到延髓的孤束核、迷走神经背核和疑核等中枢，激活相关神经通路后,使得交感神经受抑制、迷走神经兴奋,进而使心率减慢、心缩力下降、心排出量减少、血管扩张、外周阻力降低,总体效应是血压下降。反之,当血压降低时,ABR 可使血压升高。当血压长期处于较高状态时(如高血压),压力感受性反射功能下降,因此无法精确地对血压进行负调控,导致高血压持续性存在。

(二)压力感受性反射敏感性

ABR 功能的强弱可以用压力感受性反射敏感性(Baroreflex Sensitivity,BRS)来表示。近年来研究发现,BRS 低下与心肌梗死、心力衰竭和脑卒中的预后不良有关。此外,第二军医大学药理学教研室经研究发现,BRS 高低与动脉粥样硬化、高血压的器官损伤、心律失常、内毒素休克等的严重程度有关。现在,多家公司已经开发出无创测量血压以及 BRS 的仪器——无创血压连续监测仪,采用手指动脉压传感器同步检测血压和心率,通过机器自带的系统和相关软件可计算出相关的血液动力学参数,如收缩压、舒张压、BRS、每搏输出量、心率变异性等。同时,仪器还有多个输出端和输入端,可与其他仪器同步共享数据(例如,可共享心电图机的心电图数据,并与血压数据同步)。

(三)压力感受性反射激活疗法

基于上述反射机制,压力感受性反射激活疗法(Baroreflex Activation Therpy,BAT)通过电刺激颈动脉窦压力感受器激活 ABR,进而抑制心脏、血管和肾脏等的交感活力并增强副交感活力,重新恢复交感—迷走平衡,促进血液分配至外周血管,减轻心脏负担并促进钠的排泄,最终在低能量状态下维持内环境稳态。通常,用电极直接刺激动物颈部左侧主动脉神经(位于颈部)可短暂激活脉压力感受性反射,降低血压,用于研究 ABR 相关核团的电生理及核团间的相互作用。电刺激信号参数如下:电压,5 ~ 10 V,单脉冲持续时间 0.5 ~ 2 ms,频率 1 ~ 30 Hz,电刺激持续时间 5 ~ 30 s,间隔 1 ~ 10 min。参数的选择多以血压降低 2.7 ~ 5.3 kPa 为宜。但由于技术及依从性差等原因,该技术无法实现长期慢性地激活传入神经并用于临床。最近美国 CVRx 公司设计并生产出可植入性的慢性激活 ABR 的仪器,命名为 "Rheos Baroreflex Hypertension Therapy System",简称为 Rheos。该设备由 1 个与起搏器类似的脉冲产生器、两个电极和两根导线和 1 个体外遥控器组成。它产生的脉冲强度范围为 0 ~ 7.5 V,且脉冲的持续时间、频率等均可以通过体外遥控器进行调节。植入手术当天,受试者不再服用抗高血压药物,改用静脉滴注硝普钠或硝酸甘油来调控血压。步骤如下:首先,进行气体吸入麻醉,术中必要时添加戊巴比妥、苯二氮卓等麻醉剂进行深度麻醉。颈部双侧切口暴露颈总动脉分叉,此步需小心谨慎,尽量避免伤及迷走神经、舌下神经等毗邻神经丛,以减少吞咽困难等并发症的产生。在颈动脉窦管壁上进行急性电刺激试验以寻找到电极最佳植入位点(产生最佳的血液动力学反应,例如血压至少降低 1.3 ~ 2.7 kPa,心率下降 5 ~ 10 次/min),并固定电极。导线皮下行走,并把脉冲产生器固定在锁骨下方的"皮下口袋"。再次调试系统,确保电刺激时取得最佳的血流动力学反应。关闭脉冲系统,用可吸收的缝线进行伤口缝合。术中,尽量避免使用能钝化 ABR 的药品等;术后,受试者应尽快服用抗高血压药物。动物学研究表明,电刺激影响伤口的愈合,在植入后的最初 1 个月内 Rheos 应保持关闭状态。

(四)BAT 安全有效性评价

1.有效性评价

最初,Lohmeier 等在狗颈动脉窦附近植入该设备,脉冲电压可在植入后最初的 24 ~ 48 h 内微调,以使平均动脉压降低约 2.7 kPa。植入后先关闭该设备 3 周,使动物伤口愈合并适应实验环境。随后开启该设备,脉冲参数为:3 ~ 7 V,0.5 ms,30 Hz,持续 3 周激活压力感受性反射,结果为交感活性和血压明显降低,BRS 明显增高。随后,Heusser 等在 12 名顽固性高血压患者身上做了为期 3 个月的相似研究,其结果如下:受试者的收缩压、舒张压、血压波动性、心率和肌肉交感活性明显降低,心率变异性和 BRS 明显增强;该临床试验也初步证明利用该设备治疗顽固性高血压是行之有效的。Bakris 等经 FDA 批准又利用该设备对 322 名顽固性高血压患者进行了至少 1 年的长期研究。受试者入选要求:在最大耐受剂量下联合应用 3 种降压药(其中 1 种是利尿剂)时收缩压 > 21.3 kPa,和(或)舒张压 > 12.0 kPa,并且压力感受性反射正常,没有明显的直立性低血压、房颤、心脏瓣膜病、睡眠呼吸暂停、颈动脉粥样硬化(狭窄 > 50%)和继发性高血压等重大疾病。在试验期间,受试者仍然按照试验前的用药配比进行高血压药物治疗(但单纯药物治疗仅能使血压维持在 24.0 kPa,即表现为顽固性高血压)。按上文描述的方法,在受试者颈动脉窦附近植入 Rheos 设备。受试者如果满足以下条件之一则被认为临床有效反应者:①Rheos 开启后,在最后 3 次随访中有两次随访收缩压降低至 18.7 kPa(糖尿病或肾病患者血压降低至 17.3 kPa)以下,或者收缩压降低至少 2.7 kPa;②关闭该设备 30 d 内,与设备激活时血压相比,3 次随访有两次随访受试者血压增加 2.7 kPa,或者受试者因血压危急(> 29.3 kPa)住院至少 1 夜,并且设备处于开启状态时受试者并没有因血压危急而住院。结果表明,在启动 Rheos 设备 6 个月时受试者血压平均下降 2.7 kPa,在 12 个月时,血压平均下降至少 4.0 kPa,降至 18.7 kPa 附近。截至最近一次随访,已有 49% 受试者的 Rheos 脉冲参数得到重调,使得收缩压与 12 个月时相比,进一步下降 2.7 ± 3.7 kPa。

2.安全性评价

整个临床试验期间,共出现了 4 名死亡病例。其中,2 名死于长期临床试验入选但还未开展之前,2 名死于 BAT 疗法期间(已被确认为临床有效反应者,但死于心肺暂停)。经医学鉴定,所有死亡病例均与 Rheos 植入术及设备运行无关。因此,也从另一个角度说明顽固性高血压死亡率之高。

所有结果表明,BAT 长期疗法配合药物治疗顽固性高血压是安全有效的,其有效率高运 79%,可使收缩压从最初的 24.0 kPa 降至 19.1 kPa。

有趣的是,在试验进行至 12 个月时,FDA 曾发表声明,在 BAT 治疗顽固性高血压的机制未能详细阐明之前,不允许对 Rheos 进行例行的电池更换。然而,不久之后,医生将写有"BAT 治疗顽固性高血压确实具有临床有效性"的多封电池更换请愿书呈递给 FDA。对此,FDA 做出了退让,颁布了严格的 BAT 有效反应者评判标准,只有符合标准的受试者才能进行电池更换。

(五)BAT 治疗顽固性高血压的机制

BAT 疗法治疗顽固性高血压的机制可总结为:通过抑制交感神经和兴奋迷走神经,减少肾素的分泌,缓慢地增加肾脏的排泄功能,同时降低心率,扩张血管减少外周阻力,进而降低了动脉压同时促进钠平衡。肥胖型高血压的发病机制之一是交感神经系统的过度活化,而慢性 BAT 可以持续性抑制肾交感活力,据此,我们猜测 BAT 能够明显降低肥胖性高血压。对狗进行高脂饮食喂养 4 周后,其平均动脉压增加 2.0 kPa,体重增加 50%,同时伴有心动过速和血浆去甲肾上腺素(NE)浓度增加。这些症状和交感活化的症状相同。在第 5 周,开始 BAT 治疗,其心率、血压和 NE 血浆浓度明显下降。由于血管紧张素 II 型高血压的肾交感活力本身就已受到抑制,而慢性 BAT 正是通过抑制肾交感活力发挥减压效果,因此我们不难理解 Lohmeier 等的实验结果:相比肥胖型高血压,BAT 对血管紧张素 II 型高血压的降压效果减弱很多。

(六)BAT 现状及展望

现在美国 CVRx 公司又开发出第 2 代 Rheos 设备,命名为"Barostim neo system"。与第一代设备相比,其体积明显减小,植入步骤简化,仅需单侧颈部开口,缩短了手术时间,安全性得到进一步提高,并且可用于肾神经切除的顽固性高血压患者。

最近 CVRx 公司在欧洲和加拿大开展了对 140 名重症心衰患者进行 BAT 长期疗法的临床试验。受试者入选要求:左心室射血分数≤35%,符合纽约心脏学会的三级心衰标准,至少进行 4 周的抗心衰治疗并且病情稳定。病理学和血流动力学的初步结果表明,BAT 疗法也可用于重症心衰的治疗,该临床试验仍在进行中。现今,BAT 尚未大范围应用于临床治疗顽固性高血压和重症心衰,还需解决如下问题:增加降压幅度,进一步减少不良反应,更大范围地进行长期安全性考察,延长电池寿命,降低终生治疗成本。其中,设备还需要借助外科手术植入,这是许多患者不愿接受 BAT 的原因。此外,BAT 要求动脉压力反射系统健全,一定程度上限定了其应用范围。

第五节　高血压与眼底血管

Section 5

在高血压病变过程中,眼底血管的表现能客观地反映出体内主要脏器的功能状态及其改变。眼底血管是全身唯一借助检眼镜能在活体上直接观察到的血管。观察眼底血管的形态改变和功能状态,可以了解体内其他相似大小血管的病理改变的程度。

一、眼底血管

眼底血管的特点表现为视网膜动脉是终末血管,高度分化的血管床,相互之间没有吻合的交通支,因此,一旦有缺血状态和循环障碍,就容易对视网膜的功能构成最大的威胁。如在急性缺血时在视网膜上表现的反应为水肿,在慢性缺血时的反应为视网膜萎缩。当视网膜中央动脉阻塞时,可以立即引起失明,这时测量血压是必须的。在高血压的病变过程中,眼底血管的改变很明显。高血压病早起眼底血管的改变往往是正常的。但随着病情的演变,眼底血管就逐步发生一系列的血管管径和管壁的改变,以致形成动脉硬化和相应的视网膜病变。

(一)眼底动脉系统

眼底动脉血管可分为两个独立的系统,即视网膜中央动脉系统和睫状动脉系统。共同来源于颈内动脉的分支——眼动脉。各自分布于眼内不同的部位,视网膜中央动脉系统供应视网膜的内层,睫状动脉系统供应视网膜的外层及外各层。视网膜的血液供应具有双重性,但彼此没有吻合。只有在视神经乳头稍后,筛板周围的秦氏环是两个血管系统唯一的结合处。视网膜中央动脉为中等动脉,直径约 0.2mm,经视乳头生理凹陷内侧时,分为上下两个主支和一小分支,折转视网膜内。其管壁可分为内、中和外膜三层。内膜层又分为内皮细胞、内皮下层及内弹力层。动脉粥样硬化的粥样斑就是在内膜下脂类沉积的结果。中层分两层,内层为环形平滑肌层,外层为结缔组织和弹力纤维层,动脉硬化的早期,此层可以增多变厚,伴有弹力纤维增生,晚期则细胞减少,胶原纤维增生,形成反应性纤维化。动脉的外膜主要是结缔组织。

(二)眼底静脉系统

视网膜中央动脉与中央静脉在视神经内是伴行的,但是血流相反。在筛板及筛后部两者有着共同的外膜。在这些共同的外膜部位,当动脉发生硬化时,形成对静脉的压迫,这就提供了判定视网膜动脉硬化的主要依据。视网膜中央静脉大体上与视网膜动脉伴行,其直径约 0.225 mm,有时排列与分支稍有差异,行径也较为弯曲,其管壁构造与动脉相似,仅在视乳头周围的静脉外膜有较多的胶原纤维。视网膜静脉管壁的结构有三层,分别是内膜、中膜和外膜,不如视网膜动脉管壁精细,视网膜静脉的内膜除有内膜细胞外,只有一层内皮下层,中膜仅有少量的平滑肌和弹力纤维,外膜更薄,仅有纤维结缔组织。静脉壁上缺少内外弹力膜,这与动脉壁有着明显的差别。视网膜的静脉的管壁也可以发生硬化,多数与动脉硬化并存,也可以单独出现。根据静脉管壁病理组织学改变,硬化的静脉可分为内膜型、中膜型和外模型三类。内膜型静脉硬化常见于高血压性动脉硬化和静脉血栓形成之后;中膜型静脉硬化常见于糖尿病视网膜病变,其静脉呈串珠样扩张和交替性狭窄;外膜型静脉硬化常见于视网膜炎性水肿消退之后的静脉管壁改变。

(三)眼底的微循环系统

视网膜的微循环由小动脉、毛细血管前小动脉、真皮细血管、小静脉、通血毛细血管、动-静脉短路六部分组成。其中真皮毛细血管迂回曲折,相互交织成网。毛细血管前小动脉有一特殊的结构,称为毛细血管前括约肌,它受神经体液调节,去甲肾上腺素、肾上腺素、血管紧张素II等可使之收缩,而组织胺、核苷酸、乳酸等可使之舒张,真皮毛细血管流量增加,容量加大。视网膜动静脉分支分布在视网膜的神经纤维层内。从视乳头附近到视网膜周边动静脉连续不断分布在神经纤维层中,形成毛细血管网。分为两组:①浅层组——浅层毛细血管网,属于动脉分支,与神经纤维平行分布在纤维层中。②深层组——深层毛细血管网,属于静脉组,分布在内颗粒层和外丛状层之间,分布较密,细小血管成直角进入深层,上述两层之间有吻合支。视网膜的锯齿缘处有沟通视网膜动脉分支和深层毛细血管网之间的吻合支,称为侧副毛细血管,可以使视网膜中央动脉来的血流经此环流,可以调节视网膜血液的循环。

视网膜的微循环受到全身血压的变化的影响。但视网膜侧副毛细血管的吻合支可起到调节作用。当血压升高,血流多时,血液不经毛细血管系统进入眼球后极部而经侧副毛细血管直接进入微静脉,从而减少后极部血液的滞留;当血压降低,血流量不多时,血液按毛细血管系统循环,从而使后极部血流增多,保证了视网膜后极部的血液供应。

(四)视网膜动脉的功能特性

视网膜中央动脉在视神经部分的管径约0.2mm,经过筛板进入视乳头后约0.15mm,从视乳头穿出的分支又有了显著变化,它的内弹力层变为一单独薄层,并于第二分支逐渐消失,管壁很薄,它的肌层也缩减为单层膜样平滑肌,并与第二分支后基纤维层不再形成相连的板层而失去连续性,称为很小的间隔,彼此分开。第一分支或第二分支后视网膜动脉管径为0.1～0.09mm。在组织学上按血管标准,无弹力层并无连续的肌肉层,且管径<0.12mm直径的动脉均为小动脉。所以,从视乳头表面和接近视乳头以外分支的视网膜动脉都属于小动脉。脑部小动脉的直径为0.1mm。因此,从眼底动脉的病变表现推测脑部实质动脉的状况有其组织学依据。凡是全身小动脉的变化都可以在眼底动脉上反映出来,观察视网膜动脉的变化,可以提示全身小动脉的变化,特别是脑部、心脏小动脉的变化,是有其重要的临床意义。视网膜动脉的管壁与全身其他器官的动脉相似。所以视网膜血循环与体内其他器官的血液循环一样,具有一定的独立性和稳定性。具有调节血流变化的能力,使得在血压升高的初期,能保证眼底局部血液循环的稳定性,这些都与眼底动脉的正常功能相关联。

视网膜小动脉对血压的反应,主要取决于血压升高的速度和高度,视网膜小动脉也会随着全身血循环的障碍而出项各种典型变化。视网膜小动脉的收缩压平均为59 mmHg,舒张压为38.5 mmHg,当血压一般升高时,视网膜小动脉管壁扩张,以维持视网膜的正常活动。有文献提示,视网膜小动脉压升高1倍或管径缩小1/6,仍有代偿作用。这就是视网膜动脉对血压的耐受性较其他脏器的同直径的血管要强。因而。一旦视网膜血管发生高血压反应时,提示其他部位的病变更严重些或更早一些。

血压继续升高,超过视网膜小动脉的代偿能力时,其反应为眼底血管暂时性收缩即血管痉挛性收缩。而这种反应仍是可逆的、功能性的、暂时性改变,是血压升高表现的反应,此时眼底动脉变细,管壁光反射减弱。当血压降至正常后,功能性收缩会解除消退进而恢复正常。

血压长期持续升高,视网膜小动脉管壁处于收缩状态,血管壁中层发生肥大弥漫性增生发生硬化,引起器质性改变。这是眼底动脉变现为铜丝样反光增强和动静脉交叉异常的征象。

在高血压动脉硬化的临床症状尚未出现之前，视网膜小动脉预先显示出不同程度的血管硬化，这种硬化过程，一定程度上反应大脑、心、肾等主要脏器的血管系统也发生了同样的硬化征象。但脑动脉的硬化不一定意味着视网膜动脉的同等程度的硬化。这是视网膜动脉对高血压的一定的耐受性。在全身其他脏器已经发生硬化时，视网膜动脉仍处于血管舒张或血管痉挛阶段，尚未进入硬化状态。眼底检查发现动脉硬化，那就说明全身的小动脉硬化已经进入显著状态。如果眼底没有动脉硬化，也不能排除其他脏器进入硬化的状态。血压突然升高或加剧，而且持续时间较长者，视网膜动脉呈高度收缩，以致小动脉平滑肌达到不能再收缩时，使原来升高的眼内毛细血管压更加升高，因而出现视网膜小动脉管壁的细胞数目减少，胶原纤维大量增生，血管变细，官腔闭锁，管壁纤维素样坏死以致絮状渗出、处血、组织缺氧和水肿等视网膜病变的形成。

（五）正常眼底

正常视乳头直径平均 1.5 mm，它受巩膜后孔直径的大小和视神经入眼球的角度以及眼球屈光状态的影响，呈现垂直椭圆形，但也有呈斜位或横位者。一般来说，双眼的视乳头的形状大小基本相同。单眼高度近视和视乳头发育不良者除外。视乳头颜色呈淡红色，或呈橘红色，鼻侧颜色较红，颞侧较淡，边界清晰。眼底镜下观察视乳头并无明显的隆起，但表面也并非完全平坦。一般鼻侧边缘不如颞侧边缘清晰。视乳头的中央为视网膜各象限视神经的汇合处，在视乳头中心或近中心处有浅浅的凹陷，色泽稍淡，甚至呈白色，称为生理凹陷，即视杯。视杯的直径与视乳头直径的比例，称杯盘比，正常 < 0.3。正常视网膜中央动脉、静脉管壁除老年人外，完全透明，检眼镜下不能看到。所以通常所说的管径是指血柱的宽度。反光带两侧可见红色血柱，动脉血颜色鲜红，静脉颜色暗红。动静脉沿血管中线有反光带，动脉的反光带宽，占管径的 1/4~ 1/3，静脉虽然也有反光带但十分细窄，也就是动静脉之比约为 2：3。视网膜中央血管有大量的分支，动静脉分支之间彼此交叉，可以为锐角或垂直交叉。交叉处，动脉多位于静脉之前，正常时，静脉稍有凹陷，年轻者，由于管壁透明，透过动脉血柱，仍能见到下边的静脉血柱。通过观察动静脉交叉形态的改变，可以判定高血压的进展的程度。视网膜透明，可透见下方的色素上皮及脉络膜，黄斑部居于视乳头颞侧 2 个视盘直径稍偏下处呈暗红色、无血管。其中心有一针尖样反光点，称为中心凹反射。黄斑周围可见一反光晕。高血压病患者黄斑区色素紊乱，似乌云状。

二、缓进型高血压病的视网膜改变

缓进型高血压的早期，眼底往往正常。在高血压的漫长病程中，眼底小动脉与全身的小动脉一样，随着血压的动态变化而表现出相应性改变，高血压引起的眼底改变主要表现在眼底血管痉挛、硬化以及呈现的视网膜病变。

1.视网膜小动脉功能性收缩

视网膜小动脉管径收缩时高血压的一个体征。科学研究发现，动脉变细与高血压高低呈正相关，动脉管径为静脉管径的 1/2 一时，舒张压可达 110 mmHg。高血压病的早期眼底改变主要为血管痉挛，没有组织学的改变，一旦血压恢复正常，眼底血管痉挛可以解除，实际上是一种暂时性形态改变。

小动脉的功能性收缩有两种形式：

（1）小动脉普遍性收缩：视网膜小动脉均匀变细，使动静脉的管径由正常的 2：3 改变为 1/2 或 1：3 等，有时动脉极度狭细，以至于难于辨认血柱，正常小动脉反光的宽度为血柱的 1/4 ～ 1/3。动脉狭细的程度与血压高低成正比。观察动静脉比例时，应注意同级分支的动静脉作比较,并以距视乳头约 1 个 PD 为准。

美国眼科学会将小动脉管径收缩分为四度:一度功能性收缩,动静脉之比为 1:2,即动脉管径为静脉管径的 1/2;二度功能性收缩,动静脉之比为 1:3,即动脉管径为静脉管径的 1/3;三度功能性收缩,动静脉之比为 1:4,即动脉管径为静脉管径的 1/4;四度功能性收缩,动脉极度收缩,管腔完全闭塞,血流中断,标志血压已经极度升高。动脉呈条索状,甚至细小不能与静脉相比。上述分度并没有严格的界限,估计比例与医生的经验有关。

(2)小动脉局限性收缩 又称血管痉挛,其特点有:①动脉管径可有一处或多处对称性狭窄,收缩的范围可以为一支血管上某点,或某一节段,其长度一般不超过一个视乳头直径。②缩狭程度不一,重者可以狭到原来管径的 1/4。③这种收缩多为暂时性,在不同时期随访检查,常常消失,或变更了位置或改变了程度。若持续存在,则应考虑有器质性改变的可能。④动脉显著收缩的部位,其管壁反光也跟着变窄。

多数局限性小动脉的狭窄为小动脉硬化的表现,在观察眼底血管狭窄的同时,还要注意血管的弯曲度。在一般情况下,静脉弯曲度常大于同行的动脉。在功能性血管狭窄时,小动脉特别是黄斑部小动脉行走弯曲度大于同行的静脉,黄斑部小动脉显著细短弯曲,小静脉迂曲呈螺旋状,黄斑周围色素紊乱,似乌云状。这是高血压眼底早期表现的指征,也是诊断高血压的重要依据。

2.视网膜小动脉硬化

小动脉长时间痉挛之后,随着病程发展逐渐加重,使体内一些主要脏器,特别是肾脏发生缺血现象,肾素分泌增多,迫使小动脉管腔狭窄,管壁出现弥漫性增生而硬化,且向纤维化发展,其结果又导致血压持续增高,并固定在较高水平而得不到缓解。小动脉管壁发生退行性反应,平滑肌肥厚,玻璃样变性,管壁增厚。因此,小动脉进入了器质改变的过程,形成动脉硬化。

视网膜动脉硬化的特征:基本上是小动脉管径的狭窄,管壁反光的增宽,血柱颜色变淡和动静脉交叉处出现异常。但其表现程度上常因血压的高度和动脉硬化的程度不同而有所差异。但交叉征的出现标志着动脉硬化的形成。

视网膜动脉硬化之后可以有下列表现:

(1)小动脉变细:小动脉变细是是高血压的一致性反应和征象。单纯的小动脉管径狭窄,要与老年动脉硬化、视网膜动脉管壁肌层纤维化引起的管腔狭窄相鉴别。小动脉的普遍狭窄,管壁的弹性下降、组织肥厚、狭窄常使血流阻力增强,管壁单位体积和单位时间内通过的血流量减少,即使很短时间,也会因缺血缺氧造成视网膜病理改变。

(2)视网膜动静脉交叉处的改变:动脉位于静脉之上的称动静脉交叉或正交叉,在所有交叉状态中约占 70%。静脉位于动脉之上的称静动脉交叉或反交叉,约占 30%。正常情况下,同行动静脉彼此不抬高、不下陷,各支血管保持自己的行走方向和水平。口径和色泽上没有改变。只有在动脉管壁发生硬化以后,无论是正交叉或是反交叉,静脉总是避开动脉,因而出现了各种程度的交叉异常,诸如静脉削尖、静脉隐匿和静脉桥拱的表现,标志着高血压病变过渡到动脉硬化。

(3)高血压性视网膜病变眼底改变包括以下几种表现:视网膜动脉明显变细、视网膜水肿、视网膜出血斑、棉絮斑、硬性渗出、视乳头水肿。

三、高血压性眼底病的眼底病变分级及临床意义

(一)Keith-Wagener-Barkerf 分类

结合高血压患者的全身情况,将高血压性眼底改变分为以下四组。

(1)视网膜动脉轻微收缩及有些迂曲,患者高血压较轻。

（2）视网膜动脉有肯定的局部狭窄，有动静脉交叉，患者血压较前升高，一般无自觉症状，心肾功能尚好。

（3）视网膜动脉明显局部收缩，并有出血、渗出及棉绒斑，及高血压性视网膜病变。多数患者有显著地动脉硬化；血压持续很高，有心肾功能损害。

（4）上述视网膜病变均较严重，并有的视乳头水肿，即高血压性视网膜病变。有的还有Elschnig 斑。患者心、脑及肾有较严重的损害。

（二）Scheie 分类

鉴于高血压性视网膜病变与视网膜动脉硬化的程度不一定平行，因而将视网膜动脉硬化及高血压性改变分别分级，各分四级。

（1）高血压性眼底分级：①广泛的小动脉狭窄，特别是小的血管，小动脉管径尚均匀，无局部狭窄。②小动脉狭窄更明显，可有小动脉局部收缩。③局部和弥漫的小动脉狭窄更为明显与严重，可能有视网膜出血。④所有上述异常均可有表现，并有视网膜水肿、硬性渗出及视乳头水肿。

（2）视网膜动脉硬化的分级：① 小动脉光反射增宽，有轻度或无动静脉交叉症。② 小动脉光反射增宽及动静脉交叉压迫均较显著。③小动脉呈铜丝状，动静脉交叉压迫征较明显。④ 银丝状动脉，动静脉交叉压迫更严重。

北京协和医院眼科统计的资料显示，眼底改变与心、肾损害及死亡率成正比例：眼底正常者心、肾亦正常。仅有视网膜动脉功能性收缩组，心脏扩大的发生率很少，肾功能不全为23%，无死亡病例。单纯视网膜动脉硬化组死亡率占 0.5%。但其心肾损害发生率随硬化的程度加重而增加。高血压性视网膜病变组死亡率占 27%；高血压性视乳头视网膜病变组的死亡一半（50%）。因此眼底的改变反应全身的机能状态，通过观察眼底的病理改变来预测心脑血管事件的发生，有很重要的意义。

四、高血压性视网膜血管意外

（一）视网膜动脉阻塞

视网膜中央动脉系统，是视网膜神经上皮层内层营养的唯一来源。由于该动脉属于终末动脉，分支间无吻合，一旦发生阻塞，神经上皮内层血供中断，引起急性缺血，使视功能急剧下降，甚至失明。发病多急骤，为眼科急症。多为单眼，也可数天或数年后累及另一眼。

1.病因及发病机制

发病原因比较复杂，多为多种因素的综合而成。

（1）动脉壁的改变。高血压病，动脉粥样硬化为主要因素。

（2）动脉痉挛。原发性急性进行性高血压，在小动脉已有硬化的基础上因各种内外因的影响所导致的动脉痉挛，累及动脉出现阻塞。

（3）栓塞。有血液中各种因素形成的栓子所引起，多见颈动脉、主动脉粥样斑块者，也可见于空气、脂肪肿瘤碎片、可的松、脓块、寄生虫及虫卵等。

（4）其他。可见于眼科外伤、手术等。

2.临床表现

（1）因阻塞的部位不同，出现的症状也各不相同。中央视网膜动脉阻塞，发病突然，视力即可或几分钟内完全消失。部分患者有先兆症状，一过性失明，数分钟缓解。反复数次忽然视力急剧下降，多数视力下降至眼前手动，或数指。

（2）视野颞侧周边保留一窄区光感。

(3)分支视网膜动脉阻塞,根据阻塞的部位出现相应的视野缺损。

3.眼底征象

(1)瞳孔散大,直接瞳孔对光反射消失,间接瞳孔对光反射存在,眼底呈贫血状态。

(2)视网膜中央动脉阻塞,视乳头颜色苍白,轻压眼球不出现动脉搏动,动脉纤细,几乎看不到分支,血柱看不到,动脉反光看窄或消失,动脉和静脉血流停滞,甚至成节段状,整个网膜特别是后极部呈雾状白色混浊。

(3)黄斑区中心凹反光消失,呈"樱桃红点"。

(4)分支视网膜动脉阻塞,沿阻塞动脉的象限出现网膜水肿,阻塞的动脉纤细,看不到动脉血柱。

4.治　疗

视网膜组织对缺血缺氧极为敏感,一旦中断,在很短的时间即可引起组织坏死而出现永久性的视力丧失,好比"眼科的心梗",因此尽可能早抢救视力,加强科间协作。

(1)急诊处理:一经确诊,立即吸入亚硝酸异戊脂,每次 0.2ml,每隔 1～2h 再吸入一次,连续 2～3 次;舌下含化硝酸甘油片,每次 0.3～0.6mg,每日 2～3 次。球后注射妥拉苏林 12.5～25mg。

(2)吸入高浓度氧气,按摩眼球,前房穿刺,降低眼压,期望栓子走向远端,减少阻塞的面积。

(3)改善微循环,综合治疗。

5.预后及启示

本病的视功能预后很差,是否能挽救部分视功能,决定于就诊的时机和抢救是否及时,也取决于阻塞的程度、部位、原因等因素。视网膜动脉阻塞反映出体内动脉硬化的程度,因血管硬化和血栓形成所引起的视网膜中央动脉阻塞,患者的自然寿命可能有所减少,有一组患者的生存期为 5.5 年,而人口中与之匹配的年龄组预期生存期为 15.4 年。患者在后来发生心脑血管病意外的几率就增高,因此即便没有成功抢救视力,应该积极治疗原发病,随诊心内科和神经内科。

（二）视网膜静脉阻塞

视网膜静脉阻塞远比视网膜动脉阻塞常见,视功能损害虽不如动脉阻塞急剧,但也相当严重。部分患者也可以因出现并发症而失明。

1.病因及发病机制

引起本病的原因,老年人与青壮年有很大的差别。前者绝大多数继发于高血压、高血脂的视网膜动脉硬化,以及糖尿病的血黏稠度增加等;后者多为静脉本身的炎症,年轻人的急进型高血压,全身症状不是很明显,以眼科就诊的病例也不再少数。

发病的机制复杂,多数认为动脉血不足、静脉壁损害、血液流变学、血液动力学改变、以及眼压和眼局部的受压等导致静脉管腔变窄,内皮细胞水肿、增生、管腔进一步狭窄,发生阻塞。同时对血栓形成的相关因素的研究,存在血栓形成高危因素者,发病率相对较高。

2.临床表现

(1)无痛性视力下降:受阻塞的程度和是否累及黄斑而异,视网膜中央静脉阻塞,可出现视力严重下降,可以出现眼前手动的视力。视网膜分支静脉阻塞,轻者可以无自觉症状或仅有眼前有少许的黑影。

(2)视野改变:当静脉阻塞而保持一定的视力时,周边视野常无影响或阻塞区相应的不规则的视野缺损,中央视野则因黄斑累及及其附近损害出现中心或旁中心暗点。

(3)视物变形:一旦累及黄斑,视力下降明显,并出现视物变形,小视与变视。

(4)视物色泽的改变:累及黄斑,出现视物色泽的改变,视物黄绿色泽的变异。

3.眼底征象

(1)一部分视力严重下降,患眼瞳孔对光反应表现相对传入瞳孔缺陷。

(2)视乳头充血及轻度的肿胀,颜色红,边界不清。视网膜大量出血,多呈现火焰状或片状浓厚出血,后极部较多,周边部较少。大血管周围出现棉绒状渗出,静脉迂曲,严重者呈现腊肠状,部分网膜和血管被血液遮蔽。

(3)黄斑出现星芒状渗出或囊样水肿。

(4)出血量较大者,进入玻璃体,形成玻璃体积血,使眼底无法窥入。

4.诊断与治疗

(1)通过眼底检查,基本上能明确诊断,但要进一步确定阻塞的部位及其下一步的治疗,需要做视网膜荧光血管造影。

(2)药物治疗:针对病因,治疗高血压、改善血液黏稠度、调节微循环、减少炎症渗出、促进南渗出物的吸收。

(3)激光治疗:根据阻塞的程度可以选择全视网膜光凝和部分视网膜光凝。

(4)手术治疗:大量的出血涌入玻璃体,形成玻璃体积血,可以行玻璃体切割加光凝术。

第六节 高血压鼻出血

Section 6

鼻出血是临床常见症状之一,也是急症之一。可以由鼻腔、鼻窦疾病引起,也可以由全身因素引起,但以前者多见。可以为单侧出血,也可以为双侧出血。可以表现为间歇性出血,也可以表现为持续性出血。出血量可多、可少。一般出血部位在鼻中隔的鼻前庭易出血区。在鼻镜检查时可以看到出血点,出血量相对较少,止血较容易。但是鼻甲、及鼻道的黏膜出血、后部静脉丛出血,由于出血点位置隐蔽,止血较困难。出血量也相对较大。高血压患者的鼻出血,多伴是动脉出血,血大量涌出,患者心理恐惧感,不及时处理,出现低血容量休克,造成生命危险。

一、鼻腔血管支配

眼动脉的分支筛前、筛后动脉鼻中隔分支分布于鼻中隔的后上部;蝶腭动脉从上颌动脉发出,经蝶腭孔进入鼻腔,分布鼻中隔的后下部;腭降动脉支配鼻腔的下部;面动脉的鼻中隔分支分布于鼻腔前庭,有来源于面动脉的鼻翼动脉也分布于鼻中隔的下部。上述动脉分支在黏膜下和黏膜内形成血管网,尤其在鼻中隔的前部黏膜比较丰富,是鼻出血的好发部位。临床称Little区。鼻腔的静脉大致与动脉伴行,同样形成静脉血管网称Riesselbach's plexus区。

二、病　　因

1.局部病因

多见于鼻部外伤、炎症、肿瘤,其他如鼻中隔弯曲和鼻腔异物等。

2.全身病因

凡是可以引起动脉压或静脉压增高、凝血功能或血管张力改变的全身疾病均可以引起鼻出血。心血管疾病引起的出血多由动脉压升高所致,出血前常有预兆,如头昏、头痛、鼻内血液冲击感等,出血量较大。其他发热性传染病、血液病、维生素缺乏、肝肾功能不足、中毒等引起的出血一般表现为渗血较多。

三、治 疗

鼻出血属于急诊。根据患者的出血情况采取相应的止血措施。

1.一般处理

首先安慰患者,消除恐惧心理,监测生命体征,休克者立即抗休克治疗。

2.鼻腔局部处理

在鼻镜下用吸引器边吸引,边找出血点。也可以用 1%地卡因麻黄素棉片填塞出血的鼻腔,找出出血点。对于不易发现的出血点,在鼻窦内窥镜下,边吸引,边检查,找出出血点。对于出血点的局部处理,目前一种方法仍多采用化学烧灼法和物理方法如激光、微波、射频达到止血的目的。另一种方法就是传统填塞鼻腔止血法。填塞的材料有止血海绵、碘仿油纱条、充气气囊。碘仿油纱条可以在鼻腔保存 1 周。填塞方法一般从前鼻孔填塞,对于出血量较大,出血点又不易发现者,多采用后鼻孔加前鼻孔填塞。

3.全身情况处理

高血压的患者,给予镇定剂,同时降低血压。有休克的患者积极纠正休克,输血、补足血容量。鼻腔填塞的患者给予抗生素预防感染,预防中耳炎发生。对于止血剂的应用,找到出血点并成功填塞,可以不用。止血剂的应用,改变血凝状态,增加心脑血管疾病事件的发生率。对于老年患者,止血剂应用应慎之又慎,严密观察生命体征,应用时间不能太长,剂量不能太大。

第十二章
Chapter 12

心律失常

第一节 交感风暴的诊断和治疗
Section 1

交感风暴,也称室性心律失常风暴(Ventricular Arrhythmia Storms, VES)、电风暴(electrical storm),系指 24h 内发生≥2～3 次的室性心动过速和/或心室颤动,引起严重血流动力学障碍而需要立即电复律或电除颤等治疗的急性危重性症候群,由于其死亡率高、处理棘手和预后恶劣,而近年倍受临床关注。

一、定　义

交感风暴又称室性心动过速风暴、儿茶酚胺风暴、植入型 ICD 电风暴,是由于心室电活动极度不稳定所导致的最危重的恶性心律失常,是心源性猝死的重要机制。2004 年,已有研究提出这个概念,2006 年 ACC/AHA/ESC 发布的《室性心律失常的诊疗和心源性猝死预防指南》首次对 VES 做出明确的定义:24 h 内自发≥2 次的伴血流动力学不稳定的室性心动过速和(或)心室颤动,间隔窦性心律,通常需电转复和电除颤紧急治疗的临床症候群。2009 年,EHRA/HRS 发表的《室性心律失常导管消融专家共识》提出室性心动过速风暴是指 24 h 自发的持续性室性心动过速≥3 次,需要紧急干预治疗。但不同的研究定义不同。

二、交感风暴(电风暴)的常见病因和诱因

1.器质性心脏病是电风暴的最常见病因

(1)心脏解剖结构异常性心脏病包括:①急性冠状动脉综合征;②心肌病;③各种心脏病引起的左心室肥大伴心功能不全;④瓣膜性心脏病;⑤急性心肌炎;⑥先天性心脏病、急性心包炎、急性感染性心内膜炎等。其中以急性冠状动脉综合征的电风暴发生率最高,国内曾有报道因急性心肌梗死并发反复持续性室性心动过速等在 1d 内电复律 50 余次,20d 内电复律 700 余次。而电风暴常可引起心脏性猝死。

(2)心脏解剖结构正常性心脏病主要指原(特)发性离子通道病等遗传性心律失常,包括:①原发性长 Q-T 综合征;②原发性短 Q-T 综合征;③Brugada 综合征;④儿茶酚胺敏感性多形性室性心动过速;⑤特发性室性心动过速;⑥家族性阵发性心室颤动;⑦家族性猝死综合征等。该类心脏病的电风暴发生率高,可发生于任何时间,但由于总体人数较少,故电风暴总发

生人数少于心脏解剖结构异常性心脏病。

（3）植入心脏复律除颤器（Implanted Heart Defibrillator，ICD）患者的电风暴。ICD 是一种能及时终止致命性心律失常的多功能、多参数的电子装置，主要用于可能发生室性心律失常而引起心脏性猝死的器质性心脏病患者。根据 Israel 等报道，已植入 ICD 患者在 3 年内电风暴发生率约 25%，其中早期研究发生率较高，可能与经开胸置入 ICD 心外膜电极等相关，在 1 次电风暴中可发生致命性室性心律失常 5 ～ 55 次。Sesselberg 等报道甚至有个别病例在 30h 内由电风暴致 ICD 电复律和除颤 637 次，5d 内电复律和除颤 > 3 000 次。其诱因包括焦虑、心功能恶化、药物因素、高速时差反应（jetlag）等。

2.非心源性疾病

根据回顾性分析近年国内报道的 35 例电风暴患者中，经病史、体检、心电图、超声心动图、冠状动脉造影和/或心脏磁共振成像等检查未发现器质性心脏病 12 例（34.3%），说明非心源性疾病发生电风暴并非少见。

（1）严重的非心源性系统性疾病：包括急性出血性脑血管病、急性呼吸衰竭或急性呼吸窘迫症、急性重症胰腺炎、心脏型过敏性紫癜、嗜铬细胞瘤危象、急性肾功能衰竭等，上述疾病通过严重自主神经功能紊乱、低氧血症、损害心肌因子、血流动力学障碍或电解质失衡等可诱发电风暴。

（2）精神心理障碍性疾病：该类患者在极度愤怒、恐惧、悲痛、绝望等状态时，由于儿茶酚胺过度分泌增加，冠状动脉痉挛或阻塞、自主神经功能严重失衡等可诱发电风暴。

（3）电解质紊乱和酸碱平衡失调：严重的电解质紊乱和酸碱平衡失调可使心肌细胞处于电病理状态（如自律性增高、心室颤动阈降低等）、加剧原有的心肌病变和/或增加某些药物（如洋地黄、β受体兴奋剂、抗心律失常药物等）对心肌的毒性作用。其中以重度血钾、镁过低或过高和重度酸中毒时极易诱发心室扑动、心室颤动和电风暴。

3.医源性电风暴

医源性电风暴常在药物中毒、围手术期和某些创伤性临床诊治操作和试验时等发生，特别是当患者有心肌缺血、损伤、炎症、原发性或获得性离子通道功能异常或肝、肾功能不全时发生率更高。近年，Marketou 和 Krupa 等相继有服用胺碘酮、冠脉搭桥术后、心脏再同步化治疗、双心室起搏、肝移植手术（因进行性肝豆状核变性-Willson 病等）、植入右侧迷走神经刺激器等引发电风暴的报道，应予及时鉴别和处理。

三、交感风暴的发生机制

交感风暴的发生机制尚未完全明晰，至今认为与下列因素相关。

1.器质性心脏病变是发生电风暴的病理基础

在各种心内外和先后天性致病因素的作用下，首先会引起心肌细胞分子水平、细胞水平、形态、功能、代谢和/或遗传性或获得性心肌细胞膜离子通道功能和离子流异常，导致相似的心肌细胞电生理异常，成为发生电风暴的病理基础。如缺血性心肌细胞主要的电生理异常表现为：①缺血早期膜电位降低和动作电位时限缩短，引起异位自律性增高和不应期缩短，易于发生快速性心律失常；②动作电位振幅和 Vmax 降低以及不应期离散，引起传导性降低，易发生折返性心动心律失常和传导阻滞；③膜电位震荡，引起早期后除极和延迟后除极，易发生触发性心律失常；④心室颤动阈下降，易发生致命性室性心律失常等。

2.交感神经过度兴奋是发生电风暴的促发因素

电风暴亦称为交感风暴，提示交感神经在促发电风暴中的重要作用。交感神经过度兴奋时,末梢释放大量去甲肾上腺素,通过β等心血管受体,使心肌细胞膜离子通道功能严重失控:①增强心室肌生理性和病理性具有自律性细胞4相舒张期自动去极化起搏电流,使自律性明显增高。②增强心室肌细胞2位相 ICa2＋内流,诱发触发激动和2位相折返性心律失常。③增强心室肌细胞1～3位相 IK＋外流,使不应期缩短,易于发生快速性心律失常。④降低心室颤动阈值。上述作用可使具有病理基础的心脏发生电风暴。

3.希浦系统传导异常

有人通过临床观察和动物实验研究认为希浦系统传导异常参与了心室 VES 的发生,起源于希浦系统的异位激动不仅能触发和驱动室性心动过速/心室颤动,而且由于其逆向传导阻滞,阻止了窦性激动下传,促使室性心动过速/心室颤动反复发作,H 波分裂、HV 间期 > 170 ms 等均为发生心室 VES 的电生理基础。故应尽早识别希浦系统传导异常参与的心室 VES。

4.其他因素引起的心肌电活动异常

在非器质性心脏病中,血钾、镁过低(或过高)和重度酸中毒时,可使心肌细胞发生紊乱而诱发心室扑动、心室颤动而致 VES。创伤、不适当运动、恐惧或焦虑等心理异常也可引起 VES。某些药物如洋地黄、β受体激动剂、抗心律失常药物等对心肌均有毒性,可致恶性心律失常而诱发 VES。

在器质性心脏病变和交感神经过度兴奋的基础上,老年人承受和代偿能力的降低、急性心肌缺血、急性心力衰竭、不适当抗心律失常或儿茶酚胺类药物的应用、肾功能衰竭所致电解质紊乱、创伤、不适当运动、ICD 放电等引起的患者恐惧或焦虑等心理异常等在部分电风暴病例中起了触发的作用。但在其余病例中,虽然对病史、体检和辅助检查作了全面分析,亦有未能发现明显的电风暴触发因素的报道。

四、临床表现

患者常突然起病,病情凶险、急剧恶化,突出表现以下症状。

1.相关基础疾病相应的表现

①缺血性胸痛;②心功能不全;③电解质紊乱、颅脑损伤等相应症状;④无器质性心脏病基础疾病者,多有焦虑等;⑤器质性心脏病者有相应的基础疾病的体征,如心脏增大、心脏杂音、心律失常等。

2.VES 发作期临床表现

常有不同程度的急剧发作性晕厥,伴交感神经兴奋性增高的表现,如血压下降(早期可升高)、呼吸加快、心率加速、意识障碍等,心电监测或动态心电图记录到发作过程中的室性心动过速/心室颤动。

3.心电活动紊乱

室性心动过速和心室颤动反复发作,需要多次电复律或电除颤治疗,反复发作的时间间隔逐渐缩短,心室颤动发作前有窦性心率增快的趋势,治疗室性心动过速的常规有效药物,如胺碘酮、普卡胺、利多卡因等疗效不佳或无效,甚至电复律效果也不佳。

五、心电图特征

1.预警性心电图表现

交感风暴心电图主要表现为室性心动过速/心室颤动,但在室性心动过速/心室颤动发作前常有交感神经激活,伴有相应的一些预警性心电图表现:①窦性心率增快;②室性早搏;③缺血性 J 波或异常 J 波,呈慢频率依赖性;④缺血性 ST-T 改变,ST 段显著抬高或下移;⑤T 波电交替;⑥Niagara 瀑布样 T 波,伴 ST 段改变;⑦U 波异常增高或深倒。

2.室性心动过速/心室颤动的特点

①室性心动过速/心室颤动反复发作,呈连续性,需及时药物干预和多次电复律;②原发病的显露更加明显,如出现 QTc 间期更长(或更短)、Burgada 波、Epsilon 波或 Osbom 波更显著,反复发作时间间隔有逐渐缩短趋势;③室性心动过速起始搏动形态与室性早搏相似,并且呈单形、多形或多源性室性早搏,可单发、连发、频发,当偶联间期逐渐缩短时,可出现 R-On-T 现象致室性心动过速/心室颤动;④室性心动过速频率极快,一般在 250 ～ 350/min,心室节律不规则;⑤发作时特点:24 h 内出现≥2 次室性心动过速或心室颤动;室性心律失常大多是室性心动过速,部分为心室颤动或混合形式,少部分为尖端扭转型室性心动过速,多形性室性心动过速,电转复效果不佳,或转复后不能维持窦性心律,室性心动过速/心室颤动仍反复发作,静脉应用β受体阻滞剂可终止其发作。

六、常见临床类型

1.ICD 术后 VES

指 24 h 内发生≥3 次需 ATP /Shock 终止的,需要紧急干预的室性心动过速或心室颤动事件,也包括 ICD 监测到 > 30 s 但未接受 ATP / Shock 治疗的室性心律失常。有些学者则认为成簇心律失常更适合 ICD 患者,其定义为两周内出现 3 次或 3 次以上的由 VT/VF 触发的 ICD 治疗,其机制可能与 ICD 放电后的心肌损伤、放电的致痛性和交感神经激活有关,ICD 治疗后反复发作的 VES 究竟是基础心脏病疾患(心力衰竭、心肌缺血)等所致,还是 ICD 治疗后致心律失常作用,目前尚无明确的鉴别标准。有学者认为,ICD 反复放电产生的不利影响,至少部分参与了 VES 的发生。多发生于二级预防的患者,既往有猝死史是严重的室性心律失常的常见原因,心肌梗死或急性心肌缺血、心力衰竭均为室性心律失常的高危人群,随着左室功能的减退和心脏猝死的危险性增加,左室射血分数(LVEF)的下降是发生恶性心律失常、ICD 术后 VES 的危险因素。

2.急性心肌梗死(Acute Myocardial Infarction,AMI)后 VES

指心肌梗死后通常需要电复律中止的心室颤动或血流动力学不稳定室性心动过速反复发作,多见于前降支或右冠状动脉近端闭塞后,可在血运重建后发生(早期血运重建后罕见),多伴心功能不全或低射血分数(EF)值,室性心动过速/心室颤动发作加重心功能不全可导致恶性循环。可发生于急性 ST 段抬高性心肌梗死,非 ST 段抬高性心肌梗死。AMI 导致的死亡病例中,50%以上为猝死,主要原因为恶性心律失常(心室颤动、持续性室性心动过速),可为 AMI 的首发表现。室性心动过速可以是单形性或多形性,但多为多形性,AMI 后发生恶性室性心律失常病死率高,但治疗成功者室性心动过速/心室颤动多为一过性,大部分可长期存活。

3.再灌注治疗后 VES

AMI 再灌注治疗后,可导致心肌再灌注损伤。此时可能处于高交感状态,交感过度激活,引起广泛而有害的离子通道作用,出现恶性心律失常,再灌注治疗后患者可能出现血流动力学不稳定,也可导致反复持久且不易平息的 VES。心肌梗死后交感 VES 的发生与介入治疗前后冠状动脉 TIMI 血流、梗死部位(下壁)、Killip 分级、基础心率≥70/min 以及基础收缩压和体重等有关,处理该类患者时,应该密切关注血钾、血镁浓度以及酸碱平衡,及时纠正电解质紊乱和酸碱平衡失调。

4.电解质紊乱伴低钾血症所致交感 VES

严重的电解质紊乱和酸碱平衡失调使心肌细胞处于电病理状态(如自律性增高、心室颤动的阈值降低),发生电紊乱而诱发心室扑动、心室颤动而致 VES。

七、交感风暴(电风暴)的诊断与鉴别诊断

根据电风暴的临床表现一般诊断不难,尤其是电风暴发作时的心电图特征常为电风暴的诊断提供了确切的依据。但鉴于电风暴时的室性心动过速多表现为宽 QRS 波心动过速,而某些室上性心动过速伴束支传导阻滞、心室内差异传导、经旁道下传、心肌弥漫性病变、药物中毒或电解质紊乱等时亦可表现为宽 QRS 心动过速,且甚至可引起心脏骤停和严重的血流动力学异常,故必须认真加以鉴别。必要的心电生理检查仍是确定心动过速性质的金标准。

八、交感风暴(电风暴)的救治

1.尽快电除颤和电复律

在电风暴发作期,尽快进行电除颤和电复律是恢复血流动力学稳定的首要措施,其中对于心室颤动、无脉搏型室性心动过速、极速型多形性室性心动过速等患者更为重要。在转复心律后,必须进行合理的心肺脑复苏治疗,以对重要脏器提供基础的血液供应。

2.及时静脉应用有效的抗心律失常药物

抗心律失常药物的及时选用能有效协助电除颤和电复律控制电风暴的发作和减少电风暴的复发。推荐应用药物为:①多数病例首选药物为β受体阻滞剂(常选用美托洛尔),次选为胺碘酮、索地洛尔,必要时β受体阻滞剂和胺碘酮二者可联合应用;②对于部分难治性电风暴(refractory electrical storm)可酌情选用溴苄铵(bretylium)、非选择性阻滞 Ikr 的Ⅲ类抗心律失常药 azimilide、以普萘洛尔替代美托洛尔或联合应用Ⅲ类和 Ic 类抗心律失常药物等;③无器质性心脏病患者由极短联律间期室性期前收缩引发的电风暴应用维拉帕米可取得良性疗效;④急性心肌梗死患者的电风暴对艾司洛尔、利多卡因有一定疗效;⑤Brugada 综合征发生电风暴时首选异丙肾上腺素,在病情稳定后,可选用口服异丙肾上腺素、奎尼丁、异波帕胺(denopamine)、磷酸二酯酶抑制剂西洛他唑(cilostazo)或长效广谱非特异性钙拮抗剂苄普地尔(bepridil)等;⑥原发性长 Q-T 综合征 1、2、3 型均可选用β受体阻滞剂,2 型尚可选用钾通道开放剂尼可地尔(nicorandil)、钾盐和选择性 H1 受体阻滞剂特非那定(terfenadine),3 型尚可选用美西律(maxiletine)等;⑦原发性短 Q-T 综合征首选奎尼丁,次选氟卡尼或维拉帕米等。下面重点介绍超短效β受体阻滞剂——艾司洛尔在心室交感风暴的临床应用。

1997 年,Travemier 等报道 1 例植入 ICD 患者,反复发作心室颤动 76 次,电击无效,而经静脉注射美托洛尔成功终止发作。此后大量报道,及时给予大剂量β受体阻滞剂阻断交感神经活性可有效控制 VES 的发作。循证医学资料表明,唯一能够减少猝死的药物是β受体阻滞剂,交感神经高度兴奋或交感风暴时,轻度交感刺激即可诱发反复室性心动过速、心室颤动发作,使其他抗心律失常药物完全失效,电转复可连续进行数十次,甚至无休止的心脏复苏和电转复。快速性室性心律失常反复的体外电复律引起严重脑缺血,进一步导致中枢性交感兴奋,使交感神经的激活呈恶性循环。而β受体阻滞剂能逆转心室 VES 时多种离子通道的异常,抑制 Na^+、Ca^{2+} 内流增加及 K^+ 外流增加,能作用于交感神经中枢,抑制交感神经过度激活,减慢心率,使心室颤动阈值升高 60% ～ 80%,并使心肌缺血保持电的稳定性。2006 年,ACC/AHA/ESC 发

布的《室性心律失常的诊疗和心源性猝死预防指南》及大量临床资料证明,治疗 VES 唯一有效的方法是静脉应用 β 受体阻滞剂。β 受体阻滞剂抗心室颤动作用的关键是阻断了中枢 β 受体,产生中枢介导性保护作用能降低交感神经的张力,降低血浆中去甲肾上腺素水平,增加心脏迷走神经的兴奋性。有关研究表明,对于交感风暴的治疗应用胺碘酮、利多卡因等抗心律失常药物效果明显不及 β 受体阻滞剂。其主要原因:交感风暴的发生与交感过度激活、β 受体反应性增高、希浦系统的传导异常等因素密切相关。交感神经节前神经元位于脊髓胸段第 1～5 节中间外侧柱,节后纤维位于脊髓胸段在心脏附近形成心脏神经丛,支配心脏的各部分包括:窦房结、房室交界、房室束、心房肌、心室肌。其节后神经元为肾上腺素能神经元,其末梢释放的递质为去甲肾上腺素,它与心肌细胞膜上 $β_1$ 受体结合,激活腺苷酸环化酶,促进 ATP 转化为环磷酸腺苷(cAMP),使细胞内 cAMP 第二信使系统离子通道蛋白磷酸化,使细胞膜上的电压依赖性钙离子通道激活、内向电流 If 增强,同时对电压依赖性钾离子通道也有一定的作用。上述引发的生物学效应有:心率增快、不应期缩短、房室交界处传导加速、引发触发和后触及,致使折返性心律失常容易发生,并且使心室颤动阈值降低。因此,在这种状态下,β 受体阻滞剂(艾司洛尔、美托洛尔)有特殊的抗心律失常作用。其中艾司洛尔起效快、作用维持时间短,在治疗剂量无内在拟交感活性,与 β 肾上腺素能受体结合后,发挥竞争性拮抗作用进而产生广泛的离子通道作用,能够稳定膜电位、减慢心率、逆转交感神经的激活和过度性兴奋、缓解或初步逆转强势交感风暴,使室性心动过速、心室颤动不能控制的反复发作的情况得以初步控制。此外,β 受体阻滞剂还具有抑制 β 肾上腺素能通路介导的心肌细胞凋亡、抑制血小板聚集、减少对粥样硬化斑块的机械应激,防止斑块破裂的作用。循证医学研究证明,β 受体拮抗剂能够降低心律失常的发生率和病死率,并且对心肌缺血具有保护作用,也是唯一被证明能减少猝死的药物。

艾司洛尔作为一种超短效 β 受体阻滞剂,主要在心脏通过竞争儿茶酚胺结合位点而抑制 $β_1$ 受体,其化学名为 4-{3-[(1-甲基乙基)氨基]丙氧基}苯丙酸甲酯盐酸盐,与美托洛尔的结构极为相似,起效时间 < 5 min,达峰时间 10 min,清除半衰期时间 9 min,作用维持 10 min 后迅速减弱,20～30 min 消失,停药后 24 h > 88% 药物以无活性的酸性代谢产物由尿中排出。艾司洛尔属超短效 β 受体阻滞剂,静脉注射后即刻产生 β 受体阻滞作用,5 min 后达最大效应,单次注射持续时间可为 30 min。另外,通过持续静脉滴注可维持稳定的血药浓度,即若以 50～300μg/(kg·min) 的速度持续给药,约 30 min 可达稳态,应用负荷量后时间可缩短。大规模多中心研究发现美托洛尔、比索洛尔治疗慢性心功能不全效果好。尽早应用 β 受体阻滞剂治疗 AMI 研究的荟萃分析显示,早期应用美托洛尔明显降低再梗死和梗死后心绞痛的发病率,有报道在 16 例 AMI 并左室功能不全的患者应用艾司洛尔,未发现心功能不全症状加重和左室充盈压明显变化。2005 年,欧洲心脏病学会建议艾司洛尔可用于急性心功能不全心动过速的治疗。国内已有诸多报道证实,艾司洛尔成功治疗交感风暴伴心力衰竭,改善心肌供血,并不引起血流动力学改变,杨春强等提出,早期应用艾司洛尔不加重心功能不全症状和级别,可迅速减慢心率,对血压影响不明显,因降低心肌耗氧量,保护缺血心肌,从而明显减少心功能不全恶化的病例数,与 Kirshenbaum 等研究结果一致。江明宏等报道,在治疗交感风暴时通过静脉推注盐酸艾司洛尔并持续泵入疗效较好,且心功能不全无明显加重,但是需注意观察患者心率,心率减慢是该药发挥作用的指征,如果用药后心率无变化,提示剂量不足,一旦出现心率过慢或血压显著下降,即刻调整剂量或停药。由于该药半衰期短,药效会很快消失,及早控制 VES 发作是关键,不必过多考虑其对心率及血压的影响。

总之,结合国内外研究发现,艾司洛尔作为治疗心室 VES 的首选药物,对抑制心室 VES 的反复发作有良好的预防作用,充分肯定了艾司洛尔作为超短效 β 受体阻滞剂在治疗交感风暴中具有特殊意义,即当胺碘酮、利多卡因、冬眠等均疗效不佳时,可作为急救用药。

3.必须加强病因等治疗

对于可驱除电风暴病因和诱因的患者,病因治疗是及时终止和预防电风暴再发的基础,如及时的缺血心肌再灌注治疗,心力衰竭患者的肾素—血管紧张素系统和交感—肾上腺系统拮抗剂的联合应用,瓣膜性心脏病的瓣膜矫治,精神心理障碍、电解质紊乱和酸碱平衡失调的纠治,医源性致病因素的驱除等常可使电风暴易于纠正和预防再发。此外,尚有冬眠疗法、全身麻醉、应用抗焦虑等药物治疗电风暴的报道。

4.积极选择非药物治疗

(1) 植入 ICD 和调整 ICD 参数:发生电风暴的患者不仅治疗棘手,而且预后较差。根据 AVID 等研究,电风暴有较高的死亡率和复发率,且是其后死亡的显著独立危险因素。在排除左室射血分数降低等危险因素外,电风暴后 3 个月内死亡率可增加 5 倍,2 年死亡率仍高达 24%~30%。因而,植入 ICD 是目前及时治疗和预防电风暴发作的最佳非药物治疗方法,特别对于无法驱除或未能完全驱除电风暴病因(如遗传性离子通道病等)的患者更为重要,因为此类患者电风暴可发生于任何时间。

对于已植入 ICD 发生电风暴的患者,应驱除其他相关诱因,如约 66%患者可由新发生或恶化的心力衰竭、抗心律失常药物的更改、合并其他疾患、精神焦虑、腹泻和低钾血症等诱发电风暴。同时,应酌情调整 ICD 的相关参数和抗心律失常药物,如调整抗心动过速起搏的 V-V 间期和阵数、短阵快速起搏和阵内递减起搏的联律间期及起搏周期等,以达到更合理的分层治疗和防治电风暴。有时,调整抗心律失常药物控制相关心律和心率也能协助 ICD 发挥更好的效能。

(2) 射频消融治疗:应用射频消融成功治疗心肌梗死后的电风暴在 2003 年即有报道,近年来类似报道日益增多。2008 年,Carbucicchio 等报道了对连续 95 例药物难治性电风暴进行射频消融的前瞻性单中心研究结果,其中 72 例为冠心病,10 例为特发性扩张型心肌病,13 例为致心律失常性右室心肌病。经射频消融治疗后,全部病例电风暴即予终止。在随访中位数 22 个月(范围 1~43 个月)期间,87 例(92%)未再发作电风暴,63 例(66%)未再发生室性心动过速,8 例(8%)电风暴复发,其中 4 例(4%)尽管适时地植入了 ICD,仍发生了猝死。说明射频消融术对电风暴患者的短期疗效满意,而长期疗效尚需联合应用相关药物和 ICD 等。

(3) 其他非药物治疗:除了在病因治疗中需要对冠心病、瓣膜病心脏病、心肌病等进行介入治疗和手术治疗外,尚有交感神经节切除术、甚至进行心脏移植等报道。

第二节　尖端扭转型心律失常

Section 2

尖端扭转型心率失常是一种特殊类型的多形态快速性室性心律失常,发作时呈室性心动过速特征。因发作时 QRS 波的尖端围绕基线扭转而得名,典型者多伴有 Q-T 间期延长。

一、分类及发病机制

尖端扭转型室性心动过速(TDP)分为先天性和获得性两种。

(1) 先天性 Q-T 间期综合征并尖端扭转型室速(肾上腺素能依赖性 TDP)多为肾上腺素依赖性,LQTS 三基因所致者为长间歇依赖性。多有家族史,为常染色体显性遗传,亦可呈特发性。由情绪紧张、应激、运动或 β 受体兴奋剂诱发,以儿童和少年多见,亦见于新生儿。其发病机制为:由于遗传因素发病,近年的分子遗传学研究证实 LQTS 与编码心肌细胞离子通道蛋白的基因突变有关,迄今已证实至少有 3 个致病基因存在。即第 3、7、11 号染色体上 SCN5A、

HERG 及 KVLQT1 基因的突变。此外,可能还有另 2 个疾病基因。SCN5A 编码合成心肌的钠通道蛋白,该基因的突变使编码的通道蛋白功能增强,使钠通道失活门不稳定,形成了动作电位时限中反复的通道开放,钠离子内流,使动作电位时限延长(Q-T 延长),并出现快速心律失常。HERG 司管钾通道蛋白的合成,突变后的 HERG 使编码的钾通道蛋白功能降低,即通道阻滞,使复极延迟,动作电位时限延长,从而诱发折返或触发活动。KVLQT1 编码蛋白的生理功能尚未明确,反互补 DNA 预测的氨基酸序列提示,该蛋白是新钾通道族中的成员。虽然,SCN5A 和 HERG 突变的分子生物学基础相异,但它们在细胞和功能上的后果相同,即心肌复极延迟、细胞电稳定性降低。目前上述 LQTS 分子生物学上的突破已应用于临床研究,并取得了有意义的成果。LQTS 的心肌复极的异常延长,导致后电位的形成,可触发室性心动过速。另外,经动物实验和临床观察,患者多由情绪负荷或体力负荷时发生室性心律失常导致猝死,采用 β 阻滞药或左侧心脏交感神经节切除术有一定疗效,多年来认为交感神经不平衡为本病发病机制之一。

(2)获得性 Q-T 间期延长并尖端扭转型室速(间歇依赖型 TDP)此型多见,多为长间歇依赖性,病因包括低血钾、低血钙、低血镁等电解质紊乱,抗心律失常药及洋地黄中毒,心动过缓,中枢神经系统疾病,器质性心脏病等。其发病机制为:各种病因使细胞膜离子通道功能障碍介导而致 Q-T 间期延长,其并发 TDP 常以长短顺序和间歇依赖性的形式起始。形成 TDP 的机制在于药物、电解质异常等因素的驱动下,内向电流增大,复极延迟,发生后除极特别是早期后除极形成振荡电流,一旦达阈值即可引发触发性心律失常。而显著心动过缓等长周期可使钾通道阻滞或完全失活,而使钾离子外向减小或消失,实际上使内向电流增大故而可促发 TDP。正由于此类 TDP 是出现在短联律间期室性期前收缩产生的长代偿间歇后,或是严重心动过缓、阵发性心动过速后长间歇,以及心房颤动长 R-R 间歇后,因而称为长间歇依赖性 TDP。

Q-T 间期延长发生尖端扭转性室性心动过速多为室性期前收缩(R-on-T)诱发。少数情况下房性期前收缩亦是触发因素之一,系心室肌因房性期前收缩而引起的除极不均,将加重原先存在的复极不均一而诱发 TDP。

二、临床症状

尖端扭转型室速其临床特点为突然发生晕厥、抽搐,甚至心脏骤停,多数在情绪激动(激怒、惊吓)或运动时发生,呈反复发作。其发作频率不一,有的频繁发作数天,有的发作稀疏,几个月甚至几年发作 1 次。发作持续时间由几秒至几分钟不等,发作间歇患儿神志清醒,精神正常无明显症状,但 1 天频繁发作者可精神萎靡。发作时突然出现面色苍灰或发绀,后出现四肢抽搐或无力,心率 200 ~ 300 次/min,心律绝对不整,心音强弱不一,甚至不能听清。发作间歇期听诊常为窦性心动过缓,心音弱或正常,部分患儿突发死亡。一般情况下,心脏 X 线、二维超声和心室造影检查可正常。反复发作者可出现心脏扩大并心功能不全。

临床上分为 3 型:

(1)Jervell-Lange-Nielsen 综合征:伴先天性耳聋,为常染色体隐性遗传。

(2)Romano-Ward 综合征:听力正常,为常染色体显性遗传。

(3)散发型:无家族史和听力障碍,并根据相关联基因及其所在染色体上位置不同分为不同亚型,如 LQT1、LQT2 等,其中晕厥发作 26%,抽搐 10%,9%心脏骤停。多数出现症状与应激和情绪激动有关。

三、治　疗

尖端扭转型室速是一种危急症，目前治疗手段多样，在积极治疗原发诱因基础上，积极采用药物复律十分重要。因先天性和获得性两类原因所致尖端扭转型室速的发病机制有不同，治疗也存在差别。

1.获得性长 Q-T 间期综合征并尖端扭转型室速

(1)纠正或解除病因。

(2)提高基础心率：①异丙肾上腺素：目前认为是治疗本病的首选药，机制是其能提高基本心搏的频率，使心室复极一致，缩短 Q-T 间期。一般采用静脉滴注，以 0.06 ～ 0.1μg/(kg · min)(2 ～ 8μg/min)持续静脉滴注，先小剂量后大剂量，使心室率在 90 ～ 110 次/min。②阿托品：阿托品可提高心室率，一般采用静脉注射每次 0.03mg/kg，每半小时 1 次，对高度房室结传导阻滞诱发的 TDP 者有效，对高度希氏阻滞者引发 TDP 者可使心房率增快并加重阻滞程度，进一步增加心动过速的危险性。对药物引起 TDP 而与房室传导阻滞无关的长 Q-T 间期综合征患者，其疗效不一，许多病例无效。

(3)补钾治疗：体内钾镁离子与心肌复极密切相关，低钾镁可使心电图上出现 Q-T 间期延长，U 波明显，此为诱发 TDP 的基础。由于钾离子主要在细胞内，机体缺钾时血钾浓度不一定过低，但可引起 TDP，所以 TDP 发作时，不论有无低血钾，均可补钾治疗，一般静脉滴注 0.3%氯化钾，甚至可达 0.5%，总量 75 ～ 100mg/(kg · d)。

(4)补镁治疗：硫酸镁治疗 TDP 近年报道渐增多，认为是一种简单、有效而安全的方法，某些扭转型室性心动过速，其血清钾、镁均正常，用异丙肾上腺素、利多卡因等治疗无效，用 25%硫酸镁 8ml 静脉注射，TDP 得到有效控制。用法：25%硫酸镁，0.2ml/kg，浓度＜1%。镁剂治疗 TDP 机制尚未完全阐明，因为硫酸镁使用后，心室率及 Q-T 间期无改变，说明硫酸镁不是缩短心室率复极而对 TDP 发挥治疗作用。

(5)利多卡因：利多卡因是室性心动过速的首选药，但对 TDP 的疗效评价不一。但需注意，利多卡因对缺血心肌有延长复极作用，对房室传导阻滞、病态窦房结综合征以及基础心率缓慢者不宜使用。

(6)维拉帕米：TDP 发作在使用其他药物治疗无效时，可使用维拉帕米，但不宜做第一线药物。维拉帕米治疗 TDP 机制不清，可能包括两方面：①抑制心肌细胞膜钙离子内流而抑制早期后除极的发生；②非竞争性地降低交感神经和增加迷走神经张力的作用，使用剂量 0.1 ～ 0.2mg/kg，稀释后缓慢静脉注射，一次量≤5mg。

(7)直流电击复律：直流电击复律用于 TDP 尚有争议。①电复律会损伤心肌使病情恶化；②低能量的直流电电击对心肌并无明显损伤，故应适时采用直流电复律术，以免转为心室颤动后导致更为严重的心肌损伤改变。需要注意的是，在低血钾、严重心脏传导阻滞、药物中毒情况下慎用。

2.先天性长 Q-T 间期综合征并尖端扭转型室速

(1)避免剧烈运动。

(2)交感神经类药物和肾上腺素类药物：避免使用交感神经类药物和肾上腺素类药物，但有作者认为先天性者同时存在心动过缓依赖和肾上腺素依赖，并有报道应用异丙肾上腺素有效，但需慎用。

(3)β受体阻滞药：为首选药物，普萘洛尔 0.05 ～ 0.15mg/kg，稀释后缓慢静脉注射，一次量≤3mg。

(4)苯妥英钠：使 Q-T 间期缩短，对控制尖端扭转型室速可能有效。

(5)起搏器或手术：对顽固性发作者，安装起搏器或手术治疗。对于药物治疗无效可作左侧交感神经节切除。反复发作晕厥易致心脏性猝死，可用埋藏式心脏自动复律除颤器。

经确诊为 LQTS 即便无症状也应长期服用普萘洛尔（心得安），2mg/(kg·d)，分 3 次，必要时可增大至 4mg/kg，可减少晕厥发作及心脏性猝死，平时避免情绪激动，体力劳动，以防引发晕厥，导致心脏性猝死。

禁忌用儿茶酚胺类及 IA、IC 及 III 类抗心律失常药。

第三节　获得性长 Q-T 综合征危险评估和处理

Section 3

许多在结构上无关的药物（包括抗精神病药物）可以延长 Q-T 间期，并引发获得性长 Q-T 综合征（LQTS）。这些药物都是作用于钾离子通道的 KCNH2 亚单位。LQTS 的特点是体表心电图上有 Q-T 间期（QTc）延长，并与尖端扭转型室性心动过速（TdP）相关，TdP 是一种可以导致猝死的多形性室速。获得性 LQTS 是一个临床医生关心的重要问题，也是一个重要的公共卫生问题，因为大量有这种不良反应的药物可能会引起潜在的致命结果，大量的患者会用到这些药物。本文结合相关文献，讨论获得性 LQTS 的危险评估和处理。

一、危险评估

除了 Q-T 间期之外，其他的心电图参数可以帮助预测 TdP。越来越多的基础和临床研究表明，心电图 T 波从峰值到 T 波结束之间的间隔（Tp-e）反应了跨壁复极离散度。延长的 QTc 和 Tp-e 可以预测获得性缓慢性心律失常中发生 TdP 的风险。Tp-e/QT 的比值是一个预测心律失常更敏感的指标，因为它可以评估心室复极时间弥散度占总复极时间的比例。

在长 Q-T 患者中，T 波交替（T 波在振幅或极性上的交替性改变）可作为 TdP 的先兆。T 波电交替是由于 M 细胞的交替性 APD 改变导致，致使跨壁复极离散度加大，出现交替性改变，从而发展为 TdP。

异常、巨大的 T-U 波和缓慢的 QRS 上升支可作为区分 LQTS 患者发生 TdP 与其他心脏病患者的室性期前收缩以及 LQTS 患者出现其他室性期前收缩的标志。如果发现了异常 T-U 波，可能是发生 TdP 的危险预测指标。在有药物诱发的 Q-T 间期延长综合征病史的患者中，会更常出现短期内 Q-T 间期的变异（连续测量 30 次心跳），这表明它可能是一个有效、无创、易得的参数。虽然评价一种新的药物对 Q-T 间期的影响很重要，但潜在诱发 TdP 的临床风险同样会限制其应用，单单对 Q-T 间期延长进行评估可能会导致严重缺陷。

Tp-e 和 Tp-e/QT 比值、巨大 T-U 波、QRS 缓慢上升支和 Q-T 间期短期内变化，往往是预测 TdP 风险的有用的临床参数。

在临床上，多个危险因素经常出现在一个病例中（表 12-1）。这些因素开启了一个以遗传学、分子和细胞水平进行相关的基础研究的起点。药物诱导的 LQTS 在个体中是不可预测的，但目前发现，除了服用药物外，大多数患者至少有一个危险因素。多个研究均发现，女性更易发生 TdP，女性 TdP 的发生率是男性的 2 ～ 3 倍。同时，在进入青春期后，男性的 Q-T 间期有所缩短，而女性无此现象，表明性激素可能参与调节心室复极。低钾血症是另一个常见的药物诱发 LQTS 的危险因素。低钾血症时细胞外低钾通过灭活增强或竞争性的被钠离子阻断，减少延迟整流钾离子通道，从而导致 Q-T 间期延长。

表 12-1 药物引起的尖端氛围型室速的危险因素

女性
低钾血症
心动过缓
最近房颤复律
充血性心力衰竭
左心室肥厚
药物浓度高
快速的静脉滴注 Q-T 间期延长的药物
原有 Q-T 间期延长
亚临床型长 Q-T 综合征
离子通道基因多态性
严重低镁血症

异位搏动后停搏可能会导致 TdP。据推测,停搏后会导致电生理特性的离散,特别是复极时间,这是导致 TdP 的基础。在 Holter 记录中,药物诱发性 TdP 患者在事件发生之前基础窦性心率明显增加。这一发现表明,高交感神经兴奋后出现停搏和长的 Q-T 间期致心律失常性更强。

房颤复律后不久发生 TdP 的危险性增加。应用 QT/RR 比率研究表明,在恢复窦律后仍有不依赖心率的 Q-T 间期延长。多非利特在房颤时会造成轻微 Q-T 间期延长,但同一患者转复为窦性心律后 Q-T 间期明显延长。充血性心力衰竭、左心室肥厚是其他药物诱发 TdP 的危险因素,但其分子和细胞机制有待进一步研究。

在先天性 LQTS 中,亚临床基因突变和基因多态性是药物诱导 LQTS 的危险因素。亚临床的先天性 LQTS 患者在出现 Q-T 间期延长后可能发展为 TdP。许多先天性 LQTS 患者基线心电图正常,但他们可能在药物的诱导下发生 TdP 的风险增加。患者一级亲属药物引起的 TdP 比起在抗心律失常治疗的过程中出现长 Q-T 更能反映出现在复极的异常。

二、治 疗

治疗获得性 LQTS,最根本的是识别和停用导致 Q-T 延长的药物并积极纠正代谢异常,如低钾血症或低镁血症。大多数 TdP 的发作是短暂的,并可自行终止。然而,长时间发作会导致血流动力学紊乱,需要立即进行电复律。

该综合征的短期治疗重点在于预防 TdP 的复发,包括给予静脉硫酸镁点滴和安装临时心脏起搏器。静脉注射异丙肾上腺素临床上很少用。治疗获得性 LQTS 的重点是停用导致 Q-T 延长的药物和纠正电解质紊乱。有报道利多卡因、苯妥英钠或阿托品均有效,但目前其疗效仍不确定。

静脉注射镁剂是治疗 TdP 的紧急措施,不论血清镁的水平高低。2 g 硫酸镁负荷量注射后,$2 \sim 4$ mg/min 静脉维持。镁剂阻断 TdP 的机制仍不清楚,可能是通过阻断钠或钙电流实现的。镁剂唯一的副作用是在静脉负荷量用药时可能出现潮红。短期预防 TdP 的过程中,在静脉注射镁剂的同时,钾的应用是一个重要的辅助措施,特别是当血清钾水平较低时。血清钾应保持在正常高值。超速起搏抑制缩短 Q-T 间期在 TdP 复发中很有效,尤其是在心动过缓出现停搏时。短期推荐起搏率维持在 $90 \sim 110$ 次/min。心脏起搏阻止心搏骤停,提高复极钾电流可以缩短 Q-T 间期。如果条件不支持临时起搏或在准备静脉插管的同时,可以应用异丙肾上腺素,其副作用是心悸、潮红。值得注意的是,异丙肾上腺素在先天性 LQTS 和缺血性心脏疾病患者为禁忌,这一点与获得性 LQTS 不同。

获得性 LQTS 很少需要长期治疗。长期治疗时应该纠正电解质失衡。为了防止病窦、房室传导阻滞或者心动过缓,可以选择安装永久起搏器。

第十三章

Chapter 13

心肺复苏

第一节　心肺复苏

Section 1

心肺复苏（Cardiopulmonary Resuscitation，CPR）是急诊医学的重要内容之一，它是针对心跳呼吸骤停所采取的一系列的救治措施，以重建和促进循环，呼吸功能的恢复，其最终目的是使脑功能完全恢复，并能存活出院。因此，目前把心肺复苏扩大为心肺脑复苏（Cardiopulmonary Cerebral Resuscitation，CPCR）。

在古代人们就认识到了心跳呼吸骤停，并开始产生了复苏方法如加温法、刺激法、唤醒法，针对溺水死亡的有震荡法和倒灌法等。尽管经历了数千年的努力，但由于科学技术条件的限制，尚未形成一种行之有效的心肺复苏方法。直到 20 世纪 50 年代，Zoll 和 Kouvenhoven 成功地研究出体外电除颤技术，并成功地抢救了一例室颤患者；Peter Safar 证实了口对口人工呼吸在复苏中的重要作用及 20 世纪 60 年代 Kouvenhoven 报道了胸外心脏按压在复苏中成功。至此，电除颤、口对口人工呼吸及胸外心脏按压构成了现代复苏的三大要素，从而建立了现代心肺复苏术，并系统地提出了现代心肺复苏的基本程序即基础生命支持（Basic Lifesupport，BLS）、高级生命支持（Advanced Life Support，ALS）、后续生命支持（Prolonged Life Support，PLS）。

1966 年美国国家科学院研究委员会（NAS-NRC）和美国心脏病协会（AHA）组织召开了心肺复苏会议，制定了 CPR 和心脏急救（Emergency Cardiac Care，ECC）的标准和指南，1973 年、1979 年、1992 年、2000 年、2010 年又先后召开了 6 次 CPR 与 ECC 的专题讨论会，大大推动了 CPCR 技术的发展。

心跳呼吸骤停的特征是心脏机械收缩活动突然停止，自主和有效循环丧失。引起心跳呼吸骤停的心电机制有三种类型，即心室颤动、无脉电活动（以前称电机械分离）和心电静止。心室颤动为最常见的类型，占心跳骤停的 65%～80%，而无脉电活动和心电静止分别只占 20% 和 30%。80% 心跳骤停患者患病前均有心脏疾患，尤其是冠心病。心肌病引起猝死占 10%～15%。引起心跳骤停其他原因有先天性心脏病、心肌炎、瓣膜病、心电生理异常包括预激综合征和长 Q-T 间期综合征。心肌短暂缺血、电解质紊乱、酸碱平衡失调、药物致心律失常作用等均可引起心脏电生理紊乱，从而导致心搏骤停。非心脏原因所致的心跳呼吸骤停占 20%，主要由中枢神经系统、神经肌肉、呼吸系统疾患、或溺水、烟雾吸入、自缢、镇静剂或麻醉剂过量等引起呼吸功能衰竭，导致意外性心搏骤停。另外电击、中毒、手术及创伤等均可导致意外性心跳骤停。

一、心跳呼吸骤停的临床特征和诊断

心跳呼吸骤停临床上表现为神志突然丧失、大动脉搏动消失、呼吸停止或喘息、面色苍白或紫绀、瞳孔散大或固定。手术过程中心跳停止表现为血压、脉搏测不出,切口不出血,大血管搏动消失。

二、时间就是生命

心跳呼吸停止后,血液循环终止,各组织器官缺血、缺氧。由于脑细胞对缺氧十分敏感,一般在循环停止 $4 \sim 6min$,大脑将发生不可逆损害。为了避免脑死亡,便于心跳呼吸恢复后意识也能恢复,必须在心跳呼吸停止后,争分夺秒,立即进行有效的心肺复苏。实践证明,复苏时间越早,存活率越高。

因此,1992 年、美国心脏病学会(AHA)提出"生存链"(life chain)的基本概念,它包括相互依赖的四个环节,即早期识别和呼救、早期 CPR、早期除颤和早期高级生命支持。实践证明,这一生存链四个环节中任何环节薄弱,生存率将降低。相反,加强生存链四个环节将提高生存率。

然而心跳呼吸骤停发生,大多数发生在院外环境,要切实做到及时有效的心肺复苏,单靠医疗机构力量是不够的,还必须向广大人民群众普及心肺复苏知识和技术,建立社区急救网络系统,改善城市交通状况和公共卫生设施,加强"生存链"四个环节,最终提高心跳呼吸骤停的生存率。

三、心肺复苏的分期和步骤

临床上将心肺复苏分为三期,即基础生命支持、高级生命支持和后续生命支持。

(一)基础生命支持

基础生命支持是心跳呼吸骤停后早期所采取的复苏步骤,有一系列的操作技术组成包括判断技能和支持干预技术。

1. 判断意识与反应

判断在心肺复苏中极其重要,只有在准确地判断心跳呼吸骤停后,才能进行心肺复苏。判断过程体现急救人员反应能力,要求短暂、迅速(在 15s 内完成)。

判断的内容包括意识状态,有无反应。如果患者对刺激无任何反应如无眨眼、无肢体活动、无呼吸、咳嗽等体现生命活动的征象,即可判定心脏停搏。具体判断方法:抢救者站在患者一旁,轻拍或轻摇患者肩膀并大声呼喊"喂,你怎么啦!"如认识可直呼其名。若无反应,立即用手指掐压人中穴、合谷穴,如仍无反应,考虑患者意识丧失。

2. 启动急诊医疗服务系统(Emergency Medical Service System,EMSS)

一旦判断患者意识丧失,应立即拨打当地急救电话(120),启动 EMSS。对于 8 岁以上及成年人心跳呼吸骤停,抢救者应先启动 EMSS,然后立即进行现场 CPR。而对 8 岁以下儿童或由溺水、严重创伤、中毒所致心跳呼吸停止,应先行心肺复苏,然后拨打急救电话启动 EMSS,拨打急救电话时应保持镇静,并尽可能提供以下信息。

(1)事件发生地点(街道名或路名、办公室名称、房间号、及周围标志建筑物)。

(2)现场所使用的电话号码。

（3）所发生的事情如心脏病发作或交通事故等。

（4）有多少人需要帮助。

（5）患者的情况。

（6）已采取了哪些措施。

（7）其他要求的信息。

同时接受急救中心专业急救人员提供的指导措施，然后再挂断电话。

具体操作方法：先大声呼救，如"来人哪，救命哪！"招呼周围的人前来帮忙，拨打急救电话，启动 EMSS，以及协助心肺复苏。

3.放置体位

患者应仰卧在坚实的平（地）面上，头颈，躯干应平直无扭曲，双手放在躯干两侧。如果患者摔倒时面部朝下，应在呼救的同时小心转动患者，注意一手托住患者的头颈部，另一手扶住患者肩部，使头颈、躯干成为一个整体同时转动。

4.畅通呼吸道

心跳呼吸停止后，意识丧失，全身肌肉（包括舌肌）松弛，舌根后坠，造成呼吸道阻塞。由于舌附于下颌，若将下颌向上抬，并向前移，舌将离开咽喉部，气道即可开放。

通常采用仰头举颌（颏）法畅通呼吸道，即一手置于前额，使头部向后仰，另一手的食指与中指置于下颌骨近下颏或下颌角处，抬起下颌，但要注意不要压迫患者颈前部颌下软组织，以防压迫气道，不要使颈部过度伸展。

如有颈部损伤时，CPR 时不能使头部后仰，以免进一步加重颈椎损伤。在这种情况下，采用托颌法开放气道较安全，具体方法为用双手置于患者头部两侧下颌角，肘部支撑在患者躺的平面上，用力向前上托起下颌，并使头向后仰。

畅通呼吸道时，如发现口内有异物或呕吐物时，应将其去除。液体分泌物可用指套或指缠纱布清除，固体异物可用食指作成钩状取出。部分患者因呼吸道不畅而发生窒息以致心搏骤停，经畅通呼吸道后呼吸恢复，继而心搏也恢复。

5.判断呼吸

开放气道后，先将耳贴近患者口鼻，头部侧向患者胸部，眼睛观察患者胸部有无起伏，面部感觉气道有无气体排出；耳听呼吸道有无气流呼出的声音。若无上述体征，可确定为呼吸停止。判断及评价时间不得≤10s。大多数呼吸或心跳骤停患者均无呼吸或呼吸异常，不规则呼吸。若判断为无呼吸或呼吸异常时，应立即实施人工呼吸，在不能确定通气是否异常时，也应立即进行人工呼吸。

6.人工呼吸

（1）口对口人工呼吸：口对口人工呼吸是一种快捷有效的通气方法，呼出气体的氧气足以满足患者要求。人工呼吸在气管通畅情况下进行。具体方法：将按于前额一手的拇指与食指捏闭患者鼻孔，另一手的拇指将患者口部瓣开，抢救者深吸一口气后，张口贴近患者的嘴，将患者口部完全包住，呈密封状，缓慢吹气，每次吹气应持续＞2s，确保呼吸时胸部抬起。为了减少胃肠胀气发生，对大多数成年人规定＞2s给予 10 ml/kg（700～1 000ml）潮气量，可提供足够的氧合。一次吹气完毕后立即与患者口部脱离，轻轻地抬起头部，眼视患者胸部并吸入新鲜空气，同时放松捏鼻的手，此时患者胸部向下塌陷，有气流从口鼻排出，通气频率为 10～12 次/min，或每按压胸部 15 次后，吹气两次，即 15∶2。

（2）口对鼻人工呼吸：有些情况下，不能进行口对口人工呼吸，如牙关紧闭，口部严重损伤，或抢救者不能将患者口部完全紧密地包住等。这时应采用口对鼻人工呼吸。具体方法：一手按于前额，使患者头部后仰，另一手提起下颌，并使口部闭住，抢救者深吸一口气，然后用口包住患者的鼻部,用力向患者鼻孔吹气。一次吹气完毕后,立即与患者鼻部脱离,轻轻抬起头部并吸入新鲜空气,患者依靠胸部弹性回缩力量被动呼气,其通气频率、潮气量与口对口人工呼吸相同。

(3)口对面罩呼吸:用透明带有单向阀门的面罩,可将抢救者呼气吹入患者肺内,有的面罩有氧气接口,以便口对面罩呼吸时供给氧气。用面罩通气时双手把面罩紧贴患者面部,闭合性好,通气效果好,同时避免与患者口唇直接接触。

(4)球囊—面罩通气:球囊—面罩可提供正压通气,但急救中挤压气囊难保不漏气,尤其单人复苏时易出现通气不足。双人复苏时,一人压紧面罩,一人压紧球囊,通气效果较好。

7. 人工循环

(1)判断:检查有无脉搏,由于颈动脉位置靠近心脏,容易反映心搏情况,通常以触摸颈动脉搏动来判断是否有心跳。方法:在开放气道情况下进行,一手置于患者前额,使头部保持后仰,另一手食指和中指指尖先触及气管正中部位,男性可先触及喉结,然后向旁滑移2～3cm,在气管旁软组织深处轻轻触及颈动脉搏动,未触及搏动表明心跳已停止。由于触及颈动脉搏动费时而其诊断心搏停止的敏感性和特异性不高,《2 000国际复苏指南》规定对非专业人员不要求把检查颈动脉搏动作为一个诊断步骤。因此,非专业急救人员无需根据脉搏检查结果来确定是否需要胸外按压或电除颤,而是要求检查循环体征,即人工通气后,观察患者对通气有无反应,有无呼吸,咳嗽活动及其他任何机体运动机能。但对于专业急救人员仍要求检查脉搏,以确认循环状态,一旦确认无循环征象,即无呼吸,咳嗽活动,无任何机体运动机能,应立即进行人工循环,BLS时人工循环主要是胸外心脏按压。

(2)胸外心脏按压:胸外心脏按压的部位为胸骨中下1/3交界处,具体定位方法:首先以一手的食指、中指沿患者的肋弓处向中间滑移;在两侧肋弓交界处寻找胸骨下切迹,将食指和中指横放在胸骨下切迹上方,两指上方胸骨正中部即为按压区。以另一手的掌根部放在按压区,掌根与胸骨长轴重叠,然后将定位之手放下,将掌根重叠于另一手背上,手指脱离胸壁。抢救者双臂应绷直,双肩在患者胸骨上方正中,垂直向下用力按压。按压利用髋关节为支点,以肩臂部力量向下按压。按压应平稳,有规律地进行,不能间断,不能冲击式地猛压。按压及放松时间应大致相等,或放松时间宜稍长于按压时间。放松时定位手掌不要离开胸骨定位点,但应尽量放松,不使胸骨受任何压力。按压频率为100次/min,成人按压深度为4～5cm。现场心肺复苏者容易疲劳,随时间的延长,不能保持正确的手法,影响复苏效果。因此,在现场应有第二抢救者或更多的抢救人员轮换操作,以保证有效复苏。无论是单人心肺复苏还是双人心肺复苏,胸外心脏按压与人工呼吸之比均为15：2。

胸外按压的机制有"心泵学说"和"胸泵学说"两种:①"心泵学说"认为,胸外按压对位于胸骨和脊柱之间的心脏产生直接压力,引起心室内压力的增加和二尖瓣、三尖瓣关闭,从而使血液流向肺动脉和主动脉。已有研究表明,高冲量、高频率的胸外按压有较高的心搏量和冠状动脉血流,指出在胸外按压最初5min,有瓣膜运动和心脏压缩。②"胸泵学说"则认为胸外按压使胸腔内压力升高并平均地传至胸腔内所有的血管结构,由于动脉不萎陷,压力几乎可全部从胸腔内动脉传至胸腔外动脉,而完好的静脉瓣和静脉萎陷,可阻止压力完全传至胸腔外静脉,于是产生了胸腔动静脉压力差,使血液流动。浮动胸腔患者CPR时动脉压不增加,除非用条带来固定胸壁增加胸内压,心脏停搏者在意识丧失前令其咳嗽,能保持清醒,有人研究此时收缩压可达13.3 kPa(100mmHg),咳嗽主要是增加胸内压;二维超声心动图显示CPR时,二尖瓣和三尖瓣保持开放,支持心脏只是一个被动的管道而非泵的作用,以上研究均支持"胸泵学说"。

目前较多学者倾向"胸泵学说",但心泵机制不能排除。此外,胸外按压时机械刺激心脏收缩也可能是血液流动的机制之一。

8. 再评价

抢救者在完成四个 15：2 的按压/通气周期后再评价呼吸循环呼吸体征,如仍无呼吸循环征象,继续 CPR,如无呼吸,但有循环体征,则继续以 10～12 次/min 频率进行人工呼吸,每隔几分钟检测一次循环,如自主循环和呼吸恢复,应将患者置于恢复体位。

（二）除颤与自动体表除颤器

心脏骤停时最常见的心律失常是心室颤动,而终止室颤最有效的办法是电除颤。但成功除颤的机会转瞬即逝,如不除颤,室颤数分钟后可能转为心电静止。如能在发生心脏骤停后 6～10min 内进行电除颤,许多成人患者复苏后可无神经系统损害。若同时进行 CPR,复苏成功率更高。虽然及时 CPR 可以维持脑和心脏功能,延长循环持续时间,但不能将室颤转为窦性心律。电除颤是治疗室颤最有效的方法,而且时机是关键。实践证明,除颤每延迟 1min,复苏成功率下降 7%～10%。因此,《2 000 国际复苏指南》要求院前心跳骤停复苏时,应早期除颤,即向 EMSS 求救后 5min 内实施电除颤;对于院内心跳骤停,除颤应在 3min 内实施。这不仅要求在医院内装备除颤器,科室内所有医务人员必须经过急救知识培训,并掌握除颤技术,而且要求在公共场所配备自动体表除颤器（AED）。自从 AED 问世及在抢救中的应用,目前已将除颤列为基础生命支持的范畴。

1. 原　理

除颤是应用除颤器二个电极板经胸壁或直接向心脏通以高压强电流,使所有的心肌纤维瞬间除极,消除异位心律,然后由窦房结恢复起搏功能而控制心搏。

2. 适　应　证

除颤也称为非同步电复律,主要用于室颤和室扑的复律治疗。但值得注意的是,室速时综合波形态和心律失常的变化很大,尤其是多形性室速,这时,同步电复律非常困难。因此,室速尤其伴血流动力学严重紊乱（无脉搏,意识丧失,低血压或严重肺水肿）时,亦应立即行非同步电复律治疗。

3. 除颤能量

电除颤能否成功,不仅取决于室颤发生到首次除颤的时间,而且还取决于除颤所选择的能量。如电除颤时所选择的能量或电流太小,则不能终止心律失常;若选择能量或电流太大,则会造成心脏损害。

传统推荐首次单相波除颤能量为 200J,第二次和第三次除颤能量分别是 300J 或者提高到 360J。即使一种能量水平的除颤治疗暂时无效,仍可以通过重复同一能量水平的电除颤而获得成功。这是由于重复电除颤后,经胸电阻抗值下降,再次相同能量的除颤,所产生电流相对增加,如两次单向波型除颤均不成功,则应立即给予 360J 的电除颤。如室颤终止后再出现,则给予前次成功电除颤的能量水平的电除颤。

近年来,研制出双相波型除颤器,双相波型除颤器所需电能较单向波型小,研究表明≤200J 的双相波型除颤能量是安全和有效的。

转复血流动力学稳定的心动过速如室上性心动过速、房颤、房扑时应选用同步电复律方式。转复心房颤动所需的能量为 100～200J（单相波除颤）;转复房扑和阵发性室上速所需能量通常为 50～100J;若转复失败,可逐渐增加能量。室性心动过速转复能量大小依赖于室性心动过速波形特征和电复律时心率快慢。单形性室性心动过速对首次 100J 单相波复律治疗效果好。多形性室速（形态及节律均不规则）类似于室颤,首次应选择 200J 单向波电除颤。如未成功,再逐步增加能量。

4. 电极放置

电除颤时,电极板放置位置有两种:①前侧位:一个电极板放置在左侧第 5 肋间与腋中线交界处,另一电极板放置在胸骨右缘第2肋间。②前后位:一个电极板放置胸骨右缘第2肋间,另一电极板放置在左背肩胛下面。

5. 除颤步骤

①患者仰卧位;②打开除颤器电源开关;③将电极板均匀涂以导电膏(或用生理盐水代替);④放置电极板;⑤选择所需的能量;⑥按充电按钮充电;⑦同时按压两个放电钮放电。

6. 注意事项

两电极板之间不能留有导电膏及生理盐水以免短路,除颤时所有人员不能与患者接触,除颤时避免电极板靠近起搏器,以免起搏器失灵。同步复律时应打开同步开关。

7. AED 的操作程序

患者仰卧,AED放在患者身旁,操作者站在患者左侧进行操作,同时另一人在患者右侧进行CPR,AED操作分四步。

(1)接通电源,打开电源开关,仪器发出语音提示,指导操作者进行后面步骤。

(2)安放电极,迅速将电极片粘贴在患者的胸部,一个电极放在患者右上胸壁锁骨下方,另一个电极放在左乳头外侧,上缘距离腋窝7cm左右,在粘贴电极片时停止CPR。

(3)分析心律,急救人员和旁观者不应与患者接触,避免影响仪器分析心律。心律分析需要5～15s,如果患者发生室颤,仪器会通过声音报警或图形报警给予提示。

(4)电击除颤时,先按压自动充电按钮并有声音及指示灯提示,在按压电击按钮前必须使所有人不接触患者,电击时患者会抽动一下,第一次电击后,先不要进行CPR,AED会自动重新进行心律分析,若心律仍为室颤,AED会发出提示,并自动充电,之后进行第二次、第三次除颤。三次除颤后仪器会自动停止1min,这时应检查患者循环并进行1min的胸外按压和人工呼吸,若心律仍为室颤,再进行电击除颤及CPR,直到仪器出现"无电击指征"。注意不要在连续三次除颤中检查循环情况,因为这会耽搁仪器的分析和电击,快速连续电击可部分减少胸部阻抗,提高除颤效果。

若AED提示:"无除颤指征",检查患者的生命体征,如循环未恢复,继续进行CPR。若出现三次"无除颤指征"提示,则成功除颤可能性小。因此行1～2min的CPR后,需再次行心律分析。若自主循环体征恢复,应检查患者呼吸,若无自主呼吸,即给予人工通气,10～12次/min。若有呼吸,将患者置于恢复体位,除颤器应仍连接在患者身体上,如再出现室颤,AED会发出提示,并自动充电,再行电除颤。

(三)高级生命支持

高级生命支持是基础生命支持的继续,是借助于器械设备及先进的复苏技术和知识,以争取较佳疗效的阶段。它是由医务人员到达急救现场或在院内进行。其中包括呼吸、循环支持、心电监护、电除颤及复苏药物的应用。

1. 畅通气道

根据不同情况和条件,选用不同的类型的导气管,如口咽导气管、鼻咽导气管、喉罩气道、食管气管导管、咽气管导管及气管插管,必要时气管切开以确保气道通畅。

口咽气道有两种类型:①普通型;②S型。目前多推荐使用后者,其内有单活瓣,可避免患者唾液反流和交叉感染,插管前先根据患者体重选择大小合适的导管,通常唇到下颌角距离即为所需口咽导管的型号。口咽导管插入方法有两种:①打开口腔或应用压舌板压迫舌头,另一手持口咽导管插入口腔,沿自然弯曲前进,到达咽后壁。②沿着硬颚先反向插入口咽导气管,当全部进入口腔后,将导气管旋转180°,这时导管沿着舌体自然弧度放置,其尖端位于下咽部。

口咽导管适用于浅昏迷而不需气管内插管的患者,必须由经过适当训练的人使用,注意所放置位置,操作不当会将舌推向后咽部,引起呼吸道堵塞,清醒的患者口咽导气管可引起恶心、呕吐或由呕吐物造成喉痉挛,故不宜使用。

鼻咽导气管是一种不带气囊,由橡胶或塑料制成的通气导管,主要用于牙关紧闭,颌面部创伤等不宜行口腔通气的患者,颅底骨折的患者慎用。插管时选择大小合适的导管,外涂麻醉胶润滑,选择鼻腔通畅一侧,局部喷血管收缩剂如麻黄素,将导气管与腭平行置入鼻腔,插入下咽部,深度恰好使舌根部游离即达舌根的咽后壁。按压胸部可见气流从导管内冲出,或在导管内吹气见胸廓抬起,证明位置正确。鼻咽导气管置入可引起黏膜损伤和出血,导管过长可刺激声门反射,引起喉痉挛、恶心、呕吐,操作时应注意。

食管堵塞导气管(Esophaged Obturator Airway EOA)是一种替代气管插管的方法,适用于操作者不会进行气管插管,或气管插管器械没有准备好,或患者的情况不允许气管内插管时。食管堵塞导气管由一个带气囊的大口径圆管和面罩组成。管子远端为封闭的盲端管子,上 1/3 处相当于咽部位置有许多小孔,当管子插入食管时,将气囊充气,可堵塞食管,防止呕吐和胃食管反流。正压通气或给氧时,气体不能进入食管,而经过小孔进入气管。

操作前先检查气囊是否漏气,然后将导管涂以石蜡油,操作者站在患者头侧,一手持导管,另一手提起患者下颌,在舌背上顺势将导管插入食管,确定位置正确后将气囊充气,并固定好面罩。注意气囊位置,一定要在气管隆突以下,否则气囊会引起气道阻塞,必要时可在此基础上进行气管插管。

食管堵塞导气管通常操作方便,在盲目下完成,但维持气道通畅的效果差,不能进行气管内吸引,故其价值不如气管内插管,主要用于院外急救,并只适用于成年人。如果插入时间长,气囊压迫可导致食道黏膜缺血、坏死。

EOA 有几种改良型,如食管胃管导气管(Esophaged Gastric Tube Airway , EGTA),面罩上有二个孔,一个孔作为通气,另一个孔通过食管内导管,但导管远端有一小孔可通过 16 号胃管,进入胃部,用于吸引胃液,而不至于影响通气。

食管气管导气管(Esophaged Trachea Combined Tube , ETC),它具有食管堵塞导气管和常规气管内插管的联合功能,是一种双腔管,中间有隔膜隔开,双腔管既可插入食管,也可插入气管。气管型导管前端开口,食管型导管前端为盲端,在咽喉水平有许多小孔,联合导管如插入气管可通过"气管型"导管通气;如插入食管,则气流由"食管型"导管的小孔进入气管。ETC 插管方法简单,不需要喉镜等特殊器械,且不需要用外固定,能有效地防止胃液反流。

喉罩(Larynged Mask Airway , LMA)是由一根通气导管和远端一个卵圆形可充气罩组成,LMA 被置于咽部,在远端开口进入下咽部感觉有阻力时,向罩内注入适量的空气,密封喉部,即可进行通气。LMA 与面罩相比,通气管安全可靠,发生误吸少,而操作简单,在颈部损伤、气管插管困难时使用具有优势。

气管内插管是一种保持呼吸道通畅,保持有效通气及防止胃胀气,胃液反流入气道的最有效的方法,而且 CPR 中还可气管内给药,但是气管内插管技术性强,必须有受过专门训练的医护人员实施。插管要求迅速,一般 ≤30s,不能因为插管时间长而中断 CPR,不宜反复试插,两次试插之间必须给予足够的通气和供氧,无论院内和院外 CPR,有条件时应气管插管。

2. 有效通气

在畅通呼吸道情况下,可选用各种人工通气的机械设备,目前国内 CPR 时使用简易呼吸器较多因其操作简便易行,未行气管内插管的可用简易呼吸器对面罩或导气管通气,也可以对气管内导管通气。如心脏复跳而呼吸未恢复或较弱,选用呼吸机控制通气或辅助通气。

3. 人工循环

在高级生命支持中,如果患者自主循环未能恢复,可借助辅助循环装置和技术继续建立人工循环,以促进患者自主循环恢复。

（1）心肺复苏机（Thumper）：胸外心脏按压及人工呼吸要消耗较大的体力，在技术人员少的情况下，如复苏时间较长，有效胸外按压可靠性降低。心肺复苏机可按程序提供标准的CPR，按压/通气比例5∶1，按压幅度、频率、通气量均可调节。多为高压气体驱动，无需电源，使用方便，其血流动力学可与标准的人工CPR媲美，但心肺复苏机不适宜于婴幼儿。

（2）插入性腹部按压CPR（IAC-CPR）：IAC-CPR是指在心脏按压的放松阶段由另一名急救人员按压患者的腹部。腹部按压部位在腹部中线剑突与脐部中点，腹部按压的力量应足以在腹主动脉和腔静脉产生100 mmHg的压力，使主动脉产生相当于正常心跳时搏动。

实践证明，院内复苏中IAC-CPR效果优于标准CPR，但在院外复苏时未显示出明显的优越性。IAC-CPR不会比标准CPR引起更多的并发症。因此，在院内复苏中，可将该方法作为标准CPR的一种替代疗法，但应有足够的人员接受这一操作的训练，对于主动脉瘤患者、孕妇及近期腹部手术者，进行IAC-CPR的安全性和有效性尚缺乏研究。

（3）主动加压—减压CPR（ACD-CPR）：ACD-CPR是一种发展起来的可以改善CPR效果的复苏技术，应用胸外按压器进行操作，按压时胸内压增加，放松时吸力盘可主动提起胸壁降低胸内压，以增加静脉回流。实验室和临床研究已证实：ACD-CPR与标准CPR相比，可改善复苏时血流动力学情况，而且复苏后长期预后也优于标准CPR，但需注意ACD-CPR的合并症。

（4）气背心CPR：气背心CPR是通过一环绕胸部的类似于大血压带的充气背心，通过周期性充气增加胸内压和放气降低胸内压而进行复苏，动物实验和临床研究证实该方法可以改善血流动力学效应，但由于仪器的体积和容量的限制，只适用于医院内或救护车内作为标准CPR的替代疗法，而且必须经过训练的院内专业人员来操作。

（5）同步通气—按压CPR（SVC-CPR）：SVC-CPR的机理是把整个胸腔作为心脏骤停复苏血流产生的泵，压力梯度来自胸腔内外血管床的压力差，由于其疗效需进一步证实，故目前尚未用于临床。

（6）阶段性胸腹加压—减压CPR（PTACD-CPR）：PTACD-CPR使用特殊复苏器，交替地进行胸部加压、腹部减压和胸部减压、腹部加压。这一方法结合了IAC-CPR和ACD-CPR的原理，理论上包括了胸部和腹部的加压、减压的结合，可增加心脏骤停CPR时的血流量。动物和临床实验均证实，使用PTACD-CPR可改善血流动力学状况，只要方法正确，未发现严重并发症。

（7）主动脉气囊反搏（IABP）在降主动脉内放置一气囊导管，胸腔按压时放气，停止按压时充气，阻断90%的降主动脉血流，以提高升主动脉的舒张压，增加心脑的血流灌注，但技术复杂、费用昂贵，对提高复苏成功率的作用有待于进一步研究。

（8）急诊体外循环（CCPB）：急诊体外循环是通过股动脉和股静脉插管将静脉血通过一机械装置进行充分氧合，并以一定压力送至动脉产生动脉压，进行血液循环方法。实验研究证实，心跳骤停常规CPR无效时，急诊体外循环可改善血流动力学状况和存活率，由于设备和技术限制，临床上用于手术室、ICU、导管室，并且需要训练有素的医务人员操作。

（9）开胸心肺复苏术（OCCPR）：OCCPR是直接挤压心脏，可为心脏和脑提供接近正常的血流灌注，实验研究证明：心脏停搏早期，经短期闭胸CPR无效后，直接心脏按压可提高患者的存活率。但如果时间延迟（心脏停搏25min以后）再行OCCPR并不改善抢救结果。但OCCPR需要心脏外科医师实施，技术要求高，并且术后要求特别护理，故不建议心脏骤停患者常规行OCCPR，尤其不能把这一方法作为长时间复苏的最后努力。OCCPR适用于胸部穿透伤引起的心脏骤停，胸廓严重畸形或重度肺气肿，影响胸外心脏按压，继发于重度低温、心包填塞、张力性气胸等心跳骤停。OCCPR的时机应在常规CPR10～15min，最多≤20min无效时，舒张压<40mmHg，体外除颤不成功。宜在急诊室及手术室进行。

4. 心肺复苏时药物治疗

（1）给药途径主要有以下几种。

1）静脉给药：静脉为首选的给药途径，一般选用上腔静脉系统给药，包括外周静脉和中心静脉两种。颈内静脉和锁骨下静脉为最佳给药途径。若心脏骤停前没有静脉插管，首选肘静脉，不要为了放置颈内和锁骨下静脉导管而中断CPR。抬高静脉给药一侧肢体及用药后用大量液体冲能加快药物到达中心循环。肢体远端静脉及下腔静脉系统给药，效果不好。

2）气管内给药：已行气管内插管或气管切开而静脉通路尚未建立时，肾上腺素、利多卡因、阿托品可以气管内给药。有人建议在未建立静脉通路及气管插管时，可先经环甲膜穿刺气管内给药。气管内给药时剂量比静脉内用药量大2～2.5倍，并用生理盐水或注射用水稀释，给药时应将一导管放过气管内插管的尖端。此时，应停止胸部按压，药物溶液应迅速地沿气管内导管喷入，并迅速向肺内吹气几次，以使药物雾化而加快吸收，当吹气时应停止胸部按压。

3）心内注射给药：以前CPR中心内注射给药作为常规给药途径。研究表明：中心静脉和气管内给药与心内注射给药比较，其复苏成功率，血药浓度均无明显差别。但心内注射有导致冠状血管撕裂、心包填塞、气胸的危险，且心内注射时要中断胸部按压和通气。因此，目前认为心内注射给药只能用于开胸心脏按压或无其他给药途径时。

4）骨髓内给药：适用于小儿患者，静脉穿刺困难者。

（2）血管活性药物的应用主要表现在以下几个方面。

1）肾上腺素：肾上腺素为CPR时首选药物，它为α、β肾上腺素能受体激动剂，复苏时主要利用其α受体激动作用，使主动脉内压升高，增加心肌和脑的灌注。但其β肾上腺素能受体的作用是否有利于复苏尚有争论，因为β受体兴奋增加心肌氧耗和减少心内膜血供。多年来，对肾上腺素最佳使用量问题一直在探讨，因为目前广泛使用的肾上腺素标准剂量，并不是按患者体重计算出的。20世纪80年代，人们通过一系列的实验研究得出了肾上腺素的量效关系曲线，经计算表明，该药发挥最佳疗效的剂量范围为0.045～0.20 mg/kg。并且发现较大剂量的肾上腺素能够改善血流动力学，提高复苏成功率。这一研究结果促使较多的临床医师开始在临床上应用较大剂量的肾上腺素。多年来动物和人体CPR实验研究已证实，大剂量的肾上腺素可增加血管紧张度，增加冠状动脉血流量，改善自主循环的恢复率，但也能导致术后心功能不全，高肾上腺素状态。而且大剂量的肾上腺素不能改善患者长期预后。因此，目前不推荐常规使用大剂量的肾上腺素。如果常规剂量肾上腺素（1mg）治疗无效时，可以考虑应用。具体方法：首剂1mg，稀释至10 ml静脉推注，以后每3～5 min重复一次，无效时可考虑逐渐加大至0.1mg/kg。

2）血管加压素：血管加压素是垂体后叶分泌的一种激素，具有抗利尿作用，同时又是一种有效的血管收缩剂，主要通过刺激平滑肌V_1受体而发挥作用。复苏时应用血管加压素可增加冠状动脉灌注压，重要器官的血流量。临床初步研究表明，血管加压素使院外室颤患者恢复自主循环的可能性增加，而且对于高级生命支持反应差的心跳骤停患者，血管加压素有可能恢复自主心律。院内临床试验结果表明，血管加压素和肾上腺素对CPR的治疗作用都可以产生较好的疗效，二者在心脏停搏短时间内的治疗效果相似。但研究表明对心跳停搏时间较长者，血管加压素治疗效果特别好。因为酸血症时，血管对肾上腺素反应差，而血管加压素的作用不受影响。血管加压素可能对心电静止和电机械分离有效，但目前缺乏足够的资料来积极推荐使用血管加压素。对于肾上腺素治疗无效者应用该药可能有效，但其有效性和安全性有待于进一步证实。血管加压素对维持中毒性休克及感染性休克血流动力学有效，如果对标准治疗效果不佳，持续性静滴血管加压素可能会有助于治疗。

3）去甲肾上腺素：去甲肾上腺素是一种血管收缩药物和正性肌力药。主要激动α受体，对β受体激动作用较弱。当小剂量（0.4mg/kg）应用时以β受体兴奋为主，增加心肌收缩力。剂量较大时,α受体兴奋为主,外周血管收缩,尤其皮肤黏膜、肾血管收缩明显,冠状动脉扩张,增加心脏等重要器官血流灌注。主要用于严重低血压(收缩压< 70 mmHg)和外周血管阻力降低者。低血容量引起低血压是其相对禁忌证;对缺血性心脏病患者应谨慎应用;注射时渗漏可造成皮肤组织缺血性坏死,应特别注意。去甲肾上腺素剂量为 0.5 ～ 1.0 μg/min 静注,顽固性休克患者去甲肾上腺素用量可达 8 ～ 30 μg/min。

4)多巴胺:多巴胺是去甲肾上腺素的化学前体,具有α受体、β受体激动作用,又有多巴胺受体 1 和受体 2 作用。多巴胺随着应用的剂量不同,其效应亦不同。小剂量(2 ～ 4 μg/kg/min)主要兴奋多巴胺受体,表现为轻度正性肌力和肾血管扩张作用。中等剂量(5 ～ 10 μg/kg/min)主要激动 β_1、β_2 受体,表现为正性肌力作用,心肌收缩力增加,心输出量增加,心率轻度加快,收缩压升高,舒张压变化不大。大剂量(> 10 μg/kg/min)主要兴奋α受体,外周血管收缩,肾血流量减少,收缩压和舒张压均升高。在复苏过程中,多巴胺主要用于心动过缓或自主循环恢复后低血压者。

5)多巴酚丁胺:多巴酚丁胺是一种合成的儿茶酚胺类药物,主要通过激动 β_1 肾上腺素能受体发挥作用,具有很强的正性肌力作用。表现为增强心肌收缩力,降低右室充盈压,并具有剂量依赖性。该药在增加每搏心输出量的同时可导致反应性周围血管扩张,所以用药后血压一般保持不变。使用时应根据血流动力学监测来确定最佳剂量。常用剂量为 5 ～ 20 μg/kg · min,多巴酚丁胺作用个体差异很大,尤其老年人对多巴酚丁胺的反应性明显降低,> 20 μg/kg · min 的给药剂量可使心率增快 10%,加重心肌缺血。多巴酚丁胺适用于复苏后心功能不全及心源性休克。

6)氨力农和米力农:氨力农和米力农是磷酸二酯酶 II 抑制剂,具有正性肌力和血管扩张作用,氨力农改善前负荷的效应较儿茶酚胺更加明显,对血流动力学的改善与多巴酚丁胺相似。磷酸二酯酶抑制剂用于标准治疗反应不佳严重的心衰和心源性休克。但氨力农可加重心肌缺血或加重室性早搏,所以使用时最好监测血流动力学。瓣膜阻塞性疾病是使用该药的禁忌证。氨力农首剂 0.75 mg/kg 于 2 ～ 3min 内注射完毕,以后以 5 ～ 10 μg/kg · min 静滴维持,每日最大剂量≤10 mg/kg。米力农的作用强度为氨力农的 10 ～ 30 倍,且半衰期较长。用药时先给予首剂负荷量(150 μg/kg10min 内静脉推注),然后 0.375 ～ 0.75 μg/kg · min 静脉滴注维持 2 ～ 3d,但对于肾功能不全患者需要调整用药剂量。

7)异丙基肾上腺素:仅用于严重的心动过缓和尖端扭转性室速,对心脏停搏和低血压者不宜使用。

缓冲剂的应用:主要是碳酸氢钠的应用。心跳呼吸骤停后,由于呼吸循环停止,缺氧和二氧化碳潴留均可导致酸中毒。但在心跳骤停的早期,主要是 CO_2 潴留引起呼吸性酸中毒,这时控制酸碱平衡的关键是进行足够的肺泡通气及足够的血流灌注,而不是积极应用碳酸氢钠等缓冲剂。目前尚无研究证明使用缓冲剂治疗可以改善预后。相反,实验室和临床资料表明碳酸氢钠不能增加除颤效果或提高存活率,而且有加重 CO_2 潴留可能;过多应用碳酸氢钠可导致碱中毒、使血红蛋白氧离曲线左移加重组织缺氧;引起高钠血症和高渗状态,可使儿茶酚胺失活等副作用。同时,目前实验室和临床研究尚无肯定结论证实,低 pH 值会影响除颤成功率及自主循环恢复或短期的存活率及交感神经的反应性。

对于心跳停搏时间较长或患者已存在代谢性酸中毒、高钾血症或三环类、巴比妥类药物中毒,应用碳酸氢钠可能有效。但只有在除颤、胸外心脏按压、气管插管、机械通气和血管收缩剂治疗无效时,方可考虑应用。

碳酸氢钠起始剂量为 1 mmol/kg 静脉注射,有条件应根据血气分析来指导用药,以免发生碱中毒。

（3）抗心律失常的应用主要表现在以下几个方面。

1）利多卡因：利多卡因是治疗室性心律失常的药物，适用于电除颤和肾上腺素治疗后无效顽固性室颤和无脉性室速，血流动力学稳定性室速及血流动力学有改变的室性早搏。利多卡因过去一直作为治疗室性心律失常的首选药物。但在心肺复苏时，利多卡因只作为其他药物（胺碘酮、普鲁卡因酰胺和索他洛尔）治疗无效时的第二选择。心跳骤停者，初始剂量为 1.0 ～ 1.5 mg/kg，静脉有效后应用以 2 ～ 4 mg/min 静滴维持，对顽固性室速、室颤，可酌情在给予 0.5 ～ 0.75 mg/kg，3 ～ 5min 静注完毕。总剂量≤3mg/kg（或 ＞ 200 ～ 300 mg/h）。老年人及肝功能不全者应减量。

2）溴苄胺：溴苄胺选择性延长心肌和心脏传导纤维的动作电位时间和有效不应期，明显提高室颤阈，如初次电击失败，静注溴苄胺后再次电击可提高转复成功率。主要用于对电除颤和肾上腺素治疗无效的室速和室颤。由于给药可产生节后肾上腺能组滞作用，常出现低血压。而且 1999 年后该药不再生产，因此 2000 年国际心肺复苏指南取消推荐该药应用。用法剂量按 5 ～ 10 mg/kg 静脉注射，间隔 10 ～ 30min，可重复注射，但总剂量≤30mg/kg。

3）胺碘酮：胺碘酮的药理作用复杂，既可作用于心肌细胞膜上的钠、钾和钙通道，延长复极，同时又有α受体和β受体阻滞作用，可用于房性和室性心律失常。临床上主要用于快速房性心律失常伴有严重的左心功能不全，应用洋地黄无效者，胺碘酮对控制心率可能有效；心脏停搏者持续性室速和室颤，在电除颤和使用肾上腺素后，建议使用胺碘酮；血流动力学稳定性室速，多形性室速，不明原因的多种复杂的心动过速；顽固性室上速，房性心动过速，电转复的辅助措施，以及房颤的药物转复治疗；预激综合征伴房室旁路传导性快速心律失常。胺碘酮应用时首剂 150 mg，10 min 内静注，然后按 1 mg/min 剂量静脉维持，6h 后改为 0.5 mg/min 静滴维持。对再发或持续性心律失常，必要时可重复给药 150 mg，但每日最大剂量≤2g，对于心跳骤停患者如为室颤或无脉性室速，首剂为 300 mg，溶于 20 ～ 30ml 盐水和葡萄糖中快速推注。胺碘酮的副作用有低血压和心动过缓，预防方法可减慢给药速度，低血压可给予补液升压治疗，心动过缓应用临时起搏治疗。

4）阿托品：阿托品主要用于迷走神经亢进引起的心动过缓、房室传导阻滞，血压降低者。使用方法：心脏停搏或缓慢性无脉性电活动，给予 1mg 静注，无效时 3 ～ 5min 重复 1 次，总剂量 3mg（0.04mg/kg）。由于阿托品有可能引起心动过速，加重心肌缺氧，增加急性心肌梗死患者心肌缺血或扩大梗死面积，因此急性心肌梗死患者慎用。

5）普鲁卡因酰胺：普鲁卡因酰胺属于 IA 类药物，可用于室上性心律失常（尤其是房扑和房颤），预激综合征伴快速室率的心律失常，宽 QRS 心律失常。可以 20 mg/min 的速度静滴，直至心律失常控制。快速冲击给药可引起毒性反应，严重低血压，由于给药速度限制影响了其在急救中的应用。一般紧急情况下，可按 50 mg/min 静注给药，至总量 17 mg/kg，维持量为 1 ～ 4 mg/min 静滴。心脏骤停患者快速给予普鲁卡因酰胺的危险性有待于进一步研究。肾功能不全者需减量。Q-T 延长和尖端扭转性室速的患者禁用。

6）普罗帕酮等 IC 类药物：普鲁帕酮与氟苄胺等 IC 类药物，具有减慢传导和延长动作电位时间，同时具有非选择性阻滞β受体作用，对心肌具有负性肌力作用，因此，左室功能受损禁用。主要用于治疗室上性和室性心律失常，但研究证实该类药物如氟苄胺可增加心肌梗死的死亡率，因此对疑有冠心病的患者禁用氟苄胺。使用剂量为 1 ～ 2 mg/kg，静注速度为 10 mg/min，副作用包括心动过缓、低血压和胃肠反应。

7）β受体阻滞剂：β受体阻滞剂有降低心肌氧耗及抗心律失常作用。研究证实，β受体阻滞剂降低急性心肌梗死室颤发生率和死亡率，故主要用于急性冠脉综合征治疗。常用药包括普萘洛尔、倍他乐克、艾司洛尔。应用时，倍他乐克 15mg 静注，注射速度 1mg/min，以后开始口服

$25 \sim 50\,mg$ 每日 2 次。艾司洛尔是一种短效 β 受体阻滞剂,主要用于室上性心动过速的紧急处理,包括阵发性室上速、房扑、房颤、房性心动过速、尖端扭转型心动过速或心肌缺血。可快速静脉注射 $0.5 \sim 1\,mg/min$,或先注射负荷量 $0.5\,mg/kg \cdot min$,然后应用 $0.05\,mg/kg \cdot min$ 维持 $4min$,如无效,重复给予负荷量 $0.5\,mg/kg \cdot min$,增加维持量 $0.1\,mg/kg \cdot min$,必要时 $4min$ 重复给予负荷量而增加维持量(按 $0.05\,mg/kg/min$ 递增),直至最大剂量 $0.2\,mg/kg \cdot min$,如有必要,可持续 $48h$ 静滴。

(4)其他用药主要有以下几种

1)钙剂:钙离子在心肌收缩和冲动传导中有重要作用。但研究表明心跳骤停患者应用钙剂治疗是无效的。补钙过多导致高钙可能对机体有害。只有在高钾血症、低血钙或钙通道阻滞剂中毒时,钙剂治疗有效。其他情况不宜用钙剂治疗。常用钙剂有 10% 氯化钙溶液和葡萄糖酸钙溶液,需补钙时,可按 $2 \sim 4\,mg/kg$ 给予,必要时,$10min$ 重复给药。

2)镁剂:心跳骤停一般不常规给予镁剂,只有在严重缺镁引起心律失常、心脏骤停或尖端扭转性室速时应用。应用时,$1 \sim 2\,g$ 硫酸镁加入 $50 \sim 100\,ml$ 液体 $50 \sim 60\,min$ 给药完毕,然后以 $0.5 \sim 1.0\,g/h$ 静滴维持,根据临床症状调整剂量和滴速。

5. 紧急心脏起搏

对心室停博,完全性或高度房室传导阻滞,电机械分离,及室速、室颤,经药物、除颤等措施治疗无效时可以心电起搏治疗。

(1)经皮体外心脏起搏:经皮体外心脏起搏不需要血管穿刺放置电极,不需要 X 线透视等大型设备、技术简单,因而简便易行,已被国内外各大医院尤其是急诊科广泛采用。目前除颤起搏监护等多功能仪已在临床上广泛应用,且仅通过一对粘贴电极进行监护、除颤和起搏。电极放置位置与除颤一样。

经皮体外心脏起搏与静脉起搏一样有同步按需起搏或非同步固定性起搏,起搏时电量从小开始(一般 $30\,mA$)电量逐渐增大电量直至能带动心室搏动为止,起搏频率也不宜过大,以维持稳定血流动力学为佳。起搏时可引起胸肌收缩,患者有不适感,为了减轻痛苦,可用镇静剂和镇痛剂。

(2)经静脉临时起搏:经静脉心脏起搏是插入一电极至右心室内膜进行心脏起搏,经静脉起搏技术高,放置电极时还会干扰其他的复苏措施,临床应用受限。但其起搏效果好,起搏时患者无痛苦,有条件时仍应积极应用。一般选用颈内或锁骨下静脉穿刺。

(四)心肺复苏后的处理

心肺复苏后由于系统脏器血液灌注不足或缺氧导致组织细胞不同程度的功能损害或再灌注损伤。常可出现心、肺、脑、肝、肾、消化道等器官功能不全或衰竭,甚至发生多脏器功能衰竭。因此心肺复苏后的处理主要是对心、脑、肾等重要生命器官的功能进行严密监测和必要处理,对多脏器功能衰竭和缺氧性脑损伤治疗是此期复苏的重要内容。

1. 维持良好的呼吸功能

自主循环恢复后患者可有不同程度的呼吸系统功能障碍,一些患者仍需要机械通气或吸氧治疗,因此复苏后必须对呼吸系统进行详细的检查包括胸部 X 片、血气分析。同时特别注意心肺复苏潜在的并发症如气胸和气管插管移位等,并及时处理。自主呼吸未恢复者或通气功能障碍者应行机械通气治疗。呼吸模式一般选用控制通气模式,调节呼吸机的潮气量或频率以及每分通气量及吸入氧浓度,维持 CO_2 分压在 $35 \sim 45mmHg$,氧分压在 $100\,mmHg$。因为过度通气可以使脑血管收缩,加重脑缺血,同时过度通气可导致高气道压力和内源性 PEEP,从而使脑静脉压和颅内压增高,进一步使脑血流减少,进一步加重脑出血。因此目前不推荐常规使用过度通气的方法。只有在特殊情况下如脑疝形成,肺动脉高压导致的心跳停博,过度通气治疗可能有效。如果低氧血症需高浓度吸入氧浓度才能纠正，那么要注意检查是否有心肺功能不全。呼吸末正压（PEEP）对肺功能不全合并左心衰的患者可能有治疗作用，但注意血流动力学变化。

2.维持循环功能的稳定

（1）心肺复苏后常发生心血管功能和血流动力学紊乱，常有低血容量性休克、心源性休克和全身炎症反应综合征（SIRS）相关的血管扩张性休克。因此，复苏后必须全面检查心血管功能状态包括心电图、心肌酶谱、血清电解质（Ca或Mg）血流动力学（中心静脉压、肺动脉嵌顿压、心输出量的监测）。

（2）维持正常或高于正常水平的血压：平均动脉压维持在 90 ～ 140 mmHg，保持脑灌注压 50mmHg 以上以利脑灌注。避免低血压的发生，低血容量性休克表现为中心静脉压和肺动脉嵌顿压降低，可应用液体扩容治疗。若中心静脉压或肺动脉嵌顿压正常或增高仍存在低血压或低灌注状态要考虑心功能不全，应给予正性肌力药物（多巴胺、多巴酚丁胺），血管收缩剂（去甲肾上腺素），或血管扩张药物（硝酸甘油或硝普钠）治疗。如果心肺复苏后心电图提示 ST 段抬高或心肌梗死，无溶栓禁忌证可考虑溶栓治疗。如有禁忌证应考虑急诊冠脉造影检查并行相应的介入治疗。

3.防治肾功能衰竭

复苏后要密切监测肾功能（每小时尿量、血肌酐、尿素氮、电解质），对于少尿者，要鉴别是血容量不足还是肾功能衰竭。维持循环功能稳定，保持肾脏灌注，尽量避免使用肾毒性药物以及肾血管收缩剂如去甲肾上腺素，是预防肾功能不全的有效措施。对于血容量充足的少尿者，应用速尿可维持尿量以避免发生肾功能衰竭。小剂量的多巴胺（1 ～ 3μg/kg·min）并不增加肾血流量或保护肾脏。对于急性肾功能衰竭的少尿期应不再推荐使用。进行性加重肾功能衰竭以逐渐增加血清尿素氮和肌酐为标志，并伴有高血钾，这些患者需要血液透析治疗。

4.脑复苏（见有关章节）

5.胃肠道功能支持

神志不清、行机械通气或肠鸣音消失者应留置胃管，并尽可能的应用胃肠道营养如不能耐受，应给予 H_2 受体阻滞剂或胃黏膜保护剂，以预防应激性溃疡和消化道出血。

第二节　心肺复苏操作流程

Section 2

一、评估现场环境安全

（1）意识的判断：用双手轻拍患者双肩，问："喂！你怎么了？"告知无反应。

（2）检查呼吸：观察患者胸部起伏 5 ～ 10s（1 001、1 002、1 003、1 004、1 005……）告知无呼吸。

（3）呼救："来人啊！喊医生！推抢救车！除颤仪！"

（4）判断是否有颈动脉搏动：用右手的中指和食指从气管正中环状软骨划向近侧颈动脉搏动处，告之无搏动（数 1 001，1 002，1 003，1 004，1 005…判断 5~10s）。

（5）松解衣领及裤带。

（6）胸外心脏按压：两乳头连线中点（胸骨中下 1/3 处），用左手掌跟紧贴患者的胸部，两手重叠，左手五指跷起，双臂深直，用上身力量用力按压 30 次（按压频率至少 100 次 / min，按压

深度至少 5cm）

（7）打开气道：仰头抬颌法。口腔无分泌物，无假牙。

（8）人工呼吸：应用简易呼吸器，一手以"CE"手法固定，一手挤压简易呼吸器，每次送气 400 ～ 600 ml，频率 10 ～ 12 次/min。

（9）持续 2min 的高效率的 CPR：以心脏按压∶人工呼吸 ＝ 30∶2 的比例进行，操作 5 个周期。（心脏按压开始送气结束）

（10）判断复苏是否有效（听是否有呼吸音，同时触摸是否有颈动脉搏动）。

（11）整理患者，进一步生命支持。心肺复苏 ＝（清理呼吸道）＋ 人工呼吸 ＋ 胸外按压 ＋ 后续的专业用药。

据美国近年统计，每年心血管患者死亡数达百万人，约占总死亡病因 1/2。而因心脏停搏突然死亡者 60%~70% 发生在院前。因此，美国成年人中约有 85% 的人有兴趣参加 CPR 初步训练，结果使 40% 心脏骤停者复苏成功，每年抢救了约 20 万人的生命。心脏跳动停止者，如在 4min 内实施初步的 CPR，在 8min 内由专业人员进一步心脏救生，死而复生的可能性最大，因此时间就是生命，速度是关键，初步的 CPR 按 ABC 进行。先判断患者有无意识，拍摇患者并大声询问，手指甲掐压人中穴约 5s，如无反应表示意识丧失。这时应使患者水平仰卧，解开颈部纽扣，注意清除口腔异物，使患者仰头抬颌，用耳贴近口鼻，如未感到有气流或胸部无起伏，则表示已无呼吸。A（airway）：保持呼吸顺畅；B（breathing）：口对口人工呼吸；C（circulation）：建立有效的人工循环。

二、心肺复苏操作流程

（一）保持呼吸顺畅

昏迷的患者常因舌后移而堵塞气道，所以心肺复苏的首要步骤是畅通气道。急救者以一手置于患者额部使头部后仰，并以另一手抬起后颈部或托起下颌，保持呼吸道通畅。对怀疑有颈部损伤者只能托举下颌而不能使头部后仰；若疑有气道异物，应从患者背部双手环抱于患者上腹部，用力、突击性挤压。

（二）口对口人工呼吸

在保持患者仰头抬颌前提下，施救者用一手捏闭的鼻孔（或口唇），然后深吸一大口气，迅速用力向患者口（或鼻）内吹气，然后放松鼻孔（或口唇），照此每 5s 钟反复一次，直到恢复自主呼吸。每次吹气间隔 1.5s，在这个时间抢救者应自己深呼吸一次，以便继续口对口呼吸，直至专业抢救人员的到来。

（三）建立有效的人工循环

检查心脏是否跳动，最简易、最可靠的是颈动脉。抢救者用 2 ～ 3 个手指放在患者气管与颈部肌肉间轻轻按压，时间 ≤10s。

如果患者停止心跳，抢救者应握紧拳头，拳眼向上，快速有力猛击患者胸骨正中下段一次。此举有可能使患者心脏复跳，如一次不成功可按上述要求再次扣击一次。

如心脏不能复跳，就要通过胸外按压，使心脏和大血管血液产生流动，以维持心、脑等主要器官最低血液需要量。

1.选择胸外心脏按压部位

先以左手的中指、食指定出肋骨下缘，而后将右手掌侧放在胸骨下 1/3，再将左手放在胸骨上方，左手拇指邻近右手指，使左手掌底部在剑突上。右手置于左手上，手指间互相交错或伸展，按压力量经手跟而向下，手指应抬离胸部。胸外心脏按压方法：急救者两臂位于患者胸骨的正上方,双肘关节伸直,利用上身重量垂直下压,对中等体重的成人下压深度应＞5cm,而后迅速放松、解除压力,让胸廓自行复位。如此有节奏地反复进行,按压与放松时间大致相等,频率为每分钟≥100次。

2.方　法

(1)一人心肺复苏方法:当只有一个急救者给患者进行心肺复苏术时,应是每做30次胸心脏按压,交替进行2次人工呼吸。

(2)二人心肺复苏方法:当有两个急救者给患者进行心肺复苏术时,首先两个人应呈对称位置,以便于互相交换。此时,一个人做胸外心脏按压;另一个人做人工呼吸。两人可以数着1、2、3进行配合,每按压心脏30次,口对口或口对鼻人工呼吸2次。

拍摇患者并大声询问,手指甲掐压人中穴约5S,如无反应表示意识丧失。这时应使患者水平仰卧,解开颈部纽扣,注意清除口腔异物,使患者仰头抬颌,用耳贴近口鼻,如未感到有气流或胸部无起伏,则表示已无呼吸。

(3)CPR操作顺序的变化:A—B—C→C—A—B。①2010(新):C—A—B即:C胸外按压→A开放气道→B人工呼吸;②2005(旧):A—B—C即:A开放气道→B人工呼吸→C胸外按压。

3.注意事项

(1)口对口吹气量不宜过大,一般≤1 200 ml,胸廓稍起伏即可。吹气时间不宜过长,过长会引起急性胃扩张、胃胀气和呕吐。吹气过程要注意观察患(伤)者气道是否通畅,胸廓是否被吹起。

(2)胸外心脏技术只能在患(伤)者心脏停止跳动下才能施行。

(3)口对口吹气和胸外心脏按压应同时进行,严格按吹气和按压的比例操作,吹气和按压的次数过多和过少均会影响复苏的成败。

(4)胸外心脏按压的位置必须准确,不准确容易损伤其他脏器。按压的力度要适宜,过大过猛容易使胸骨骨折,引起气胸血胸;按压的力度过轻,胸腔压力小,不足以推动血液循环。

(5)施行心肺复苏术时应将患(伤)者的衣扣及裤带解松,以免引起内脏损伤。

2005年底,美国心脏学会(AHA)发布了新版CPR急救指南,与旧版指南相比,主要就是按压与呼吸的频次由15∶2调整为30∶2.

4.心肺复苏有效的体征和终止抢救的指征

(1)观察颈动脉搏动,有效时每次按压后就可触到一次搏动。若停止按压后搏动停止,表明应继续进行按压;如停止按压后搏动继续存在,说明患者自主心搏已恢复,可以停止胸外心脏按压。

(2)若无自主呼吸,人工呼吸应继续进行,或自主呼吸很微弱时仍应坚持人工呼吸。

(3)复苏有效时,可见患者有眼球活动,口唇、甲床转红,甚至脚可动;观察瞳孔时,可由大变小,并有对光反射。

(4)当有下列情况可考虑终止复苏:①心肺复苏持续30min以上,仍无心搏及自主呼吸,现场又无进一步救治和送治条件,可考虑终止复苏。②脑死亡,如深度昏迷,瞳孔固定、角膜反射消失,将患者头向两侧转动,眼球原来位置不变等,如无进一步救治和送治条件,现场可考虑停止复苏。③当现场危险威胁到抢救人员安全(如雪崩、山洪暴发)以及医学专业人员认为患者死亡,无救治指征时。

学会心肺复苏对于每个人都会很有用,生活中有很多意外,很难保证我们是时时安全的。为了能够有危急时刻挽救生命,建议大家一定要学会初步的心肺复苏方法!

5.BOU/CPR580心肺复苏模拟人(2010操作标准)

美国心脏学会(AHA)2010国际心肺复苏(CPR)&心血管急救(ECC)指南标准[1]

（1）胸外按压频率：由 2005 年的"100 次/min"改为"至少 100 次/min"；

（2）按压深度由 2005 年的"4 ～ 5cm"改为"至少 5cm"；

（3）人工呼吸频率不变、按压与呼吸比不变；

（4）强烈建议普通施救者仅做胸外按压的 CPR，弱化人工呼吸的作用，对普通目击者要求对"ABC"改变为"CAB"即胸外按压、气道和呼吸；

（5）除颤能量不变，但更强调 CPR；

（6）肾上腺素用法用量不变，不推荐对心脏停搏或 PEA 者常规使用阿托品；

（7）维持 ROSC 的血氧饱和度在 94%～ 98%；

（8）血糖＞ 10 mmol/L 即应控制，但强调应避免低血糖；

（9）强化按压的重要性，按压间断时间≤5s。

6.提高抢救成功率的主要因素

（1）将重点继续放在高质量的 CPR 上；

（2）按压频率至少 100 次/min（区别于大约 100 次/min）；

（3）胸骨下陷深度至少 5 cm；

（4）按压后保证胸骨完全回弹；

（5）胸外按压时最大限度地减少中断；

（6）避免过度通气，CPR 操作顺序的变化："A－B－C→C－A－B"。

第十四章

急性肺源性心脏病

急性肺源性心脏病是由于内源性或外源性栓子堵塞肺动脉或其分支使肺循环阻力增加，心排血量降低，引起右心室急剧扩张和急性右心功能衰竭的临床病理生理综合征。大块肺动脉栓塞尚可引起猝死。肺栓塞在西方发达国家年发病率约为 0.05%，未经治疗患者病死率约30%。我国尚无这方面的流行病学资料，曾被认为是我国的少见病，以致长期以来国内临床界在很大程度上忽视了对该病的识别与诊断，使临床肺栓塞的识别与检出率低下。实际上，肺栓塞在我国也绝非少见，近年来由于对肺栓塞诊断的重视，临床病例有增加趋势。

一、病　　因

引起急性肺源性心脏病的肺动脉栓塞（Pulmonary Embolism，PE）主要由右心或周围静脉内血栓脱落所形成。栓子可来自：①右心房（如有心力衰竭和心房颤动时）、右心室（如心肌梗死波及右心室心内膜下引起附壁血栓时）、肺动脉瓣或三尖瓣（如发生心内膜炎时）。②周围静脉，绝大多数见于下肢和盆腔深静脉。常见的诱因包括：久病或手术后长期卧床、静脉曲张、右心衰竭、静脉内插管、红细胞增多症、血小板增多症、抗凝血酶的缺乏、口服避孕药等引起的高凝状态所致。血流淤滞、创伤、外科手术、静脉炎后等致静脉管壁损伤均易致血栓形成。其他栓子可造成肺动脉栓塞者包括：长骨骨折所致脂肪栓，手术或腹腔镜、心血管造影等检查后的气栓，细菌性心内膜炎、动脉内膜炎、化脓性静脉炎后的菌栓，恶性肿瘤的瘤栓，羊水栓及寄生虫卵等。在我国，血栓性静脉炎和静脉曲张是下肢深静脉血栓形成的最主要原因。

二、病理解剖和病理生理

当静脉血栓从其形成的位点脱落，可通过静脉系统到达肺循环，如果栓子为大块型且非常大，可以停留在肺动脉分叉处，形成鞍形栓子或分别阻塞左、右肺动脉。分叉处有时栓子向右心室延伸至阻塞部分肺动脉瓣。右心室扩大，其心肌及左心室心肌，尤其是心内膜下心肌，可能因休克或冠状动脉反射性痉挛引起严重缺氧而常有灶性坏死。非大块型小的栓子位于肺动脉分支可致肺梗死，多发生在下叶，尤其在肋膈角附近，常呈楔形，其底部在肺表面略高于周围的正常肺组织，呈红色。存活者梗死处组织最后形成瘢痕。

肺血管阻塞的程度和潜在的心肺疾病，很可能是决定最终是否发生右心功能不全的最重要的因素。阻塞越重，肺动脉压力越高。缩血管物质的释放（例如，5-羟色胺）反射性引起肺动脉收缩，加之低氧血症，可进一步增加肺血管阻力而导致肺动脉高压。

肺动脉压力突然升高，使右心室后负荷急剧增加，有心室扩张，右室壁张力增加，继而功能不全。右心室扩张，室间隔向左心室移动，由于因心包的限制而出现的心腔充盈不足，加上有心室收缩功能不全，可使右心室排血量减少，从而进一步降低左心室的前负荷。一旦右心室扩张，冠状静脉压增高，同时左心室舒张期扩张亦减少。左心室前负荷的降低亦可使室间隔移向左心室，左心室充盈不足排血量减少，体循环血流量和压力均降低，冠状血管灌注受到潜在危机而引起心肌缺血。这种循环的不断持续可引起循环衰竭甚至死亡。总之，肺栓塞后可导致下述病理生理改变。

（1）由于肺血管阻塞，神经体液因素或肺动脉压力感受器的作用，引起肺血管阻力增加。

（2）肺血管阻塞，肺泡无效腔增加，使气体交换受损，肺泡通气减少导致低氧血症，从而使V/Q单位降低，血液由右向左分流，气体交换面积减少，使二氧化碳的运输受影响。

（3）刺激性受体反射性兴奋（过度换气）。

（4）支气管收缩，气道阻力增加。

（5）肺水肿、肺出血、肺泡表面活性物质减少，肺顺应性降低。

三、临床表现

（一）症　　状

起病急骤，有呼吸困难、胸痛、窒息感。重者有烦躁不安、出冷汗、神志障碍、晕厥、发绀、休克等。可迅速死亡，亦可表现为猝死。如能度过低血压阶段，可出现肺动脉压增高和心力衰竭，亦可有剧烈咳嗽、咯血、中度发热等。然而，临床表现有典型肺梗死三联症者（呼吸困难、胸痛及咯血）< 1/3。

（二）体　　征

常见呼吸急促、肤色苍白或发绀，脉细速、血压低或测不到，心率增快等。心底部肺动脉段浊音可增宽，可伴明显搏动。肺动脉瓣区第二音亢进、分裂，有响亮收缩期喷射性杂音伴震颤，也可有高频舒张期杂音。三尖瓣区可有反流性全收缩期杂音。可出现阵发性心动过速、心房扑动或颤动等心律失常。右室负荷剧增时，可有右心衰竭体征出现。气管有时向患侧移位，肺部可闻及哮鸣音和干湿啰音，也可有肺血管杂音，并随吸气增强，此外还有胸膜摩擦音等。

四、实验室检查和辅助检查

（一）血液检查

白细胞可正常或增高，血沉可增快，血清肌钙蛋白、乳酸脱氢酶、肌磷酸激酶（主要是CK-MB）、血清胆红素常正常或轻度增高。血浆D-二聚体（肺交联纤维蛋白特异的降解产物）增高，如< 500 μg/L提示无肺栓塞存在。动脉血气分析动脉氧分压可降低，但肺泡—动脉氧离曲线正常者，不能排除急性PE的诊断。因此，当怀疑PE时，进行动脉血气分析并非诊断所必需。

（二）心电图检查

心电图不仅有助于除外急性心肌梗死，而且可对某些大块肺栓塞者做出快速鉴别，此类患者的心电图上存在右心室劳损的表现。发生大块肺栓塞的患者可出现窦性心动过速，ST和T波异常，但也可表现为正常的心电图。其中最有价值的一个发现是，倒置的T波出现在$V_1 \sim V_4$导联。其他的异常包括：不完全或完全性右束支传导阻滞，或出现S_1-QIII-TIII（I导联S波深，III导联Q波显著和T波倒置）的表现。上述变化多为一过性的，动态观察有助于对本病的诊断。

(三)胸部 X 线检查

急性肺源性心脏病本身 X 线表现的特异性不强。

(1)栓塞部位肺血减少(Westermark 征),上腔静脉影扩大,肺门动脉扩张,右肺下动脉横径可增宽,也可正常或变细。

(2)肺梗死时可发现肺周围浸润性阴影,形状不一,常累及肋膈角,也可出现盘状肺不张及 Hampton 驼峰征,系继发性肺小叶血液填充影,患侧膈肌抬高,呼吸轻度减弱及少量至中量胸腔积液。

(3)心影可向两侧扩大。

(四)CT 扫描

最新一代的多排 CT 扫描仪,只需被检查者屏气<10s 即可完成整个胸部的扫描,而且分辨率在 1 mm 或<1 mm。恰当地使用新一代的多排 CT 扫描,似乎可以取代肺动脉造影,成为诊断肺栓塞影像学上的金标准。

(五)磁共振成像

常规采用自旋回波和梯度回波脉冲序列扫描,对肺总动脉和左、右肺动脉主干的栓塞诊断有一定价值。但是,由于 MRI 对中央型肺栓塞诊断的敏感性与特异性均低于多排 CT,因此,在没有 CT 设备时,MRI 可以作为二线检查方法用于诊断。

(六)选择性肺动脉造影

是诊断肺栓塞最可靠的方法,如今已很少进行。这是因为新一代的多排 CT 扫描仪解决了大多数诊断上遇到的难题。然而,选择性肺动脉造影仍适用于准备进行介入治疗的患者,如导管介导的溶栓、吸出性栓子切除术、机械性血栓粉碎等。肺动脉造影检查有一定危险性,特别是并发肺动脉高压的患者应谨慎使用。

(七)超声心动图

经胸超声心动图适用于肺动脉总干及其左右分支的栓塞,表现为右室扩大,室壁不同步活动,右室运动减弱,肺动脉增宽等。经食管二维超声心动图可见右心室或肺动脉内游浮血栓,血管腔内超声检查则可能更为清晰。

(八)放射性核素肺扫描

99mTc-标记聚合人血清白蛋白(MAA)肺灌注扫描是安全、无创及有价值的肺栓塞诊断方法。典型所见是呈肺段分布的灌注缺损,不呈肺段性分布者诊断价值受限。肺灌注扫描的假阳性率较高,为减少假阳性可做肺通气扫描以提高诊断的准确性。

五、诊断和鉴别诊断

本类疾病由于诊断困难,易被漏诊或误诊,非常重要的是提高对肺栓塞的诊断意识。若患者出现突发"原因不明"的气短,特别是劳力性呼吸困难,窒息、心悸、发绀、剧烈胸痛、晕厥和休克,尤其发生在长期卧床或手术后,应考虑肺动脉大块栓塞引起急性肺源性心脏病的可能;如发生体温升高、心悸、胸痛和血性胸腔积液,则应考虑肺梗死的可能。结合相关检查有助于诊断。诊断仍不明确时可行选择性肺动脉造影。本病需与其他原因引起的休克和心力衰竭,尤其是急性心肌梗死及心脏压塞等相鉴别。

六、治 疗

绝大多数的肺栓塞都是可以治疗的。其治疗措施随临床类型而不同。近年肺栓塞的治疗研究进展迅速,治疗更趋规范化。接受治疗的患者病死率为 5%～8%,不治疗者为 25%～30%。

大块肺动脉栓塞引起急性肺源性心脏病时,必须紧急处理以挽救生命。

(一)一般处理

密切监测呼吸、心率、血压、心电图及血气等变化。使患者安静,绝对卧床 2～3 周,已采取了有效抗凝治疗者卧床时间可适当缩短。吸氧,保持大便通畅,勿用力排便,应用抗生素控制下肢血栓性静脉炎和预防肺栓塞并发感染。

(二)急救处理

合并休克者,可用多巴胺 20～40 mg、多巴酚丁胺 5～15 μg/(kg·min)加入至 5%葡萄糖溶液 250～500 ml 中静脉滴注,并迅速纠正引起低血压的心律失常,如心房扑动、心房颤动等。胸痛重者可用罂粟碱 30～60 mg 皮下注射或哌替啶 50 mg 或吗啡 5 mg 皮下注射以止痛及解痉。心力衰竭时按常规处理。

溶栓主要用于 2 周内的新鲜血栓栓塞,愈早愈好,2 周以上也可能有效。指征包括:①大块肺栓塞(超过 2 个肺叶血管);②肺栓塞伴休克;③原有心肺疾病的次大块肺栓塞引起循环衰竭患者。具体用药方案:链激酶负荷量 30 min 25 000 U,继而 100 000 U/h,维持 24h 静脉滴注;尿激酶负荷量 10 min 4 400 U/kg 静脉滴注,继而 2 200 U/(kg·h)维持 24h 静脉滴注;重组组织型纤溶酶原激活剂(rt-PA)2h 100 mg,静脉滴注。国内常用尿激酶 2～4 h 20 000 U/kg 静脉滴注;rt-PA 2h 50～100 mg 静脉滴注。溶栓数小时后病情明显好转。溶栓治疗结束后继以肝素或华法林抗凝治疗。

(三)外科疗法

(1)去栓术:即在呼吸机和体外循环支持下的急诊去栓手术,为一种成功、有效的治疗手段。主要是对于那些发生大块肺栓塞或中等大小肺栓塞但有溶栓禁忌的以及需要进行右心房血块切除或关闭卵圆孔的患者。在心源性休克发生前进行的去栓术结果一般较乐观,成活率高达 89%。

(2)放置下腔静脉滤网,其主要指征为:较多的出血而无法抗凝治疗;正规的抗凝治疗无法预防肺栓塞的复发。介入治疗:置入心导管粉碎或吸出栓子,同时可局部行溶栓治疗,本治疗不宜用于有卵圆孔未闭的患者,以免栓子脱落流入左心,引起体循环栓塞。

七、预后和预防

大多数肺动脉栓塞经正确治疗后预后良好。近年,随着溶栓治疗与去栓术的开展,可使大部分患者恢复。然而,进一步提高肺栓塞的诊断意识,减少误诊和漏诊,是改善患者预后的关键。肺栓塞的预防主要防止栓子进入肺动脉,其中以防止静脉血栓形成和脱落最为重要。对下肢静脉炎、静脉曲张应及时彻底治疗,采用手术、药物以及物理等方法,必要时放置入下腔静脉滤网,防止下肢静脉血栓形成和脱落导致肺栓塞。避免长期卧床或下肢固定姿势不活动,鼓励手术后早期下床活动,促进血液循环。对慢性心肺疾病或肿瘤患者,要提高可能并发肺栓塞的警惕性,高危患者可用肝素和(或)阿司匹林等药物抗凝、抗血小板治疗。

第十五章

冠心病急危重症

第一节 急性心肌梗死
Section 1

急性心肌梗死（AMI）是目前影响公众健康的主要疾病之一。根据发病后心电图有无 ST 段抬高，目前将 AMI 分为两大类，即 ST 段抬高的 AMI 和非 ST 段抬高的 AMI。本文主要阐述 ST 段抬高的 AMI。

一、AMI 的病理学及发病机制

冠脉内血栓形成是 AMI 的主要发病原因。冠状动脉内血栓形成是由于冠状动脉粥样硬化斑块的破裂，一些足够数量的致血栓形成的物质暴露，冠状动脉腔就可能被纤维蛋白、血小板凝聚物和红细胞集合而堵塞。如果有丰富的侧支循环可以防止心肌坏死发生，使冠脉闭塞不出现症状。如果冠脉完全闭合而无充足的侧支循环的支持，最终发展到冠状动脉相关的心肌完全或几乎完全坏死（所谓透壁性心肌梗死），在心电图上表现为 ST 段抬高，往往有 Q 波产生。使管腔不完全闭塞的血栓和（或）那些由较少比例的稳定纤维蛋白和较大比例的血小板组成的血栓产生不稳定型心绞痛和非 Q 波 AMI，后者在心电图上典型表现为 ST 段压低和 T 波倒置。

虽然绝大多数 AMI 与冠脉粥样硬化有关，但 AMI 与冠脉粥样硬化所致管腔的狭窄程度之间常无恒定关系。多支较大冠脉及其分支有严重粥样硬化阻塞性病变的患者可长期不发生 AMI；相反，有些患者冠脉粥样硬化程度较轻，因粥样斑块出血、破溃和（或）新鲜血栓形成致使管腔急性阻塞，或者冠脉无明显器质性狭窄，可因发生严重痉挛而发生 AMI。前者可能是由于粥样硬化的斑块性质不同所造成的，这种轻度狭窄的粥样硬化斑块可能为软斑块或脆性斑块容易破裂、出血引发血栓形成。

冠脉阻塞几秒钟之内，细胞代谢转向无氧糖原酵解。心肌收缩停止、磷酸肌酸盐、ATP 等高能贮备耗尽，最后损伤不可逆，细胞死亡前从心内膜扩向心外膜而终致穿壁性心肌坏死。细胞完全坏死所需要的缺血时间平均 2～6h；若无再灌注，6～8h 内首先从光镜见到细胞损伤，12h 内梗死区边缘出现轻度的细胞浸润，而 24h 发生明显肌细胞断裂及凝固性坏死。在第 4 天呈现单核细胞浸润及肌细胞迁移，使梗死心肌易于扩展或破裂。在 10～12d 后开始胶原纤维沉着于梗死周围，而于 4～6 周大多愈合为致密瘢痕形成，但大面积梗死不在此时限内。

当梗死过程中早期发生再灌注时，恢复的血流使组织水分、钠及钙大大增加，不可逆损伤的肌细胞不可能调控其细胞容量而发生爆炸性断裂，但挽救了心室壁中层及心外膜下层缺血但仍存活的心肌，因而常常只发生心内膜下梗死。

严重缺血一开始,最早引起心肌舒张期僵硬度增加并升高舒张末期压力、受累的心室壁活动消失或活动障碍,进而使收缩功能也降低。但在较小的梗死中,非梗死心肌代偿活动增强可保持心脏排血功能无明显降低。如果梗死面积较大则可进展到严重心脏收缩功能障碍,并且由于梗死节段内室壁张力增高发生心室扩张及心室重塑。

二、临床表现

(一)症　状

1.诱发因素

(1)过于剧烈的运动是诱发 AMI 的一个因素,尤其是情绪激动的患者,过于剧烈的运动以及高度紧张等可以触发斑块破裂,导致 AMI。

(2)不稳定型心绞痛可发展而导致 AMI。

(3)急性失血的外科手术也是 AMI 的诱因。

(4)休克、主动脉瓣狭窄、发热、心动过速和焦虑不安等也可能是心肌梗死的诱因。AMI 的发生也有昼夜周期性,上午 6 ～ 12 点是 AMI 发生的高峰。可能与清晨数小时有血浆儿茶酚胺、皮质醇浓度升高和血小板聚集性增加有关。

不稳定型心绞痛可能是 AMI 的前驱症状,在 AMI 前常有全身不适或显著疲倦。

2.缺血性胸痛

AMI 胸痛强度轻重不一。大部分患者程度严重,有些甚至难以忍受。疼痛时间长,常＞30min,可达数小时。对于 AMI 患者胸部不适感的性质可有缩窄、压榨、压迫等描述,患者自觉为窒息、压榨样痛或闷痛较为常见,但也有刺痛、刀割样、钻痛或烧灼痛等。疼痛的部位通常在胸骨后,多向胸廓两侧传播,尤以左侧为甚。这种疼痛常向左臂尺侧放射,在左腕部、手掌及手指部产生刺痛的感觉。有些患者仅仅在腕部有钝痛或者麻木,伴有严重的胸骨后或心前区不适,有些患者疼痛发生在上腹部易误诊为消化道病变。也有一些患者疼痛放射到肩胛部、上肢、颈部、下颌和肩胛间区,通常以左侧为多。对于原有心绞痛的患者,梗死的疼痛部位经常于心绞痛的部位一致,但是疼痛的程度加重,疼痛的时间延长,并不能为休息和服用硝酸甘油所缓解。

在某些患者,特别是老年人,AMI 的临床表现不是胸痛而是急性左心衰和胸腔发紧,也有表现为显著虚弱或症状明显的晕厥。这些症状常伴有出汗、恶心和呕吐。AMI 的疼痛一般镇痛药是难以缓解的。吗啡常可缓解疼痛。这种疼痛是由于围绕坏死中央部位的心肌缺血区神经纤维受刺激而产生,而不是坏死的心肌引起疼痛。因此,疼痛意味着缺血而不是梗死,疼痛可作为心肌缺血的一种标记。

3.其他症状

50%以上的透壁性 AMI 和严重胸痛患者有恶心、呕吐,这是由于迷走神经反射活动或左室受体作为 Bezold Jarisch 反射弧的一部分受刺激而引起,下壁梗死时更常见。偶尔也有患者伴有腹泻及剧烈的排便感。其他还可以出现显著无力、眩晕、心悸、出冷汗、濒死感。

4.无痛性 AMI

有的患者发生 AMI 时无明显症状,而仅在以后的心电图检查中发现。未察觉或无痛性 AMI 多见于无前驱心绞痛的患者和并有糖尿病、高血压的老年患者。无痛性 AMI 之后常有无症状心肌缺血。无痛性和有症状的 AMI 患者预后可能相似。

(二)体格检查

1.一般情况

AMI 患者常有焦虑、痛苦面容,如胸痛严重则可能坐立不安。患者常常按摩或抓紧胸部,用握紧的拳头放在胸骨前描述疼痛。对于左室衰竭和交感兴奋的患者，出冷汗和皮肤苍白明显；典型患者坐位，或撑在床上，屏住呼吸。咳泡沫状粉红色或血丝痰是 AMI 发生急性左心衰的表现；心源性休克的患者常有精神疲惫，皮肤湿冷，四肢皮肤有蓝色花斑，面色苍白，口唇和甲床重度青紫。

2.心率、血压、体温和呼吸

（1）心率变化不一，起初常有心率快，当患者疼痛和焦虑减轻时心率减慢，室性早搏多见。无并发症的 AMI 患者血压大部分正常。

（2）发病前血压正常者发病后偶有高血压反应，由于疼痛、焦虑也可使血压高的患者更高。发病前有高血压的患者，部分患者在 AMI 后不用降压药而血压常可正常，在以后的 3～6 个月部分患者可再次出现血压升高。一般情况下，下壁心梗一半以上患者有副交感神经过度刺激症状，伴有低血压、心动过缓；而前壁心梗中的一半患者显示交感神经兴奋体征，有高血压、心动过速。

（3）大部分广泛 AMI 患者有发热，一般发生在梗死后的 24～48h，也可在 4～8h 开始升高，5～6d 可消退。

（4）AMI 患者在发病后呼吸频率可加快，常与左心衰程度相关。

3.肺部体征

在左室衰竭和（或）左室顺应性下降的 AMI 患者两肺均可出现湿啰音，严重者两肺可满布哮鸣音。

4.心脏检查

即使有严重症状和大面积心梗的心脏检查也可能没有值得重视的异常情况。部分患者出现心脏搏动弥散，少数人可触及收缩期膨出。听诊可有第一心音低钝，常可出现第四心音，但临床意义不大。出现第三心音常反映心室充盈压升高的左室功能不全。一过性或持续性收缩期杂音在 AMI 患者也多见，往往继发于二尖瓣装置功能不全。一个新出现的、心前区伴有震颤的全收缩期杂音提示可能有乳头肌部断裂。室间隔破裂的杂音和震颤沿着胸骨左缘更明显，胸骨右缘也可听见。6%～30%的 AMI 患者有心包摩擦音，透壁性心梗患者发生率较高，可发生在病后 24h 以内以及延迟至 2 周内发现，一般 2～3d 最多见。广泛心肌梗死的心包摩擦音可持续数日。延迟发生的心包摩擦音和伴有心包炎症状（迟至梗死后 3 个月）是心肌梗死后综合征的典型表现。心包摩擦音在胸骨左缘或心尖搏动内侧处最清楚。

（三）实验室检查

心肌细胞坏死时，细胞膜的完整性遭到破坏，细胞内的大分子物质（血清心脏标记物）开始弥散至心脏间质组织并最后进入梗死区的微血管和淋巴管。目前临床所测的血清标记物有如下几种。

1.肌酸磷酸激酶（CK）及其同工酶

血清 CK 升高是一项检出 AMI 的敏感分析方法，CK 升高的量与心肌坏死量有直接定量关系。CK 可用电泳法分出三种同工酶（MM、BB、MB）。心肌内主要含有 CK-MB，也含有 CK-MM。CK-MB 的升高多考虑心肌受损，这是诊断 AMI 的主要酶学根据。CK-MB 上升及峰值略早 CK 酶，AMI 在胸痛后 1～6h 即升高，6～8h 达峰值，36～72h 内恢复正常。

2.肌红蛋白

血清肌红蛋白在梗死发生后 1～4h 内即可查出，再灌注后，血清肌红蛋白上升更快，所以将其测定数值作为成功再灌注的指标以及梗死范围大小的有价值的指标。但是由于其升高的时间短（＜24h）和缺乏特异性（骨骼肌受损可使其升高），所以早期检出肌红蛋白后，应再测定 CK-MB，肌钙蛋白 I（cTnI）或肌钙蛋白 T（cTnT）等更具特异性的标记物予以证实。

3.心肌特异性肌钙蛋白

测定 cTnT、cTnI 已作为诊断心肌梗死的新标准，而且对诊断 AMI 的特异性和敏感性均高于其他酶学指标。cTnT、cTnI 在正常情况下周围循环血液中不存在，因此只要比参考值的上限略高即有诊断价值。能够检出非常小量的心肌坏死，cTnT 可能查出用 CK-MB 不能检出的心肌坏死。

4.乳酸脱氢酶（LDH）

此酶在 AMI 后 24～48h 超过正常范围，胸痛后 3～4d 达到峰值，梗死后 8～14d 恢复正常。尽管具有诊断敏感度，但是总 LDH 缺乏特异性。LDH 有 5 种同工酶（LDH1-5），LDH1 在心肌含量较高。在 AMI 发生 8～24h，血清 LDH1 即早于总 LDH 出现升高。

5.天冬氨酸转氨酶（AST）

由于其假阳性较高，可在大多数肝病（ALT＞AST）、骨骼肌病、肌内注射或肺栓塞以及休克时出现升高，所以目前已不作为常规诊断方法。

AMI 诊断时常规采用的血清心肌标记物及其检测时间见表 15-1。

表 15-1　AMI 的血清心肌标记物及其检测时间

项目	肌红蛋白	心肌肌钙蛋白		CK	CK-MB	AST	LDH
		cTnI	cTnT				
出现时间(h)	1～2	2～4	2～4	6	3～4	6～12	24～48
100%敏感时间(h)	4～8	8～12	8～12		8～12		
峰值时间(h)	4～8	10～24	10～24	24	10～24	24～48	3～6d
持续时间(d)	0.5～1	5～10	5～14	3～4	2～4	3～5	8～14

（四）心电图检查

由于心电图检查方便、无创、广泛用于临床，连续的心电图检测不仅可明确 AMI 的诊断，而且对梗死部位、范围、程度以及心律失常情况做出判断。

AMI 的心电图表现主要特点有坏死性 Q 波、损伤性 ST 波段抬高和缺血性 T 波的直接征象，此外尚有梗死对应导联出现 R 波增高、ST 段压低和 T 波直立增大的间接征象。

1.据病理变化和心电图改变可将 AMI 的心电图分为四期

（1）AMI 早期心电图改变：①T 波高尖，（胸前导联 T＞1.0 mV）两臂对称，这是 AMI 早期最先出现的心电图征象，可以在 ST 段抬高之前出现。②ST 段抬高，先呈上斜型抬高，继之呈弓背向上抬高，当 ST 段抬高至 R 波时，形成 QRS-T 单向曲线。③急性损伤阻滞，呈损伤区除极延缓所形成的心电图表现：有 R 波上升速度缓慢，室壁激动时间延长≥0.045s；QRS 增宽，可达 0.12s；QRS 振幅增高；无病理性 Q 波。

（2）AMI 急性期心电图改变：①坏死性 Q 波：常先出现小 Q 波，随着 R 波降低，Q 波增大，最后形成 QS。②ST 段抬高呈弓背型向上或抛物线型，对侧导联的 ST 段呈对应性压低。如在同一导联中有 ST 异常移位，又同时有 QRS 及 T 波改变，几乎都是由 AMI 所引起。③T 波倒置，在 ST 段还处于抬高时，其 T 波则开始倒置。总之，Q 波、ST 段和 T 波呈现有相关联的动态变化，应结合起来诊断。

（3）新近期的心电图特点：坏死型 Q 波仍存在，ST 段回到等电线，T 波倒置加深，呈冠状 T 波。这种改变常在 2～3 周达高峰，5～9 个月后逐渐消退。

（4）慢性期心电图特点：坏死型 Q 波不变或变浅，有 7%～15%，Q 波消失，ST 正常，T 波转直立或倒置变浅。

2.心电图对 AMI 的定位诊断

AMI 发生的部位不同其心电图改变也不同。体表心电图定位，基本上可反映心室解剖的梗死部位，详见下表 15-2。

表 15-2　心肌梗死心电图定位

心肌梗死部位	心电图改变的导联	
前间壁	V_1、V_2	左前降支近段
前壁心尖部	$V_2 \sim V_4$	左前降支或其分支
前侧壁	V_4、V_5、V_6、I、aVL	左前降支中段或回旋支
广泛前壁	$V_1 \sim V_6$	左前降支近段
高侧壁	I、aVL	左回旋支
下壁	II、III、a VF	右冠脉回旋支，前降支远端(不常见)
后壁	V_7、V_8、V_9、(V_1 及 V_2R 波增高，ST 段下降，T 高尖)	后降支
后室	V_3R、V_4R、V_5R、及 V_1	右冠脉

心肌梗死的典型心电图改变也可被其他心电图异常所掩盖，特别是左束支阻滞。表现对左束支阻滞时诊断心肌梗死有高度特异性，但不敏感，即①I、aVL、$V_3 \sim V_6$ 两个导联有病理 Q 波；②心前导联 R 波逐渐变小；③$V_1 \sim V_4$ 导联的 S 波升支有切迹；④ST 段与 QRS 主波同向偏移。

（五）超声心动图检查

符合 AMI 的胸痛患者，在心电图不能确认是 AMI 时，此时超声心动图的表现对诊断可能有帮助，出现明确的异常收缩区支持心肌缺血诊断。AMI 患者几乎都有室壁运动异常区，对于非透壁性梗死的患者可能较少表现为室壁运动异常。早期行超声检查，对检出可能存活而处于顿抑状态的心肌有收缩功能储备，残留心肌有缺血可能，AMI 后有充血性心衰及 AMI 后有机械性并发症的患者的早期发现都有帮助。

（六）核素显像

放射性核素心血管造影，心肌灌注显像，梗死区核素闪烁显像和正电子发射断层显像已用于检查 AMI 患者。核素心脏显像技术对检出 AMI，估价梗死面积、侧支循环血流量和受损心肌范围有用。可测定 AMI 对心室功能产生的效应，确定 AMI 患者的预后，但是要搬动患者，限制了这项技术的应用。

三、诊断及鉴别诊断

（一）急诊科对疑诊 AMI 患者的诊断

AMI 早期诊断、及时治疗可提高患者存活率改善左室收缩功能。医生对送达的急性缺血性胸痛和疑诊 AMI 的患者，应迅速、准确做出诊断。询问缺血性胸痛史和描记心电图是急诊科医生迅速筛查心肌缺血和 AMI 的主要方法。

1.缺血性胸痛史

除了注意典型的缺血性胸痛外，还要注意非典型的缺血性胸痛。后者常见于女性患者和老年人。要与急性肺动脉栓塞、急性主动脉夹层、急性心包炎及急性胸膜炎引起的胸痛相鉴别。

2.迅速评价

初始 18 导联心电图应在 10min 内完成，18 导联心电图是急诊科诊断的关键，可用以确定即刻处理方案。

（1）对ST段抬高或新发左束支传导阻滞的患者，应迅速评价溶栓禁忌证，也开始缺血治疗，有适应证者尽快开始溶栓或PTCA治疗。

（2）对ST段明显下移、T波倒置或有左束支传导阻滞，临床高度提示心肌缺血的患者，应入院抗缺血治疗，并做心肌标记物及常规血液检查。

（3）对心电图正常或呈非特征性心电图改变的患者，应在急诊科继续对病情进行评价和治疗，并进行床旁监测，包括心电监护，迅速测定心肌标记物浓度及二维超声心动图检查等。

（二）诊断及鉴别诊断

1.AMI的诊断必须至少具备下列三条标准中的两条

（1）缺血性胸痛的临床病史；

（2）心电图的动态演变；

（3）心肌坏死的血清心肌标记物浓度的动态变化。

部分AMI患者心电图不表现为ST段抬高，因此血清心肌标记物浓度的测定对AMI的诊断起更重要的作用。在应用心电图诊断AMI时应注意到超急性期T波改变、后壁心肌梗死、右室梗死及非典型心肌梗死的心电图表现，伴有左束支传导阻滞时可造成心电图诊断AMI困难。

如果已具备AMI的典型表现，即开始紧急处理，如果心电图表现无决定性的诊断意义，早期血液化验结果为阴性，但临床表现高度可疑，则应进行血清心肌标记物连续监测。

2.AMI的鉴别诊断（详见下表15-3）

表15-3　AMI应与下列疾病鉴别

心绞痛	疼痛持续时间短，程度轻，休息及用硝酸甘油可缓解。
主动脉夹层	撕裂样剧痛，放射至背部，常发生神经症候，可有脉搏丧失，可有主动脉瓣关闭不全，胸部及腹部CT扫描或主动脉造影可证实诊断。
急性肺栓塞	呼吸困难，低血压，发生肺梗死时，可出现胸膜性疼痛，心电图为非特异性，LDH可升高，但CK不高，肺灌注扫描和肺动脉造影可肯定诊断。
心包炎	可先有病毒感染史，胸部锐痛，体位性和胸膜性疼痛，前倾位可缓解，常有心包摩擦音，广泛ST段抬高而不发生Q波，CK一般正常，偶可升高，对抗炎药物有效。
心肌炎	有病毒感染史，胸痛轻度、含糊，CK常升高，偶尔发生Q波，常有心律失常。
骨髓肌肉病变	包括肋软骨炎、颈椎骨关节炎、脊神经根炎。疼痛不典型、锐痛、局限性、活动可加重，无心电图改变。
胃肠道、食管疾病	餐后常发生，可伴有反酸、呕吐，用抗酸药可缓解，饮寒冷液体可诱发痉挛发作，硝酸酯类不缓解，上消化道钡透、内镜或食管压力计可确定诊断。溃疡病、胰腺炎及胆囊炎时在腹部有相应部位的压痛，超声和血清淀粉酶的检查可有助于诊断。
气胸	突发胸膜性锐痛及呼吸困难，可有气管移位、病侧呼吸音消失、胸部X线检查可确诊。
胸膜炎	胸部锐痛，深吸气加重，可有病侧摩擦音和叩浊音，胸部X线检查可确定诊断。

四、治　　疗

（一）院前急救

院前急救的主要任务是将AMI患者安全、迅速地转运到医院，以便尽早开始再灌注治疗。

应使有 AMI 高危因素的患者提高识别 AMI 的能力,以便自己一旦发病立即采取以下急救措施:①停止任何活动,立即卧位或坐位休息;②立即舌下含服硝酸甘油 1 片(0.5mg),每 5min 可重复含服。如含服 3 片仍无效,应拨打急救电话。由急诊专业医护人员用救护车运送至有条件的医院进行急救治疗。在此过程中,专业医护人员应根据患者的病史、查体和心电图结果做出初步诊断和急救处里。AMI 患者被送达急诊室后,应迅速做出诊断并尽早给予再灌注治疗。力争在 10 ~ 20min 内完成病史采集、临床检查和记录 18 导联心电图以明确诊断。对 ST 段抬高的 AMI 患者,应在 30min 内收住 CCU 开始溶栓,或 90min 内开始行急诊 PTCA 治疗。

(二)一般治疗

AMI 住院后立即开始持续心电、血压和血氧饱和度的监测,并同时建立静脉通道开始一般治疗。

1.卧床休息

对无并发症的患者一般卧床休息 1 ~ 3d,对病情不稳定及高危患者卧床时间适量延长。

2.吸　　氧

AMI 患者初起即使无并发症,也应给予鼻导管吸氧,以纠正因肺瘀血和肺通气/血流比例失调所致的缺氧。在严重左心衰、肺水肿和并发机械并发症的患者,多伴有严重低血氧症,需面罩加压给氧或气管插管机械通气。

3.镇　　痛

剧烈胸痛可使交感神经过度兴奋,心动过速,血压升高,心肌收缩力增强,从而增加心肌耗氧量,易诱发快速性室性心律失常,应立即给予最有效的镇痛剂。可给吗啡 3mg 静注,必要时每 5min 重复 1 次,总量不宜 > 15mg。但要注意其不良反应,有恶心、呕吐、低血压和呼吸抑制,尤其有慢阻肺的老年人。一旦出现呼吸抑制,可立即静脉注射纳洛酮 0.4mg,每隔 3min1 次(最多 3 次)以拮抗之。

4.饮食和通便

AMI 患者需要禁食至胸痛消失,然后给予流质和半流质饮食,逐步过渡到普通饮食。所有 AMI 患者均应服用缓泻剂,以防便秘时排便用力导致心脏破裂或引起心律失常、心力衰竭。

(三)再灌注治疗

1.溶栓治疗

冠脉完全闭塞至心肌透壁性坏死有一时间窗,大约为 6h。在该时间内使冠脉再通,可挽救濒临坏死的心肌。症状出现后越早溶栓,病死率越低。但对 6 ~ 12h 仍有胸痛及 ST 段抬高的患者进行溶栓仍可获益。

(1)溶栓适应证:①持续性胸痛≥30min,含服硝酸甘油不缓解。②两个以上相邻导联 ST 段抬高(胸导联≥0.2mV,肢导联≥0.1mV)。③发病≤6h 者,对于 6 ~ 12h 者如仍有 ST 段抬高及胸痛者也可溶栓。④年龄 < 75 岁。

对前壁心肌梗死、低血压(SBP < 100mmHg)或心率增快(> 100 次/min)患者治疗意义更大。对于≥75 岁的患者无论是否溶栓死亡的危险均很大,应权衡利弊后再行溶栓。AMI 发病时血压高(SBP > 180mmHg 和(或)DBP > 110mmHg)的患者进行溶栓发生颅内出血的危险较大,应首先镇痛、降低血压,将血压降至 150/90mmHg 以下再行溶栓。

(2)溶栓的禁忌证和注意事项:①既往任何时间发生过出血性脑卒中,1 年内发生过缺血性脑卒中或脑血管事件;②颅内肿瘤;③近期(2 ~ 4 周)活动性内脏出血(月经除外);④可疑主动脉夹层;⑤未控制的高血压(180/110mmHg)或慢性严重高血压病史;⑥目前正在使用治疗量的抗凝药,已知的出血倾向;⑦近期(2 ~ 4 周)创伤史,包括创伤性心肺复苏或较长时间(> 10min)的心肺复苏,外科手术;⑧近期(< 2 周)在不能压迫部位的大血管穿刺;⑨曾使用链激酶(尤其5 天 ~ 2 年内使用者)或对其过敏的患者,不能重复使用链激酶;⑩妊娠及有活动性消化性溃疡者。

（3）静脉用药的种类和方法：①尿激酶（UK）：为我国应用最广的溶栓药物，目前建议剂量为150万 IU（约 2.2 万 IU/kg）用 10ml 生理盐水溶解，再加入 100 ml 5%或 10%的葡萄糖液中于30min 内静脉滴入。滴完 6h，酌情皮下注射肝素 7 500 IU，每 12h 一次，或低分子肝素皮下注射，每日 2 次，持续 3 ～ 5d；②链激酶或重组链激酶（SK 或 r-SK）：150万 IU 用 10ml 生理盐水溶解，再加入 100 ml 5%或 10%的葡萄糖内，于 60min 内滴入。配合肝素皮下注射 7 500 ～ 10 000 IU，每 12h 一次，或低分子肝素皮下注射，每日 2 次；③重组组织型纤维溶酶原激活剂（rt-PA）国外较为普遍的用法是加速给药方案（即 GUSTO 方案），首先静注 15mg，继之在 30min 内静脉滴注0.75mg/kg（≤50mg），再于 60min 内静滴 0.5mg/kg（≤35mg）。给药前静脉注射肝素 5 000U，继之以 1 000 U/h 的速度静脉滴注，以 APTT 结果调整肝素的药剂量，使 APTT 维持在 60 ～ 80s。

2.介入治疗

（1）直接 PTCA：直接 PTCA 与溶栓治疗比较，梗死相关血管（IRA）再通率高，达到心肌梗死溶栓试验（TIMI）3 级血流者明显增多，再闭塞率低，缺血复发少，且出血（尤其脑出血）的危险性低。

直接 PTCA 的适应证：①在 ST 段抬高和新出现或怀疑新出现左束支传导阻滞的 AMI 患者，直接 PTCA 作为溶栓治疗的替代治疗。于发病 12h 内或虽超过 12h 但缺血症状仍持续时，对梗死相关动脉进行 PTCA。②急性 ST 段抬高/Q 波心肌梗死或新出现左束支阻滞的 AMI 并发心源性休克患者，年龄＜ 75 岁，AMI 发病在 36h 内，并且血管重建术可在休克发生 18h 完成者，应首先直接 PTCA 治疗。③适宜再灌注治疗而有溶栓治疗禁忌者，可直接 PTCA 治疗。④AMI 患者非 ST 段抬高，但 IRA 严重狭窄，血流减慢（TIMI 血流≤2 级），可在发病 12h 内完成 PTCA 治疗。

直接 PTCA 在 AMI 急性期不应对非梗死相关动脉行选择性 PTCA；在发病＞ 12h 或已接受溶栓治疗且已无心肌缺血证据者，不应进行 PTCA。直接 PTCA 应迅速完成，时间的延误不能达到理想效果，治疗的重点应放在早期溶栓。

近年来提倡 AMI 行原发性支架置入术，常规置入支架在降低心脏事件的发生率和减少靶血管重建术方面优于直接 PTCA 和仅在夹层、急性闭塞或濒临闭塞时紧急置支架，因此，支架置入可较广泛用于 AMI 患者的机械性再灌注治疗。

（2）补救性 PTCA：对溶栓治疗未再通的患者使用 PTCA 恢复前向血流即为补救性 PTCA。其目的是尽早开通梗死相关动脉，挽救缺血但仍存活的心肌，从而改善生存率和心功能。对溶栓后仍有胸痛，ST 段抬高无显著回落，应尽快行 PTCA，使梗死相关动脉再通。尤其对发病 12h内广泛前壁心肌梗死，再次梗死及血流动力学不稳定的高危患者意义更大。

（3）溶栓治疗再通者 PTCA 的选择：对溶栓治疗冠脉再通者不主张立即行 PTCA，因为立即PTCA 并不能完全挽救心肌及预防再梗死和死亡，且接受 PTCA 者不良心脏事件发生率可能增加。因此，对溶栓成功的患者，若无缺血复发，应在 7 ～ 10d 后进行择期冠脉造影，若病变适宜可行 PTCA 或支架置入。

（四）药物治疗

1.硝酸酯类药物

该药主要作用是松弛血管平滑肌产生血管扩张作用，对静脉的扩张作用明显强于对动脉的扩张作用。扩张静脉和动脉可减轻心脏前后负荷，从而减少心脏做功和心肌耗氧量。还可直接扩张冠状动脉，增加心肌血流，预防和解除冠状动脉痉挛，对已有严重狭窄的冠脉，硝酸酯类药物可扩张侧支血管增加缺血区血流，改善心内膜下心肌缺血，并可预防左室重塑。常用的有硝酸甘油、硝酸异山梨酯和 5-单硝酸异山梨醇酯。

AMI 患者硝酸酯治疗可轻度降低病死率，AMI 早期通常给予硝酸甘油静脉滴注 24 ～ 48h。尤其适宜用于 AMI 伴发再发性心肌缺血、充血性心力衰竭和高血压患者。

用法：静脉滴注硝酸甘油应从低剂量开始，即 10 μg/min，以后酌情逐渐增加剂量，每 5 ～ 10min 增加 5 ～ 10 μg，直至症状控制、血压正常者 SBP 降低 10 mmHg 或高血压患者 SBP 降低 30mmHg 为有效治疗剂量。最高剂量以≤100μg/min 为宜，过高剂量可增加低血压危险。应用硝酸甘油 24h 内一般不会产生耐药，24h 以后如产生耐药出现疗效减弱或消失可增加滴注剂量。

静脉滴注二硝基异山梨酯的剂量从 30μg/min 开始，观察＞30min，如无不良反应可逐渐加量。静脉用药后症状改善可改用口服制剂如硝酸异山梨酯 10 ～ 20mg，每日 3 ～ 4 次，或 5-单硝酸异山梨醇酯 20 ～ 40mg，每日 2 次。

硝酸酯类药物常见的不良反应有头痛、反射性心动过速和低血压等。该药禁忌证为 AMI 合并低血压（SBP≤90 mmHg）或心动过速（心率＞100 次/min），下壁伴右室梗死时易发生低血压故应慎用。

2. 抗血小板治疗

在急性血栓形成中血小板活化起着十分重要的作用，抗血小板治疗已成为 AMI 的常规治疗，溶栓前即应使用。阿司匹林和噻氯匹啶或氯吡格雷是目前临床上常用的抗血小板药物。

(1) 阿司匹林：阿司匹林通过抑制血小板内的环氧化酶使血栓素 A_2（TXA_2）合成减少，达至抑制血小板聚集的作用。AMI 急性期，阿司匹林使用剂量应为 300 mg/d，首次服用时应选择水溶性阿司匹林或肠溶阿司匹林嚼服以达到迅速吸收的目的，3d 后改为小剂量 50 ～ 150 mg/d 维持。

(2) 噻氯匹啶和氯吡格雷：噻氯匹啶作用机制是抑制 ADP 诱导的血小板聚集。口服后 24 ～ 48min 起作用，3 ～ 5d 达高峰。开始服用的剂量为 250mg，每日 2 次，1 ～ 2 周后改为 250mg，每日 1 次维持。该药起作用慢，不适合急需抗血小板治疗的临床情况（如 AMI 溶栓前），多用于对阿司匹林过敏或禁忌的患者或者与阿司匹林联合用于置入支架的 AMI 患者。该药的主要不良反应是中性粒细胞及血小板减少，应用时需注意经常检查血象，一旦出现上述不良反应立即停药。

氯吡格雷是新型 ADP 受体拮抗剂，其化学结构与噻氯匹啶十分相似，与后者不同的是口服后起效快，不良反应明显低于噻氯匹啶，现已成为噻氯匹啶替代药物。初始剂量 300mg，以后剂量 75mg/d 维持。

3. 抗凝治疗

凝血酶是使纤维蛋白原转变为纤维蛋白最终形成血栓的关键环节，因此抑制凝血酶至关重要。

(1) 普通肝素：在临床应用最普遍，对于 ST 段抬高的 AMI 肝素作为溶栓治疗的辅助用药，对于非 ST 段抬高的 AMI，静脉滴注肝素为常规治疗。一般使用方法是先静脉推注 5 000U 冲击量，继之以 1 000U/h 维持静脉滴注，每 4 ～ 6h 测定 1 次 APTT 或 ACT，以便于及时调整肝素剂量，保持其凝血时间延长至对照的 1.5 ～ 2.0 倍。静脉肝素一般使用时间为 48 ～ 72h，以后可改用皮下注射 7 500U 每 12h1 次，注射 2 ～ 3d。

rt-PA 溶栓前先静脉注射肝素 5 000U 冲击量，继之以 1 000U/h 维持静脉滴注 48h，根据 APTT 或 ACT 调整肝素剂量（方法同上）。48h 后改用皮下肝素 7 500U 每日 2 次，治疗 2 ～ 3d。尿激酶和链激酶溶栓后 6h 开始测定 APTT 或 ACT，待 APTT 恢复到对照时间 2 倍以内时（约 70s）开始给予皮下肝素治疗。对于大面积前壁心肌梗死静脉未再通的患者有增加心脏破裂的倾向，采用皮下注射肝素治疗较为稳妥。

(2) 低分子量肝素：其抗因子 Xa 的作用是普通肝素的 2 ～ 4 倍，但抗 IIa 的作用弱于后者。预防血栓形成的总效应优于普通肝素。低分子量肝素有应用方便、不需监测凝血时间、出血并发症低等优点，可代替普通肝素。

4.β受体阻滞剂

β受体阻滞剂通过减慢心率，降低血压和减弱心肌收缩力来减少心肌耗氧量，对改善缺血区的氧供需失衡，缩小心肌梗死面积，降低急性期病死率有肯定的疗效。常用的β受体阻滞剂有美托洛尔 25 ～ 50mg,每日 2 次,阿替洛尔 6.25 ～ 25mg,每日 2 次。使用剂量必须个体化。

β受体阻滞剂治疗的禁忌证为:①心率＜ 60 次/min;②动脉收缩压＜ 100mmHg;③中重度左心衰竭(≥KillipⅢ级);④二、三度房室传导阻滞或 PR 间期＞ 0.24s;⑤严重慢性阻塞性肺部疾病或哮喘;⑥末梢循环灌注不良。相对禁忌证为:①哮喘病史;②周围血管疾病;③胰岛素依赖性糖尿病。

5.血管紧张素转换酶抑制剂(ACEI)

ACEI 主要作用机制是通过影响心肌重塑、减轻心室过度扩张而减少充盈性心力衰竭的发生率和死亡率。在无禁忌证的情况下,溶栓治疗后血压稳定即可开始使用 ACEI。ACEI 使用的剂量应视患者情况而定,一般来说,AMI 早期 ACEI 应从低剂量开始逐渐增加剂量。对于 4 ～ 6 周后无并发症和无左心室功能障碍的 AMI 患者,可停服 ACEI 制剂;若 AMI 特别是前壁心肌梗死合并左心功能不全,ACEI 治疗期应延长。

ACEI 的禁忌证:①AMI 急性期动脉收缩压＜ 90 mmHg;②临床出现严重肾衰竭(血肌酐＞ 265 μmol/L);③有双侧肾动脉狭窄病史者;④对 ACEI 制剂过敏者;⑤妊娠、哺乳期妇女等。

6.钙拮抗剂

钙拮抗剂在 AMI 治疗中不作为一线用药。临床试验研究显示,无论是 AMI 早期或晚期、Q 波或非 Q 波心肌梗死、是否合用β受体阻滞剂,给予速效硝苯地平均不能降低再梗死率和死亡率,对部分患者甚至有害,这可能与该药反射性增加心率,抑制心脏收缩力和降低血压有关。因此,在 AMI 常规治疗中钙拮抗剂被视为不宜使用的药物。对于无左心衰竭临床表现的非 Q 波 AMI 患者,服用地尔硫革可以降低再梗死发生率,有一定的临床益处。AMI 并发心房颤动伴快速心室率,且无严重左心功能障碍的患者,可使用静脉地尔硫革缓慢注射 10mg(5min 内),随之以 5 ～ 15 μg/(kg・min)维持静脉滴注,静脉滴注过程中需密切观察心率、血压的变化。

7.洋地黄制剂

AMI 24h 之内一般不使用洋地黄制剂,目前一般认为,AMI 恢复期在 ACEI 和利尿剂治疗下仍存在充血性心力衰竭的患者,可使用地高辛。对于 AMI 左心衰竭并发快速心房颤动的患者,使用洋地黄制剂较为适合,可首次静脉注射西地兰 0.4mg,此后根据情况追加 0.2 ～ 0.4 mg,然后口服地高辛维持。

(五)并发症及处理

1.左心功能不全

AMI 时左心功能不全由于病理改变的程度不同,临床表现差异很大。血流动力学监测可为左心功能的评价提供可靠指征。当肺毛细血管压(PCWP)18mmHg、心脏指数(CI)＜ 2.5L/(min・m²)时为左心功能不全;PCWP ＞ 18mmHg、CI ＜ 2.2L/(min・m²)、收缩压＜ 80mmHg 时为心源性休克。

(1)急性左心衰竭:临床上表现为程度不等的呼吸困难,严重者可端坐呼吸,咳粉红色泡沫痰。急性左心衰竭的处理:①适量利尿剂,KillipⅢ级(肺水肿)时静脉注射速尿 20mg;②静脉滴注硝酸甘油,由 10μg/min 开始,逐渐加量,直到收缩压下降 10%～ 15%,但不＜ 90mmHg;③尽早口服 ACEI,急性期以短效 ACEI 为宜,小剂量开始,根据耐受情况逐渐加量;④肺水肿合并严重高血压时是静脉滴注硝普钠的最佳适应证。小剂量(10 μg/min)开始,根据血压逐渐加量并调整至合适剂量;⑤洋地黄制剂在 AMI 发病 24h 内使用有增加室性心律失常的危险,故不主张使用。在合并快速心房颤动时,可用西地兰减慢心室率。在左室收缩功能不全,每搏量下降时,心率宜维持在 90 ～ 110 次/min,以维持适当的心排血量;⑥急性肺水肿伴严重低氧血症者可行人工机械通气治疗。

(2)心源性休克:AMI 伴心源性休克时有严重低血压,收缩压＜ 80mmHg,有组织器官低灌注表现,如四肢凉、少尿或神志模糊等。伴肺瘀血时有呼吸困难。心源性休克可突然发生,为

AMI 发病时的主要表现,也可在入院后逐渐发生。

心源性休克的处理:①在严重低血压时,应静脉滴注多巴胺 5～15μg/(kg·min),一旦血压升至 90mmHg 以上,则可同时静脉滴注多巴酚丁胺/(kg·min),以减少多巴胺用量。轻度低血压时,可用多巴胺或与多巴酚丁胺合用;②AMI 心源性休克升压治疗无反应的患者,主动脉内囊球反搏(IABP)可有效逆转器官低灌注。IABP 对支持患者接受冠状动脉造影、PTCA 或 CABG 均可起到重要作用;③迅速使完全闭塞的梗死相关血管开通,恢复血流至关重要,AMI 合并心源性休克提倡 PTCA 或 CABG 再灌注治疗,可提高 AMI 合并心源性休克的生存率。

主动脉内球囊反搏适应证:①心源性休克药物治疗难以恢复时,作为冠状动脉造影和急诊血管重建术前的一项稳定措施;②AMI 并发机械性并发症,如乳头肌断裂、室间隔穿孔时,作为冠状动脉造影和修补手术及血管重建术前的一项稳定性治疗手段;③顽固性室性心动过速反复发作伴血流动力学不稳定;④AMI 后顽固性心绞痛在冠状动脉造影和血管重建术前的一种治疗措施。

2.右室梗死和功能不全

急性下壁心肌梗死中,近一半存在右室梗死,下壁伴右室梗死者死亡率大大增加。右胸导联(尤为 V_4R)ST 段抬高≥0.1mV 是右室梗死最特异的改变。下壁梗死时出现低血压、无肺部啰音、伴颈静脉充盈或 Kussmaul 征(吸气时颈静脉充盈)是右室梗死的典型三联征。但临床上常因血容量减低而缺乏颈静脉充盈体征,主要表现为低血压。维持右心室前负荷为其主要处理原则。下壁心肌梗死合并低血压时应避免使用硝酸酯和利尿剂,需积极扩容治疗,若补液 1～2L 血压仍不回升,应静脉滴注正性肌力药物多巴酚丁胺。

3.并发心律失常的处理

急性心肌梗死由于缺血性心电不稳定可出现室性早搏、室性心动过速、心室颤动或加速性心室自主心律;由于泵衰竭或过度交感兴奋可引起窦性心动过速、房性早搏、心房颤动、心房扑动或室上性心动过速;由于缺血或迷走神经反射可引起缓慢性心律失常(如窦性心动过缓、房室传导阻滞)。

首先应加强针对急性心肌梗死、心肌缺血的治疗。溶栓、血管重建术(急诊 PTCA、CABG)、β受体阻滞剂、主动脉内球囊反搏、纠正电解质紊乱等均可预防或减少心律失常发生。

(1)AMI 并发室上性快速心律失常的治疗。 ①房性早搏:与交感兴奋或心功能不全有关,本身不需特殊治疗。②阵发性室上性心动过速:伴快速心室率,必须积极处理。维拉帕米、硫氮革酮或美多洛尔静脉用药;合并心力衰竭、低血压者可用直流电复律或心房起搏治疗。洋地黄制剂有效,但起效时间较慢。③心房扑动:少见且多为暂时性。④心房颤动:常见且与预后有关,治疗如下:A.血流动力学不稳定的患者,如出现血压降低、脑供血不足、心绞痛或心力衰竭者需迅速作同步电复律;B.血流动力学稳定的患者,以减慢心室率为首要治疗。无心功能不全、支气管痉挛或房室传导阻滞者,可静脉使用 β 阻滞剂如美多洛尔 2.5～5mg 在 5min 内静脉注入,必要时可重复,15min 内总量≤15mg。同时监测心率、血压及心电图,如收缩压＜100mmHg 或心率＜60 次/min,终止治疗。也可使用洋地黄制剂,如西地兰静脉注入,其起效时间较β受体阻滞剂静脉注射慢。心功能不全者应首选洋地黄制剂。无心功能不全者,也可静脉使用维拉帕米或硫氮卓酮。维拉帕米 5～10mg(0.075～0.75mg/kg)缓慢静脉注射,必要时可重复;硫氮革酮静脉缓慢注入,然后静脉滴注,用法见前述。以上药物静脉注射时必须同时观察血压及心率;C.胺碘酮对中止心房颤动、减慢心室率及复律后维持窦性心律均有价值,可静脉用药并随后口服治疗。

(2)AMI 并发室性快速心律失常的治疗:在有良好监护条件的病房不主张常规用利多卡因预防性治疗。①心室颤动、持续性多形室性心动过速,立即非同步直流电复律,起始电能量 200J,如不成功可给予 300J 重复。②持续性单形室性心动过速伴心绞痛、肺水肿、低血压(＜90mmHg),

应予同步直流电复律,电能量同上。③持续性单形室性心动过速不伴上述情况,可首先给予药物治疗。如利多卡因 50 mg 静脉注射,需要时每 15～20 min 可重复,最大负荷剂量 150mg,然后 2～4mg/min 维持静脉滴注,时间不宜＞24h。或胺碘酮 150 mg 于 10min 内静脉注入,必要时可重复,然后 1mg/min 静脉滴注 6h,再 0.5 mg/min 维持滴注。④频发室性早搏、成对室性早搏、非持续性室速可严密观察或利多卡因治疗(使用不＞24h)。⑤偶发室性早搏、加速的心室自主心律可严密观察,不做特殊处理。⑥AMI、心肌缺血也可引起短阵多形室性心动过速,酷似尖端扭转型室性心动过速,但 Q-T 间期正常,可能与缺血引起的多环路折返机制有关,治疗方法同上,如利多卡因、胺碘酮等。

(3)缓慢性心律失常的治疗:①无症状窦性心动过缓,可暂作观察,不予特殊处理。②症状性窦性心动过缓、二度房室传导阻滞、三度房室传导阻滞伴窄 QRS 波逸搏心律,患者常有低血压、头晕、心功能障碍、心动缓慢＜50 次/min 等,可先用阿托品静脉注射治疗。阿托品剂量以 0.5mg 静脉注射开始,3～5min 重复一次,至心率达 60 次/min 左右。最大可用至 2mg。③出现下列情况,需行临时起搏治疗:A.三度房室传导阻滞伴宽 QRS 波逸搏、心室停搏;B.症状性窦性心动过缓、窦性停搏(＞3S)、二度房室传导阻滞或三度房室传导阻滞伴窄 QRS 波逸搏经阿托品治疗无效;C.双侧束支传导阻滞,包括交替性左、右束支阻滞或右束支传导阻滞伴交替性左前、左后分支阻滞;D.新发生的右束支传导阻滞伴左前或左后分支阻滞和新发生的左束支传导阻滞并发一度房室传导阻滞。

4.机械性并发症

AMI 机械性并发症为心脏破裂,包括左室游离壁破裂、室间隔穿孔、乳头肌和腱索断裂等。常发生在 AMI 发病第一周,多发生在第一次及 Q 波心肌梗死患者。临床表现为突然或进行性血流动力学恶化伴低心排血量、休克和肺水肿。药物治疗死亡率高。

(1)游离壁破裂:左室游离壁破裂引起急性心包填塞时可突然死亡,临床表现为电一机械分离或停搏。亚急性心脏破裂在短时间内破口被血块封住,可发展为亚急性心包填塞或假性室壁瘤。症状和心电图不特异,心脏超声可明确诊断。对亚急性心脏破裂者应争取冠状动脉造影后行手术修补及血管重建术。

(2)室间隔穿孔:病情恶化的同时,在胸骨左缘第 3～4 肋间闻及全收缩期杂音,粗糙、响亮,50%伴震颤。二维超声心动图一般可显示室间隔破口,彩色多普勒可见经室间隔破口左向右分流的血流束。室间隔穿孔伴血流动力学失代偿者提倡在血管扩张剂和利尿剂治疗及 IABP 支持下,早期或急诊手术治疗。如室间隔穿孔较小,无充血性心力衰竭,血流动力学稳定,可保守治疗,6 周后择期手术。

(3)急性二尖瓣关闭不全:乳头肌功能不全或断裂引起急性二尖瓣关闭不全时在心尖部出现全收缩杂音,但在心排血量降低时,杂音不一定可靠。二尖瓣反流还可能由于乳头肌功能不全或左室扩大所致相对性二尖瓣关闭不全所引起。超声心动图和彩色多普勒是明确诊断并确定二尖瓣反流机制及程度的最佳方法。急性乳头肌断裂时突然发生左心衰竭和(或)低血压,主张血管扩张剂、利尿剂及 IABP 治疗,在血流动力学稳定的情况下急诊手术。因左室扩大或乳头肌功能不全引起的二尖瓣反流,应积极药物治疗心力衰竭,改善心肌缺血并主张行血管重建术以改善功能和二尖瓣反流。

第二节 非 ST 段抬高急性冠状动脉综合征

Section 2

根据胸痛时的心电图表现,将急性冠状脉综合征(ACS)分为 ST 段抬高型心肌梗死(STEMI)和 NSTE-ACS。尽管两者的病理机制均包括冠脉粥样硬化斑块破裂、血栓形成,但 STEMI 时,冠脉常常急性完全阻塞,因此需直接行冠脉介入治疗(PCI)或静脉溶栓,以早期、充分和持续开通血管,使心肌充分再灌注。然而,NSTE-ACS时,冠脉虽严重狭窄但常常存在富含血小板性不完全阻塞。患者常有一过性或短暂ST段压低或T波倒置、低平或"伪正常化",也可无心电图改变。根据心肌损伤血清生物标志物[肌酸激酶同工酶(CK)-MB或心脏肌钙蛋白(Cardiac Troponin, cTn)]测定结果,将NSTE-ACS分为NSTEMI和不稳定性心绞痛。

一、诊 断

1.临床表现

典型心绞痛是NSTE-ACS的主要症状,通常表现为发作性胸骨后闷痛,紧缩压榨感,可放射至左肩、下颌部等,呈间断性或持续性,伴有出汗、恶心、呼吸困难、窒息感、甚至晕厥。以加拿大心血管学会(CCS)的心绞痛分级(表15-4)为判断标准;NSTE-ACS的临床特点包括:静息时心绞痛发作20min以上;初发性心绞痛(1个月内新发心绞痛)表现为自发性心绞痛或劳力型心绞痛(CCS分级Ⅱ或Ⅲ级);原来的稳定性心绞痛最近1个月内症状加重,且具有至少CCS Ⅲ级心绞痛的特点(恶化性心绞痛);心肌梗死后1个月内发作心绞痛。

表15-4　CCS心绞痛分级

级别	心绞痛临床表现
Ⅰ级	一般体力活动(例如行走和上楼)不引起心绞痛,但紧张、快速或持续用力可引起心绞痛发作。
Ⅱ级	日常体力活动稍受限制,快步行走或上楼、登高、饭后行走或上楼、寒冷或冷风中行走、情绪激动可发作心绞痛,或仅在睡醒后数小时内发作。在正常情况下以一般速度平地步行200m以上或登2层或以上楼梯受限。
Ⅲ级	日常体力活动明显受限制,在正常情况下以一般速度在一般条件下平地步行100～200m或上1层楼梯时可发作心绞痛。
Ⅳ级	轻微活动或休息时即可引起心绞痛症状。

心绞痛发作时伴低血压或心功能不全,常提示预后不良。贫血、感染、炎症、发热和内分泌紊乱(特别是甲状腺机能亢进)易促使疾病恶化与进展。NSTE-ACS的不典型表现有:牙痛、咽痛、上腹隐痛、消化不良、胸部针刺样痛或仅有呼吸困难。这些常见于老年、女性、糖尿病、慢性肾功能不全或痴呆症患者。临床缺乏典型胸痛,特别当心电图正常或临界改变时,常易被忽略和延误治疗,应注意连续观察。

2.体格检查

绝大多数NSTE-ACS患者无明显的体征。高危患者心肌缺血引起心功能不全时,可有新出现的肺部啰音或啰音增加、第三心音。体格检查时应注意非心源性胸痛表现(例如主动脉夹层、急性肺栓塞、气胸、肺炎、胸膜炎、心包炎、心瓣膜疾病),焦虑惊恐症状,以有助于鉴别诊断。

3.心电图

静息心电图是诊断NSTE-ACS的重要方法。ST-T波动态变化是NSTE-ACS最有诊断价值的心电图表现:症状发作时可记录到一过性ST段改变(常表现2个或以上相邻导联ST段下移≥0.1mV),症状缓解后ST段缺血性改变改善,或者发作时倒置T波呈"伪正常化",发作后恢复至原倒置状态更具有诊断意义,并提示有急性心肌缺血或严重冠脉疾病。应该指出,初始心电图正常或临界改变,不能排除NSTE-ACS的可能性,患者出现症状时应再次记录心电图,且需与无症状时或既往心电图对比,注意 ST-T 波的动态变化。发作时心电图显示胸前导联 T 波对称性深倒置并呈动态改变,多提示左前降支严重狭窄。变异性心绞痛常呈一过性ST段抬高。胸痛明显发作时心电图完全正常,还需考虑非心源性胸痛。NSTEMI 的心电图 ST 段压低和 T 波倒置比不稳定性心绞痛更加明显和持久,并可有一系列演变过程(例如 T 波倒置逐渐加深,再逐渐变浅,部分还出现异常 Q 波),但两者鉴别主要是 NSTEMI 伴有血清生物标志物升高,而不稳定性心绞痛则血清生物标志物阴性。约 25%NSTEMI 可演变为 Q 波心肌梗死,其余 75% 则为非 Q 波心肌梗死。

类似 NSTE-ACS 的 ST-T 波异常还可由其他原因引起。主动脉瓣狭窄、肥厚型心肌病、三环类抗抑郁药和酚噻嗪类药物可引起 T 波明显倒置。

反复胸痛的患者,需进行连续多导联心电图监测,才能发现 ST-T 波变化及无症状性心肌缺血。

4.心肌损伤标志物

cTn是明确NSTE-ACS诊断和危险分层的重要依据之一,心肌坏死标志物(酶)及其检测时间见表 15-5。

表 15-5　心肌损伤标志物

时间	肌红蛋白	cTn		CK-MB
		cTnT	cTnI	
开始升高时间(h)	1 ~ 2	2 ~ 4	2 ~ 4	6
峰值时间(h)	4 ~ 8	10 ~ 24	10 ~ 24	18 ~ 24
持续时间(h)	0.5 ~ 1.0	10 ~ 21	7 ~ 14	3 ~ 4

与传统的心肌酶(例如 CK、CK-MB)相比,cTn 具有更高的特异性和敏感性。cTn 增高或增高后降低,并至少有 1 次数值超过参考值上限 99 百分位(即正常上限),提示心肌损伤坏死,并提供危险分层信息。但必须注意实验室检测的准确性,尤其 cTnI 有多家厂商生产,必须建立本实验室的正常值方能准确临床应用。床旁生化标志物检测能快速提供 NSTE-ACS 的早期诊断及治疗指导。如果症状发作后 3 ~ 4h 内 cTn 测定结果为阴性,应该在症状出现后 6 ~ 9、12 ~ 24h 再次监测(I, A)。但是,cTn 升高也见于以胸痛为变现的主动脉夹层和急性肺栓塞、非冠脉性心肌损伤(例如慢性和急性肾功能不全、严重心动过速和过缓、严重心力衰竭、心肌炎、脑卒中、骨骼肌损伤及甲状腺机能减低等疾病),应注意鉴别。

5.影像学检查

超声心动图检查可发现缺血时左心室射血分数(LVEF)减低和心肌节段性运动减弱,甚至消失。负荷超声心动图的阴性预测值较高。超声心动图对主动脉夹层、肺栓塞、主动脉瓣狭窄、肥厚型心肌病及心包积液等疾病的鉴别诊断具有重要价值。心脏磁共振显像(MRT)、心肌灌注成像及多源 CT 对诊断和排除 NSTE-ACS 均有一定的价值。

二、治　疗

NSTE-ACS的处理旨在根据危险分层采取适当的药物治疗和冠脉血运重建策略,以改善严重心肌耗氧与供氧的失平衡,缓解缺血症状;稳定斑块、防止冠脉血栓形成发展、降低并发症和病死率。

（一）抗心肌缺血治疗

药物治疗是 NSTE-ACS 抗心肌缺血的基础措施和最重要的内容之一，不仅可缓解缺血症状，更重要的是改善预后，提高远期生存率。

（1）β受体阻滞剂：如无明确的禁忌证（例如急性收缩性心力衰竭时）或对β受体阻滞剂不能耐受（Ⅰ，B），NSTE-ACS 患者应常规使用β受体阻滞剂。对心绞痛基本缓解、血液动力学稳定的患者，发病后 24h 内开始β受体阻滞剂治疗。该类药物通过阻断心脏 β_1 受体减慢心率，抑制心肌收缩力，从而降低心肌耗氧量；通过延长心肌有效不应期，提高心室颤动阈值，可减低恶性心律失常发生率。β受体阻滞剂治疗在缓解心绞痛症状的同时，降低患者的病死率。治疗时，宜从小剂量开始，逐渐增加剂量，并观察心率、血压和心功能状况。常用药物包括阿替洛尔、美托洛尔、比索洛尔、卡维地洛等。对心绞痛发作频繁、心动过速、血压较高的患者，可先采用静脉β受体阻滞剂（美托洛尔、艾司洛尔等），以尽快控制血压、心率，缓解心绞痛发作。静脉艾司洛尔的用法：0.5mg/kg・min，约 1min，随后以 0.05 mg/kg・min 维持；如疗效不佳，4min 后可重复给予负荷量并将维持量以 0.05 mg/kg・min 的幅度递增，最大可加至 0.2 mg/kg・min。静脉美托洛尔的用法：首剂 2.5～5mg（溶于生理盐水后缓慢静脉注射至少 5min），30min 后可根据患者的心率、血压和心绞痛症状缓解情况酌情重复给药，总量≤10mg；病情稳定后改为口服药物治疗。

（2）硝酸酯类：用于有胸痛或心肌缺血表现的患者（Ⅰ，A）。该药通过扩张容量血管，减少静脉回流，降低心脏前负荷和心肌耗氧量，发挥抗心绞痛作用。较大剂量给药时，可以降低外周血管阻力，并扩张冠脉血管。对无禁忌证的 NSTE-ACS 患者应立即舌下含服硝酸甘油 0.3～0.6mg，每 5min 重复 1 次，总量≤1.5mg，同时评估静脉用药的必要性。静脉给药用于 NSTE-ACS 合并顽固性心绞痛、高血压或心力衰竭和患者（Ⅰ，C）。采用非吸附性输液器，起始剂量 5～10 μg/min，每 3～5min 以 5～10 μg/min 剂量递增，但一般≤200 μg/min，收缩压一般应≥110mmHg（1mmHg＝0.133kPa）。病情稳定后尽快转换成口服制剂。硝酸酯类与β受体阻滞剂联合应用，可以增强抗心肌缺血作用，并互相抵消药物的不良反应（例如心率增快）。急性期持续给予硝酸酯类可能会出现耐药性，为此，应维持每天至少 8h 的无药期。期间可用舌下含服硝酸甘油缓解症状，也可以用钙通道阻滞剂预防心绞痛发作；对心绞痛发作频繁的患者，更应评估冠脉病变情况，必要时行血运重建治疗。

硝酸酯类对 NSTE-ACS 患者远期临床终点事件的影响，尚缺乏随即双盲试验证实。

（3）钙通道阻滞剂（CCB）：CCB 用于 NSTE-ACS 治疗的主要目的是缓解心绞痛症状或控制血压，目前尚无证据显示 CCB 可以改善 NSTE-ACS 患者的长期预后。在应用β受体阻滞剂和硝酸酯类药物后患者仍然存在心绞痛症状或难以控制的高血压，可加用长效二氢吡啶类 CCB（Ⅰ，C）；如患者不能耐受β受体阻滞剂，应将非二氢吡啶类 CCB（例如维拉帕米或地尔硫卓）与硝酸酯类合用。由于短效 CCB 易引起血压波动和交感神经激活，因此禁用 NSTE-ACS 患者。二氢吡啶类 CCB 对血管亲和力高，对心脏收缩、传导功能的影响弱。但非二氢吡啶类 CCB 对心脏收缩和传导功能有明显的抑制作用，因此，应尽量避免与β受体阻滞剂合用（Ⅲ，C）。非二氢吡啶类 CCB 不宜用于左心室收缩功能不良的 NSTE-ACS 患者。

（4）血管紧张素转换酶抑制剂（ACEI）：ACEI 不具有直接发挥抗心肌缺血作用，但通过阻断肾素-血管紧张素系统（RAS）发挥心血管保护作用。对 EUROPA、HOPE 和 PEACE 研究的荟萃分析，共纳入 29 805 例不伴左心室收缩功能异常的动脉粥样硬化性血管病变患者，其中 14 913 例和 14 892 例分别接受 ACEI 或安慰剂，平均随访 4.5 年。结果显示，ACEI 显著降低冠心病高危患者的心血管死亡、非致命性心肌梗死和卒中的联合终点，并使全因死亡降低 14%。因此，除非不能耐受，所有 NSTE-ACS 患者应接受 ACEI 治疗（Ⅰ，C）。对于不能耐受 ACEI 的患者，可考虑应用血管紧张素受体拮抗剂(ARB)。

(5)尼可地尔:兼有ATP依赖的钾通道开放作用及硝酸酯样作用,前者通过促进血管平滑肌细胞内钾离子外流使细胞膜超级化,从而关闭细胞膜电位依赖的钙通道,抑制肌浆网钙的释放而使细胞浆中钙浓度降低;后者通过活化鸟苷酸环化酶,增加环磷酸鸟苷的合成促进钙泵介导的钙离子外流,并使收缩蛋白对钙离子的敏感性降低。推荐用于对硝酸酯类不能耐受的NSTE-ACS患者(Ⅰ,C)。

(6)主动脉内气囊泵反搏术(IABP):当NSTE-ACS患者存在大面积心肌缺血或濒临坏死、血液动力学不稳定时,可在血运重建前后应用IABP,降低心脏负担,改善心肌缺血,提高患者对手术耐受能力,有助于术后心功能恢复(Ⅰ,C)。但尚无大规模临床试验证实IABP对围术期心血管终点的有益影响。

(二)抗血小板治疗

NSTE-ACS患者入院后应尽快给予ASA(负荷量150-300mg),如能耐受,长期持续治疗(75-100mg)(Ⅰ,A)。对ASA过敏或因胃肠道疾病而不能耐受ASA时,应使用氯吡格雷(负荷量后每日维持量)(Ⅰ,B)。对胃肠道出血史、溃疡病或存在多个消化道出血危险因素患者(例如幽门螺杆菌感染、>65岁、同时使用抗凝剂或类固醇激素),应使用质子泵抑制剂和胃黏膜保护剂,减低胃肠道出血风险(但尽量不用奥美拉唑)(Ⅰ,A)。

(1)中或高危及准备行早期PIC的NSTE-ACS患者:入院后(诊断性血管造影前)应尽快开始双联抗血小板治疗(Ⅰ,A),除ASA外,在PCI前加用氯吡格雷300-600mg(Ⅰ,A),或替洛瑞洛180mg(Ⅰ,B),或对出血危险性低、冠脉旁路移植术(CABG)可能性小,准备行PCI的NSTE-ACS患者,入院后或术后1h迅速给予普拉格雷60mg(Ⅱa,B)。对已接受ASA和1种噻吩吡啶类药物并准备行PCI的高危NSTE-ACS患者(例如cTn增高、糖尿病、ST段明显压低),而出血风险较小时,可考虑术前静脉给予血小板GPⅡb/Ⅲa受体抑制剂(Ⅰ,A)。但如准备选用比伐卢定或6h前已接受至少300mg氯吡格雷时,则不用血小板GPⅡb/Ⅲa受体抑制剂(Ⅱa,B)。对明确诊断NSTE-ACS并行PCI的患者,当出血风险低时,术前给予负荷量氯吡格雷600mg,术后最初7d给予双倍剂量氯吡格雷(150mg/d)治疗,然后以75mg/d维持是合理的(Ⅱa,B)。接受PCI治疗(尤其是置入药物洗脱支架)的NSTE-ACS患者,术后给予氯吡格雷75mg/d(Ⅰ,A)、普拉格雷10mg/d(Ⅱa,B)或替洛瑞洛90mg,2次/d(Ⅰ,B),并维持治疗至少12个月。不主张常规基于血小板功能测定增加氯吡格雷维持量(Ⅱb,B);对选择性氯吡格雷低反应的NSTE-ACS(或PCI后)患者,可考虑行CYP2c19功能丧失变异的基因测定(Ⅱb,C)。

(2)早期保守治疗的NSTE-ACS患者:在入院后迅速开始ASA及抗凝治疗的基础上,加用氯吡格雷(负荷量后每日维持量),并持续至少1个月(Ⅰ,A),如能延长到1年则更好(Ⅰ,B)。如临床症状或心肌缺血反复发作,存在心力衰竭或严重心律失常,应行诊断性冠脉造影(Ⅰ,A)。同时,术前给予血小板GPⅡb/Ⅲa受体抑制剂(Ⅱa,C)及抗凝治疗(Ⅰ,C)。假如出血并发症超过抗血小板疗效,则应考虑今早停药(Ⅰ,C)。对准备早期PCI的患者,如选用比伐卢定抗凝治疗或术前至少6h给予≥300mg氯吡格雷时,则不用血小板GPⅡb/Ⅲa受体抑制剂(Ⅱa,B)。对缺血事件风险低(TIMI积分≤2)的NSTE-ACS患者,在ASA和氯吡格雷治疗时,不给予术前血小板GPⅡb/Ⅲa受体抑制剂(Ⅲ,B)。以往卒中和(或)一过性脑缺血(TIA)并准备行PCI的患者,用普拉格雷作为双重抗血小板治疗可能有害(Ⅲ,B)。

早期保守治疗的NSTE-ACS患者,如以后无复发性心肌缺血和(或)心绞痛、心力衰竭或严重心律失常而不需行诊断性冠脉造影,宜做负荷激发试验(Ⅰ,B)。如负荷试验表明患者并非低危,应行诊断性冠脉造影(Ⅰ,A);如为低危,则患者继续长期服用ASA(Ⅰ,A),氯吡格雷>1个月(最好至1年)(Ⅰ,B),停用GPⅡb/Ⅲa受体抑制剂(Ⅰ,A),继续应用普通肝素48h或低分子量肝素（Ⅰ,A）或磺达肝癸钠（Ⅰ,B）8d。

（3）准备行 CABG 或非心脏性手术的 NSTE-ACS 患者：可继续应用 ASA（Ⅰ,A），但术前停用氯吡格雷 5d（Ⅰ,B）、普拉格雷 7d（Ⅰ,C）或替格瑞洛 5d（Ⅱa,C），以减少出血并发症。CABG 前 4h 停用血小板 GP Ⅱ b/Ⅲa 受体抑制剂替罗非班（Ⅰ,B）。

（4）无明显冠脉阻塞性病变的 NSTE-ACS 患者：应根据情况给予抗血小板治疗（Ⅰ,C）；如存在动脉粥样硬化（管腔不规则或血管内超声显像示斑块形成），则应长期 ASA 治疗和其他二级预防（Ⅰ,C）。不行冠脉造影或激发试验的 NSTE-ACS 患者，继续 ASA 治疗（Ⅰ,A），氯吡格雷＞1 个月（最好 1 年）（Ⅰ,B），停用血小板 GP Ⅱ b/Ⅲa 受体抑制剂。住院期继续应用低分子肝素（Ⅰ,A）磺达肝癸钠 8d（Ⅰ,B）。无必要行诊断性冠脉造影的患者（无心肌缺血、心力衰竭或严重心律失常），应测定 LVEF（Ⅰ,B）。

NSTE-ACS 患者不宜接受溶栓治疗（Ⅲ,C），不建议使用双嘧达莫抗血小板治疗（Ⅲ,A）。不主张 ASA 与非甾体类抗炎药物（NSAID）（包括选择性 COX2 抑制剂和非选择性 NSAID）联合使用（Ⅲ,C）。

（三）抗凝治疗

所有 NSTE-ACS 患者在无明确禁忌证时，均推荐接受抗凝治疗（Ⅰ,A），以抑制凝血酶生成和（或）活性，减少相关心血管事件。根据缺血和（或）出血风险、疗效和（或）安全性选择抗凝剂（Ⅰ,C）。

准备行 PCI 的 NSTE-ACS 患者，建议开始选择依诺肝素（1mg/kg,皮下注射 2 次/d）或普通肝素（Ⅰ,A）、比伐卢定或磺达肝癸钠（Ⅰ,A）。使用磺达肝癸钠时，需静脉推注普通肝素（50～85U/kg,根据 ACT 调整；或应用血小板 GP Ⅱ b/Ⅲa 抑制剂时，50～60U/kg），以减少导管内血栓形成（Ⅰ,B）。如没有磺达肝癸钠或依诺肝素，则推荐使用普通肝素，并维持 APTT 50～70s（Ⅰ,B）；其他推荐剂量的低分子肝素也有指征（Ⅰ,C）。对准备行紧急或早期 PCI 的患者（特别当出血高风险时），推荐比伐卢定替代普通肝素合用血小板 GP Ⅱ b/Ⅲa 受体抑制剂（Ⅰ,B）。

单纯保守治疗且出血风险增高的 NSTE-ACS 患者，选择磺达肝癸钠优于依诺肝素或普通肝素（Ⅰ,B），抗凝治疗应维持至出院（Ⅰ,A）。不准备 24h 内行血运重建的 NSTE-ACS 患者，建议低分子肝素抗凝（Ⅱa,A）；磺达肝癸钠或依诺肝素优于普通肝素（Ⅱa,B）。

对无并发症的患者，PCI 后停用抗凝治疗（Ⅰ,B）。不主张肝素（普通肝素/低分子肝素）交换使用（Ⅲ,B）。

华法林联合 ASA 和（或）噻吩吡啶类药物，增加出血风险，需监测出血情况（尤其是胃肠道出血）（Ⅰ,A）。需用华法林抗凝的 NSTE-ACS 患者（例如中高危心房颤动患者、人工机械瓣患者或静脉血栓栓塞患者），维持国际标准化比值（INR）2.0～3.0（Ⅰ,B）。若需合用 ASA 或氯吡格雷时，建议将 INR 控制在 2.0～2.5（Ⅰ,B）。

CABG 或非心脏手术前 12～24h 停用依诺肝素，24h 停用磺达肝癸钠，3h 停用比伐卢定，5d 停用华法林，必要时给予普通肝素替代（Ⅰ,B）。

使用肝素期间应监测血小板计数，及时发现肝素诱导的血小板减少症；在肾功能不全患者[尤其是测算肾小球滤过率（eGFR）＜30ml/(min·1.73 ㎡)]，建议优先使用普通肝素；在停用普通肝素后 24h 内，尽管使用 ASA,仍存在凝血系统活化和症状复发的风险，应引起足够重视。依诺肝素导致明显出血的抗 Xa 因子活性为 1.8～2.0 IU/ml,由于目前常规剂量时引起出血风险较小，除非患者合并肾功能不全和肥胖，不需监测抗 Xa 因子活性。使用方法：＜75 岁、血肌酐≤221μmol/l(2.5mg/dl)（男）或≤177μmol/l(2.0mg/dl)（女）者，首先静脉推注 30mg,15min 后开始皮下注射 1mg/kg,1 次/12h,直至出院，最长使用 8d。≥75 岁者，不用静脉负荷量，直接皮下注射 0.75mg/kg,1 次/12h,最长使用 8d。注意事项：在 eGFR＜30ml/(min·1.73 ㎡)的肾功能不全者,禁用大多数低分子肝素,但仍可使用依诺肝素,剂量从皮下注射 1mg/kg、1 次/12h,调整为 1 次/24h,并建议监测抗 Xa 因子活性。对 PCI 前已使用依诺肝素治疗者;若最后一次皮下注射 8h 之内,PCI 前不建议追加剂量;若最后一次皮下注射在 PCI 前 8 ～ 12h,应静脉推注依诺肝素 0.3mg/kg。PCI 时,若先前已使用噻吩吡啶类药物和普通肝素,则需等待 30min 后,再开始比伐卢定治疗(静脉推注 0.75mg/kg,然后静脉滴注 1.75mg/kg · h)。可用 APTT 和 ACT 监测比伐卢定的作用。

有证据显示,在抗血小板基础上联合抗凝治疗较单一用药更为有效。抗凝和双联抗血小板治疗被推荐为 NSTE-ACS 初始阶段的一线治疗。在行 PCI 时,需严格把握支架类型,药物洗脱支架用于长病变、小血管和糖尿病等;同时,选择经桡动脉途径以减少术中出血。在急性手术期,需即刻停用华法林,在 INR < 2.0 时按推荐剂量加用抗血小板和抗凝治疗。二联或三联抗栓治疗的主要并发症是出血,> 50%的自发性出血是胃肠道出血,因此需加用质子泵抑制剂以保护胃黏膜。一些新型抗凝制剂(例如阿哌沙班、利非沙班、奥米沙班、达比加群)尚在临床研究中。

(四)他汀类治疗

NSTE-ACS 患者应在入院 24h 内测定空腹血脂水平(Ⅰ,C)。如无禁忌证,无论基线低密度脂蛋白胆固醇(LDL-C)水平如何,所有患者(包括 PCI 术后)均应给予他汀类药物治疗(Ⅰ,A),使 LDL-C 达到< 2.60 mmol/l(100mg/dl)(Ⅰ,A),进一步降至< 1.82 mmol/l(70mg/dl)是合理的(Ⅱa,A)。LDL-C 达标后,长期维持治疗,有利于冠心病二级预防。

(五)血运重建治疗

心肌血运重建使 NSTE-ACS 患者缓解症状、缩短住院期和改善预后。其指征和最佳时间以及优先采用的方法(PCI 或 CAGB)取决于临床情况、危险分层、合并症和冠脉病变的程度和严重性。

第三节　顽固性心绞痛

Section 3

顽固性心绞痛是指存在客观的心肌缺血的依据,心绞痛症状严重,最大限度内科治疗无效,不适合介入或手术治疗,或多次治疗无效的心绞痛。由于人类寿命的延长,这部分患者越来越多,这对心绞痛的治疗提出了新的要求。目前对顽固性心绞痛的治疗包括非常规药物治疗、治疗性血管再生、经皮激光血运重建术、脊髓刺激、增强型体外反搏,心脏冲击波疗法及经皮心肌冷冻疗法等,新的治疗方法也在不断探索中。顽固性心绞痛是冠心病终末阶段最危险的临床征候群,其临床治疗效果不佳,近年来日益成熟的脊髓刺激疗法为顽固性心绞痛的治疗提供了一种新的治疗选择。

一、顽固性心绞痛的定义

目前,尽管有诸如经皮腔内冠状动脉成形术(PTCA)和冠状动脉旁路移植术(CABG)以及激光心肌血运重建术(TMR)等治疗手段,仍然有一部分心绞痛患者因严重的弥漫性病变、小血管病变、再狭窄以及移植血管桥血栓等原因被排斥在以上血运重建手段之外。这些患者病情严重,生活质量极低,几乎不能进行任何体力活动,许多患者每年需要多次入院。在最大程度的内科药物治疗(MMM),反复的 PTcA、cABG 和 TMR 等治疗后仍有严重的心绞痛发作。因此,顽固性心绞痛的定义为:虽然能最大限度的耐受常规治疗,但患者因严重的心纹痛而使日常活动严重受限或不能从事任何体力活动。

最大限度的常规治疗后，仍因严重的心绞痛而使日常活动严重受限或不能从事体力活动称为顽固性心绞痛。顽固性心绞痛发作时，疼痛严重程度往往超过典型心绞痛，发作时间可＞15～30 min，常伴血压下降或升高，患者面色苍白、出冷汗，舌下含服硝酸甘油常难以缓解，或暂时缓解后再次发作。其诊断标准包括：①存在客观的心肌缺血的依据，并产生严重的心绞痛症状；②最大限度内科治疗无效，不适合进行冠脉内介入治疗或冠脉搭桥术，或多次手术治疗后仍有心绞痛症状。

二、顽固性心绞痛的非常规药物治疗

顽固性心绞痛治疗目的是缓解心绞痛症状，增加心脏功能耐量，改善预期寿命和提高生活质量。但多数学者不提倡应用，因为单纯的止痛可掩盖潜在威胁生命的心肌缺血的预警信号。心绞痛的常规治疗药物包括硝酸酯类、阿司匹林、β受体阻滞药、钙通道拮抗剂、血管紧张肽转换酶（Angiotensin Convering Enzyme，ACE）抑制药及降脂药物。顽固性心绞痛在使用上述药物治疗之后仍频繁发作，其他可以选择的药物如下。

1. 抗血小板及抗凝治疗

目前，阿司匹林抗血小板治疗已作为心绞痛的常规治疗得到了广泛应用。顽固性心绞痛患者由于不能选择手术治疗，应加强抗血小板及抗凝治疗，在2007年美国心脏病学会和美国心脏协会（ACC/AHA）对于不稳定性心绞痛和非ST段抬高心肌梗死（unstable angina/Non·ST—Segment Elevation Myocardial Infarction，UA/NSTEM）的治疗指南中认为，对于选择保守治疗策略的UA/NSTEM患者，优先选择伊诺肝素或磺达肝睽钠抗凝治疗，除应用阿司匹林和抗凝治疗之外，还应当加用静脉内糖蛋白IIb/IIIa受体拮抗药（依替巴肽或替罗非班）或氯吡格雷。对于选择早期保守治疗策略的UA/NSTEMI患者，应用氯吡格雷、阿司匹林和抗凝治疗之后仍然有复发性缺血性胸痛者，可以使用糖蛋白IIb/IIIa受体拮抗药。抗血小板及抗凝治疗目前是冠心病治疗的重要组成部分，顽固性心绞痛患者发作频繁，极有可能发生心肌梗死，故应适当加强抗血小板及抗凝治疗。

2. 溶栓治疗

长期间歇性尿激酶疗法长期间歇性尿激酶疗法（LIUT）的药理学机制为改善血液流变学状态，使血栓溶解和冠状动脉内的斑块消退。

（1）方法学。HUT的临床有效剂量为50万U静脉注射，每周3次，12周为一疗程。患者在住院或门诊治疗27～28d后，靶纤维蛋白原浓度控制在200～250mG。要求每两周对临床症状、纤维蛋白原浓度和凝血酶原时间和活动度评价一次。在非梗阻性冠状动脉，由于血液黏滞性增加所致的限流阻抗常被忽视。而在严重的微循环血管狭窄、多重血管狭窄、血管闭塞和并行血管，血液黏滞性增加可限制血液的流动性，影响缺血区心肌氧气的传递，而且使血管末端切应力率降低，血液流动性几乎为零。除急性冠脉病变外，有22%的斑块破裂或血栓纤维蛋白原水平的升高与冠状动脉和颈动脉粥样硬化呈正相关，由于不完全内源性溶解而成为混合性斑块，导致非线性的形态学斑块的进行性发生。另外，纤维蛋白原的直接渗透可造成血浆纤维蛋白原浓度升高，斑块纤维蛋白的含量增加。因此，长期间歇性溶栓治疗可减少斑块的形成和促使斑块的形态学消散，改善冠状动脉的血流灌注。

（2）效果评价。有研究证实，顽固性心绞痛患者经尿激酶治疗后，70%患者的心绞痛发作频率降低，20%患者的运动耐量增加，心电图改善，201蛇闪烁测定心肌灌注改善；尿激酶治疗3个月后，35%的患者血浆纤维蛋白原水平显著性降低，7%的血浆黏滞性降低，19%的患者红细胞聚集性和纤维蛋白溶酶原降低。随机剂量反应比较每周应用 3×800 万 U 与 3×50 万 U 的治疗结果,发现其对血液流变学治疗效果呈显著的剂量依赖性。在一项长期随访研究中,12 例患者接受大剂量尿激酶治疗 3 个月以上,症状减轻(每周心绞痛事件减少＞66%),在治疗停止后持续减轻平均(12.7±8.5)个月困。在治疗期间,50%的患者(6/12)由于消化道出血、临床效果不佳或自觉不适而中止治疗。治疗期间和治疗后高危险因素组的心脏死亡率为 12%,随访期间有 35%的患者心绞痛症状复发,4 例患者由于严重的左主冠状动脉病变而施行冠状动脉搭桥术,4 例患者进行了心脏移植术。

既往认为,小剂量尿激酶对顽固性心绞痛可能有益,近来马涛等发现,联合应用小剂量尿激酶和其他内科治疗可能为顽固性心绞痛患者创造了介入治疗或手术治疗的条件。尽管目前的临床观察均支持间断给予小剂量尿激酶可安全地减少心绞痛发作时间,但至今没有大规模临床试验证实尿激酶或其他溶栓治疗对心肌梗死以外的冠心病有效。

3.改善心肌代谢

通过抑制心肌脂肪酸代谢,促进葡萄糖代谢,产生更多的能量等方式提高氧和能量的利用率等改善心肌代谢。

(1)曲美他嗪。该药通过抑制脂肪酸氧化,增加丙酮酸氧化减少乳酸产生,降低细胞内 pH 对缺血心肌来发挥作用。Ciapponi 等对 2003～2005 年使用曲美他嗪治疗稳定性心绞痛的 23 项随机对照试验进行了汇总分析,证实曲美他嗪可以减少稳定性心绞痛发作频率、硝酸甘油用量,并增加运动时 ST 段压低 1mm 所用时间。近来针对顽固性心绞痛患者的研究也发现,20d 后 40%的患者运动参数与主观感觉好转;在主观感觉好转的患者中,运动参数改善具有统计学意义。目前研究支持在抗心绞痛药物基础上联用曲美他嗪,无论对于稳定性或顽固性心绞痛均可显著减少心绞痛发作次数、持续时间,并减少硝酸酯类药物的用量,可以作为顽固性心绞痛的辅助用药。

(2)雷诺嗪。雷诺嗪可部分抑制脂肪酸代谢,并诱发葡萄糖代谢,可使心脏更有效地利用氧气,同时抑制晚期钠离子内流而减少细胞内钠离子和钙超负荷,起到抗心律失常作用。研究证实对于稳定性心绞痛患者有效。近来,Venkataraman 等采用心肌灌注图像自动分析系统对 20 例常规治疗并加用雷诺嗪的冠心病患者进行研究显示,4 周后患者心肌灌注改善、缺血负担减轻。尽管目前没有针对顽固性心绞痛的研究,但可以认为该药是一种潜在的联合用药选择,且由于该药物的抗心律失常作用,对于顽固性心绞痛合并心律失常的患者可能是一种可以考虑的选择。

4.伊伐布雷定

伊伐布雷定可以特异性选择抑制窦房结超极化激活的内向阳离子电流 II 电流,使起搏细胞动作电位舒张期去极延缓,从而减慢心率,降低氧耗量,恢复缺血心肌的氧供需平衡。研究发现,对于心率≥70 次/min 的冠心病合并左室收缩功能不全的患者,伊伐布雷定治疗可降低次要终点事件(致死性和非致死性 MI 以及冠脉血运重建)发生率。伊伐布雷定还可减慢心率,且对有症状的心绞痛患者有效。Ripa 等报道,对于最大限度常规治疗后心率仍快的顽固性心绞痛患者,加用伊伐布雷定后患者 1 周内症状缓解,3 月内未再次发作。尽管目前没有研究显示该药对所有顽固性心绞痛有效,但对于最大限度常规治疗后心率仍快的顽固性心绞痛患者,联合运用此药对部分患者可能有效。

5.尼可地尔

尼克地尔是一种硝酸酯类化合物,同时也是 ATP 敏感性钾离子通道开放剂,通过开放线粒体 ATP 敏感性钾通道,达到心肌缺血预适应的效果,同时还可间接阻断钙离子通道。研究证实,它可以减少稳定性心绞痛心血管事件的发生率;可缓解顽固性心绞痛的症状。但目前尚无大规模临床试验证实其对顽固性心绞痛的作用,其安全性和有效性尚待进一步研究证实。

三、治疗性血管再生

治疗性血管再生即通过血管生成促进因子的直接应用、特异性转基因治疗及细胞治疗促进缺血组织血管生成,改善心肌血供。目前研究的各促进因子包括血管内皮生长因子(Vascular Endothelial Growth Factor, VEGF)、碱性成纤维细胞生长因子(Basic Fibroblast Growth Factor, bFGF)、细胞因子、骨髓干细胞及内皮祖细胞等。

1.VEGF

以往对 VEGF 治疗顽固性心绞痛的研究结果并不确切,部分结果显示血管内皮生长因子对顽固性心绞痛有效,但也有部分研究得出了相反的结果。一项双盲安慰剂对照的研究显示,在症状改善等方面,VEGF 与安慰剂无明显差别。由于副作用及疗效不确切,该治疗相关研究目前已基本停止。

2.bFGF

与 VEGF 相似,bFGF 的研究也没有得到令人满意的结果,表明 bFGF 治疗与安慰剂相比,总体指标均无明显改善。但在女性患者中,12 周后总运动时间、运动使 ST 段下降 1 mm 的时间、自觉症状均有所改善,且具有剂量依赖性。目前相关研究仍在进行中。

四、神经生理学刺激疗法

目前针对顽固性心绞痛患者的神经生理学刺激治疗方法包括经皮电神经刺激(TENS)和脊髓刺激(SCS)。神经刺激可通过间接或直接的交感神经阻滞作用而影响冠状动脉的血流灌注。间接作用是基于止痛疗法,可继发性降低肾上腺素能状态。刺激脊髓背侧,可以抑制脊髓丘脑束细胞的活性,导致水平节段冲动的传导抑制。直接交感神经阻滞作用是通过刺激脊髓背侧根部,导致一定数量的节段神经反射,使交感神经张力降低,体循环肾上腺素浓度降低,交感神经的活性反射性降低,心脏工作负荷以及心肌耗氧量降低。

方法学 TENS 治疗方法需要在患者胸壁安置两个经皮区电极,一个为高强度疼痛皮区,一个为对侧皮区。调节刺激的强度,以使个体喊叫为疼痛阈值。在长期的治疗中,TENS 刺激为每天在 1h 内至少 3 次,心绞痛发作时另加 10min,其刺激节段与其他研究节段相似。SCS 方法要求患者在局部麻醉下植入一装置,在第四或第六椎体水平硬膜外间隙穿刺,采用一双极或单极电极插人第一或第二胸椎,在左上腹皮下植入刺激器,刺激器能进行远距离遥控,刺激阈的调节方法与 T'ENs 法相似。SCS 法治疗前,要求患者充分合作,进行必要的非侵入性的心功能检查和血管造影,以确定冠状动脉的病变及心肌缺血情况,并排除食管功能紊乱所致胸痛的可能性。

效果评价 晚近临床研究近一步确定神经刺激在终末期冠心病中的抗心肌缺血作用;经 48h 动态心电图观察 T 波及 ST 段缺血性变化显著性降低。经正电子断层扫描(PET)研究发现,SCS 治疗 6 周后,在缺血阶段行潘生丁负荷试验时,再灌注率显著大于无缺血区域,因为在总灌注量无变化时,SCS 疗法可导致非缺血区到缺血区的血流重分布。经长期随访表明在 SCS 法治疗后,发性心绞痛事件的发生率和吸人快速释放的硝酸盐量显著性降低,患者的运动耐量及生存质量显著提高。在临床实践中发现,TENS 疗法除了局部皮肤刺激外,无任何严重的并发症;而 SCS 法可以干扰心脏起搏系统,因而需要 4 年更换一次电池。从临床效果考虑 SCS 疗法似乎优于 TENS 法,然而小型皮下囊带感染仍是 SCS 法的潜在并发症图。

五、干细胞治疗

由于众多细胞生长因子的研究均未能得出肯定的治疗效果，人们转而寻找其他治疗性血管再生手段，心肌或冠脉内直接注射干细胞或外周祖细胞是目前研究较多的一种方法。

1.骨髓来源干细胞心肌内注射

Beeres等使用自体骨髓来源的巨噬细胞对顽固性心绞痛患者进行心肌内注射并随访，发现患者的心绞痛症状得到改善，并提高了左室泵血功能、注射区域的心肌灌注压及心室舒张功能，但心肌缺血的范围没有改变，且其效果1年后仍持续存在。目前研究认为自体骨髓来源干细胞心肌内注射安全、可靠，但证据有限，如需大规模临床应用尚需进行更长时间、更大规模的试验以明确疗效，并了解可能的副作用。

2.外周血祖细胞心肌内注射

Losordo等进行的一项随机双盲对照试验对24例顽固性心绞痛患者采用粒细胞集落刺激因子治疗后分离白细胞，将筛选出的$CD34^+$细胞注入心肌，3月后心绞痛疗效参数，包括发作频率、硝酸甘油使用量、运动时间等$CD34^+$细胞组较安慰剂组均有改善趋势，研究正在进行中。Kovacic等采用同样的方法观察到20名顽固性心绞痛患者心绞痛发作频率、运动时间较前明显好转，但心肌核素显像及超声心动图结果无明显改变，上述研究均初步证实该治疗安全、可行。应用外周祖细胞心肌内注射的研究刚刚起步，其取材有一定难度，仅进行一期临床试验，其安全性、可行性得到了初步验证，但尚需更进一步的研究，如能得到理想结果，可能成为将来治疗的新手段之一。

3.其　　他

Wehberg等发现在血运重建术同时心肌内注射富含自体血小板的血浆，较仅进行血运重建术患者心绞痛缓解率更高（78%vs23%，P＝0.04），射血分数升高更明显（＋9.0%vs－2.0%，P＝0.07）。目前更强调抗凝及抗血小板治疗，该研究的结果为将来的研究提出了新的方向。目前生物制剂治疗处于初步研究之中，尚无大规模随机对照试验证实其对顽固性心绞痛有效，仍需深入研究以证实其安全性和有效性。

六、经皮激光血运重建术

多项研究已证实，经皮激光血运重建术（Percutaneous Myocardial Laser Revascularisation，PMR）治疗方法在缓解心绞痛症状、提高活动耐量方面有明确的疗效，但其缓解胸痛机制目前还存在颇多争议。

（一）PMR 发展史及适用人群

PMR是目前治疗心脏病的一种有效手段，是利用激光与心肌组织作用产生的热效应，用高强度激光束在缺血的心肌区域内打数个微孔，通过这些微孔把心腔中的血液引向缺血的心肌区域，以改善心肌血液微循环，达到治疗的目的。1981年，Mirhoseini等首次报道经胸激光心肌血运重建术（Transmyocardial Laser Revascularizartion，TMR），但TMR是经开胸途径，在心肌缺血区域自心外膜向心室腔建立透壁激光孔道，世界各大心脏研究中心临床试验均表明其缓解心绞痛效果明确，但并发症多，手术创伤大，围手术期病死率高。基于TMR的成功，PMR也迅速发展起来，并在多次动物实验后，由Stephen等首次报道PMR在人体上应用并证实了其可行性和相对安全性。PMR不需要开胸，而是利用光导纤维经皮股动脉穿刺进入心室，从心内膜向心外膜打孔使心腔中的血液到达缺血区域；要求所打的孔道不能穿透心室壁，但必须有足够的深度以保证心腔中的血液能够到达缺血心肌，并且要求激光孔道细小、光滑、通畅，能和毛细血管很好地吻合，起到改善血液微循环的作用；同时激光孔道还必须保持长期开放以达到长期治疗目的。由于 PMR 不需开胸就可以对患者治疗，大大减轻了患者的痛苦，因此更受患者的欢迎。PMR 主要适用冠状动脉造影为多支血管近远端弥漫性病变，胸痛频繁发作，心绞痛级别Ⅲ～Ⅳ级（CCS 分级标准），活动耐量明显受限，且传统的药物、PTCA、冠状动脉支架植入术或 CABG 术均无法缓解症状或有明显禁忌者，同时要求超声检查左心室壁各节段最大舒张期厚度在 8 mm 以上，左心室射血分数≥30%。

（二）PMR 激光器的种类及其作用原理

目前，用于激光心肌血运重建术的激光主要有二氧化碳激光（CO_2）和钬：钇铝石激光（Ho：YAG）。其中，CO_2 激光的输出波长为 1 016 μm，是远红外光，它被心肌组织吸收能力强，短时间内热传导作用弱，所以用 CO_2 激光进行心肌打孔时对激光孔道周围组织的热损伤作用很小，产生的热凝结层也很小，这使得 CO_2 激光封闭毛细血管的能力相对较弱；因此，用 CO_2 激光所打出的激光孔道能和心肌组织中的毛细血管较好吻合，达到改善血液循环目的，是比较合适的激光器；但是，CO_2 激光目前尚无有效传输激光的光导纤维、不能与内镜结合进行体腔内手术，故只能进行 TMR，对 PMR 却无能为力。而 Ho：YAG 等固体激光因为能经光纤传输、能配合内镜进行体腔内手术、对周围组织的热凝固损伤也相对较小，近几年渐成为 PMR 理想的光源，但是目前 Ho：YAG 治疗费用较高，限制了其广泛应用。

（三）PMR 术缓解心绞痛的机制

PMR 缓解心绞痛的机制与 TMR 相似，目前主要有以下几种学说。

1. 血液经激光通道直接灌注缺血组织学说

该学说是激光心肌血运重建术产生及应用于临床缓解心绞痛的理论基础。早期 Mirhoseini 等研究表明，TMR 急性期隧道是保持开放的，并且主要由同心圆结构排列的碳化层、凝固坏死层和变性层构成；1 周后，一部分激光隧道表面开始被覆内皮细胞，另一部分虽被肉芽组织填充，但其中仍可见簇状排列的薄壁血管。在 Mirhoseini 等的另一项研究中对 TMR 后 3～32 个月的患者行左心室造影，亦表明心肌隧道仍然开放并向缺血心肌供血，因此，认为激光通道起到了直接灌注心肌的作用。之后多个实验性研究发现，虽然术后有短期通道存在但很快被瘢痕组织所填充，并未发现长期激光通道的存在，如 Krabatsch 等在动物实验及 TMR 患者尸检报告中均宣称未找到激光孔道长期开放的证据；Kohmoto 等在动物实验中也证实，激光隧道即使在急性期保持开放，但其血流量甚微，不足以保护缺血心肌、改善症状等。故这一学说普遍受到质疑。2002 年 Reuthebuch 等在对 15 例年龄（63 ± 17）岁的冠心病患者进行 TMR 或 TMR 加 CABG 后（75 ± 15）d 进行超声心动显影检查时，在其中 10 例患者左心室心尖部发现了有激光通道的存在，并于心肌收缩期灌注心肌。这又对激光通道直接灌注心肌学说提出了新的争议，这种分歧的存在可能与所用激光器的种类，激光孔道的密度、深度、直径等有关。

2. 激光通道附近新生毛细血管簇生成学说

Kohmoto 等用特殊抗体标记法检测到激光隧道建立 2 周后虽然隧道已闭塞，但局部血管内皮生长因子（VEGF）、碱性成纤维细胞生长因子、P-转化生长因子等水平明显高于对照组，缺血心肌区域内新生血管及平滑肌细胞比对照组高 1 倍以上，血管增生活跃；Liu 等对 8 头心肌缺血猪模型进行 PMR 或 TMR 后活检研究中发现，与血管生成有关的胞外信号调节酶浓度及活性均较对照组显著增高；Hamman 等在对 28 例接受 TMR 的患者进行血清 VEGF 测定中发现，手术组较对照组水平明显增高；Atluri 等研究发现，激光血运重建组与假激光对照组相比，促进血管生成的核因子蛋白及血管生成素-1 水平增高。这些研究均从各个不同方面反映了激光通道附近各种促进毛细血管生成的因子增多。卢才义等研究表明,在 PMR 后 4 周,慢性心肌缺血犬缺血区心肌的血液灌注开始改善,到术后 12 周这种作用更为明显,并且这些现象在时间上恰好与众多临床研究中观察到的 PMR 缓解心绞痛时间相吻合;之后的病理检查结果亦显示,慢性心肌缺血犬接受 PMR 后 4 周,激光孔道周围开始出现血管增生,并形成新的毛细血管网。以上诸研究结果无论从直接证据到间接证据方面也支持此学说。但是,Szatkowski 等的研究与此相反,认为这种人造的激光孔道很快就会闭合,也没有新的毛细血管网形成;杨树森等对行 PMR 的患者随访(11.6 ± 4.9)个月后发现,虽然 PMR 能明显降低心绞痛 CCS 分级,增加运动耐量,但是心肌缺血的客观指标,如心肌缺血总负荷、24 h 缺血性 ST 段事件次数在术后 24 h 和术后 1 年均无显著改善,这对该学说的正确性提出了新的挑战。近年来,随着影像检查医学的进步,越来越多的心肌血流评估技术倾向于有新生毛细血管生成。

3.激光通道对缺血心肌的去神经支配作用学说

由于在改善心肌缺血的客观证据上,国内外研究不尽相同。Szatkowski 等研究认为,这种人造的激光孔道很快就会闭合,也没有新的毛细血管网形成;杨树森等也没发现改善心肌缺血的客观依据在术前术后有明显变化,于是 PMR 缓解心绞痛的机制再度受到质疑。很快有学者提出可能是激光热损伤破坏了缺血心肌周围神经的传入作用,使该部分心肌成为"无神经支配"的缺血区,从而使心绞痛症状得以缓解。有关该学说支持性研究主要有:Beek 等用 123I 标记的间位碘代苄胍单光子发射计算机断层成像(SPECT)闪烁显影法对接受激光心肌血运重建术患者的临床研究;Asai 等对心肌缺血狗模型的试验研究,结果均提示有间接客观依据支持在 TMR 急性期有局部心肌的去神经支配发生,并且这种反应可能持续到术后 2 周左右。另外,杨树森等在临床试验中通过 ELISA 法测定研究对象冠状窦内去甲肾上腺素(NE)和肾上腺素浓度(E)变化,结果显示术后 60 min PMR 组 NE、E 含量明显低于药物治疗组,表明 PMR 后心肌局部儿茶酚胺减少,提示 PMR 可能通过破坏交感神经末梢,减少儿茶酚胺的分泌来发挥对心脏的保护作用;同时在该研究中通过 Holter 分析心率变异性法(即 HRV,指心率快慢的差异性,是逐个心动周期的细微时间变化,其发生基础是自主神经对心率有调节作用,能反映交感与副交感神经之间的张力平衡)测定了自主神经功能变化,提示有交感神经张力降低,这点也较支持 PMR 使心肌去交感神经支配假说;但术后 1 年 PMR 组和药物治疗组 HRV 差异无统计学意义,提示 PMR 早期有心脏去神经作用,但是远期效果不佳,具体机制不清,推测可能和神经再生有关。Guzzetti 等研究也显示,PMR 后 6 个月时患者症状明显改善,但 HRV 无明显变化,也提示 PMR 改善顽固性心绞痛的远期作用机制并非是通过去神经作用来实现的。个别研究认为无论在激光血运重建早期还是晚期均不存在心肌"去神经支配"作用,如 Minisi 等对 13 只心肌缺血狗模型进行的实验性研究中没有发现激光对狗左心室交感传入神经感受器介导的神经反射有明显的短期效应,因而认为激光并没有明显干扰心肌传导痛觉的神经纤维;Banerjee 等对心肌缺血狗模型的实验性研究中也认为 TMR 晚期左心室的传入神经反射仍然存在,研究并不支持去神经作用缓解疼痛的假说。激光通道的去神经假说还有颇多争议待于进一步考证。

4.激光血运重建术的"安慰剂"效应

2001 年在 OrlandoFLACC 年会上报道了 Direct Trial(DMR)的结果:该研究采用完全不同的钬激光系统的传送系统、操作技术、组织作用机制的设备行 DMR,结果治疗组 CCS 心绞痛级别改善大于或等于Ⅱ级者为 48%,而对照组为 41%;运动耐量检查运动持续时间增加 31s,对照组也增加 27s,2 组差异无统计学意义。故认为 PMR 是一种无效疗法,支持 PMR 仅起到"安慰剂"作用的观点。同时在 Salem 等对入选的 82 例患者的 BELIEAP 试验中,随访 6 个月发现,虽然 PMR 组心绞痛级别降低 2 级(CCS 分级)以上者达 41%,而对照组则仅为 13%($P < 0.01$),

但是 PMR 组运动耐量较基线增加 10s,对照组为 7s,二者差异无统计学意义,因此认为 PMR 只能缓解心绞痛的主观症状,却不能改善心肌缺血,只是一种安慰剂效应。这一结果在全球心血管病学界引起强烈反响,一度造成认识上的模糊和混乱。但是这一学说不被大多数学者接受,并且近年很多心脏研究中心在利用 SPECT、MRI、PET CT 显像等方法评价激光心肌血运重建术疗效过程中均观察到治疗组较对照组相比有心肌毛细血管的增多表现,故认为所谓"安慰剂"作用可能与激光的类型、操作过程中激光孔道的密度、深度或用于疗效评价的仪器精密度有关。

5.其他观点

还有学者认为激光通道与冠状动脉血管间直接交通形成血液循环,改善了缺血心肌的血液供应,是激光打通了心肌内窦状隙之间的链接交通作用改善了血液供应。总之,目前国内外大多数研究均表明 PMR 确实能够改善冠心病患者心绞痛症状,提高了患者的活动耐量;但是以上任何一项学说均不能单独解释心绞痛缓解的真正机制,疼痛的缓解有可能是多种因素共同作用的结果或者术后的不同阶段由某一机制起主要作用。

七、脊髓刺激法

(一)脊髓刺激疗法概论

脊髓刺激疗法是用低电压电流刺激脊髓来缓解疼痛的一种方法。许多年以前人们就采用脊髓刺激疗法治疗慢性疼痛。脊髓刺激疗法也被用于治疗严重外周血管缺血性疾病,增加局部血流量和促进皮肤缺血性溃疡的愈合。在解剖学上发现交感神经传人纤维是心绞痛的传人通路后,人们就试图用交感神经切除术治疗心绞痛。APtharp 等在 1964 年报道,采用交感神经切除术可使 75% 的患者的心绞痛得到缓解。1977 年, Melzaek 和 wall 等提出了疼痛传递的闸门控制理论。1987 年,MurP 场等根据这种理论,采用电刺激脊髓治疗心绞痛,他们将刺激电极插人到脊髓硬膜外腔,电极的另一端与神经刺激器相连接,用低振幅电流刺激脊髓背侧束,使患者的心绞痛症状得到了缓解,开创了脊髓刺激疗法治疗心绞痛的先河,从此这种治疗方法不断被完善并逐渐在临床上得到应用。

(二)脊桩刺激疗法治疗顽固性心绞痛的机制

缓解疼痛心脏的感受器由神经末梢构成,其中主要为交感神经末梢。当心肌缺血、缺氧时局部产生的代谢物刺激这些感受器,引起异常的神经冲动,这些冲动经交感神经的传入纤维(初级传人纤维)进人锥旁神经节,这些信息在此被传导到相应脊髓段的后角神经元并交叉入对侧的脊髓丘脑侧束上行入丘脑,最后传人大脑,大脑皮层在觉察这种"异常感觉"后产生疼痛。神经刺激的目的就是通过神经刺激最大限度地产生这种"异常感觉"掩盖患者的疼痛。在神经冲动上传中枢的过程中,这种信息不断被调控,其中主要的调控部位在脊髓。按闸门控制理论,小的神经纤维向大脑传递痛觉信息,大的神经纤维向大脑传递非痛觉信息,刺激大的神经纤维可"淹没"小的神经纤维向大脑传递的痛觉信息。脊髓丘脑侧束中的粗纤维发出的侧支或某些中间神经元能与上述痛觉的初级传人纤维的末梢形成轴突一轴突式突轴,刺激粗纤维能引起痛觉减弱,其机制为突轴前抑制。有研究表明,刺激脊髓背侧束可抑制由心肺交感神经和心肌内缓激肚激活的脊髓丘脑侧束细胞的活性,导致水平阶段冲动的传导抑制,阻滞痛觉信息向大脑传递而起镇痛作用。另外,sheP 等研究发现,刺激脊髓可引起血浆 p-内啡肽的水平升高,已知压内啡肽具有镇痛作用。表明脊髓刺激缓解心绞痛的机制还与内源性鸦片类物质增加有关。

增加心肌供血,降低心肌耗氧量众所周知,交感神经在调节冠状动脉张力中具有重要作用。临床观察中发现,交感神经兴奋如焦虑、恐惧等可诱发和恶化心绞痛,其产生机制与疼痛增加心肌耗氧量以及疼痛刺激交感神经使原本狭窄的冠状动脉和远端小血管收缩,致心肌供血进一步减少有关。因此缓解疼痛本身既可减少心肌耗氧量、增加心肌供血。

现有的研究表明，SCS 可抑制交感神经传出，阻滞心绞痛的尽射弧，减少交感神经的过分激活。Emanuelsson 等研究发现 SCS 可降低收缩压，降低血液中肾上腺素和去甲肾上腺素水平，表明 SCS 具有抗缺血作用。Mannheimer 的研究小组发现，SCS 并不明显增加冠状窦的血流量，但可降低心率—血压乘积，减少心肌耗氧量，这种作用与日受体阻滞荆的作用类似，提示 SCS 的抗缺血作用继发于心肌耗氧量减少。与此相比，Jacobs 等用 SCS 治疗外周血管严重缺血性疾病时发现，SCS 可恢复毛细血管血流再灌注，增加皮肤的血流量。根据上述研究结果可以确定，刺激脊髓背侧后可导致一定数量的阶段神经发射，使交感神经张力降低，体循环肾上腺素浓度降低，交感神经的活性反射性下降，增加心肌供血，降低心肌耗氧量，同时增加缺血区血液供应。

（三）适应证和禁忌证

下列患者可考虑安装 SCS 刺激系统：体力活动严重受限的心绞痛患者（NYHA3～4级）、X 综合征等经最大限度的常规治疗后仍然不能缓解心绞痛症状或不能明显改善心功能者；推测不能从目前临床上采用的血运重建术如群 CA、CABG 和 TMR 等治疗方法中获益，同时患者能够理解和服从这种治疗方式者。SCS 治疗的禁忌证为：记忆丧失或智力低下、已置入了心脏起搏器、有刺激系统外科置入禁忌证和身体极度衰弱者。

实践证明，SCS 不但能为一部分由于解剖、生理上的原因不能进行 CABG 和 PTCA 的患者提供了一种安全有效的治疗措施，而且为顽固性心绞痛患者"缓解心绞痛，提高生活质量，降低再入院率"提供了有效的治疗手段。此外，SCS 不需要体外循环，具有不开胸、不全麻、操作简单等优点。尽管如此，SCS 仍有不足之处，如可干扰心脏起搏系统，需 4 年更换 1 次电池，皮下囊袋感染是潜在并发症。另外，SCS 所需费用按我国的经济能力来讲仍然是偏高的（约 6 000 英镑），因为适应 SCS 治疗的患者在此之前已进行了一次或多次 PTCA 或 CABG，使得这种治疗方法在我国的广泛应用受到限制。

八、心脏震波治疗

瑞士 STORZMEDICAL 公司研制并生产的一项针对严重冠心病及缺血性心肌病的新型超声治疗仪——体外心脏震波治疗（Cardiac Shock Wave Therapy，CSWT）系统，通过促进治疗靶区域新生血管生成及侧支循环的建立，增加心肌血流灌注，从而达到治疗心绞痛和改善心肌功能的目的。2003 年的欧洲心脏病年会上首次报告了 CSWT 的有效性及安全性。随后欧洲、日本及中国等多个研究中心分别进行了 CSWT 相关的动物实验及临床试验，对 CSWT 改善心肌缺血及心脏功能的机制进行了探讨，结果提示 CSWT 通过刺激缺血心肌局部细胞因子释放，增加局部的血流灌注，改善临床心绞痛症状和心功能状态，不失为严重冠心病尤其是缺血性心脏病晚期的一项补充治疗方法。

（一）CSWT 应用范围及安全性

CSWT 的操作首先是通过实时超声心动图精确定位心脏缺血节段，完成能量的聚焦过程，再依靠心电图的 R 波门控技术进行触发，在心肌电活动的绝对不应期内，向设定的治疗靶区域释放脉冲式声能量。最后通过仪器下端的水垫及超声耦合剂向患者胸腔内传导震波能量，并可调节水垫的高度而更改震波聚焦点的位置，同时减少声能的衰减。CSWT 所采用的是一种高频的脉冲式声波，其能量为体外碎石震波治疗的 1/10，目前各个临床试验中多选择能量等级 0.09 mJ/ram 2 200 点击数/点，9～18 点/区域；常规疗程 3 个月，每月第 1 周作为治疗周，每个治疗周内隔日接受 CSWT 治疗共 3 次，国内试验中有短疗程方法，将 3 个治疗周 9 次治疗连续进行,总疗程 1 个月,随访 1 年疗效及安全性与标准方法相近。欧洲及日本的试验中,入选者均为有顽固性心绞痛的稳定型严重冠心病患者;国内的一项研究则扩大适用人群,纳入了不能接受 PCI 或 CABG 的不稳定心绞痛及无症状缺血病例,包括了急性心肌梗死(AMI)后 1 个月、PCI 术后 2 周的患者,但由于样本量所限,并未针对这部分患者进行亚组分析;另外的两项研究中将 CSWT 用于缺血性心力衰竭的治疗,而上述各项试验结果显示接受 CSWT 治疗的患者均有获益,罕见治疗相关不良反应。个别患者出现治疗中胸痛症状,减低能量级别后可以缓;少数患者可于治疗第 1 周出现偶发室性期前收缩,对血流动力学无影响。日本几项动物实验研究中,通过建立慢性心肌缺血、AMI 及缺血一再灌注损伤猪模型,观察到 CSWT 治疗后,左心室容积参数、射血分数均有改善,梗死边缘区域的室壁增厚比率及心肌血流灌注增加,而在心肌梗死模型中,这项获益仅见于早期治疗组(心肌梗死后 3d),而晚期治疗组(心肌梗死后 4 周)则较对照组没有差异。基于上述研究结果,日本的一项试验正尝试将 CSWT 应用于成功接受 PCI 治疗的 AMI 患者 M1。

(二)CSWT 对于缺血心肌的治疗

改善心肌缺血状况是 CSWT 的主要治疗目的。冠状动脉严重病变,大血管的再血管化治疗不再可行时,药物治疗起到关键的作用。平衡心肌的供氧和需氧矛盾仍是解决临床症状的关键。凡是可以促进毛细血管再生、增加微循环形成的方法,理论上都可以增加心肌的供氧,改善缺血症状。多项随机单盲或双盲临床试验发现 CSWT 能明显改善顽固性心绞痛患者的临床症状。,评价指标包括加拿大心血管学会心绞痛(CCS)分级、纽约心功能(NYHA)分级、西雅图心绞痛量表(SAQ)、欧洲生活质量问卷及硝酸酯类用量等,但目前尚缺乏大样本、长期随访的统计资料。最近发表的一项对照研究中纳入了 86 例有主观症状的晚期严重冠心病患者,主要表现为反复心绞痛发作、胸闷气短等,其中 43 例接受 CSWT 治疗,治疗组与对照组在年龄、高血压、糖尿病或 CABG/PCI 手术史的构成比上不存在统计学差异,随访 6 个月发现,治疗组患者主观症状改善(CCS 及 NYHA 分级),活动耐量提高,但缺乏缺血改善的客观定量评价指标。早期动物实验研究观察到,低能量震波($0.003 \sim 0.890$ mJ/mm^2)具有促进血管再生及组织灌注的作用,接受 CSWT 治疗的缺血区域或梗死边缘带,冠状动脉造影下可视血管数量、心肌活检毛细血管密度均较对照组增加,心内膜及心外膜的区域心肌血流改善。而各项临床试验中多采用心肌核素显像、6 rain 步行试验、运动缺血阈值,定量判定心肌缺血及灌注情况,上述指标的改善多见于接受 CSWT 治疗 3 个月以后,并有试验显示通常第 12 个月时达到最佳疗效。德国埃森大学临床医学院和意大利圣心天主教大学罗马医学院联合进行的临床研究中,分别有 23 例德国患者及 19 例意大利患者入选,接受标准 CSWT 治疗后 $2 \sim 3h$,第 3、6 个月进行随访,心肌核素检查显示治疗 6 个月后患者心肌灌注增加。国内最近的研究中分别入选了 25 例及 55 例患者,接受标准及短周期的 CSWT 治疗,随访 1 年中发现在治疗的第 3 个月,无论采用何种治疗方法,治疗组静息或负荷心肌核素显像结果均较对照组及治疗前有明显改善,标准治疗法在核素心肌显像评价时可能优于短周期治疗法。2010 年日本一项双盲、安慰剂对照研究中,纳入了 8 例已接受 CABG 或 PCI 术及强化药物治疗,但仍有顽固性心绞痛、不宜再次行 CABG 或 PCI 治疗的患者,采取标准 CSWT 及安慰剂交叉治疗的试验方法,选用 6 min 步行试验、最大运动耐受量(Watts)、峰耗氧量(peak VO:)等客观量化指标进行评价,CSWT 治疗组上述指标均有改善,但安慰剂组未获益。

目前尚无关于 CSWT 对晚期冠心病患者预后影响的研究发表。现有各项研究中最长随访时间在 1 年左右,共有 2 例死亡,未见明确心血管不良事件(MACE)发生率报告。因此,CSWT 对预后的影响,有待于进一步的临床研究的观察。

CSWT 具有一定的临床疗效,希望为严重冠心病患者,尤其是疗效不佳的顽固性心绞痛、老年、终末期患者探索一条新的治疗途径。

九、高位硬膜外阻滞

最近，一些学者根据冠脉循环的神经体液调节机制，把麻醉学上常用的技术——高位硬膜外阻滞（Thoracic Epidural Anesthesia，TEA）应用于顽固性心绞痛患者的治疗，取得了令人鼓舞的效果。

（一）TEA应用于冠心病治疗的历史

去交感神经治疗心绞痛最早始于1921年。20世纪40年代Lindgren发展了此方法，但由于β受体阻滞剂的出现而弃之，到了20世纪70年代和20世纪80年代，由于发现高位硬膜外阻滞的可逆性、区域性阻滞支配"心脏的交感神经"而得到了崭新的认识。1978年Vik-Mo开展TEA，对实验性心肌缺血的研究，1989年Blomberg开展了TEA对顽固性不稳定性的心绞痛的临床应用并取得令人惊讶的结果。

（二）TEA和抗心肌缺血作用

传统观念认为TEA仅仅是一种有利于手术麻醉过程中的辅助手段，很多心脏科医师（包括我们）以前并未对TEA的作用引起特别的注意，认为它仅仅是一种止痛作用。可是越来越多的证据表明，TEA对心脏病的作用远非单纯的止痛效果，我们知道，在冠心病（CHD）患者中，单纯的止痛可能是很危险的，它消除了心肌缺血的重要讯号。通过大量的实验研究和临床观察表明，TEA对CHD的影响远非单纯的止痛作用，还有直接的抗心肌缺血作用，以及一些传统药物（包括β受体阻滞剂）难以起到的有益作用。不久前，Ollasson等进行了一组随机对照研究发现，以Holter为主要指标，比较持续TEA治疗和48min的硝酸甘油＋肝素静点治疗顽固性不稳定性心绞痛，所有患者都同时接受"三联药"（β受体阻滞剂，钙离子阻滞剂，转换酶抑制剂）及阿司匹林的治疗，而且其入选期间都有严格的可比性。结果表明，TEA无论在止痛还是改善静止性心肌缺血状态都优于对照组。TEA组和对照组比较心绞痛发生率仅1/15，心肌缺血发生率仅1/3（22% VS 61%），缺血负荷仅1/5（24hST段压低时间及阵次）。TEA组仅有22%患者有发生心绞痛，而且24h内心绞痛平均发作持续仅8.5min，而对照组心肌缺血发作分别是61%（硝酸甘油及肝素静点）和89%（仅肝素静点）。说明了心脏交感神经对不稳定性心绞痛的病理生理影响以及心脏交感神经阻断的有益作用。

越来越多的证据表明交感神经通过多个途径影响血液系统，如血小板凝集，内皮功能等，而且，出现伴随着交感神经阻滞而阻断的血小板的集聚现象。基于抗心肌缺血的作用，推测很可能TEA对血液系统有一定影响。Blomberg等还进行过一些TEA对冠心病顽固性心绞痛的研究。这些心绞痛患者，无论卧床休息或连续硝酸甘油点滴均不缓解，但TEA治疗后胸痛均能完全缓解，令人惊讶的是，TEA不仅能快速（< 3h）地使持续静点的硝酸甘油撤下，而且TEA第一天就能使患者自如走动。其止痛作用较长，可达数小时至数天。TEA治疗数天后，给药次数逐渐减少，提示TEA能稳定病情。还有报道，严重冠心病患者由于不适合外科治疗，这些患者能够在家长期进行TEA治疗，最短平均治疗时间6个月，最长者＞3年，某些患者随着治疗时间推移，能显著地减少治疗给药次数，一些患者甚至因为给药次数太少使硬膜外导管移位或阻塞。我科刘凤歧等人开展TEA治疗顽固性心绞痛患者时间最长者达8个月，在止痛和抗缺血及稳定病情方面优于目前的内科治疗。

部分病情顽固心绞痛患者，给临床治疗带来很大困难。我们发现，这部分患者即使心功能下降不显著，仍存在交感神经兴奋状态，频繁的心绞痛和交感神经兴奋又形成恶性循环。已充分表明交感神经系统的激活，在心肌梗死、心绞痛及致命性心律失常中起重要的病理生理作用，刺激交感神经的传出纤维,心肌收缩力增强,心输出量增多和血管阻力增强,心肌氧耗量增多,心肌氧供/氧需失衡可产生心绞痛。抑制交感神经的兴奋可以减少心脏病的发生率。药物治疗如β₁受体阻滞剂,对部分患者(变异型心绞痛)疗效不但不显著,反而有加重现象。估计冠脉上β受体被阻断后,α受体相对占优势,导致冠脉痉挛收缩加重有关。心脏的疼痛和心绞痛的感知主要由交感传入神经纤维的介导,TEA局限性、可逆性地阻滞T1～T5支配心脏交感神经传入和传出纤维。TEA能在止痛的基础上,还能显著改善心肌缺血。

TEA对心脏的保护作用多见麻醉科学领域,一般在手术期间使用,与全麻联合使用。心内科以TEA为主要手段治疗心绞痛的资料极少。TEA局限性阻滞感觉、运动(取决于浓度)和交感神经(包括α和β)的兴奋可能是其既能止痛又能改善心肌缺血的主要基础。

(三)高位硬膜外阻滞的方法

简单易行,通常患者取侧卧位,屈膝低头抱胸势,常规消毒后,取胸椎4～5间隙为穿刺点,确定穿刺顺利进入硬膜外后,置入硬膜外导管,每4～6h推出0.5%利多卡因注射液5～7ml,同时以黏贴皮温计监测阻滞范围,确保阻滞范围在T1～T5。

有多个研究结果表明TEA能预防室速和折返性室上速的发生。部分学者认为与交感神经有关。动物实验表明,交感神经兴奋可以通过缩短和延长不同部位心室的不应期而增大其离散度,对于心肌缺血状态,刺激交感神经可增加缺血边缘区域不应期的差异而导致局部传导阻滞及折返性心律失常。冠心病心绞痛患者,交感神经处于兴奋状态。TEA不但能改善心肌缺血状态,而且对恢复心脏复极时空的均一性,维持心肌细胞电稳定性,缩短Q-T离散度有一定的作用;对预防恶性心律失常事件的发生是有裨益的。

总之,TEA在临床应用于顽固性不稳定型心绞痛有独到的作用,至少包括阻滞疼痛信号传入,抑制应激反应,降低血管阻力,降低心肌耗氧量,降低心肌梗死及恶性心律失常的发生率。

(四)TEA对冠心病作用的机制探讨

冠心病患者交感神经兴奋的作用与正常健康人不同。Nabel等人证实了冷压实验能引起硬化的动脉收缩,但是,非硬化的动脉节段却是扩张的。这种交感神经兴奋的作用和典型的心绞痛患者运动时,硬化的动脉血管直径减小的现象一致。交感神经兴奋还抵消了局部代谢舒张物质的扩血管作用。通过注射腺苷或冷压试验业已证实。可能原因是:α受体兴奋抵制了舒张性代谢物质引起了血流量增多有关。

高位硬膜外阻滞能潜在性阻断起源于T1～T5的心脏交感神经传入和传出纤维。心脏疼痛和心绞痛的感知主要由交感传入神经的介导。刺激交感神经的传出纤维,收缩力增强,心输出量增多和血管阻力增强,局部硬膜外阻滞T1～T5节阻滞了感觉、运动(取决于浓度)和心脏交感神经纤维。有报道TEA能减低心率,心输出量和血管阻力;因此能减少心脏氧的需求。但是,另一些报道却发现TEA后心输出量减少而心率加快,还有一些报道认为两者都无改变。TEA对左室收缩力的影响也有多个动物和临床研究,但结果仍有争议。这种结果的差别可能与下列原因有关:选用不同的麻醉剂,是否加用了肾上腺素,阻滞不同的节段以及种属的不同。理论上,有缺血性危险的患者,TEA能扩张呈收缩状态的血管,降低心率和心肌代谢,通过减少前后负荷及最佳化氧的利用而改善心功能。

TEA能改善缺血肌心内膜和心外膜血流比例。交感神经系统的激活,在心肌梗死,心绞痛及致命性心律失常中起重要的病理生理作用。抑制交感神经的兴奋可以减少心脏病的发生率。对心脏进行选择性感神经阻滞,即T1～T5高位硬膜外阻滞,虽然未见到冠脉血流量(CBF)的改变,但是能改善缺血心肌的氧供和氧需比例。在实验中,发现心内膜和心外膜血流比例增高,缺血区域血流增多,在实验犬阻断冠脉后,TEA能减少心内膜下心肌和心外膜下心肌的梗死面积,然而,该研究尚不能下最后结论,因为TEA减低了心肌耗氧量即RPP(心率×收缩压值），有益于改善心肌的缺血状态，在相同血液动力学条件下进行β受体阻滞剂的研究尚未进行。

TEA 改善冠脉狭窄（狭窄＞75%）的血液动力学状态。Blomberg 等人行高位硬膜外阻滞（T1 ～ T6）后，能增加患者的狭窄冠脉管径达 16%，但对非狭窄血管则不起作用。不稳定型心绞痛患者接受 TEA 后，α受体的兴奋性减低能增加内皮病变的动脉血流量。另一研究表明，不稳定型心绞痛患者接受 TEA 后，能减轻相同量运动试验引起的 ST 段的压低，主要通过增加血流量改善氧供/氧需比例。

硬膜外阻滞能改善高凝状态。围手术期缺血性随机对照研究组（PINAT）报道了硬膜外阻滞和全麻的比较，TEA 联合全麻能显著减少心脏搭桥手术后再阻塞的发生率。硬膜外麻醉组血小板聚集于手术后减轻。TEA 降低血小板聚集率可能途径是：①TEA 后血浆儿茶酚胺降低肾上腺素促血小板聚集作用减弱（Folt 现象）。②TEA 通过局部组织吸收麻醉剂而起作用，能达到有效的血浆浓度，直接减低血小板的聚集。③硬膜外阻滞降低应激反应间接影响血小板的功能，从而阻止凝聚发生与发展。

TEA 能够抑制心肌缺血的应激反应。儿茶酚胺的正性肌力作用、缩外周和冠状血管作用可使心肌氧耗增加，缺血进一步加重，形成心肌缺血缺氧的恶性循环。TEA 阻断了交感神经的信息传递，从而在一定程度上防止了应激反应的发生。

尽管 TEA 对心脏有多种不同结果的报道，但是，总体上肯定了 TEA 对心脏都表现出不同的有益作用。TEA 的几个有益作用至少包括：阻滞疼痛信号传入，抑制应激反应（儿茶酚胺分泌减少）改善冠脉循环，降低血管阻力，降低心肌耗氧量，降低心肌梗死及心律失常的发生率，能否增加 CBF 及改善高凝状态，更为确切的证据有待阐明。

（五）TEA 对心绞痛治疗的利益/风险和争议

利益：TEA 对有经验的麻醉医生来说，容易操作，起效快。对顽固性不稳定性心绞痛的 TEA 治疗费用低廉，远低于复杂性的 CABG。TEA 简单易学。只须医生指导患者控制药量，预期剂量以及效果不佳时临时再给药的方法，患者能够在家进行自我治疗。

风险：硬膜外阻滞最常见的并发症是硬脊膜穿孔，对使用进针无抵抗感消失方法引起穿孔率大约 0.6%。关于神经系统并发症的报告结果不一，皮肤感觉异常和神经损伤事件 0.001%～ 0.1%。最严重的并发症是硬膜外血肿压迫神经引起瘫痪，但此发生率极少。

争议：抗凝治疗仍是个应注意的问题。心血管病患者常要接受抗凝治疗（如阿司匹林），TEA 术中穿刺性出血的可能性应当有预防思想准备。动物实验研究有报道硬膜外导管尖部纤维化问题，对长期维持 TEA 患者，要注意导管纤维化而管腔阻塞的可能性。此外，对 TEA 潜在感染的可能性应有高度认识，有人报道 10 000 住院患者 TEA 后感染发生率极低，仅 0.2%～ 0.9%，一旦感染（如脓疮）后果严重。

需要注意的是，低位硬膜外阻滞（LEA），或者大范围的硬膜外阻滞 T1 ～ S_5，可能会使血管大量扩张，导致血压过低血容量不足，丧失了对心肌缺血的保护作用。

（六）TEA 应用前景

选择任何一种有效的治疗方法都要求严格估计风险、费用、利益比。TEA 的风险很小，安全可靠，常见并发症是硬膜外穿孔，发生率约 0.6%，这和医生的不当操作有关，完全可以避免；TEA 治疗费用低廉，这远远低于复杂性的搭桥和介入手术的费用；TEA 的效益方面，某些方面明显优于传统的内科药物治疗。因此，TEA 是一种治疗 CHD 前景很好的新方法。把麻醉学上常用的技术"移植"到冠心病顽固性不稳定型心绞痛的治疗，TEA 确实疗效为临床治疗冠心病提供了一种新的选择途径。

十、星状神经节阻滞治疗顽固性心绞痛

(一)星状神经节的解剖

解剖学显示颈交感干内的节前神经元胞体位于脊髓上胸段第 1～5 节灰质侧角内中间外侧柱,其轴突通过脊神经腹根,经白交通支进入椎旁交感神经链中上行,分别到颈上、颈中、颈下神经节内交换神经元。颈下神经节由第 6、7、8 颈神经节构成,位于 C7 椎体横突前方,70%～80% 的人颈下神经节与第 1 胸神经节,甚至是第 2 胸神经节和颈中神经节融合,形成星状神经节。星状神经节大小约为(1.2～2.5)cm ×(0.3～1.0)cm ×（0.2～0.5)cm,其节后纤维的主要分支有灰交通支、锁骨下动脉支、椎动脉分支和心下神经。其中心下神经在锁骨下动脉后方,气管前方下行,加入心深丛,参与支配心脏的活动。

(二)星状神经节阻滞

星状神经节阻滞(SGB)是一种微创治疗方法,是将局麻药注射在含有星状神经节的疏松结缔组织内而阻滞支配头面部、颈部、上肢、上胸部、大血管、心脏和肺脏交感神经的方法。星状神经节阻滞最早是由 Mandl 在 1925 年提出的,由于此方法具有操作简便,疗效可靠等特点,其应用越来越广泛,尤其在日本,更是备受医师的青睐。

1.阻滞方法

星状神经节阻滞方法有 3 种,即前入法、前侧入法和后入法。目前最常用的是前入法。患者取仰卧位,在肩下垫一薄枕,面部朝向正上方,微张口松弛紧张的颈部肌肉。在平环状软骨平面摸清第 6 颈椎横突。术者用示指及中指将胸锁乳突肌及颈动脉鞘的内容物一起拨向外侧。指腹下有动脉搏动感,指尖下压时可触及骨性感觉。用短针沿左手示指与中指尖间隙垂直进针约 1.5cm,直到触及骨质,将针尖退出 1～2mm,回抽无血及脑脊液后,再向内注入局麻药。一般先注入试验剂量 1ml,若无任何不良反应,再分次给予剩余剂量。注意每次注药前,均应保证回抽无血及脑脊液。注药过程中,针头应固定。药液可通过弥散作用而阻滞星状神经节。

2.疗效判定

阻滞成功后,首先出现 Horner 综合征,表现为同侧瞳孔缩小,上睑下垂和眼球凹陷;其次出现结膜充血、鼻塞感、面部微红膨胀感、面部皮肤温度上升、出汗停止等。也可以用温度记录器、多普勒超声、发汗试验等分别测量星状神经节支配部位的皮肤温度、血流量、皮肤出汗等变化情况。其中以体温计应用较为便捷。有研究证实在星状神经节阻滞前及阻滞后 15min 分别测量患者上肢的温度及桡动脉血流。结果发现有 76.6% 的患者上肢温度升高,桡动脉血流增加。

当冠状动脉的供血与心肌的需求之间发生矛盾,冠状动脉血流量不能满足心肌代谢的需要时,引起心肌急剧的、暂时的缺血与缺氧,临床上表现为发作性的胸痛或胸部不适甚至是前胸压榨性疼痛,可放射至心前区与左上肢,即为心绞痛。其神经生理学基础为:神经中枢位于心脏,尤其是心外膜脂肪。心脏神经系统包括传入和传出神经元,心肌和冠状血管的感受器由游离的神经末梢组成,其中主要是交感神经纤维末梢,少数为迷走神经末梢,感受心肌细胞周围微环境的变化。当心肌发生缺血、缺氧时,心肌细胞微环境中堆积大量的致痛物质,包括腺苷、H 离子、K 离子、缓激肽等,刺激感觉神经末梢产生神经冲动,该冲动主要经交感传入神经传至椎旁交感神经节,再传到相应的脊髓节段的后角神经元进入中枢神经系统,沿内脏感觉传导通路到达大脑皮层产生疼痛感觉。

(三)星状神经节阻滞治疗心绞痛的作用机制

1.星状神经节阻滞对心肌氧供需平衡的影响

前文已经提到,心绞痛的启动因素是心肌缺血缺氧。星状神经节阻滞可调节分布区内的

交感神经纤维支配的心血管运动,使冠状动脉扩张,降低冠脉血管床张力,心脏血液灌注增加;可消除交感神经过度兴奋,心率和心肌收缩力、心肌耗氧量均降低;降低应激、心肌梗死等因素诱发的游离脂肪酸的生成,从而减少心肌耗氧,迅速缓解心肌缺血缺氧的状态,直接阻断致痛物质的产生。动物实验也证实,该神经节阻断后,不仅可以防止缺血引起的交感神经反射,而且可以改善冠脉血管床的张力,提高心肌边缘区的冠脉灌注,从而改善心肌缺血。Rogowski 等在心脏外科手术时,对患者行星状神经节阻滞,证实了星状神经节阻滞后冠状动脉血流量明显增加。另外,交感神经节后纤维有去甲肾上腺素和神经肽 Y。两者均是强效血管收缩剂。星状神经节阻滞可以同时阻滞去肾上腺素和神经肽 Y 的释放,这不同于常规药物仅能阻断去甲肾上腺素的作用。

2.星状神经节阻滞对疼痛传导的影响

内脏传入性 C 纤维在进入脊髓的途中发出侧支进入交感神经节内,使交感神经节后纤维神经元发放冲动,释放 P 物质、降钙素基因相关肽、神经激肽 A 至伤害部位,造成伤害部位的痛觉过敏,使传入路径活化,阈值降低,并启动恶性循环,行星状神经节阻滞可以阻断这种恶性循环。局麻药能阻滞交感神经,使传导疼痛的传入神经兴奋性降低。虽然这种降低可能在外周(降低阈值)、脊髓(放大效应),或是在二者同时发生,但在中枢神经系统内,兴奋性降低的程度尚不清楚。

星状神经节阻滞效果良好,实施简便,并发症低,费用低廉。星状神经节阻滞术不仅能明显缓解心绞痛患者的症状,提高患者的生活质量,而且明显延长患者的生存期,因而不失为此类患者的极佳选择。

十一、增强型体外反搏(Enhanced External Eounterpulsation,EECP)

EECP是一种特殊的无创性机械辅助循环装置,它通过袖带和心电图控制反搏泵来控制外周血液流向,利用机械作用提高主动脉根部舒张压,降低主动脉收缩压,提高冠脉血流量,改善心肌代谢,缓解心绞痛症状。对动脉粥样硬化猪模型进行 EECP 研究发现,模型内源性粒细胞刺激因子增加,心肌内血管增生,说明 EECP 除物理作用外,可能还从分子等角度对冠心病治疗起作用。后续研究结果显示,高压增强体外反搏(40kPa)组患者心绞痛发作次数减少,且运动耐量得到改善,该结果可维持 1 年。目前研究发现,EECP 可改善患者心绞痛症状及生活质量,并能短期改善内皮舒张功能。EECP 的有效率略高于 SCS。EECP 作为一种操作简单的无创性手段,其安全性、有效性都得到了肯定,有进行推广使用的空间,可在药物治疗的同时联合使用。

十二、结　语

尽管对顽固性心绞痛的治疗取得了一些进展,比如伊伐布雷定通过减慢心率对部分患者有效,但总的来说,药物治疗效果仍不甚理想。目前药物研究主要集中在生物制剂和干细胞 L,但研究仍处于起步阶段,多数疗效不确切,安全性和有效性有待验征。对于非药物治疗,疗效比较确切的是脊髓刺激疗法和增强型体外反搏治疗,所以作为顽同性心绞痛的补充治疗方法。此外,新的治疗手段仍在不断探索中,尽管干细胞研究目前尚未取得预期的效果,但它与心脏冲击波疗法和冷冻疗法等为顽固性心绞痛的治疗带来了新的曙光,有望成为顽固性心绞痛的有效治疗方法。

第四节 急性心肌梗死并发心脏破裂

Section 4

心脏破裂（cardiac rupture，CR）是 AMI 的严重并发症之一，病死率高，国外文献报道，CR 占院内 AMI 总死亡人数的 15.8%～30%，常因为缺乏有效的治疗措施而致患者死亡。CR 常在起病 1 周内出现，多为心室游离壁破裂，造成心包积血引起心脏填塞而猝死。也可为亚急性，部分患者能存活数月。

一、AMI 后 CR 的发生及病理机制

1.心室游离壁破裂

由 AMI 后局部心肌缺血性坏死引起。破裂多出现于正常心肌与梗死心肌交界处周围，以冠状动脉前降支分布的前壁及侧壁常见，尤以心尖部为多，预后差。这是由于左前降支末端血供差，一旦发生 AMI 不易形成侧支循环。有研究显示，人类 AMI 后心脏左室游离壁破裂发生率为 1%～6%，破裂时间窗为 2～10d，CR 多出现在透壁性心肌梗死的患者，部位多在梗死区边缘，病理学显示，破裂者心肌内炎性细胞浸润程度和心肌内出血均高于未破裂者。一旦出现心室游离壁的破裂，病死率高达 100%。

2.室间隔穿孔

由左前降支、占优势的右冠状动脉或占优势的左冠回旋支闭塞引起。穿孔常发生于肌部，靠近心尖区并累及左心室壁。

3.乳头肌断裂

由后降支闭塞血液供应中断引起。断裂的 90% 发生于中后群乳头肌。乳头肌的部分断裂与完全性根部断裂相比，更为多见。

二、AMI 后 CR 的临床表现

有研究显示，CR 有两个高峰，早高峰出现在 AMI 后 24h 内，第二个高峰出现在 6～9d。1 周内梗死区瘢痕尚未形成，易发生破裂。

（1）左室游离壁破裂的患者在 CR 发生之前往往有较剧烈的胸痛反复发作，对镇痛药物反应不佳，CR 发生时，意识突然丧失，呼吸停止，摸不到脉搏，心电监护表现为缓慢性心律失常，节律点逐渐下移：窦性心律转为交界区性心律，继而转为室性自主心律，最后心跳停止、电-机械分离。心脏按压无效，心包穿刺可抽出血性不凝液体。最终，患者可出现循环衰竭、不可逆性脑损伤死亡。

（2）室间隔穿孔患者的主要临床表现为突然出现低血压、急性右心衰竭和新出现的常伴有收缩期震颤的全收缩期杂音；也可持续性胸闷，同时出现呼吸困难、咯白色或血性泡沫痰、端坐呼吸等急性左心衰竭的临床表现，体征是胸骨左缘闻及新出现的全收缩期心脏杂音，心电图显示为窦性心动过速、阵发性房颤以及频发房性早搏。心脏超声心动图可以明确诊断。

（3）乳头肌断裂患者的主要临床表现 乳头肌头部完全性断裂可造成严重的二尖瓣反流，产生响亮的全收缩期杂音，通常心尖部最响亮并放射至腋部。患者胸闷、憋喘症状常表现为进行性加重，且迅速发生严重心力衰竭或心源性休克。心脏彩超结果显示乳头肌断裂可明确诊断。

三、AMI 后 CR 的治疗

1.心室游离壁破裂的治疗

AMI 发生心室游离壁破裂后内科治疗病死率非常高，临床上除亚急性左室游离壁破裂以及假性室壁瘤可以进行急诊的手术治疗外，多数患者于数分钟内出现死亡，来不及救治，并且手术存活率也相当低。

2.室间隔穿孔的治疗

包括采用内科保守治疗、外科手术治疗、经皮室间隔破裂口部伞型封堵术及冠脉介入治疗相结合的介入手术治疗。内科保守治疗主要包括两方面措施。

（1）维持循环功能稳定：包括①主动脉内球囊反搏术（IABP）：目前已作为外科手术修补前的一种过渡性支持治疗。②药物治疗：有条件在应用 IABP 后再应用血管扩张剂或正性肌力药。

（2）维持呼吸功能稳定：包括面罩吸氧、持续气道内正压通气、双水平气道内正压通气或插管等方式机械通气治疗，提高氧分压及血氧饱和度。当并发较大的室间隔穿孔时，导致血流动力学进行性不可逆恶化，急诊手术是唯一有效的治疗方法。长期以来，人们一直认为，室间隔修补手术应当推迟到 AMI 发生后 4～6 周，这时心肌组织水肿基本消退，穿孔周围的坏死组织已纤维化，手术较为安全。然而随着对本病认识的深化，发现破裂后 1 周内病死率为 70%，能够等到 1 个月后手术的患者仅为 15%，而且手术干预距离 AMI 的时间短死亡率高更说明心肌坏死及血流动力学越不稳定，需要早期干预就越紧急而迫切，故目前主张早期手术治疗，董然等认为 AMI 合并室间隔破裂的手术时机不能硬性规定在破裂后的几小时或几天内进行，应仔细观察分析患者的临床情况：如经药物及 IABP 应用仍不能改善者，虽然手术病死率高也应积极手术治疗；如果内科治疗后患者的循环情况趋于稳定，应在严密观察的情况下尽量择期手术，一旦有恶化趋势应果断手术；对于血液动力学状态基本稳定的患者应尽量在 1 周后手术，并认为 1 周后手术病死率及残余分流的发生率均明显降低。ACC/AHA（美国心脏病学会/美国心脏学会）AMI 合并室间隔破裂治疗指南建议不论患者临床状态如何，均应立即手术干预治疗。经皮室间隔破裂伞型封堵技术由于其微创和操作容易性成为近几年早期治疗 AMI 合并室间隔破裂的另一种治疗方法。国内一些学者的经验是尽快、及早地进行全方位强化纠正心力衰竭治疗，使心功能达到 2～3 级，且无行介入检查和治疗的反指征的前提下行介入检查和治疗，先完成室间隔封堵术，再择期完成冠脉血运重建术。目前的研究表明，经导管闭合缺损是安全而有效的，尤其对于临床状况很差、不能耐受手术的患者是一个很好的选择。

（3）乳头肌断裂的治疗：由其导致左心衰及低血压者，要应用血管扩张剂、利尿剂及 IABP 等治疗，待血流动力学稳定后进行手术，如返流严重，血流动力学难以维持，应及早行外科手术治疗。成功再灌注治疗可明显减少发病率。但是也有少数研究者认为溶栓治疗 AMI 合并 CR 的发生率较保守治疗高，目前观点认为早期溶栓治疗可以减少 CR 的发生，而较晚期进行的溶栓治疗尽管能提高患者的存活率，却增加了 CR 的风险。目前有研究显示，促进 AMI 心肌细胞胶原蛋白合成及加大其稳定性生物制剂的相关研究，有可能降低 AMI 后 CR 的发生率。

四、AMI 后 CR 的预防

（1）如患者既往有高血压病史，要保持血压的平稳，对持续高血压状态者用硝普钠、乌拉地尔等较强的降压药物时注意观察血压的变化，根据病情及时对血管活性药物的用量进行调整，使血压降到理想水平，使收缩压波动 ≤ 15mmHg（1mmHg = 0.133 kPa）。

（2）AMI 患者入院 1 周应该绝对卧床，避免用力，减少探视，以免患者情绪激动、劳累引起心脏负荷增加及血压的升高。

（3）有明显胸痛胸闷症状时，均及时给予镇静、止痛药，应避免每次胸痛 > 10 min，用药适量，注意观察是否出现循环以及呼吸方面的不良反应。

（4）给予特殊的个性化护理，避免出现便秘，减少用力排便，必要时给予通便的药物。排便时护士应守候在旁，及时发现病情变化。

（5）对于洋地黄等正性肌力药物要慎重应用，β受体阻滞剂以及血管转换酶抑制剂对降低心脏破裂有好处。

综上所述，AMI 合并 CR 的病死率极高，充分掌握该并发症的病理以及发病的机制，及早的对其进行诊断和预防，给予 AMI 患者以个性化的特殊护理，提高心肌梗死患者的生存率。

第五节　心肌梗死后室性心律失常

Section 5

急性心肌梗死（Acute Myocardial Infarction，AMI）患者易于伴发各种心律失常，其中室性心律失常发生率较高，也是导致猝死，危及患者生命的重要因素之一。文献报道 AMI 后室性期前收缩（室早）的发生率为 10%～93%，室性心动过速（室速）的发生率为 3%～39%，心室颤动（室颤）的发生率为 4%～36%。每年美国有 > 30 万的人猝死于冠心病，心肌梗死后发生的室性心律失常是猝死最常见的原因，60% 急性心肌梗死性死亡的患者发生在发病后 1h 内，被认为与室性心律失常，特别是与心室颤动有关。正确评估和处理 AMI 后的室性心律失常，对提高 AMI 患者的生活质量和生存率有着重要意义。

一、室早（Ventricular Premature Beats）

室早常见于 AMI 患者。根据室性心律失常的危险分层，AMI 合并的室早属于潜在恶性，既往认为可引起室速或室颤，是一种预警性心律失常。近年的研究则发现孤立的室早不是 AMI 时发生致命性心律失常的预报因子；现在 CCU 中发生 VF 的几率已经明显减少，因此，不主张在 AMI 后预防性应用利多卡因。对已经发生的室早，是否应当药物干预，也存在争论，因为所有的临床试验都没有证实药物干预可以提高患者的生存率。AMI 中重视血运重建治疗（抗血栓、抗凝、冠脉重建），纠正电解质、代谢异常，有利于减少室性心律失常的发生；AMI 患者交感活性上升，血儿茶酚胺浓度增加，肾素-血管紧张素系统激活，早期应用β受体阻滞剂和 ACE 抑制剂，有利于减少室性心律失常的发作。

对于陈旧性心肌梗死伴发的室早，同样没有大型临床试验证实抗心律失常药物干预可以提高患者的生存率。所以，如果没有症状、发作不频繁、不引起血流动力学改变的室早，可以不作处理；对于发作频繁、症状明显，患者不能耐受，或是导致血流动力学障碍的室早，可以给予抗心律失常药物。由于某些药物，如英卡胺、氟卡胺、莫雷西嗪可增加远期死亡率，应当避免使用。对于药物控制效果不佳，患者不能耐受的室早，可以考虑射频消融。

二、加速性室性自主心律（Accelerated Idioventricular Rhythm，AIVR）

AIVR 也称缓慢型室速，心率通常在 60～120 次/min，约 20% 的 AMI 患者合并此类心律失常。AIVR 在前壁或下壁心梗的发生率大致相等，在冠状动脉再灌注时较为常见，可以由一次室早引发,也可因窦性心动过缓和室性逸搏增多引起,其机制可能是临近梗死区内或梗死区内的蒲氏纤维自律性增强而引起。AIVR 一般不需治疗,少数情况下导致严重血流动力学障碍、心绞痛复发时,可采用加速窦性心律的办法,如阿托品、心房起搏等,随着窦性心律频率加快、室性逸搏减少,AIVR 可突然终止,除非有更严重的心律失常参与,一般不应用利多卡因、普鲁卡因酰胺等药物。

三、室性心动过速（Ventricular Tachycardia，VT）

AMI 后室速可分为非持续性(30s 内自然终止)和持续性(发作超过 30s 或需治疗终止);单形性或多形性 VT;早期 VT(AMI 后 24 或 48h 内发生)和晚期 VT(AMI24 或 48h 后发生)。尖端扭转型室速(Torsades de Pointes,TDP)是多形性 VT 的一种特殊类型,通常由抗心律失常药物的致心律失常作用引起,延长心室不应期的抗心率失常药物,如 I A 类和索他洛尔可使 Q-T 间期延长,导致患者易于发生尖端扭转型室速,此种情况的尖端扭转性室速可能由触发机制和早期后除极引起。心肌梗死急性期发生 VT 的机制是多方面的,其中心肌缺血和交感神经兴奋是最主要的因素;其他电解质紊乱,如低钾、低镁等亦是心梗后室性心律失常的诱发和促发因素。AMI 溶栓治疗也可引起心律失常,冠状动脉再灌注可引起加速性室性自主心律、室速,甚至心室纤颤(简称"室颤")等。一些抗心律失常药物也可导致并加剧室性心律失常,可能因心肌缺血时药物的电生理作用发生了改变。

各种类型 VT 的治疗都应注意维持水、电解质平衡,因为低 K^+、低 Mg^{2+} 增加 VT 的发生率,并导致 TDP 的发生,如有低钾、低镁血症,应立即纠正,将血 K＋维持在 4.5mmol/L 左右,血 Mg^{2+} 维持在 2 mmol/L 左右。

一般认为,非持续性 VT 可以自行终止,如果发作不频繁,没有引起心肌缺血加重或血流动力学异常,可以密切观察,反之则需要积极处理。AMI 合并的非持续性 VT 可能是恶性心律失常的前兆,但目前尚无有效手段对这种心律失常的转归和预后进行评价。

持续性 VT 则应立即终止,因其可以恶化泵功能,极易转化为室颤。当 HR < 150 bpm,血流动力学尚稳定,可以药物转复。利多卡因和普鲁卡因酰胺静注是控制单形性持续性室速的最有效药物。利多卡因为首选,首剂 50 ～ 100mg 静注,每 5 ～ 10min 后可重复一次,至 VT 减少或消失,但半小时内总剂量不应 > 200 mg,继之以 1 ～ 4 mg/min 静脉滴注维持;利多卡因无效或副反应严重时可试用普鲁卡因酰胺 100 mg/5min 或 20min 内 200mg 静注直至有效或总量达到 1.0 ～ 2.0 g,有效后以 1 ～ 4 mg/min 静脉滴注维持。胺碘酮静注或口服能有效抑制反复发作的持续性室速,前述药物无效或有禁忌证时,可考虑选用胺碘酮来治疗和预防反复发作性或顽固性室速,采用静脉给药,可先给 150 mg 负荷量缓慢静注,必要时可重复 1 ～ 2 次,一般第一个 24h 用药量可达 1 000mg,并根据患者的病情需要和耐受情况调整用量,以后 0.5 mg/min 维持数天。口服一般 200 mg 每日 3 次(最大剂量可达 1 000 ～ 1 500 mg/d),1 ～ 2 周显效后,可改为 200 ～ 400 mg/日维持。当 HR > 150 bpm 或已有血流动力学障碍,应立即电转复。单形性者同步 50 ～ 100 J,多形性者同室颤处理,以非同步 200 J 予以终止。

对于尖端扭转性室速首先应消除诱因,基础心率较慢时应增快心率,一般心率增快至90 ～ 110 次/min 可减慢心室的不应期并终止室速发作,提高心率可使用阿托品、异丙肾上腺素或给予临时起搏;出现血压消失或昏迷时,应以 200 J 的能量非同步电除颤,如不成功可用 300J 或 360 J 能量电击。对于药物治疗无效的反复发作的 VT,导管射频消融术(从理论上讲)可以作为一种"根治"方法,但对于心肌梗死急性期 VT 的消融尚少见报道,目前研究较多的是陈旧性心肌梗死合并 VT 的消融。

陈旧性心肌梗死合并 VT 的药物治疗,和 MI 急性期是一致的。除此之外,尚可通过射频消融治疗,尤其是持续性的单形性 VT,这 VT 多为折返引起,其折返环路的共同特征是有存在于疤痕区域内或疤痕边缘区的缓慢传导区,既是折返环路的关键部位,也是导管消融的靶点。对血流动力学稳定的 VT,标测发作时最早的收缩期前活动、异常或低振幅的碎裂电位、孤立舒张中期电位,应用隐匿性拖带指导消融,可以获得较高的成功率。

此外,还可以考虑埋藏式自动心脏复律除颤器 (automatic Implantable Cardioverter And Defibrillator, ICD) 治疗。ICD 治疗 MI 后 VT 的适应证主要有:伴发于陈旧性心肌梗死的非持续性 VT,如果电生理检查时可诱发持续性 VT 或室颤,且不能被 I 类抗心律失常药物抑制;心梗后伴自发的持续性 VT(适应证:I 类)。心肌梗死后一个月和冠脉血运重建术后 3 个月,左室射血分数(LVEF)≤30%的患者(适应证:II A 类)。

四、室颤(Ventricular Fibrillation,VF)

VF 是由多种电活动导致心室的紊乱除极引起,不会自发终止,如不能迅速复律可引起死亡。梗死面积较大的 AMI 患者容易并发 VF,其类型可分为原发性和继发性。原发性 VF 发生较早,多在症状出现 4 ～ 12h 内发生,无心衰和其他先兆,不能预料,住院死亡率 20%左右;继发性室颤多由严重心衰或心源性休克引起,可发生于心梗后的任何时间,以往住院死亡率 40%～ 60%,在应用胺碘酮、ICD 后,死亡率有所下降。

由于 VF 的危险性,过去主张在出现室早等预警性心律失常时,预防性应用利多卡因等抗心律失常药物。近年研究发现,所谓的预警性心律失常并不可靠,而且临床研究没有证据显示预防性应用利多卡因降低 AMI 患者的死亡率,反而使住院死亡率升高,所以目前认为只有在无心脏监护和除颤设备的单位,可考虑于 AMI 12h 内预防性应用利多卡因,否则不必预防性用药。根据近期的临床研究,能够预防和降低 AMI 后 VF 发生的主要措施有:①AMI 一般治疗的改进;②β受体阻断剂的应用;③维持水、电解质平衡;④快速血运重建,缩小梗死面积;⑤积极有效地控制心衰。

不论急性期还是陈旧性心肌梗死并发 VF,处理原则一致。VF 发生时应立即给予直流电除颤,起始能量 200 J,如不成功,第二次用 300 J 或 360 J。电除颤的同时一般应给予利多卡因,无效或有明显副反应时可改用普鲁卡因酰胺或胺碘酮,用法同前。顽固性室颤尤其为细颤时可用肾上腺素 1mg,必要时重复并加大剂量使用。不能立即进行电除颤者,应迅速进行心肺脑复苏治疗。室颤与心动过缓或心脏停搏有关时,起搏治疗可能有效。反复发生室速或室颤的患者可植入 ICD 治疗(适应证:I 类)。对 AMI 后室早诱发的室速和室颤行射频消融治疗,目前也在探索之中。

第六节　急性心肌梗死并发心力衰竭

Section 6

一、概　　述

心力衰竭是急性心肌梗死常见和重要的并发症之一。多年来由于监护病房在各级医院的广泛建立和对早期急性心肌梗死患者并发心律失常的高度警惕及有效治疗,因心律失常致死者的数量已明显减少。相反地,在急性心肌梗死的死亡原因中,心力衰竭变得更加突出。近年来,根据北京地区冠心病协作组大系列研究统计,因并发心力衰竭死亡的急性心肌梗死患者。已从过去的 38.6% 增加到 46.6%。因此,急性心肌梗死并发心力衰竭的正确诊断和有效治疗,已成为降低急性心肌梗死病死率的关键问题。急性心肌梗死发生心力衰竭的机理,主要是由于心肌梗死坏死导致的心肌收缩功能减低,引起心排血量下降和外周灌注不足,左室舒张末期容量的增加或左室顺应性下降造成左房压升高,临床出现心力衰竭和肺瘀血,故心肌梗死的面积大小是影响心力衰竭是否发生和严重程度如何的直接决定因素。

一般认为,梗塞面积占整个左室心肌的 20% 时即可引起心力衰竭;若 ≥40% 时,会造成心源性休克。有时初发梗塞面积 20%,但是由于机械性并发症如急性二尖瓣关闭不全或室间隔穿孔等引起左室负荷骤然增加而诱发心力衰竭甚或心源性休克。部分患者病程中出现梗塞延展与再梗塞,均会增加梗塞面积,诱发和加剧心力衰竭。快速性心律失常如窦性心动过速、室性心动过速、室上性心动过速、心室率快速的心房扑动和心房纤颤等,既因心率过快使心肌耗氧量增加,又可因不良的血液动力学后果而影响心功能。缓慢性心律失常如严重的窦性心动过缓、窦房阻滞、高度或Ⅲ度房室传导阻滞等也会使心排血量减少,心肌本身更加灌注不足,因而加剧了心力衰竭。此外,急性心肌梗死患者并发的其他疾病如贫血、高血压、肾功能不全、肺炎、肺栓塞和主动脉瓣疾患等也可诱发或加重心力衰竭。尤其是并有糖尿病者,因常并存小冠状动脉和心肌病变,较易发生心力衰竭。有时,急性心肌梗死的心力衰竭可为医源性的原因所诱发或加剧,如输液过多过快和药物使用不当等比较常见。特别是 β 受体阻滞剂及一些抗心律失常药物如Ⅰa 类的丙吡胺(disopyramide)、Ⅰc 类的氟卡尼(flecainide)、普罗帕(propafenone)、Ⅳ类的维拉帕米(verapamil)等都有一定的负性肌力作用。此外,某些抗肿瘤药、抗炎药消炎痛和能使水钠潴留的类固醇制剂对心力衰竭也有影响。总之,对急性心肌梗死心力衰竭发病机理有重大作用的因素,都会引起心力衰竭的发病;而心力衰竭的进展和转归,则可能受血液动力学和神经体液两种因素综合作用的影响。

二、急性心肌梗死心力衰竭的分级和分型方法

目前对急性心肌梗死并发心力衰竭的严重程度及血液动力学特点有两种分类方法。一种是 Killip 分级,临床上普遍采用,主要根据临床症状和体征来判定,简便易行。Killip Ⅰ级指急性心肌梗死患者无心力衰竭;Ⅱ级指有轻度至中度的心力衰竭,体检时可听到第三心音,并可在背部下肺野听到啰音;Ⅲ级指有严重心力衰竭、肺水肿;Ⅳ级为心源性休克的患者。另一种是 Forrester 分型,主要根据血液动力学检查结果来判定。由于 Swan-Ganz 漂浮导管技术的日渐普及,可以及时监测急性心肌梗死患者的血液动力学改变。在其中的血液动力学参数中,以肺动脉楔压和心脏指数最为重要,并依此分为四型。①Ⅰ型:肺瘀血水肿:—;周围灌注不足:—;肺动脉楔压:≤2.4(18)kPa(mmHg);心脏指数:> 2.2L/(min.m²);治疗原则:镇静剂,监视病情变化;病死率 3%;②Ⅱ型:肺瘀血水肿:+;周围灌注不足:—;肺动脉楔压:> 2.4(18)kPa(mmHg);心脏指数:> 2.2L/(min·m²);治疗原则:血压正常者,给利尿剂;血压高者,给血管扩张剂;病死率:9%;③Ⅲ型:肺瘀血水肿:—;周围灌注不足:+;肺动脉楔压:≤2.4(18)kPa(mmHg);心脏指数:≤2.2L/(min·m²);治疗原则:血压低,心率快者,扩容治疗;血压低,心率慢者,临时心脏起搏;病死率:23%;④Ⅳ型:肺瘀血水肿:+;周围灌注不足:+;肺动脉楔压:> 2.4(18)kPa(mmHg);心脏指数:≤2.2L/(min·m²);治疗原则:血压正常者给血管扩张剂,血压低者给正性肌力药和/或辅助循环;病死率:51%;3、Killip 分级与 Forrester 分型的对比及临床意义:根据斋藤宗靖的临床研究,Killip Ⅰ级中的 83% 属于血液动力学正常的 Forrester Ⅰ型;Killip Ⅱ级中多数患者分属于 Forrester Ⅰ型(43%)和Ⅱ型(34%);而 KillipⅢ级有 67% 属于 Forrester Ⅱ型;KillipⅣ

级则 64%属于 Forrester IV型。在这两种分级和分型方法中，II 级或 II 型以上者属于心力衰竭。根据 Killip 分级，临床上为心力衰竭者约 73%有血液动力学异常。而按 Forrester 分型有血液动力学异常的患者有 78%有心力衰竭的临床表现。由此可见，两种分级和分型大体上一致。但约有 1/4 的病例不大一致，特别是 Forrester III型占有特殊的位置，约半数没有心力衰竭的临床征象，可能属于低心排血量综合征。无论根据 Killip 分级还是 Forrester 分型，心力衰竭的轻重程度与病死率的增加是一致的。

三、临床表现及其他诊断依据

（一）急性左心衰竭

急性心肌梗死左心衰竭可以表现为收缩期舒张期功能失常，或者收缩期及舒张期功能失常兼而有之，并导致肺静脉高压、肺瘀血（或肺水肿）、射血分数减低和心排血量下降，出现一系列与之相关的症状、体征及其他临床表现。

（1）症状：急性左心衰竭的症状主要有呼吸困难（包括劳累时或安静时）、端坐呼吸、阵发性夜间呼吸困难（多为间质性肺水肿）和咳嗽、咳粉红色泡沫样痰（多为肺泡性肺水肿）等。严重病例常有脉搏加快、冷汗、皮肤湿冷及发绀等末梢循环障碍的征象。左心衰竭时的呼吸困难是由于肺毛细血管压力增高、肺顺应性下降、吸气时阻力增大以及肺间质和肺泡水肿导致的气体交换障碍等因素所引起。急性心肌梗死时的左心衰竭，多以这种发病急、伴有喘息和端坐呼吸的形式出现。

（2）体征：肺瘀血及肺水肿常可依靠肺部听诊来诊断。尽管肺部疾患时也可以听到湿性啰音，但左心衰竭时的湿性啰音以其明显受重力影响为特点，因此卧位患者首先易在背底部听到，且可根据肺部湿性啰音听取的范围来确定 Killip 分级。其他体征还有交替脉和额外心音。交替脉发生的机理尚不明了，是左心衰竭的重要征象之一。额外心音中以第三心音最为重要，它在左室快速充盈期发生，多在左心衰竭时出现。第四心音在急性心肌梗死时常可听到，当心率加快时，第三、四心音有时可能相互"重叠"，产生所谓重合奔马律（Summation gallop）。

（3）胸部 X 线：左心衰竭时的肺瘀血或肺水肿程度，可依胸部 X 线检查结果来判定。胸片所见是肺部水分含量的反映，而且与肺毛细血管压的大小有密切关系。胸片上主要有以下 3 种表现。①肺静脉充血：是肺静脉压增高和肺上叶静脉血流量增加的反映，可见肺野上叶的静脉扩张。②间质水肿：肺毛细血管压力轻度增高（2.4 ～ 2.7kPa 或 18 ～ 20mmHg），水分向肺血管外的间质逸出，在肺部产生不均一的斑片状或网状阴影，而且间质小叶间有水肿现象，可看到 Kerley B 线。③肺泡水肿：肺毛细血管压力明显增高（3.3kPa 或 25mmHg 以上），从肺门至肺周围末梢部有广泛的边界不清的云雾状阴影。需要指出的是，急性心肌梗死患者肺瘀血的物理学和 X 线征象并不总是表示左房压力增高。非心脏性肺水肿在某些少数病例也可发生，如由于 Prostacyclin 释放增加及抗炎药消炎痛阻滞所造成的肺微血管通透性异常增加会引起肺水肿，也应注意鉴别。此外，急性心肌梗死患者拍胸片（床旁像）时，最好将患者的床头抬高 45°左右，以避免患者平卧时由于重力作用对肺血的影响，使非远达胸片对肺瘀血的诊断发生错误。

（4）血液动力学检查：按血液动力学检查结果，可将急性心肌梗死患者的心功能分为 Forrester 四种不同类型。急性左心衰竭时多数伴有肺动脉楔压增高，如 Killip III级的肺水肿患者 90%均在 2.4 kPa（18mmHg）以上。有时肺动脉楔压与胸片所见会不尽符合，这是因为胸片上肺水肿征象的出现需要一定的时间过程，部分患者此时的 X 线征象迟于血液动力学和临床症状 10h 左右出现。而一旦治疗有效，胸片所示的肺水肿征象的消退也需要数日之久。换言之，血液动力学改变一般总是先于 X 线胸片征的改变。除此以外，心源性休克时，患者肺毛细血管通透性的异常增高等对此也会有很大的影响。急性心肌梗死心力衰竭时,心排血量正常的情形虽然不少,但约有25%的病例心脏指数在 2.2 L/(min·m²) 以下,多属于 ForresterⅢ型或Ⅳ型。

(5)动脉血氧分压:由于水分向肺间质和肺泡内漏出,氧气向血液中的弥散障碍,使动脉血氧分压下降,发生低氧血症。若同时心排血量也下降,就会引起组织进一步缺氧。一般动脉血氧分压(PaO_2)的正常值,60岁以下者多在 80 mmHg(10.6 kPa)以上。> 60 岁的高龄患者可用公式 $PaO_2 = 80 -$(患者年龄60)来估算,临床上简便易行。依照 PaO_2 水平的高低,通常将 $7.98 \sim 10.6$ kPa(60 $\sim$ 80m mHg)、$5.32 \sim 7.98$kPa(40 $\sim$ 60 mmHg)及 5.32 kPa(40 mmHg)以下者分别称为轻度、中度和重度低氧血症。由于对面罩吸氧 8 $\sim$ 10 L/min,仍不能使 PaO_2 达到 6.65 kPa(50 mmHg)以上的重症心力衰竭者,有必要考虑气管插管和辅助呼吸,因此 PaO_2 的监测不是可缺少的。

(二)心源性休克

心源性休克是急性心肌梗死并发心力衰竭最为严重的表现形式,多属于 ForresterⅣ型,通常肺动脉楔压 > 2.4 kPa(40mmHg),而心脏指数 < 2.2 L/(min·m²),心排血量及血压下降,全身末梢血管阻力增加,临床表现主要有血压下降、少尿、冷汗、紫绀、皮肤湿冷和意识障碍等。诊断时要除外心律失常、疼痛和脱水等其他原因引起者。

(三)低心排血量综合征

急性心肌梗死伴有低心排血量综合征时,一般合并有右室心肌梗死,心脏指数常在 2.2L/(min·m²)以下。临床上可有少尿、血压不稳定和有下降倾向,同时出现类似右心衰竭征象。近年来由于对严重左心衰竭的患者早期就积极投予利尿剂、血管扩张剂和儿茶酚胺类药物,使病情迅速缓解。在有些患者中可以看不到肺动脉压增高和胸片上的肺瘀血征象,甚至血压虽能维持,但依然有少尿和意识障碍等脏器灌注不足的表现,也是属于低心排血量综合征。

(四)右室功能失常

前壁心肌梗死时通常并不伴发右室梗塞,但可以伴有右室射血分数的下降。不过,与左室射血分数不同,右室射血分数的下降是暂时的。这种并无右室梗塞存在的右室射血分数下降的机理尚不清楚,可能是前壁梗塞时由于室间隔收缩受损同样影响了右室射血及肺动脉高压引起的后负荷增加所致。此外,左心负荷增加引起的右室负荷增大使右室收缩力下降,导致右室收缩末期容量增加和右室射血分数下降。也可能是急性前壁心肌梗死时左冠状动脉向右冠状动脉窃血,造成右室缺血的缘故。而且,某些释放入血液内的或体液代谢介质以及来自缺血区的间质液,也可能会暂时地抑制右室心肌的收缩性。另一方面,急性下壁心肌梗死时常可同时伴发右室梗塞,见于 $1/4 \sim 1/3$ 的患者。临床上心电图 V_3R-5R 导联可有 ST 段异常抬高,肢体导联Ⅲ的 ST 段抬高幅度也常大于Ⅱ导联的 ST 段抬高幅度。大约 50% 的右室梗塞患者发生不同程度的右心衰竭,此时可无或仅有轻度左心衰竭。血液动力学检查显示右室充盈压增高,右房压也异常增高,而右室和肺动脉收缩压可以正常。除一般的右心衰竭(如颈静脉怒张等)表现外,患者可出现 Kussmaul 征,即吸气时收缩压下降 1.3kPa(10mmHg)以上。病情严重时还可引起三尖瓣关闭不全、室间隔破裂和休克的症状及体征。除此以外,急性心肌梗死发生右室衰竭及低血压时,还要注意除外并发肺动脉栓塞的可能性,因为此时容易形成右室附壁血栓。

四、治 疗

主要是治疗急性左心衰竭,以应用吗啡(或哌替啶)和利尿剂为主,亦可选用血管扩张剂减轻左心室的负荷,或用多巴酚丁胺 10μg/(kg·min)静脉滴注或用短效血管紧张素转换酶抑制剂从小剂量开始等治疗。洋地黄制剂可能引起室性心律失常宜慎用。由于最早期出现的心力衰竭主要是坏死心肌间质充血、水肿引起顺应性下降所致,而左心室舒张末期容量尚不增大,因此在梗死发生后 24h 内宜尽量避免使用洋地黄制剂。有右心室梗死的患者应慎用利尿剂。

(一)治疗原则

急性心肌梗死并发心力衰竭的治疗原则是以血液动力学检查为指导,并与患者的临床表现和对治疗的反应相结合,正确判断,对治疗手段和药物剂量等做出相应的调整,以期获得更好的疗效。首先,对急性心肌梗死患者判断是否有呼吸困难、肺部啰音、第三心音和奔马律等心功能不全的症状和体征,是否有心源性休克,并根据胸片的血气分析等检查结果来进一步确认患者是否有肺瘀血或肺水肿、低氧血症以及严重程度如何。对疑有心力衰竭的患者,应及时予以吸氧、注射适量的吗啡和给予利尿剂等一般治疗。除一般治疗外,属 Killip II 级或肺瘀血者,可予以利尿剂、硝酸甘油等治疗。属 III 级或肺水肿者,应使用硝普钠等血管扩张剂和利尿剂,且应强调在一天的出入量中,以出量比入量多 300 ~ 500 ml 为宜。属 IV 级或心源性休克者,宜同时应用儿茶酚胺类药物和主动脉内气囊反搏术等治疗。有条件者应同时进行 Swan-Ganz 导管检查,确立诊断;并根据血液动力学检查结果的 Forrester 分型,决定不同的治疗方针。对于肺动脉楔压在 2.4 kPa(18 mmHg)以上的 Forrester II 型及 IV 型的急性心肌梗死患者,在使肺毛细血管压力下降的同时,为降低后负荷,减轻心脏负担和增加心排血量,宜行血管扩张疗法。在血压下降明显,心脏指数持续 < 2.2L/(min · m²)、并有末梢灌注不足的情况下,应同时并用正性肌力和儿茶酚胺类药物。在明确表现有心源性休克的征象时,宜优先使用儿茶酚胺类药物。对 Forrester III 型的患者有心排血量减少时,除左心衰竭时,还要考虑患者年龄是否较大,是否有心动过缓、脱水或合并有右室梗塞等因素的影响,而采取不同的治疗方法。对高龄患者即使无严重的心力衰竭,其心脏指数也是偏低的。脱水可因疾病发作时伴有的消化道症状(如急性下壁心肌梗死时的呕吐)或治疗过程中的利尿剂使用过量所引起;有时升压药的应用,短暂的心脏停搏等会使部分血容量转移到身体其他组织,也可导致心排血量下降。特别是伴有右室梗塞或下壁心肌梗死有严重的房室传导阻滞时,常可见到 Forrester III 型的改变。此时可通过心脏起搏来纠正严重房室传导阻滞所造成的心动过缓,用补液来纠正各种原因引起的脱水,必要时可使用儿茶酚胺类药物来治疗心排血量不足导致的低血压状态。

(二)治疗方法

1. 一般处理

(1)吸氧:急性心肌梗死并发心力衰竭时要注意吸氧,因为缺氧可以使已处于梗塞边缘的心肌功能进一步损害,甚至发生梗塞延展,加重心力衰竭,并导致恶性循环。吸氧时宜使用面罩给氧,流量 8 ~ 10 L/min。经吸氧治疗后 PaO_2 仍不能达到 6.6kPa(50mmHg)以上者,需考虑气管插管和辅助呼吸。

(2)盐酸吗啡:可以镇静、止痛、消除不安、扩张小支气管和减轻呼吸负担。吗啡虽无直接的血管扩张作用,但可以解除因交感神经紧张引起的动、静脉收缩,扩张末梢血管,减少静脉回心血量,减轻心脏前、后负荷。对急性肺水肿引起的重症呼吸困难尤为有效,可作为首选。一般剂量为每次 3 ~ 5mg,以 1mg/min 的速度缓慢静脉注射;无效者,15 ~ 30min 后可重复注射。吗啡有时会引起血压下降甚至休克,应予十分注意。常见的副作用还有呕吐。对下壁心肌梗死的患者最好要小心,以免诱发心动过缓或房室传导阻滞等。吗啡还有很强的呼吸抑制作用,对有支气管喘息等慢性肺疾患、意识不清及高碳酸血症者禁用。

(3)利尿剂:急性心肌梗死并发左心衰竭时,可使用速尿和丁尿胺等速效利尿剂。速尿作用强,静脉给药后 5min 见效,30min 作用达到高峰,持续作用约 2h。速尿对肾脏有直接扩血管作用而促进利尿,可减低肺毛细血管压力,减轻肺水肿和呼吸困难。速尿的作用与剂量大小有很大关系,依心力衰竭的严重程度不同,可选用 20 ~ 80 mg,并根据病情需要重复给药。通常经由静脉注射给药,同时注意监测每小时尿量和血液动力学改变,勿因过度利尿使左室充盈压下降过低,否则会使心排血量下降,导致低血压;也容易引起低钾,诱发心律失常或洋地黄中毒。速尿除能利尿外,还对静脉有一定的直接扩张作用,有助于缓解肺水肿,而且此作用的出现可先于利尿作用。有人曾报告,有时持续静脉点滴速尿比一次静脉注射给药有效。每小时剂量为 10 ~ 40mg,但持续时间不可过久。个别患者对速尿治疗的效果不佳,换用利尿酸钠有时可能有效。丁尿胺为另一强而有效的利尿剂,又名布美他尼(bumetanide),主要抑制髓袢升枝及近曲小管对钠、氯离子的重吸收,利尿作用强而迅速。静脉注射后数分钟起效,30min 左右达高峰,持续 2 ~ 4h。通常肌肉或静脉注射一次 0.5 ~ 2.0mg,也可依病情重复注射。在利尿治疗的过程中,应注意补钾。

(4)支气管扩张剂:当发生肺瘀血或肺水肿而有支气管喘息症状时,除首选吗啡外,可缓慢静脉注射喘定 0.25g,并可用喘定 0.25 ~ 0.5g 稀释于 100 ~ 200ml 葡萄糖溶液内静脉滴注。本药是茶碱的中性衍生物,有扩张支气管及微血管的作用,兼有一定的利尿作用。有时还可酌情使用主要作用于 β_2 肾上腺素能受体的支气管扩张剂异丙乙基去甲肾上腺素(isoetharime)以及二羟苯基异丙氨基乙醇(metaproterenol)气雾剂等。

2. 血管扩张剂

血管扩张剂通过扩张周围和末梢血管来减轻心脏前、后负荷,改善肺瘀血的各种临床症状。随着心脏做功减少,可以打破形成心力衰竭的恶性循环。血管扩张剂对心力衰竭治疗作用的机理主要是通过扩张小静脉和小动脉,分别使静脉回流减少和动脉末梢血管阻力下降,左室容量减低,减轻心脏前、后负荷。从而降低了心肌耗氧量,使心肌缺血和心肌收缩力获得改善,增加了心排血量和组织灌注。从上述心力衰竭时血管扩张剂的作用机理可以看出,心排血量的变化,是心脏前、后负荷减少共同作用的结果。对动脉系统扩张作用愈强的药物,使心排血量增加的也愈显著。在应用血管扩张剂的过程中,应注意既达到使心脏前、后负荷明显减轻的目的,又不使动脉血压过度下降,以避免发生冠状动脉本身灌注压过低反而使心肌缺血加剧的不利情况。最好使血压维持在 12/8kPa(90/60mmHg)以上较为安全有益。对原来血压水平较高的高血压患者,也要适当掌握,要兼顾脑血管的有效灌注和肾血流量。对有严重心力衰竭、乳头肌断裂致严重二尖瓣关闭不全或室间隔穿孔者,应用血管扩张剂或与主动脉内球囊反搏术合用,可以改善患者的血液动力学状态,减轻心力衰竭症状,为进一步做导管、造影检查和外科手术创造条件。急性心肌梗死并发心力衰竭时比较常用的血管扩张剂有以下几种。

(1)硝普钠:对静脉和动脉平滑肌均有舒缓作用,既可使前负荷减轻、肺瘀血改善,又可使后负荷减轻、心排血量增加。因其作用时间极短,必须持续静脉点滴给药。硝普钠对于急性肺水肿或左心衰竭同时伴有高血压的患者以及有二尖瓣或主动脉瓣关闭不全的患者尤为适用。但不适用于低血压的患者,或需与多巴胺等药物合用方可奏效。硝普钠的开始剂量一般为 $0.1\mu g/(kg \cdot min)$,用时需监测血压,可每 5 ~ 10min 增加一次剂量,常用的有效剂量为 $0.5 \sim 3\mu g/(kg \cdot min)$。对于急性肺水肿的重危患者,宜迅速给药并调整至合适剂量。硝普钠最主要的副作用是,有时会发生严重的低血压,一般停药后 10min 可恢复。如果在血压恢复期间确有危险,应及时滴入血管收缩剂(如去甲肾上腺素等)。硝普钠还可以释放氢氰酸,有可能导致氰中毒。不过,此并发症极为罕见。因为在人体硫代硫酸盐存在的条件下,氢氰酸可以转换成硫氰酸盐而经肾脏排泄。只有在肾功能不全时大剂量和长时间给药才比较容易发生氰中毒,其临床表现有惊厥、精神障碍、腹痛、眩晕、肌肉痉挛和甲状腺功能低下等。所以,如果患者应用硝普钠超过几天时,应测定血清硫氰酸盐水平,不可超过 6mg/100ml。高铁血红蛋白血症和维生素 B1 缺乏症是另外两个在硝普钠治疗过程中可能发生的罕见并发症。另外,对有慢性肺疾患的患者,硝普钠会因其肺血管扩张和对通气不良的肺泡的灌注而引起缺氧。

（2）硝酸甘油：本药为治疗急性心肌梗死的常用药物，早期应用可保护缺血的心肌，缩小梗塞范围，对潜在的心功能不全也有预防和治疗作用。硝酸甘油对血管平滑肌有直接舒张作用，对静脉系统作用尤强。由于静脉扩张，可导致左室充盈压下降，肺瘀血减轻。硝酸甘油在一般剂量时，对心排血量增加的作用较弱，但剂量较大时仍可降低外周血管阻力，使动脉压下降，心肌耗氧量减少，心排血量增加。本药起作用快，作用消失得也快，因此易于调整剂量。在紧急情况下，可舌下含服或静脉滴注硝酸甘油。含服剂量一般为 0.6 ～ 1.2mg，2min 起效，8min 时作用最强，持续作用 15 ～ 30min。通常可使左室充盈压增高的患者在 5 ～ 10min 内下降 1.3kPa（10mmHg）。静滴一般以 0.1μg/（kg·min）开始，并可逐渐增加剂量，每隔 5 ～ 10min 增加 5 ～ 10μg，直到肺动脉楔压降至 2.4kPa（18mmHg），收缩压降至 12.0 ～ 12.7kPa（90 ～ 95mmHg）；对原有高血压者，宜使收缩压较原水平低 10%～ 15%，临床症状改善为止。硝酸甘油与硝普钠相比，不易发生"窃血综合征"。但应注意患者对硝酸甘油反应的个体差异大，如果剂量达到 3μg/（kg·min），仍不能满意地降低肺动脉压，应换用其他药物。因为剂量大时，会增加发生低血压的危险。硝酸异山梨酯（消心痛），其作用与硝酸甘油相似，含服 3 ～ 5min 起效，持续 10 ～ 60min，口服 15 ～ 20min 起效，持续 4 ～ 6h，静脉用药半衰期较硝酸甘油长，血药浓度的变化较缓，作用较稳定，较少出现心率和血压的陡然改变，也可适时选用。硝酸盐在治疗心力衰竭时，最大的问题是比较容易产生耐药性。在剂量不变的情况下，肺循环较体循环更易发生耐药现象。因此，对有些患者来说，应该用血液动力学监测结果来估价是否产生了耐药性。通常硝酸盐治疗的耐药性多发生在持续给药的 12h 之后，克服的办法以加大剂量为宜，尤其是对急性心力衰竭的治疗时更应如此。如剂量需超过 200μg/min 时，应换用其他血管扩张剂，并避免发生副作用。

3. 血管紧张素转换酶抑制剂（ACEI）

前已简要地讨论了交感神经及肾素—血管紧张素系统在急性心肌梗死发展过程中的作用。除此以外，现已有证明心脏本身可以产生血管紧张素Ⅰ，并转换成血管紧张素Ⅱ。而且，心脏本身也具有血管紧张素Ⅱ的受体。血管紧张素Ⅱ可以提高心肌收缩性，但也会同时进一步提高交感神经活性，使冠状动脉收缩，缺血恶化，促发心律失常，长期作用还可刺激心脏发生不利的肥大。急性心肌梗死时会导致肾素-血管紧张素系统、交感神经系统和抗利尿激素的激活，其活性强度基本与梗塞范围大小成比例，而后者是决定心力衰竭发生、发展和预后的最重要因素。目前，似已确定了 ACEI 对急性心肌梗死心力衰竭的治疗作用。ACEI 主要通过抑制 ACE 来减少循环中的血管紧张素Ⅱ，并通过抑制各种组织器官（包括心脏）的肾素-血管紧张素-醛固酮系统来发挥作用。它可以减低外周血管阻力和肾血管阻力，增加肾血流量，促进尿钠排泄。也可以减少室壁张力和儿茶酚胺水平，具有抗心室扩张和抗心律失常作用。因此，ACEI 能够减轻心力衰竭，阻止症状恶化，减少对利尿剂及正性肌力药物的需求。目前临床应用较普遍的 ACEI 主要有卡托普利（开搏通，captopril）、依那普利（悦宁定，enalapril）、培哚普利（雅施达，acertil）以及苯那普利（洛汀新，benazepril）。苯那普利具有肝、肾双重排泄途径，对于具有潜在或明显肾功能不全的患者，提高了安全性，并且起效快，持续时间长，服用方便。依那普利起效稍慢，但其谷/峰比值较高（＞50%）。故其作用呈平稳持续状态；依那普利现已有静脉用制剂，给予 10mg 5 ～ 10min 即可见效，每天给予 10 ～ 20mg 对急性心肌梗死心力衰竭者疗效迅速，耐受良好。ACEI 的副作用主要有恶心、头昏、咳嗽、皮疹、血压下降、蛋白尿和白细胞减少等。应当提及的是，ACEI 对轻中度心力衰竭的疗效要优于重度心力衰竭，ACEI 通过延缓和阻遏心力衰竭的发展而起作用。在使用过程中，要掌握合适的剂量。剂量过少，不足以抑制血管紧张素Ⅱ的形成；剂量过大，有可能使已有冠状动脉狭窄的冠状动脉灌注压急剧下降，导致梗塞范围扩大和心力衰竭加重。因此，对有些血压已明显下降的心力衰竭患者，ACEI 不仅无益，反而可能有害。近来有些研究提示，应用 ACEI 治疗冠心病心力衰竭患者的疗效，整体说来似不如其他非冠心病心力衰竭患者。有人认为，有关 ACEI 可降低急性心肌梗死后病死率及对治疗急性心肌梗死心力衰竭有益的评价，尚待大规模研究进一步加以证实。

4. 正性肌力作用药物

首先，儿茶酚胺类药物具有心肌 β_1 受体的正性变力性和变时性作用，可使心肌收缩力增强，心率加快。同时还具有 β_2 受体的末梢血管扩张作用、支气管扩张作用以及 α 受体的末梢血管收缩等诸多复杂的药理作用。在心力衰竭的治疗中，主要在于应用其正性肌力作用，因其他作用多会使心肌缺血进一步恶化。但各种不同的儿茶酚类药物的每一药理作用的强弱也各异，如多巴胺和多巴酚丁胺就有较强的正性肌力作用，较少引起心动过速，因此常被用来静脉滴注治疗心力衰竭。

（1）多巴胺：为一种内源性儿茶酚胺，它可直接作用于心脏的 β_1 肾上腺素能受体和间接通过交感神经末梢释放去甲肾上腺素来加强心肌的收缩性。多巴胺的心脏作用可以被 β 肾上腺素能受体阻滞剂拮抗。但其血管扩张作用不能被心得安所阻滞，因此与 β 受体的激活无关，是由于其特殊的多巴胺受体激活所致。这种受体存在于包括血管、中枢及周围神经系统在内的各种组织。多巴胺受体的激活可以引起冠状动脉、肾动脉、肠系膜动脉和脑血管床的扩张，这一作用主要是由于 cAMP 在细胞内的增多和腺嘌呤核苷酰环化酶刺激的结果。多巴胺也会使血管扩张，但机理却是由于抑制了交感神经末梢的传递。此外，多巴胺的利尿作用也比较显著，在小剂量时有选择性的肾血管扩张作用，还能扩张肾皮质的血管，对心力衰竭患者的治疗有一定的临床重要性。多巴胺对血管阻力和动脉压的作用是剂量依赖性的。剂量 $< 2\mu g/(kg \cdot min)$ 时，主要作用是减少肾脏、肠系膜和冠状动脉的阻力。剂量为 $2 \sim 5\mu g/kg \cdot min$）时，则能增强心肌收缩力，增加心排血量而心率几乎不变，整个外周阻力也不变或减低。剂量较大为 $5 \sim 10\mu g/(kg \cdot min)$ 时，会使血压、外周阻力和心率增加，而肾血流量减少。大剂量应用多巴胺时，其血管扩张作用则被逆转，在动、静脉的整个血管床引起血管收缩，这主要是由于兴奋了 α 肾上腺素能受体的缘故。对心力衰竭的患者而言，有人证明多巴胺剂量为 $2 \sim 6\mu g/(kg \cdot min)$。可以使心脏指数提高 26%，而心率和整个身体氧耗量无明显改变；外周阻力减少，若有增高的肺血管阻力也会减低。此外，左室 dp/dt 增加 58%，肾小球滤过率增加 38%，肾血浆流量增加 79%，钠排泄量也会增加 48%。因此，多巴胺对心衰患者可发挥重要而有益的血液动力学和肾脏作用。不过，必须调整剂量，防止过强的正性肌力作用、心动过速和外周阻力的增加。对血压正常的顽固性心力衰竭患者，多巴胺宜从 $0.5 \sim 1.0\mu g/(kg \cdot min)$ 的小剂量开始，逐渐增加剂量至心排血量增加或者舒张压及心率增加为止。对心源性休克的患者，为了增强心肌收缩力和维持血压，常使用 $5 \sim 20\mu g/(kg \cdot min)$ 的较大剂量，而且可以与硝普钠或硝酸甘油合用，根据血压及血液动力学情况细心调整二药的剂量；可以收到最佳的血流动力学效果。即在大大降低左室充盈压和外周阻力的基础上增加心输出量，并能抵消多巴胺过度收缩血管的副作用，从而增加组织灌注。有报道长时间（$3 \sim 4$ 周）应用超大剂量（$20 \sim 50\mu g/(kg \cdot min)$）多巴胺联合小剂量（$5 \sim 40\mu g/min$）硝普钠静脉滴注，成功地抢救了急性心肌梗死并发心源性休克。

（2）多巴酚丁胺：是一种能刺激 β_1、β_2 和 α 肾上腺素能受体而作用于心脏的拟交感胺。它的 β_1 受体刺激作用强于 β_2 受体，而 α_1 受体刺激作用又强于 α_2 受体。由于对心脏 β 和 α_1 受体刺激的结果，多巴酚丁胺可增强心肌收缩力，而在动脉血管床内因其相互对抗而净效应几乎近于零。多巴酚丁胺不能激活多巴胺受体，也不能从肾上腺能神经末梢释放去甲肾上腺素。多巴酚丁胺用于心力衰竭的患者后，可以增加心排血量，而动脉血压一般相对不变。是一种较为特异的强心剂。与多巴胺不同，多巴酚丁胺不是肾血管扩张剂，而且它所增加的心排血量使冠状动脉和肢体血管血流优于肠系膜和肾血管血流的再分配。多巴酚丁胺若与小剂量的多巴胺合用，既可获得正性肌力作用,又可收到使肾血管扩张的效果。多巴酚丁胺的应用剂量范围较大,可以 < 0.5μg/(kg · min)或可高达 40μg/(kg · min),但常用剂量多为 2 ~ 10μg/(kg · min)。用药时应注意因人而异,并除外低血容量状态。本药在血中半衰期很短,仅 2 ~ 3min,静滴方便,又易于调整剂量。多巴胺、多巴酚丁胺和硝普钠之间的比较及临床意义:多巴酚丁胺在降低左室舒张末压并使主动脉平均压不变的情况下,能增加心排血量和心脏指数,心率一般维持不变或略有增加。多巴胺也可以增加心排血量和心脏指数,但与多巴酚丁胺相比,易使心率增加,特别是剂量在 5μg/(kg · min)以上时多有发生;多巴胺还可以增加主动脉平均压和血压。无论是多巴胺还是多巴酚丁胺都可增强心肌收缩力而增加氧耗量。但理论上由于多巴酚丁胺对决定心肌氧耗量的主要决定因素即心率和主动脉压影响较小,又能降低左室充盈压,因此对于有心排血量减低的冠心病患者来说,多巴酚丁胺似乎优于多巴胺。不过,在临床实践过程中也有人报告,多巴酚丁胺虽然能增加心排血量,但左室舒张末压下降不甚明显,且也有使心率增快、血压增高的作用。这可能与患者用药前的左室舒张末压水平不同有关。由于其左室舒张末期压下降是用药后心排血量增多,肺瘀血或肺水肿减轻的结果,故原来心力衰竭严重程度不同者对用药后左室舒张末压改变的影响也异。此外,心排血量的增加会使血压有一定程度的增高,其增高水平也与用药前的血压水平有关。在严重心力衰竭患者的治疗中,多巴酚丁胺的剂量达到 10μg/(kg · min)以上时,会逐步增加心排血量。降低全身和肺血管阻力以及左心室充盈压,而一般较少有明显心率改变和对心室的不良激惹作用。相反地,多巴胺在剂量达到 4 ~ 6μg/(kg · min)以上时,不仅心排血量增加。左室充盈压、周身及肺血管阻力也增加,且有心率增快的倾向。对于有心力衰竭而血压正常的患者,单用较大剂量的多巴胺可以造成血管收缩和左室充盈压升高,并可使增加肾脏和肠系膜等的灌注这一有益作用逆转,而多巴酚丁胺或多巴酚丁胺与多巴胺合用,或者与血管扩张剂合用,可以使左室充盈压下降,达到较好的治疗效果。总之,对于有低血压的心力衰竭患者,宜选用有较强血管收缩作用的多巴胺。而对于有窦性心动过速而血压正常或心排血量及临界低血压的患者,可选用多巴酚丁胺。多巴酚丁胺与硝普钠都可减少周围体循环血管阻力。前者主要是通过增加心排血量来消除代偿性的体循环血管收缩和阻力增高的,而后者具有直接的扩张血管作用,减轻血管阻力的作用比前者强。所以,多巴酚丁胺适用于处于临界低血压状态的心力衰竭患者,而硝普钠则对于降低过高的左室充盈压,对有高血压的心力衰竭患者更合适。应该强调的是,如果在临床发现用药后使心率增快 > 100 次/min,或发生了室性、室上性快速性心律失常或者心电图 ST 段缺血改变加剧时,应考虑减量甚至停药。多巴胺和多巴酚丁胺的副作用:较大剂量应用多 E 胺或多巴酚 T 胺时,可以引起窦性心动过速和其他心律失常。这些药物致心律失常的电生理特性与其他拟交感胺相似,包括窦房结细胞自发性除极加速(因此心率加快)、舒张期去极化加速、潜在的异位起搏细胞的激活、心房和心室肌绝对不应期的缩短及房室传导加速等。它们也可引起血浆钾浓度下降和室性心律失常。而且尽管有人认为多巴酚丁胺对急性心肌梗死患者不会扩大心肌损伤范围,但也有报告证实,对冠心病患者由于应用本药增加了对氧的需求,而诱发了明显的心肌缺血,故仍以小心谨慎为好。

偶尔,过大剂量的多巴胺可引起肢端坏疽,特别是输液中的多巴胺若大量渗漏到组织中可以发生类似去甲肾上腺素所造成的组织坏死。紧急处理的办法是向该部位及时浸润用生理盐水稀释的 5 ~ 10mg 酚妥拉明。此外,多巴胺与其他儿茶酚胺类药物不同,在某些患者中可以引起恶心、呕吐,大剂量时还可以出现中枢神经系统症状。

(3)洋地黄制剂:虽然洋地黄对正常的心脏可在增强心肌收缩力的同时增加氧耗量,但对心力衰竭的心脏可在治疗后使心排血量增加和室壁张力下降,结果是获得了心肌需氧量减少的净效应。不过,在急性心肌梗死的最初 1 ~ 2d 内常不能看到这样的有益作用。这可能是因为缺血的心肌组织不能对洋地黄发生反应,而正常部分的心肌在循环中的儿茶酚胺的刺激下,收缩力已达到最大限度,即使用洋地黄制剂也不能进一步增加收缩力。尽管这一问题目前仍有争议,但普遍认为急性心肌梗死发病后的数小时之内,洋地黄可能会促发心律失常,特别是同时有低钾血症存在时更易发生。此外,静脉内快速应用洋地黄类药物,有时会引起外周和冠状动脉收缩。因此,在急性心肌梗死发病后的最初 1 ~ 2d,特别是发病后 24h 之内,需尽量避免使用洋地黄制剂。但是,对于并发心力衰竭和室上性快速心律失常,尤其是心室率快速的心房纤颤的患者,洋地黄制剂仍具有较大临床实用价值。对于前者,洋地黄制剂可使每搏量和心脏指数轻度增加,并使左室舒张末期压下降。对于后者,洋地黄可能会使之转复为窦性心律或者至少会降低心室率,减少心肌耗量氧。如果心力衰竭恰恰是由于心房纤颤引起者,心力衰竭可很快纠正或明显减轻。一般多选用作用快速的毛花甙丙(lanatocide C,西地兰)静脉注射,治疗时宜谨慎观察用药,开始的剂量宜比无急性心肌梗死者为小,约为后者的半量左右,必要时可重复给药,并需注意依患者病情不同而个体化。对于心力衰竭的患者来说,属 Killip Ⅱ 级的轻至中度者,应用利尿剂和血管扩张剂已多有奏效。而对属于 Killip Ⅲ 或 Ⅳ 级的急性肺水肿或心源性休克的患者,洋地黄制剂的正性肌力作用在控制心力衰竭方面似又嫌太弱。在这方面,洋地黄制剂的疗效不如它在慢性心力衰竭中的作用大。近年来还发现,急性心肌梗死后最初几个月内用地高辛治疗的患者的死亡率较高,但还不清楚这究竟是由地高辛本身引起的,还是与使用地高辛有关的其他因素所造成的,因此也有人持否定态度。

(4)磷酸二酯酶抑制剂:磷酸二酯酶抑制剂可以抑制磷酸二酯酶Ⅲ分解环磷酸腺苷(cAMP)的作用,使细胞内的 cAMP 浓度增高,产生正性肌力和血管扩张作用。也可同时对钙进入细胞内的两种途径——慢钙通道和钠钙交换起促进作用,从而增加钙向心肌细胞内的流入,增强心肌收缩力。另外,磷酸二酯酶抑制剂除具有正性肌力和扩血管作用外,尚有改善心脏舒张功能的作用。新近研究表明,心脏舒张功能异常在心衰症状学方面有很重要的意义,在缺血性心脏病和压力负荷过重时尤其如此,其重要性比收缩功能异常更大。在以舒张功能障碍为主的心衰患者中,正性肌力药物几乎无效;而磷酸二酯酶抑制剂则有改善心肌舒张功能的作用。此类药物用于心力衰竭的患者可使心排血量增加,心室充盈压和体循环血管阻力下降,在增强心肌收缩力的同时不增加甚或减少心肌耗氧量。不过与洋地黄不同,其可促进房室传导,对于并发心房纤颤的患者可增加心室率,导致不良后果。磷酸二酯酶抑制剂的血液动力学作用有点类似于多巴酚丁胺,但作用机理与之不同。它有比较强的直接扩张血管的作用,比较适用于无低血压倾向的心力衰竭患者。不过,应当强调的是,在急性心肌梗死的背景下,目前似乎仅对于那些利尿剂、血管扩张剂和洋地黄制剂等其他正性肌力药治疗后心力衰竭仍不能控制的患者,可以试用本药。迄今为止,磷酸二酯酶抑制剂治疗急性心肌梗死心力衰竭的经验仍然是相对有限的。现已应用于临床的有氨联吡啶酮(氨力农,amrinone)和甲腈吡啶酮(米力农,Milrinone)。氨联吡啶酮静脉给药的开始剂量一般 0.5 ~ 0.75mg/kg,于数分钟内缓慢静注。然后以 5 ~ 10 μg/(kg·min)的速率持续静滴,并根据患者的反应和血液动力学变化来调整剂量,通常全天总量不应 > 10mg/kg。大约 40% 的患者可发生血小板减少,长期口服时可出现肝功能异常,短期用药无此副作用。快速静脉注射可引起心律失常,故静注宜缓慢,至少在 3min 以上。甲腈吡啶酮用药剂量一般 50μg/kg,加入 5% 葡萄糖 10ml 内缓慢静注,约 10min 推完,而后以 0.2 ~ 0.7μg/(kg·min)的速率维持静脉滴注 4h。甲腈吡啶酮的副作用比氨联吡啶酮小,大剂量应用也不出现肝毒性和血小板减少。

5. 呼吸管理

由于肺瘀血或肺水肿引起的低氧血症可以使心肌缺氧加重,而因呼吸困难所发生的呼吸负荷增加及交感神经兴奋,又均可使心肌耗量氧增加,导致心力衰竭加剧,并形成恶性循环。因此,为打破这一恶性循环,加强呼吸管理是一个非常重要的环节。对因肺水肿引起的动脉血氧分压明显下降,经面罩充分给氧(8～10L/min)后仍不能使动脉血氧分压上升到6.6kPa(50mmHg)以上者;或者因心源性休克等有意识障碍及因药物引起呼吸抑制而不能充分换气的患者,应考虑给予气管内插管、辅助呼吸或正压呼吸等治疗。呼吸管理的目的主要是纠正低氧血症,升高动脉血氧分压,减轻呼吸负荷和氧耗量,帮助和促进左心功能的恢复。一旦患者的病情可以允许撤去呼吸器时,需十分谨慎,因为此时容易发生心肌缺血。完全中止前宜间歇给予呼吸支持,并持续监测心电图的ST-T改变,以病情确已稳定后再拔管为妥。

6. 主动脉内球囊反搏(IABP)

主动脉内球囊反搏是使留置在降主动脉内的球囊在泵的作用下,于舒张期膨胀,增加舒张压,使冠状动脉供血增加。而在收缩时球囊萎陷,使后负荷下降,心排血量增加10%～20%,以达到改善冠状动脉灌注和末梢循环不全的效果。主动脉内球囊反搏可在急性心肌梗死机械性并发症引起的严重左心衰竭或心源性休克、同时对内科药物治疗效果不佳的情况下作用,以便为部分血液动力学状态不稳定、需要循环支持和进一步进行心导管、冠状动脉造影、心室造影及外科手术治疗的患者创造条件。

7. 右室功能不全和低心排血量的处理

如前所述,急性心肌梗死伴有低心排血量综合征或低血压时,除少数患者是由于发生左心衰竭经血管扩张剂和利尿剂等过度治疗引起的以外,多数是由于并发了右室心肌梗死的缘故,尤其多见于下壁、正后壁心肌梗死的患者。此时患者可有低血压、少尿和右心功能不全的表现。对患有右室梗塞和低心排血量综合征的患者,可以扩张血浆容量,增加右室前负荷和心排血量来纠正血液动力学异常。对这些患者的第一步,经常采用扩容疗法。根据北京阜外心血管病医院的经验,小部分病例对扩容治疗反应良好,特别是左室功能无明显受损者。若补液1L或1L以上时,患者的低血压仍不能纠正者,需要做血液动力学检查来监测其肺动脉压力。因为再盲目继续扩容可能无益,甚或导致肺瘀血。在急性心肌梗死的治疗过程中,假如有难以解释的低血压或心排血量减低,或在使用小剂量硝酸甘油后就有明显血压下降的下壁心肌梗死者,应怀疑有右室梗塞和右室功能失常。鉴于心房在心室充盈中有重要的运输血液功能,需要心脏起搏的患者应当采用心房起搏或者房室顺序起搏。偶尔,右室梗塞所引起的严重三尖瓣关闭不全需要外科治疗。至于前壁心肌梗死时造成的右室收缩力和射血分数的下降,通常是暂时性的,以后可以逐渐恢复。此后若有低血压发生则主要是左心功能不全引起的,治疗无疑要针对左心功能不全。

左心衰竭在较大面积急性心肌梗死时十分常见。有些患者(特别是老年人)已有肺啰音和肺瘀血的X线改变等KillipⅡ级心力衰竭表现时,可以并无明显症状,但此时宜在一般治疗的基础上,及时给予适量的利尿剂。而对于发生急性肺水肿(KillipⅢ级)者,则需迅速使用吗啡、利尿剂和血管扩张剂硝普钠治疗,必要时加用强心剂(洋地黄类等)。若时间延误或抢救不当,常不易纠正,甚或导致心源性休克而不治。对于有潜在左心功能不全的患者,间歇使用小剂量的利尿剂和ACEI,常能起到治疗、阻遏和预防心力衰竭的作用。

第十六章
Chapter 16

心包疾病

心包是由脏层和壁层组成的一圆锥形浆膜囊,包绕着心脏和大血管的根部,壁层和脏层之间为心包腔。心包腔内含有少量(< 50 ml)的液体,起润滑作用。心包疾病的临床谱包括心包先天性缺陷、心包炎(干性、渗出性、渗出-缩窄性、缩窄性)、心包肿瘤、心包囊肿。本章主要介绍心包炎,临床上以急性心包炎和缩窄性心包炎常见。据国内临床资料统计,心包炎占心脏疾病住院患者 1.5%~ 5.9%。

第一节　急性心包炎
Section 1

急性心包炎是由于心包脏层和壁层急性炎症引起的以胸痛、心包摩擦音为特征的综合征。急性心包炎临床表现为干性、纤维素性或渗出性心包炎。心包炎在几个尸检系列中的检出率为 2%~ 6%,而生前被临床确诊的心包炎仅占住院病例 1%。心包炎患者中,男性多于女性,成人多于青少年和儿童。

一、病　　因

急性心包炎病因在西方国家以特发性心包炎居首位。综合国内文献,过去常见病因为风湿热、结核及细菌感染,近年来病毒感染、肿瘤及心肌梗死后心包炎的发病率明显增多。

(1)特发性。

(2)感染性:①病毒感染:柯萨奇 A9、B1-4 病毒、Echo-8 病毒、腮腺炎病毒、EB 病毒、人类巨细胞病毒(CMV)、水痘病毒、风疹病毒、腺病毒、肝炎病毒、艾滋病病毒、小 DNA 病毒 B19 等细菌感染:结核杆菌、肺炎双球菌、葡萄球菌、链球菌、革兰阴性杆菌等。②真菌感染:念珠菌属、组织胞浆菌、球孢子菌、酵酶菌等。③其他感染:弓形体、阿米巴、支原体菌属、放射菌属等。

(3)免疫—炎症性:①结缔组织病:风湿热、系统性红斑狼疮、类风湿关节炎、硬皮病、混合型结缔组织病。②动脉炎:多发性结节性动脉炎、短暂性动脉炎。③早发性心肌梗死后综合征、早发性心脏外科综合征。④延迟性心肌梗死后综合征、延迟性心肌—心包损伤后综合征、延迟性心包切开术后综合征。⑤药物诱导:普鲁卡因胺、肼屈嗪、异烟肼、环孢素。

(4)肿瘤性:①原发性间皮细胞肿瘤。②继发性如肺癌、乳腺癌、白血病、淋巴瘤转移等。

(5)波及性:胸膜炎、主动脉夹层、肺梗死。

(6)放射性。

(7)介入损伤性:冠状动脉成形介入治疗、起搏器和除颤器置入。

(8)创伤性:钝器和锐器创伤、心肺复苏后。

(9)先天性：先天性囊肿、先天性缺失。

(10)其他：尿毒症、甲状腺功能减退、淀粉样变性。

二、病　　理

急性心包炎的病理改变，早期表现为心包脏层和壁层炎症反应，出现含有纤维蛋白沉积和多形核白细胞聚集组成的黏稠液体，称为纤维蛋白性心包炎。由于病因的不同或病程的进展，渗出物中液体增加，渗液可为纤维蛋白性、浆液血性或化脓性等，液量由 100 ml 至 2 ～ 3 L，统称为渗出性心包炎。炎症反应常累及心包下表层心肌，少数严重者可累及深层心肌，称为心肌心包炎。心包炎愈合后可残留细小斑块或遗留不同程度的粘连。急性纤维素性心包炎的渗出物，可完全溶解吸收；亦可机化为结缔组织瘢痕，甚至引起心包钙化，最终发展成缩窄性心包炎。

三、病理生理

急性纤维蛋白性心包炎不影响血流动力学，而心包积液是急性心包炎引起一系列病理生理改变的主要原因。如果渗液进展缓慢，心包过度伸展，心包腔内虽容纳 1 ～ 2 L 液体也不会明显增加心包腔内压力，这种不伴有心脏压塞的心包积液患者可以没有临床症状。如果渗液急速或大量蓄积，使心包腔内压力急剧上升，心室舒张期充盈减少，心搏量降低，血压下降。此时，机体的代偿机制通过升高静脉压以增加心室的充盈，增加心肌收缩力以提高射血分数，加快心率使心排量增加，升高周围小动脉阻力以维持血压。如心包渗液继续增加，一旦心包腔内压和右室压力升至左室舒张压水平，上述代偿机制衰竭而出现急性心脏压塞表现。

四、临床表现

（一）症　　状

1.胸　痛

胸痛是急性心包炎最主要症状，多见于急性特发性心包炎及感染性心包炎的纤维蛋白渗出阶段。疼痛的性质和部位是易变的，常位于胸骨后或心前区，可放射至颈部和背部，呈锐痛，偶可位于上腹部，类似"急腹症"；或与心肌梗死缺血性疼痛相似，呈顿痛或压榨性痛并放射至左上肢；或随每次心脏跳动而发生刺痛。疼痛可因心包和胸膜炎症受累两个因素引起，也可能与心包腔积液时心包牵张因素有关。疼痛多在卧位、咳嗽、深吸气时加重，前倾位时减轻。

2.呼吸困难

呼吸困难是心包渗液时最突出的症状，为避免心包和胸膜疼痛而产生呼吸变浅变速。呼吸困难也可因发热、大量心包积液导致心腔压塞、邻近支气管、肺组织受压而加重，表现为面色苍白、烦躁不安、胸闷、大汗淋漓等。患者常采取坐位，身体前倾，使心包积液向下、向前移位以减轻其对心脏及邻近脏器的压迫，从而缓解症状。

3.全身症状

可伴有潜在的全身疾病如结核、肿瘤、尿毒症所致的咳嗽、咳痰、贫血、体重下降等症状。

（二）体　　征

1.心包摩擦音

为急性纤维蛋白性心包炎特异性体征，炎症导致壁层与脏层心包变得粗糙，在心脏活动时相互摩擦产生的声音,似皮革摩擦呈搔刮样、粗糙的高频声音。心包摩擦音的特点是瞬息可变,通常使用隔膜性胸件在胸骨左缘 3～4 肋间、胸骨下段和剑突附近易听到。其强度受呼吸和体位影响,深吸气或前倾坐位摩擦音增强。当心包内出现渗液,将两层心包完全分开时,心包摩擦音消失;如两层心包有部分粘连,虽有心包积液,有时仍可闻及摩擦音。心包摩擦音易与胸膜摩擦音或听诊器使用过程中胸件未压紧皮肤所产生的嘎吱音所混淆;单相心包摩擦音需与三尖瓣或二尖瓣反流性收缩期杂音鉴别。

2.心包积液

症状的出现与积液的量和速度有关,而与积液性质无关。当心包积液达 200～300 ml 以上或积液迅速积聚时出现下列体征:①心脏体征:心脏搏动减弱或消失,心浊音界向两侧扩大,心音轻而遥远,心率快,少数人在胸骨左缘 3～4 肋间可听到舒张早期额外音(心包叩击音),此音在第二心音后 0.1～0.13s,高调呈拍击样,是由于心室舒张时受心包积液的限制,血液突然终止形成旋涡和冲击心室壁产生震动所致。②左肺受压迫征:大量心包积液时,心脏向左后移位,压迫左肺,引起左肺下叶不张,在左肩胛下角区出现肺实变表现,称之为 Ewart 征。③心脏压塞征:大量心包积液或积液迅速积聚,引起心包内压力 > 2.7～4.0 kPa(20～30 mmHg)时即可产生急性心包压塞征,表现为心动过速、发绀、呼吸困难、收缩压下降甚至休克。如积液为缓慢积聚过程,也可产生慢性心脏压塞征,表现为静脉压显著升高,颈静脉怒张和吸气时颈静脉扩张,称 Kussmaul 征,常伴有肝大、腹水和下肢水肿。由于动脉收缩压降低,舒张压变化不大而表现脉压减小、脉搏细弱,出现奇脉。

五、实验室检查和特殊检查

(一)心 电 图

急性心包炎时,心包膜下表层心肌受累是心电图变化的病理基础,系列心电图检查对急性心包炎的诊断有重要意义。急性心包炎约有 90%患者出现心电图异常改变,可发生在胸痛后几小时至数天,主要表现为:①除 aVR 和 V_1 导联外,所有导联 ST 段呈弓背向下抬高,T 波高耸直立;一至数日后,ST 段回到基线,T 波低平及倒置,数周后逐渐恢复正常;②心包积液时 QRS 低电压,大量积液时可见 QRS 波群电交替;③无病理性 Q 波,常有窦性心动过速。

(二)超声心动图

超声心动图是诊断心包积液简便、安全、灵敏和可靠的无创性方法。M 型超声心动图检查时,可见一个无回声区(液性暗区)将心肌回声与心包回声隔开,这个区域即为心包积液。二维超声心动图取左心长轴及心尖四腔有液性暗区分布在心脏外围。一般认为,液性暗区直径 > 8 mm 时积液量约 500 ml,直径 > 25 mm 时液量 > 1 000 ml。超声心动图可观察有无心包粘连,若有大量纤维素样物质对预测心包缩窄有意义;还可确定穿刺部位,指导心包穿刺。

(三)X 线胸片

X 线检查对渗出性心包炎的诊断有一定的价值。当心包渗液超过 250 ml 以上时,可出现心影增大呈烧瓶状,心影随体位改变而变动。透视或 X 线摄影,可显示心脏搏动减弱或消失。X 线片对结核性心包炎或肿瘤性心包疾病也可提供病因学诊断线索。

(四)磁共振显像

磁共振显像可清晰显示心包积液的容量和分布情况,可分辨积液的性质,如非出血性渗液大都是低信号强度;尿毒症性、外伤性、结核性渗液内含蛋白和细胞较多,可见中或高信号强度。

(五)心包穿刺和心包积液分析

在大量心包积液导致心脏压塞时,行心包治疗性穿刺抽液减压,或针对病因向心包腔内注入药物进行治疗。明确有心包积液后，行心包穿刺，根据临床表现进行心包积液病因学分析。①对于怀疑恶性病例应检测细胞学和肿瘤标记物：癌胚抗原（Carcinoembryonic Antigen，CEA）、甲胎蛋白（Alpha Fetoprotein，AFP）、糖类抗原（Carbohydrate Antigens，CA125、CA72-4、CA15-3、CA19-9、CD30、CD25）。②对于怀疑结核性心包炎病例，作抗酸杆菌染色、分枝杆菌培养，腺苷脱氨酶（Adenosine Deaminase，ADA）、干扰素-γ、心包溶菌酶和结核杆菌 PCR 等检测，低水平 ADA 和高水平 CEA 有助于结核性心包炎与肿瘤性心包积液的鉴别，极高水平的 ADA 对心包缩窄有预测价值；诊断结核性心包炎：结核杆菌 PCR 敏感性 75%，特异性 100%；ADA 敏感性 83%，特异性 78%。③对于怀疑细菌性心包炎病例，至少 3 次心包积液需氧菌和厌氧菌培养以及血培养。④嗜心脏病毒 PCR 分析有助于鉴别病毒性与自身反应性心包炎。

心包积液的比重（> 1.015）、蛋白水平（> 30 g/L，积液/血清比 > 0.5）、乳酸脱氢酶（LDH > 2 000 mg/L，血清/积液比 > 0.6）和葡萄糖[渗出液≤(9 ± 41.9)mg/dl，漏出液≥(1 ± 50.7)mg/dl]等分析可以区分渗出液和漏出液。对于培养阳性的化脓性心包积液，葡萄糖水平很低 [化脓性≤(7.3 ± 25.3)mg/dl，非感染性≥(2.5 ± 35.6)mg/dl]（葡萄糖 1 mg/dl = 0.0555 mol/L）。炎症性疾病尤其是细菌性和风湿性积液患者白细胞计数很高，黏液性水肿者白细胞计数很低；恶性积液和甲状腺功能减低患者单核细胞计数很高，细菌性和风湿性积液中性粒细胞很高。与细菌培养比较，心包积液革兰染色特异性 99%，敏感性 38%。上皮细胞膜抗原、CEA 和波形蛋白免疫组织化学染色可以区分反应性间皮细胞和腺癌细胞。

（六）纤维心包镜检查

凡有心包积液需手术引流者，可先行纤维心包镜检查。心包镜在光导直视下观察心包病变特征，并可在明视下咬切病变部位做心包活检，从而提高病因诊断的准确性。

（七）血液分析

急性心包炎经常伴有非特异性炎症表现，包括白细胞增多、血沉增快、C 反应蛋白增高。心肌损伤标志物通常是正常的，若 TNI、CK-MB 升高提示与心包膜下心肌受损有关。

（八）其他实验室检查

根据患者病史及临床表现选择性进行：①结核菌素皮肤试验，可用于疑为结核性心包炎者；②血培养，可除外感染性心内膜炎及菌血症；③"ASO"测定，用于疑有风湿热的儿童；④抗核抗体测定，对结缔组织病具有诊断价值；⑤血清促甲状腺激素和T3、T4测定，有助于甲状腺疾病的诊断。

六、诊断和鉴别诊断

心包摩擦音和心包积液是诊断心包炎的主要依据。在可能并发心包炎的疾病过程中，如出现胸痛、呼吸困难、心动过速和病因不明的体静脉瘀血或心影扩大，应考虑急性心包炎可能。在心前区听到心包摩擦音，心包炎诊断即可成立。心包心肌炎常伴有心功能异常、心肌损伤标志物和肿瘤坏死因子升高，可听到第三心音，J-ST 段抬高，超声影像和磁共振显像可显示心脏结构变化，心包膜/心内膜心肌活检是主要诊断依据。渗液性心包炎心影扩大应与其他原因引起的心脏扩大鉴别。病毒性心包炎的胸痛应与心肌梗死相鉴别。

急性心包炎诊断后，尚需进一步明确其病因诊断，为治疗提供方向。

七、主要病因类型

（一）病毒性心包炎

病毒性心包炎是一种浆液纤维蛋白性心包炎，由于病毒直接感染、自身免疫应答（抗病毒或抗心脏）引起的炎症。发病前数周常有上呼吸道感染史，起病急剧。临床特征表现为：剧烈胸痛、发热，约在70%的患者中可以听到心包摩擦音，心包渗液一般为小量或中等量，很少产生严重心包压塞症状。检查常有血沉快、白细胞升高、心电图ST段抬高、X线心影增大。如果心肌受累，可形成急性心肌心包炎。本病可自行痊愈，以对症治疗为主，包括卧床休息、止痛剂及镇静剂等，糖皮质激素可有效地控制症状。这类心包炎治疗后有复发倾向。

（二）结核性心包炎

由气管、支气管周围及纵隔淋巴结结核直接蔓延而来，临床上少数患者找不到原发病灶。临床表现可有结核病的全身表现，如倦怠、体重减轻、食欲不振、低热盗汗，尚有呼吸困难及心包积液体征等，但胸痛和心包摩擦音少见。心包积液为中等或大量，呈浆液纤维蛋白性或浆液血性。未经治疗的结核性心包炎几乎全部发展为缩窄性心包炎，经过系统抗结核治疗的患者近半数可发展为缩窄性心包炎。

（三）心包肿瘤

原发性心包肿瘤较少见，最典型的是心包间皮瘤、恶性纤维肉瘤、血管肉瘤以及良性或恶性畸胎瘤。大多数为继发性心包肿瘤，其中约80%为肺癌、乳腺癌、白血病、霍奇金病和非霍奇金淋巴瘤引起的肿瘤性心包炎，此外胃肠道癌瘤、卵巢癌、肉瘤和黑色素瘤也可引起肿瘤性心包炎。肿瘤性心包炎产生血性心包积液，且发展异常迅速，引起急性或亚急性心脏压塞。心包间皮瘤以及肉瘤、黑色素瘤也能侵蚀心室或心包内血管，引起心包扩张和迅速致死的心脏压塞。肿瘤性心包炎的治疗方案取决于患者的一般情况和有无心脏压塞以及恶性肿瘤的组织学阶段。心包穿刺抽液和心包腔留置导管引流可减轻症状。

（四）化脓性心包炎

由胸内感染直接蔓延、膈下或肝脓肿穿破或心包穿透性损伤感染而引起，也可由血行细菌播散所致。心包渗出液最初为浆液纤维蛋白性，其后转为化脓性，随着病程进展，炎症可使渗液浓稠、机化导致心包粘连，使心包腔间隙消失，心包增厚或钙化，极易发展成缩窄性心包炎。或暴发性发病，前驱症状平均3d，通常都有高热、寒战、全身中毒症状及呼吸困难，多数患者没有典型的胸痛。几乎所有的患者有心动过速，少数患者有心包摩擦音。颈静脉怒张及奇脉，可能是心包积液的首先表现，脓性心包积液可发展为心包压塞和心包缩窄。一旦细菌性心包炎的诊断成立，除全身使用足量的抗生素外，还应立即施行心包切开引流。

（五）心脏损伤后综合征

在心脏手术、心肌梗死或心脏创伤后2周出现发热、心前区疼痛、干咳、肌肉关节痛、白细胞增高、血沉加速等临床症群谓之为心脏损伤后综合征。目前认为该综合征发生可能与高敏反应或自身免疫反应有关。心包炎可以是纤维蛋白性、渗出性，积液常为浆液血性，可发生心包压塞。此综合征有自限性，可复发，糖皮质激素治疗有效。

八、治 疗

急性心包炎的治疗包括对原发疾病的病因治疗、解除心脏压塞和对症治疗。患者必须住院观察，卧床休息，胸痛时给予镇静剂、阿司匹林、布洛芬，必要时可使用吗啡类药物。

急性心包炎应根据不同病因选择药物治疗。如风湿性心包炎应加强抗风湿治疗，一般对肾上腺皮质激素反应较好。对结核性心包炎应尽早抗结核治疗，一般采用三联药物，足量长疗程，直至病情控制一年左右再停药，避免因治疗不彻底而复发。化脓性心包炎选用敏感的抗生素，反复心包穿刺排脓和心包腔内注入抗生素，疗效不佳时及早行心包切开引流。急性心包压塞时，心包穿刺抽液是解除压迫症状的有效措施。

病毒性心包炎的治疗：急性心包炎的治疗包括直接缓解症状、预防并发症、清除病毒。慢性和复发性心包炎的治疗，在明确病毒感染者，给予特殊治疗。①CMV病毒性心包炎：高免疫球蛋白在第4天、第8天肌内注射4ml/(kg·d)，在第12天和第16天肌内注射2ml/(kg·d)。②柯萨奇B病毒性心包炎：干扰素α或β2.5万U/m²肌内注射每周3次。③腺病毒和parvovirus B19病毒性心包炎：免疫球蛋白10g静脉注射，在第1天和第3天。

九、预后和预防

急性心包炎的自然病程及预后取决于病因，病毒性心包炎、特发性心包炎、心肌梗死后或心脏损伤后综合征通常是自限性的，临床表现及实验室检查在2～6周消退。若心包炎并发于恶性肿瘤、系统性红斑狼疮、尿毒症等则预后差。化脓性或结核性心包炎随着抗生素或抗结核药物疗法及外科手术的进展，预后已大为改善，部分患者遗留心肌损害或发展为缩窄性心包炎。

第二节　缩窄性心包炎

Section 2

慢性心包炎病程通常在3个月以上，包括渗出性、粘连性和缩窄性心包炎。缩窄性心包炎是指心脏被致密厚实的纤维化心包所包围，使心脏舒张期充盈受限而产生一系列循环障碍的临床征象。近几年临床观察到急性心包炎1～3个月内可以发生心包粘连、缩窄，迅速进展为缩窄性心包炎。

一、病因和发病机制

缩窄性心包炎的病因以结核性占首位，其次为化脓性、创伤性。近年认为特发性、尿毒症性、系统性红斑狼疮性心包炎也可引起缩窄性心包炎，肿瘤性、放射性和心脏直视手术引起缩窄性心包炎者在逐年增多。

二、病　　理

缩窄性心包炎的心脏外形一般在正常范围或偶有缩小，心包病变常累及心外膜下心肌，严重时导致心肌萎缩、纤维变性、脂肪浸润和钙化。心包脏层和壁层广泛粘连，心包增厚一般为0.3～0.5cm，心包腔有时被纤维组织完全填塞成为一个纤维瘢痕组织外壳，常伴有钙化。在多数患者中，瘢痕组织主要由致密的纤维组织构成，呈斑点状或片状玻璃样变性，而无提示原发病变的特征性病理改变。有些患者心包内找到结核性或化脓性的肉芽组织则可提供病因诊断依据。

三、病理生理

典型的缩窄性心包炎，由于心包失去弹性而由坚硬的纤维组织代替，形成一个大小固定的心脏外壳压迫心脏，限制了所有心腔的舒张期充盈量而使静脉压升高。由于心包呈匀称性缩窄,四个心腔的舒张压同等升高,相当于肺小动脉楔嵌压。加之静脉压升高,在心室舒张早期,血液异常迅速地流入心室,然而在心室舒张的中晚期心室扩张突然受到失去弹性的心包的限制,充盈受阻,心室腔内压力迅速上升。实际上缩窄性心包炎心室的全部充盈在舒张早期完成,这种左和右心室舒张期充盈的异常表现在心导管所证实的压力曲线上是呈一具有特征性的左右心室压力曲线,即所谓开方根号样压力曲线。

在呼吸时,胸腔压力变化不能传到心包腔和心腔内。因此,当吸气时,大静脉和右房压不下降,由静脉进入右房的血液不增加,这与正常人及心脏压塞时的情况相反。由于心室充盈异常,静脉压升高,心排量下降,代偿性心率加快;当增加体力活动时,心率不能进一步加速,心排量不能适应身体需要,临床上出现呼吸困难和血压下降;同时肾脏水钠潴留,进一步增加静脉压,临床上则出现肝肿大、下肢水肿、腹水和胸水等。

四、临床表现

多数缩窄性心包炎病例起病隐匿,也可以在急性心包炎1～3个月内发生,增加了心包炎急性期治疗的困难。判断心包缩窄的时间及临床症状出现的早晚对于外科治疗及判断其预后有意义。

(一)症　　状

劳力性呼吸困难为缩窄性心包炎的最早期症状,是由于心排血量相对固定,在活动时不能相应增加所致。后期可因大量的胸水、腹水使膈肌上抬,以致休息时也发生呼吸困难并伴有咳嗽、咳痰,甚至出现端坐呼吸。由于心排量降低、大量腹水压迫腹内脏器或肝脾肿大,患者可呈慢性病容,有软弱乏力、体重减轻、纳差、上腹膨胀及疼痛等。

(二)体　　征

颈静脉怒张是缩窄性心包炎最重要的体征之一,Kussmaul征即吸气时颈静脉更加充盈,扩张的颈静脉在心脏舒张时突然塌陷。肝脏肿大、腹水及下肢水肿是常见的体征。心排量减少使动脉收缩压降低,反射性引起周围小动脉痉挛使舒张压升高使脉压变小,脉搏细弱无力。因僵硬的心包不受胸内压力影响,大约35%合并有心包积液患者可发现奇脉。心浊音界正常或稍增大,多数患者有收缩期心尖负性搏动,在胸骨左缘3～4肋间可闻及舒张早期额外音,即心包叩击音,通常发生在第二心音后0.09～0.12s,呈拍击样。心率较快,有时可出现心房颤动、心房扑动等异常节律,与心包钙化和心房扩大有关,提示预后较差。

五、实验室检查和特殊检查

(一)实验室检查

可有轻度贫血。病程较长者因肝瘀血常有肝功能损害,血浆蛋白尤其是清蛋白生成减少。腹水和胸水常为漏出液。

(二)心　电　图

心电图常表现为QRS波低电压、T波平坦或倒置,两者同时存在是诊断缩窄性心包炎的强力佐证。心电图的改变常可提示心肌受累的范围和程度。50%左右的P波增宽有切迹,少于半数患者有心房颤动,而房室传导阻滞及室内束支阻滞较少见。有广泛心包钙化时可见宽的Q波。约5%患者由于心包瘢痕累及右室流出道致右室肥厚伴电轴右偏。

(三)X　　线

心包钙化是曾患过急性心包炎最可靠的X线征象,在大多数缩窄性心包炎患者中均可见到,常呈不完整的环状。心影大小多正常,部分患者轻度增大可能与心包积液或心包增厚有关,部分患者心影呈三角形或球形,心影变直或形成异常心弓,如主动脉结缩小或隐蔽不见,左右心房、右心室或肺动脉圆锥增大,上腔静脉扩张等。X线透视见心脏搏动减弱,以心包最厚处明显。还可见肺门影增宽、肺水肿、胸膜增厚或有胸水。

(四)超声心动图

超声心动图虽然可见心包增厚,但没有特异性指标用于诊断缩窄性心包炎。M型超声心动图可显示增厚的心包组成两条平行线,脏层和壁层心包之间至少有1mm的清楚间隙。二维超声心动图可显示心包增厚、肝静脉和下腔静脉扩张等。

(五)CT与MRI检查

CT检查对心包增厚具有相当高的特异性和分辨率,可评估心包的形状及心脏大血管的形态,如腔静脉扩张、左室后壁纤维化及肥厚等,是对可疑的缩窄性心包炎有价值的检测手段。MRI可清楚显示缩窄性心包炎的特征性改变即心包增厚,能准确测量其厚度,判断其累及范围;并能显示心脏舒张功能受限所引起的心脏大血管形态及内径的异常改变,如右室流出道狭窄及肝静脉、下腔静脉扩张等。

(六)心导管检查

缩窄性心包炎患者,可通过左右心导管同时记录左、右心的压力曲线。右心房压力曲线呈M或W波形,由增高并几乎相等的a波、V波和加深的Y波及正常X波形成;右心室压力曲线呈现舒张早期下陷和舒张后期的高原波即开方根号样曲线。

六、诊断和鉴别诊断

患者有腹水、肝脏肿大、颈静脉怒张、Kussmaul征、静脉压显著增高等体循环瘀血体征,而无显著心脏扩大或瓣膜杂音时,应考虑缩窄性心包炎。结合心脏超声、X线检查或CT、MRI等检查提示有心包钙化或增厚,心电图示QRS波群及ST-T改变等,诊断更易确定。

缩窄性心包炎与限制型心肌病临床表现极为相似,鉴别甚为困难。尚需与肝硬化、结核性腹膜炎和其他心脏病引起的心力衰竭相鉴别。

七、治　疗

缩窄性心包炎的治疗主要是外科手术治疗,即心包剥离术或心包切除术。手术宜在病程相对早期施行,病程过久,患者营养及一般情况不佳,心肌常有萎缩和纤维变性,即使心包剥离成功,但因心肌不健全,而影响手术效果,甚至因变性心肌不能适应进入心脏血流的增加而发生心力衰竭。内科治疗只能作为减轻患者痛苦及手术前准备的措施。

八、预后和预防

缩窄性心包炎是心包增厚和血流动力学障碍进行性加重的慢性疾病,多因衰竭、腹水及周围水肿或严重心脏并发症而致残或死亡,如果能及早进行彻底的心包剥离手术,大部分患者可取得满意的效果。少数患者因病程较久,有明显心肌萎缩和心源性肝硬化则预后不佳。

第十七章
Chapter 17

心 肌 病

第一节　扩张型心肌病
Section 1

扩张型心肌病（DCM）是以左或右心室或双心室扩大，并伴有不同程度心肌肥厚的一种原因不明的心肌疾病。以心脏扩大、心力衰竭、心律失常、栓塞为基本特征。

一、病因及发病机制

本病病因迄今未明，可能与机体在病毒感染后，因自身免疫机制失控，引起心肌细胞坏死，心肌组织逐渐被纤维化替代，导致心脏扩大。其他如遗传因素、血管活性物质和微血管痉挛、心肌超微结构和生化代谢改变等综合因素，也可能参与本病的发生发展过程。各年龄组均有发病，以中青年多见，起病多缓慢。

二、诊　　断

（一）临床表现
1.症　　状

为心衰症状，以气促和水肿最常见。初时为劳力性心悸、气促，以后在轻活动或休息时也有气促，渐出现阵发性夜间呼吸困难、端坐呼吸。因心排血量低，外周组织供血不足，故患者常有疲乏感。部分患者以体循环栓塞或肺栓塞为首发症状就诊。

2.体　　征

双肺底可闻湿性啰音。心尖搏动弥散；心界向左下扩大；心率快，有心律失常时心律不整，S_1 减弱，P_2 肺动脉瓣成分亢进，常可听到病理性 S_3、S_4，心率快时构成奔马律；因心腔扩大，可有相对性二尖瓣和/或三尖瓣关闭不全所致的收缩期杂音，此杂音在心衰改善后减轻。右心功能不全时，体查有颈静脉怒张、肝颈静脉回流征阳性、瘀血性肝肿大，下垂性水肿以及浆膜腔积液等体循环瘀血征象。血压正常或偏低，脉搏细弱，有交替脉。

（二）实验室和器械检查
1.超声心动图

心腔明显增大，以左室腔为主，可伴有心肌增厚或变薄。左室腔充盈压甚高，致使二尖瓣开放幅度变小，形成大心腔、二尖瓣舒张期小开口的图像，典型者有"钻石样"改变。室壁运动呈"普遍性"降低。

2.X 线检查

各房室腔显著增大，心胸比例＞0.6，心搏减弱，肺血管纹理呈肺静脉高压表现，有肺瘀血较轻与心脏增大不相称的特征，偶有 Kerley B 线，可有心包积液。

3.心 电 图

心脏肥大劳损，各种复杂心律失常，ST-T 改变及病理性 Q 波。Q 波呈深而窄特点，在心电图上无心肌梗死样定位特征。ST-T 改变也无心肌梗死样动态演变过程。

4.一般检查

血沉增快，肝瘀血可引起球蛋白异常，偶有血清心肌酶活性增加。

5.核素显影

核素心血池造影可明确心腔扩大程度、心室收缩减弱及功能障碍程度。射血分数明显降低。心肌显像呈"普遍性"淡染。

6.心导管和血管造影检查

左室舒张末压、左房压及肺毛细血管楔压升高，心排出量和每搏量减少，射血分数降低。左室造影可见左室腔扩大，左室壁运动减弱，冠脉造影正常。

7.心内膜心肌活检

对扩张型心肌病的诊断和治疗，不能提供有价值的证据，但有助于排除心肌炎。

(三)诊断标准

中华心血管病学会组织专题研讨会，提出本病的诊断参考标准如下。

(1)临床表现为心脏扩大、心室收缩功能减低伴或不伴有充血性心力衰竭，常有心律失常，可发生栓塞和猝死等并发症。

(2)心脏扩大，X 线检查心胸比例＞0.5，超声心动图示全心扩大，尤以左心室扩大为明显，左室舒张期末内径≥2.7cm/m²，心脏可呈球形。

(3)心室收缩功能减低，超声心动图检测室壁运动弥漫性减弱，射血分数小于正常值。

(4)必须排除其他特异性(继发性)心肌病和地方性心肌病(克山病)，包括缺血性心肌病、围生期心肌病、酒精性心肌病、代谢性和内分泌性疾病(如甲状腺功能亢进、甲状腺功能减退、淀粉样变性、糖尿病等)所致的心肌病、遗传家族性神经肌肉障碍所致的心肌病、全身系统性疾病如系统性红斑狼疮、类风湿性关节炎等所致的心肌病、中毒性心肌病等，才可诊断特发性扩张型心肌病。

有条件者可检测患者血清中抗心肌肽类抗体，如抗心肌线粒体 ADP/ATP 载体抗体、抗肌球蛋白抗体、抗β₁受体抗体、抗 M2 胆碱能受体抗体，作为本病的辅助诊断。临床上难与冠心病鉴别者需作冠状动脉造影。

心内膜心肌活检：病理检查对本病诊断无特异性，但有助于与特异性心肌病和急性心肌炎的鉴别诊断。用心内膜心肌活检标本进行多聚酶链式反应(PCR)或原位杂交，有助于对感染病因的诊断；或进行特异性细胞异常的基因分析。

三、鉴别诊断

目前临床上仍采取"排除法"进行诊断。对有心脏扩大、心衰和/或心律失常，甚至栓塞的患者，在排除了风湿性心瓣膜病、心包积液、冠心病心肌梗死、先天性心脏病等各种能找到病因的心脏病之后，方可诊断为"原发性扩张型心肌病"。因此临床上应与以上疾病相鉴别。

四、治　疗

治疗原则包括纠正心力衰竭、控制心律失常、防治栓塞并发症和保护心肌的代偿能力。

1.心力衰竭的治疗

治疗原则为"强心、利尿、扩血管"，具体用法可参见第三章心力衰竭。治疗扩张型心肌病心力衰竭时应注意以下问题：

（1）因心肌病患者对洋地黄敏感性增加，故在使用洋地黄类制剂时剂量宜偏小，并密切观察，防止中毒的发生。

（2）非洋地黄类正性肌力药物的近期疗效尚好，但远期疗效尚待进一步评价，因本类制剂可诱发室性心律失常，有报道长期使用时可增加死亡率，故对有心律失常者尤应慎用。

（3）使用利尿剂时应注意纠正电解质紊乱，特别应防止低钾血症的发生。

（4）对顽固性或难治性心衰者，可静滴硝酸甘油，甚至硝普钠，配合使用正性肌力药物可获较好的近期疗效。既往大规模临床观察也有报道，联合使用肼屈嗪和硝酸异山梨酯可增加疗效，并能增加患者劳动耐量和延长生存时间。血管紧张素转换酶抑制剂（ACEI）同时抑制肾素—血管紧张素系统和交感神经系统，从而阻断心衰发生发展的病理生理过程，因此只要无禁忌证，在扩张型心肌病心力衰竭患者中均可常规使用 ACEI。

（5）β受体阻滞剂由于其负性肌力作用，一向不用于有心力衰竭的患者。随着对交感神经系统的激活在慢性心衰中引起恶性效应的认识，以及具有抑制肾素-血管紧张素系统和交感神经系统作用的 ACEI 治疗心衰大量临床试验成功的报道，使用β受体阻滞剂治疗心衰已成为可行的措施。迄今为止，以β受体阻滞剂治疗心衰成功的经验几乎都是在扩张型心肌病病例中获得的，长期应用可有血流动力学改善，β受体密度上调，心功能改善。β受体阻滞剂在扩张型心肌病中的应用有以下特点：①不能作为一线用药，只在常规治疗方法无效时才用。②从极小剂量开始，并选用选择性β受体阻滞剂，如美托洛尔 6.25mg，1 次/d，或比索洛尔 0.125mg～0.25mg，1 次/d，每 1～2 周递增 1 次。③心（室）率较快者更适宜使用。④仅在部分病例有效，有些病例使用后病情恶化。因识别这类治疗有效的亚型尚缺乏确凿的临床指标，故对每个使用β受体阻滞剂的病例均需密切观察血压、心率和心功能变化。

2.心律失常的治疗

（1）使用抗心律失常药物前，应加强抗心衰的治疗，消除致心律失常的各种因素，如心肌缺血、电解质紊乱等。

（2）抗心律失常的负性肌力作用可使心衰加重，故对无症状性的频发室性早搏、非持续性室速，也不主张急于用药，可俟心衰改善情况再作处理；对于引起明显血流动力学改变的室性心律失常，则可选用普罗帕酮、胺碘酮和乙吗噻嗪等负性肌力作用相对较小的药物。

3.抗凝治疗

只要无禁忌证，都可选用：①抗血小板的药物，如肠溶性阿司匹林 0.1～0.3g，1 次/d；②抗凝血药物，如氯匹噻啶（力抗栓）0.25 g，1 次/d。

4.改善心肌代谢药物

1,6-二磷酸果糖（FDP）、辅酶 Q10、维生素类、肌苷、极化液、能量合剂等，可作为辅助用药。

5.起搏器的应用

扩张型心肌病合并缓慢型心律失常时，固然可以选用起搏器治疗，但双腔起搏器用于心力衰竭患者的治疗则是近 10 余年开展的一项新型治疗项目，对于起搏器治疗晚期扩张型心肌病患者的疗效，目前仍存争议。普遍认为，双腔起搏器治疗并不适宜于所有扩张型心肌病的患者，而对于 QRS 波群时限＞140ms、二尖瓣反流持续＞450ms 以及心室充盈时间＜200ms 的患者，双腔起搏器治疗可产生明显的血流动力学效果，增加活动耐量和提高生活质量，此类患者仅占10%～15%。

6.外科手术治疗

由心尖部朝二尖瓣环尽量切除扩张的左心室侧壁，即二尖瓣乳头肌附着处之间的心肌，再给予缝合，使左心室容积得到缩小。此手术率先由巴西的 Batista 开展，适用于晚期心力衰竭、左心室舒张末期内径＞7cm、无心肌菲薄化的扩张型心肌病患者。术后 1 年生存率为 60%～65%。该术式并不能替代心脏移植术，而是作为移植术之前的过渡。也有将自体背阔肌包裹心脏，外加程序刺激，以增加心脏收缩和舒张，从而延长患者寿命的报道。

7.心脏移植

心脏移植术可延长患者生命。应用环孢素抑制免疫排异反应更能提高其成效，改善预后。但因供体困难等实际原因，该治疗方法目前还不能广泛开展。

8.一般治疗

注意休息，避免劳累，预防和控制感染、特别是呼吸道感染的控制等。

第二节 肥厚型心肌病

Section 2

肥厚型心肌病（HCM）是以心肌非对称性肥厚，心室腔变小，左心室血液充盈受阻，左心室舒张期顺应性下降为基本病态的一种原因不明的心肌疾病。

一、病因及发病机制

本病属常染色体显性遗传，可能与儿茶酚胺代谢紊乱、内分泌失调、室间隔心肌纤维排列不齐或心电与机械性差异导致室间隔不成比例肥厚、心肌蛋白代谢异常等因素有关。

典型病例肥厚发生在左室，以室间隔为甚。主要引起左室流出道梗阻、心脏舒张功能障碍和心肌缺血。心脏收缩时引起左室流出道梗阻者称"肥厚型梗阻性心肌病"；不引起明显梗阻者称"肥厚型非梗阻性心肌病"。偶可呈对称性肥厚，也有发生于右室者。各年龄均可发病，但40 岁以下者心肌肥厚较重。临床表现取决于左心室流出道有无压力阶差及阶差程度。

二、诊   断

（一）临床表现

1.症   状

（1）劳力性呼吸困难：约 80% 患者有劳累后气促，这与左室顺应性差，充盈受阻，舒张末期压力升高及肺瘀血有关。

（2）心前区闷痛：约 2/3 患者出现非典型心绞痛，常因劳累诱发，持续时间长，对硝酸甘油反应不佳。可能因肥厚心肌需氧量增加而冠脉供血相对不足所致。

（3）心悸、乏力和一过性晕厥：1/3 患者体位改变时和运动后发生一过性晕厥。晕厥可为患者首发症状。患者常感心悸、乏力。

（4）猝死：心律失常是猝死的主要原因。

（5）心力衰竭：多见于晚期患者，有左、右心衰的症状。

2.体　　征

（1）典型梗阻型有以下体征：心尖搏动向左下移位伴抬举性搏动，胸骨左缘可扪及震颤；心浊音界向左扩大；心衰者心率快，有心律失常者心律不齐；S_1多增强，S_2反常分裂，有时可闻及S_3、S_4；胸骨左缘第 3 ～ 5 肋间或心尖部内侧闻及粗糙的收缩中晚期喷射性杂音，可伴震颤，为室内梗阻所致。凡增加心肌收缩力或减轻心脏负荷的措施，如洋地黄、异丙肾上腺素、亚硝酸异戊酯、硝酸甘油、Valsalva 动作、体力劳动后或过早搏动后均可使杂音增强；凡减弱心肌收缩力或增加心脏负荷的措施，如血管收缩药、β受体阻滞剂、下蹲、紧握拳时均可使杂音减弱。半数患者心尖部有相对性二漏的收缩期反流性杂音；少数患者心尖部可闻及舒张中期杂音，是左室顺应性差，舒张充盈受阻，造成二尖瓣开放受限所致。少数患者在主动脉瓣区听到舒张早期杂音，系室间隔肥厚使主动脉环偏斜所致。

（2）非梗阻型患者，因无室内压差，故在胸骨左缘及心尖部无收缩期杂音。心尖区可闻及轻度舒张中期杂音，为左室充盈受阻所致。

（二）实验室及器械检查

1.超声心动图

①不对称性室间隔肥厚，室间隔活动度小，心室腔变小，室间隔与左室游离壁厚度之比＞1.3。②左室流出道狭窄，一般＜ 20mm。③二尖瓣前叶在收缩期向前移动与肥厚的室间隔相接触。④在舒张早期二尖瓣开放，前叶再次接触室间隔，且在舒张期二尖瓣前叶与室间隔之间的距离较正常者小。⑤主动脉瓣在收缩期提前关闭，等容舒张期延长。

2.X 线检查

心脏轻度增大，以左室为主，左房也可扩大。

3.心　电　图

①常见异常为左心室肥厚及 ST-T 改变，深而倒置的 T 波有时类似"冠状 T"。②异常 Q 波，本病 Q 波呈大而深的特点，不一定有定位特征。③房室和束支传导阻滞也较常见，部分有预激综合征。

4.心导管检查和左心室造影

左室舒张末压升高，有梗阻者左室腔与流出道之间压差＞ 20 mmHg 电（2.66 kPa）。左心室造影显示梗阻型者左室腔缩小变形，呈香蕉状、舌状或呈"芭蕾舞鞋征"；若为心尖肥厚型则呈"核桃征"。

5.心内膜心肌活检

荧光免疫测定法发现肥厚心肌内儿茶酚胺含量增高。组织学发现肥厚部心肌为排列紊乱的、畸形的肥大心肌细胞。

三、鉴别诊断

本病应与室间隔缺损、主动脉瓣狭窄、风湿性二尖瓣关闭不全、冠心病相鉴别。

四、治　　疗

治疗原则：缓解症状，改善心衰和血流动力学效应，预防猝死。

1.β受体阻滞剂

有降低心肌收缩力，减慢心率，降低左心室与流出道之间的压差，减低心肌耗氧量，防止心律失常、心绞痛及晕厥发生，增加运动耐量等作用。常用普萘洛尔（心得安），每日 30 ～ 60mg，少数可达每日90mg,以从小剂量开始,逐渐增加剂量,使静息心率不慢于60次/min为宜。通常使用2年以上才可看出其有益效果。也可选用其他的β受体阻滞药,如阿替洛尔、美托洛尔等。

2.钙离子拮抗剂

通过选择性抑制心肌细胞膜的钙内流,减弱左心室高动力型收缩,从而缓解左室流出道动力性梗阻;还有减轻左室壁心肌僵硬性作用,使心肌顺应性得到改善。常用维拉帕米(异搏定),剂量为120～180mg/d。对普萘洛尔疗效不佳者,维拉帕米仍有较好疗效。因有负性肌力及扩血管作用,使用维拉帕米时偶可见心力衰竭、低血压、肺水肿等副作用。肺毛细血管楔压＞20 mmHg(2.7 kPa)、阵发性夜间呼吸困难、心衰及房室传导阻滞列为维拉帕米的使用禁忌证。也可选用其他钙离子拮抗药,如地尔硫卓(diltiazem,硫氮䓬酮),90～240 mg/d;硝苯地平(nefidipine,心痛定),30 mg/d。

3.心律失常的治疗

肥厚型心肌病患者常见心律失常为心房颤动,也多见各种早搏。胺碘酮能明显减少肥厚型心肌病患者室上性和室性心律失常的发生,对难治性房颤,胺碘酮使心室率减慢而不降低左室功能,部分患者可转复为窦性心律。负荷量为每次200 mg,3次/d;1～2周后减为2次/d,之后维持量为每日200～400mg,1～3个月后每周用3～5 d即可。药物治疗无效的房颤可行电复律术。

4.心力衰竭的治疗

对于室腔内有显著梗阻、左房和肺动脉压力均高者,除非合并有快速型房颤,否则洋地黄及利尿剂列为用药禁忌。可在严密观察下,以小剂量开始使用β受体阻滞药及α受体兴奋药。对于心室腔扩张而室内梗阻不明显者,则可使用洋地黄及利尿剂。

5.手术治疗

对经正规药物治疗后症状仍然严重,心功能Ⅲ级,梗阻较严重且室内压力阶差＞50mmHg(6.67 kPa),室间隔上部或中部严重肥厚者,可考虑作左室流出道成形术或作室间隔部分肥厚心肌切除术。此切除术的手术中及术后死亡率约为8%,手术即时效果明显,远期预后尚难肯定,故应严格掌握手术指征。

6.起搏器治疗

通过改变心室激动和收缩顺序,减轻梗阻而达到治疗目的。对于肥厚型心肌病症状明显,梗阻严重,血流动力学改变明显,经内科β受体阻滞剂、钙拮抗剂等药物保守治疗效果不佳或出现药物治疗的副作用、不能或不愿意应用外科手术治疗者,均可以考虑应用起搏器治疗;对合并缓慢型心律失常或心力衰竭的肥厚型心肌病者更为有利。三腔起搏器最为理想,双腔起搏器次之,经济条件差者也可安装单腔右室起搏器。

7.一般治疗

避免劳累、剧烈体力活动或情绪激动,以防猝死。对接受任何手术操作者均应使用抗生素以预防心内膜炎。

8.心脏介入性治疗

作冠状动脉造影,明确支配肥厚心肌的动脉支,行选择性动脉栓塞术,使肥厚心肌坏死或逐渐萎缩,从而减轻左室流出道梗阻,此为近年开展的一项新的治疗技术。

第三节 限制型心肌病

Section 3

限制型心肌病(Restrictive Cardiomyopathy,RCM)是心内膜和/或心内膜下心肌纤维化,或心肌浸润性疾病,引起心脏舒张和充盈受限的一种少见心肌病。本病特征为心脏舒张功能严重受损,而收缩功能保持正常或仅轻度受损。多见于热带及温带地区,包括非洲、南亚和南美。热带地区发病年龄早,多为青少年,性别差异不大;温带地区发病年龄较晚,均为成年,多数在30岁左右,男性居多。

一、病因及发病机制

病因未明,可能与多种因素有关,如病毒感染心内膜、营养不良、自身免疫等。近年的研究认为,嗜酸性细胞与非浸润性限制型心肌病的关系密切。

病理改变可见心脏轻至中度增大,心内膜显著增厚及纤维化,可波及房室瓣和心肌。心室腔小,可见附壁血栓,心肌心内膜可有钙化。病理学分以下两类:①心肌浸润性型:病理改变方面有心肌的淀粉样变性(间质中淀粉样物质积累)、类肉瘤(心肌内肉瘤样物质浸润)、血色病(心肌内含铁血黄素沉积)、糖原累积症(心肌内糖原过度积累)等种类;②非浸润性:包括心肌心内膜纤维化与 Loffler 心内膜炎两种。

二、诊　　断

(一)临床表现

1.症　　状

(1)全身症状:早期可有发热、全身乏力等不适。

(2)心衰症状:随病情发展,渐出现心衰表现。以左心受累为主者有心悸、气促、咳嗽、咯血等;以右心受累为主者有食欲不振、恶心呕吐、腹痛腹胀和尿少、夜尿等。

2.体　　征

(1)部分温带型病例,疾病早期除发热外,多伴嗜酸性细胞增多,全身表现有淋巴结肿大,脾肿大,心、脑血管病变,亦称为"高嗜酸性细胞综合征"。

(2)心衰体征:左室受累为主者,肺底部闻及啰音;心率快,心律不齐,心音轻,肺动脉第二音亢进,舒张期奔马律,因二尖瓣后叶受系带的限制可能引起严重反流致左房增大,听诊有相应杂音;右室受累为主和混合型患者常表现出右心衰竭体征,酷似缩窄性心包炎。

(二)实验室及器械检查

1.超声心动图

突出表现为心腔狭小,心尖多呈闭塞;心内膜层超声反射增强提示增厚,室壁运动减弱。在原发性患者室壁不增厚,在浸润性病变室壁可以增厚。舒张早期充盈快,中、晚期则极慢。心包膜一般不厚。

2.X 线检查

心脏轻度增大,伴心房扩大时心呈球形,少数患者有心内膜钙化影。

3.心 电 图

低电压,心房或心室肥大,房颤,束支传导阻滞,ST-T 改变等,甚至在 V_1、V_2 导联上有病理性 Q 波。

4.心导管检查

心室内压力曲线示舒张功能严重受损,在舒张早期心室压力常不能降至零,房室瓣开放后室内压力迅速升高,然后呈平台样,这种压力曲线与缩窄性心包炎类似。心脏造影可见流入道及心尖部的心腔狭小甚至闭塞,而流出道反而扩张。

三、鉴别诊断

本病特别需与缩窄性心包炎鉴别。

四、治　　疗

本病预后差,主要进行对症治疗。

1.心力衰竭的治疗

(1)洋地黄等强心药:由于限制型心肌病主要影响心脏舒张功能,对阻塞性瘀血无作用,因此除非为了控制心房颤动的心动过速,否则洋地黄的应用价值不大。

(2)利尿剂及血管扩张剂:有充血性心力衰竭时可谨慎使用,因为心室充盈压的升高对维持适当的每搏量和心排出量是有益的,故需权衡利弊,分析患者具体情况选用。

2.心律失常的治疗

3.抗凝药物

为防止栓塞的发生,可使用抗凝药物,如阿司匹林、氯匹噻啶等。

4.皮质激素的应用

早期有活动性炎症表现时,可考虑用肾上腺皮质激素治疗,对控制炎症有一定作用。如有嗜酸性细胞增多症表现,可试用肾上腺皮质激素及免疫抑制剂,一般用口服可的松或泼尼松(强的松),氢化泼尼松对改善病情有帮助,羟基尿素及长春新碱对嗜酸性细胞增多综合征有作用。

5.手术治疗

手术剥离纤维化心内膜可起到良好效果,必要时同时作瓣膜置换术。疾病活动期及已有心源性肝硬化者均不宜施行手术治疗。

第四节　缺血性心肌病

Section 4

广义的缺血性心肌病(ICM)是指由于心肌缺血引起的以纤维化为主的心肌病。目前缺血性心肌病的概念主要特指由冠状动脉疾病引起的,表现为充血性心力衰竭综合征的心肌病。

一、病因及发病机制

基本病因是冠心病,常有多次和/或多发性心肌梗死史。心肌变性、坏死和纤维瘢痕形成,导致心肌收缩力减退和心室顺应性下降,最终发展为心衰。若心衰反复发作,心脏普遍性扩大,酷似扩张型心肌病改变。少数类似限制型心肌病。

二、诊　　断

(一)临床表现

1.病　　史

有明确冠心病史,绝大多数有1次以上心肌梗死。在老年男性中常见。

2．心绞痛

72%～92%病例有心绞痛发作。常随病情发展和心衰出现后，心绞痛反而减轻甚至消失。

3．心衰症状

75%以上的患者有左室衰竭的症状，约1/3的患者有右心衰体循环瘀血的征象。

4．心脏体征

双肺底可有散在湿性啰音，提示肺瘀血。心尖搏动向左下移位；普大型心脏，以左室扩大为主；S_1低钝，合并肺高压时P_2亢进，常有病理性S_3和S_4；左室扩大合并相对性二漏以及合并乳头肌功能不全时，在心尖部常可闻及二尖瓣反流性收缩期杂音。

（二）实验室及器械检查

1．超声心动图

心脏普遍性扩大，以左室扩大为主，并有舒张末期内径增大；室壁运动常呈节段性减弱、消失或室壁僵硬，有别于扩张型心肌病的室壁普遍性减弱。偶见心腔内附壁血栓形成。收缩前期（PEP）延长、左室射血时间（LVET）缩短，PEP/LVET比例增加，左室射血分数（EF）显著下降，常 < 0.35。

2．X线检查

心脏普遍扩大，以左室扩大为主，心脏搏动减弱和肺瘀血征象。

3．心电图

病理性Q波，缺血性ST-T改变，各种心律失常。

4．放射性核素检查

心腔扩大，心功能不全，心肌显像可见多节段心肌放射性核素灌注缺损区。

5．心导管检查

左室舒张末压、左房压和肺动脉楔嵌压增高，左室射血分数显著降低，左室腔扩大和多节段、多区域性室壁运动障碍。冠脉造影常有多支冠脉病变。

三、鉴别诊断

本病应与冠心病和其他类型的心肌病相鉴别。

四、治　　疗

1．心力衰竭的治疗

处理原则同扩张型心肌病，包括限制水、钠摄入，应用正性肌力药物、利尿剂和血管扩张剂等。需要注意的是：β受体阻滞剂虽能减少心肌梗死后患者猝死率，但因其负性肌力作用，使用时应密切注意其加重或诱发心衰的副作用；血管扩张剂以选用硝酸酯类、血管紧张素转换酶抑制剂（ACEI）较佳；对原血压正常者，收缩压应控制在90～100 mmHg（12～13.33 kPa）水平，有利于减轻患者的症状。

2．心律失常的治疗

按其类型作相应处理，还应注意抗心律失常的负性肌力作用。

3．抗凝药物

有心腔内附壁血栓或有栓塞史的患者，除有禁忌证者外，均可酌情应用肝素，每日100 mg肌注，或口服华法林（warfarin），2.5～5 mg/d，或新抗凝片1～4 mg/d。根据凝血酶原时间和凝血酶原活动度(30%±)调整剂量。

4.冠心病的治疗

包括控制冠心病的危险因素,如减轻体重,戒烟酒,控制高血压和治疗高脂血症等。具体治疗可参考第十五章冠心病急危重症。

5.冠脉搭桥术(CABG)和经皮冠脉成形术(PTCA)

本病冠脉常有多支病变,心功能较差,施行冠脉搭桥时死亡率可能增加;但对于那些保留有心肌收缩储备、有大量冬眠或顿抑心肌的患者,冠脉搭桥术可取得良好效果。近年也有不少顽固性心力衰竭患者经皮冠脉成形术(PTCA)后得到良好纠正的报道。

第十八章

Chapter 18

心 肌 炎

第一节　病毒性心肌炎

Section 1

病毒性心肌炎（Viral Myocarditis）是指由病毒直接或与病毒感染有关的心肌炎症反应。心肌的损伤可以由病毒直接引起，也可由细胞介导的免疫过程所致。病毒性心肌炎不一定局限于心肌组织，也可累及心包及心内膜。临床可呈暴发性、急性和慢性过程。大多数患者预后良好，少数患者可由急性病毒性心肌炎转成慢性，个别患者发展成扩张性心肌病。

一、病　　因

许多病毒可引起病毒性心肌炎，最常见的是肠道柯萨奇 A（CVA）和 B 型病毒（CVB）、埃可病毒（ECHO）、脊髓灰质炎病毒和呼吸道流感病毒、副流感病毒、腺病毒、风疹病毒、流行性腮腺炎病毒及全身性感染的 EB 病毒等。其中 CVB 为最常见的病毒，约占心肌炎病毒的 50%，尤其是 CVB3 最常见，CVB3 中有对心肌有特殊亲和力的亲细胞株（CVB3m）。近年来轮状病毒所致心肌炎报道也很多。近年来由于细胞毒性药物的应用，致命性巨细胞（CMV）时有报道，特别是在白血病及肿瘤化疗期间常并发此致命性 CMV 心肌炎。丙肝病毒（HCV）不但可引起 VMC，也可引起扩张性心肌病。更重要的是以上两种 VMC 血中特异性病毒抗体常为阴性，临床诊断困难，均经尸体解剖及心内膜活检发现病毒 RNA 得以确诊。

二、发病机制

病毒性心肌炎的发病机制目前尚未完全明了。多数学者认为其发病机制主要包括两个方面，即病毒直接损害感染的心肌细胞和多种因素包括病毒本身触发的继发性免疫反应引起的心肌损伤。

1. 病毒直接损害心肌

对病毒性心肌炎动物模型的研究显示，柯萨奇 B3 病毒感染小鼠 3d，就可产生心肌坏死病灶，出现心肌细胞纤维断裂、溶解和坏死，1 周之内有明显的细胞侵润和心肌坏死。利用无免疫功能的动物模型如裸鼠或去胸腺小鼠研究显示，感染柯萨奇病毒后，细胞侵润等心肌炎症可以减轻或消失，但心肌细胞坏死仍然存在，表明病毒对心肌可以产生直接损害。既往因检测方法的限制，心肌组织不容易分离出病毒，但近年来分子生物学技术的发展，使病毒性心肌炎心肌病毒检出率明显增高。有研究显示,通过心肌活检证实为急性心肌炎的患者,利用原位杂交和PCR技术,发现患者心肌几乎均能检测出肠道病毒mRNA;对那些免疫组织学阴性而临床考虑急性或慢性的心肌炎患者,也有30%可检测出肠道病毒mRNA。目前认为,病毒性心肌炎的急性期可能与病毒直接损害心肌有关。病毒感染后对心肌的损伤可能与细胞受体有关,病毒作用于受体,引起病毒复制和细胞病变,最终细胞功能丧失,细胞溶解。

2.自身免疫对心肌细胞的损伤

病毒性心肌炎急性期由于病毒的直接侵袭和在心肌细胞的大量复制,对心肌细胞产生直接损害,此时心肌的损害和心脏功能降低程度取决于病毒的毒力。急性期过后,机体的体液和细胞免疫开始发挥作用,这既可能局限心肌的损害程度和损伤范围,也可能引起心肌的持续损害。在这一过程中,可产生抗心肌抗体、细胞因子的释放、体液和细胞毒性反应以及细胞侵润。对轻度的病毒性心肌炎进行免疫组织学分析发现,心肌组织首先出现活化的巨噬细胞,提示免疫反应的初期过程。经过一定时间后,淋巴细胞开始侵润,主要是CD4$^+$标志的辅助淋巴细胞。有研究显示,T辅助淋巴细胞的参与是巨细胞病毒性心肌炎心肌损伤的主要因素。如先用抗胸腺细胞抗血清处理小鼠,然后再接种柯萨奇B病毒,感染7d后,心肌内炎症细胞的侵润和心肌坏死较正常对照组轻。用免疫抑制剂,虽然早期可明显增加感染病毒小鼠的死亡率和心肌炎症侵润及细胞坏死的程度,但在感染后1周小鼠死亡率可下降,说明自身免疫对心肌细胞造成损伤。病毒性心肌炎进入慢性过程,细胞侵润可持续存在,包括CD4$^+$和CD8$^+$细胞和活化的巨噬细胞。免疫细胞与血管内皮细胞的相互作用,将进一步增加免疫细胞的活性和透过血管屏障的能力,扩大心肌组织的炎症范围和损伤程度。

研究显示,由某些细胞因子如白细胞介素-Iα、肿瘤坏死因子α和γ干扰素诱导产生的细胞黏附因子在病毒性心肌炎发病机制中具有重要作用。细胞黏附因子可为免疫细胞提供独特的心肌炎症位置信息,促使免疫细胞有选择性地向损伤心肌组织侵润和黏附,造成局部和广泛的炎症细胞侵润及细胞因子的释放。免疫细胞特别是巨噬细胞释放的许多细胞因子不仅能促进更多的免疫细胞活化,而且可改变血管内皮细胞的功能,增强免疫细胞向炎症区域的浸润,从而加重心肌的损伤。组织相容性抗原(MHC-I和MHC-II)也可能参与自身免疫对心肌细胞的损伤。一般认为MHC-I可能控制心肌炎的早期过程,MHC-II则控制后期的心肌病理改变。病毒诱导的免疫反应对心肌是一个损伤过程,也是一个修复过程,即促进心肌组织纤维化(瘢痕形成),此时免疫反应过程消失。瘢痕的形成,有可能对心肌电活性产生影响,导致心律失常。

病毒性心肌炎自身免疫损伤除涉及细胞浸润、细胞因子释放、黏附因子形成和组织相容抗原表达外,尚有其他因素的参与,如免疫球蛋白的沉积和抗线粒体抗体形成等。

三、病理解剖

病毒性心肌炎早期表现为感染细胞肿胀,细胞纹理不清,细胞核固缩和碎裂。随着病情进展,前述病变发展,可形成大小不一的炎症病灶和散在、小灶性的心肌坏死以及细胞浸润,浸润的炎性细胞主要为单核细胞和淋巴细胞。疾病晚期纤维细胞逐渐增加,胶原纤维渗出增多,直至瘢痕形成。组织病理学分析是诊断病毒性心肌炎尤其是急性心肌炎的重要手段。根据美国心脏病学会制定的Dallas标准,病毒性心肌炎急性期组织学检查应有淋巴细胞的浸润和心肌细胞的坏死,慢性心肌炎则应有淋巴细胞的浸润,而无其他心肌组织损伤的形态学改变。

四、临床表现

1.症　　状

起病前 1～4 周有上呼吸道和消化道感染病史,暴发性和隐匿性起病者,前驱感染史可不明显。乏力、活动耐力下降、面色苍白、心悸、心前区不适和胸痛为常见症状。重症患者出现充血性心力衰竭和心源性休克时可有呼吸急促、呼吸困难、四肢发凉和厥冷等。有 III 度房室传导阻滞时,可出现意识丧失和 Adams-Stokes 综合征。

2.体　　征

心脏可增大;窦性心动过速,与体温和运动没有明确的关系;S_1 低钝,偶可听到 S_3。出现充血性心力衰竭时,有心脏增大、肺底部可听到细湿啰音、心动过速、奔马律、呼吸急促和紫绀等;出现心源性休克时,有脉搏细弱、血压下降和面色青灰等。病毒性心肌炎心力衰竭和心源性休克除心肌泵功能本身衰竭外,也可继发于合并的心律失常(如室上性心动过速和室性心动过速)导致的血流动力学改变。

新生儿病毒性心肌炎可在宫内和分娩时感染,也可在生后感染。前者多在生后 3～4d 起病,后者在生后 1～2 周起病。部分患者起病前可有发热和腹泻等,病情进展,可出现高热、纳差、嗜睡、呼吸困难、皮肤苍白和紫绀等,严重者可很快发展为心力衰竭和心源性休克。由于新生儿免疫功能发育不完善,病毒除侵犯心肌外,尚可累及到神经系统引起惊厥和昏迷,累及肝脏引起肝功能损害,累及肺脏引起肺炎等。

五、辅助检查

(一)X 线检查

心脏大小正常或不同程度的增大。有心力衰竭时心脏明显增大,肺静脉瘀血。透视下可见心脏搏动减弱。

(二)心 电 图

①窦性心动过速。②ST-T 改变,QRS 波低电压,异常 Q 波(类似心肌梗死 QRS 波型),Q-T 间期延长。③心律失常:包括各种期前收缩(房性、室性和房室交界性)、室上性和室性阵发性心动过速、心房纤颤、心房扑动以及各种传导阻滞(窦房、房室及束支阻滞)等,其中以室性和房性期前收缩多见,24min 动态心电图可显示上述各种心律失常。病毒性心肌炎心律失常的发生机制可能与心肌细胞膜的完整性、流动性和通透性等性质改变有关。病毒性心肌炎心电图改变缺乏特异性,如能在病程中和治疗过程中动态观察心电图变化,将有助于判断心肌炎的存在和心肌炎症的变化过程。

(三)心肌血生化指标

1.心肌酶谱

包括乳酸脱氢酶(LDH)、门冬氨酸氨基转移酶(AST)、肌酸激酶(CK)及其同工酶(CK-MB)、α-羟丁酸脱氢酶(α-HBDH)。心肌炎早期主要是 CK 和 CK-MB 增高,其高峰时间一般在起病 1 周内,以 2～3d 最明显,1 周后基本恢复正常;晚期主要是 LDH 和 α-HBDH 增高为主。由于影响心肌酶谱的因素较多,儿童正常值变异较大,在将其作为心肌炎诊断依据时,应结合临床表现和其他辅助检查。

(1)LDH:LDH 由 M、H 两种亚基按不同比例组成四聚体,形成 5 种不同的同功酶 LDH1-5,

这5种同功酶在各种组织中分布各异,大致分为三类:①LDH含H亚基丰富的组织,如心脏、肾脏、红血球、脑等,同功酶的形式主要为LDH1和LDH2;②LDH含H、M亚基大致相同的组织,如胰、脾、肺、淋巴结等,同功酶主要为LDH3、LDH4、LDH2;③LDH含M亚基丰富的组织,如肝脏、皮肤、骨骼肌等,同功酶形式主要为LDH5。由此可以看出,LDH广泛分布在人体的多种脏器、组织中,能引起各脏器损伤的许多疾病都可导致血清中LDH总活性增高,而其同功酶在各种组织中的分布却显著不同,具有较高的组织特异性。健康小儿血清中LDH同功酶以LDH2为多,其次为LDH1、LDH3、LDH4、LDH5。即呈LDH2＞LDH1＞LDH3＞LDH4＞LDH5。心肌的LDH同功酶主要由LDH1、LDH2组成,且以LDH1占优势。当发生心肌损伤时,LDH1、LDH2从心肌细胞中逸出,使血清LDH1、LDH2明显增高,并接近心肌组织酶谱的型式,一般认为,若LDH1≥40%,LDH1/LDH2＞1.0提示多存在心肌损伤。当血清LDH1、LDH2都明显增高时,区别是来源于心肌还是红细胞可用LDH/AST比值来判断,若比值＜20,一般情况下表明主要来源于病损的心肌细胞。

(2)CK:CK为由M亚基、N亚基组成的二聚体并进一步形成3种异构同功酶,即CK-MM、CK-MB、CK-BB。骨骼肌中主要含CK-MM;心肌中70%为CK-MM,20%～30%为CK-MB;脑组织、胃肠、肺及泌尿生殖系统主要含CK-BB。就CK-MB来说主要分布在心肌内,在骨骼肌、脑等组织中也有少量。检测CK同功酶可以区分增高的CK究竟来源于哪种病变组织。正常人血清中CK几乎全是CK-MM,占96%以上,CK-MB约在5%以下。若血清中CK-MB明显增高则多提示心肌受累,与CK总活性增高相比,对判断心肌损伤有较高的特异性和敏感性。目前CK同功酶检测方法较多,一般认为血清CK≥6%(即MB占CK总活性的6%以上)是心肌损伤的特异性指标。骨骼肌病变时CK-MB虽可增高,但通常＜5%。

(3)CK-MM同功酶的亚型:近年来发现CK-MM有3种亚型,即CK-MM3、CK-MM2、CK-MM1。人体心肌、骨骼肌中的CK-MM均以CK-MM3的型式存在,又称组织型或纯基因型。当心肌损伤时CK-MM3从心肌细胞中逸出,入血后在羧肽酶-N的作用下其中一个M亚基C末端肽链上的赖氨酸被水解下来而转变为CK-MM2,随后另一个赖氨酸又从CK-MM2的M亚基C末端被水解下来,CK-MM2转变成CK-MM1。正常血清中以CK-MM1为主,CK-MM2、CK-MM3较少。当心肌损伤时CK-MM3释放入血,使CK-MM3/CK-MM1比值迅速升高。若比值＞1,常提示心肌损伤且为早期。

(4)CK-MB同功酶的亚型:CK-MB有两种亚型,即CK-MB2和CK-MB1。CK-MB2为组织型,存在于心肌细胞中,当发生心肌损伤时CK-MB2释放入血,并且转变为CK-MB1(血浆型)。正常情况下CK-MB2/CK-MB1比值＜1.0。当比值为1.5～1.7时,则提示存在心肌损伤。

(5)AST:AST广泛分布于人体的心、肝、脑、肾、胰腺和红细胞等组织中,对心肌损伤的敏感性低于CK,且特异性较差。目前已知AST有两种同功酶:S-GOT存在于细胞浆中,m-GOT存在于线粒体中。正常血清中仅有S-GOT,一般无m-GOT。当心肌损伤,尤其心肌细胞发生坏死时,血清m-GOT含量增高。若m-GOT/T-GOT(T-GOT为血清中总的GOT值)＞0.25并除外其他组织病变时则提示已发生心肌细胞坏死。

(6)α-HBDH:本检测实际上是用α-羟丁酸代替乳酸或丙酮酸作底物测定LDH总活性。用本法测定的LDH1、LDH2的活性比LDH5大得多,因此等于间接测定LDH1、LDH2,然而其特异性低于由电泳等方法分离的LDH同功酶。

(7)丙酮酸激酶(PK):近年来国内外学者的研究表明,血清丙酮酸激酶对判断心肌损伤是一项比较敏感而特异的指标,与CK-MB具有相同的诊断价值。

(8)糖原磷酸化酶(GAPP):国外已有人把GAPP作为判断心肌急性损伤的早期诊断指标,由于目前没有商品化试剂供应,故临床应用受到限制。

2.心肌肌钙蛋白（Cardiac Troponin,cTn）

心肌肌钙蛋白是心肌收缩单位的组成成分之一，主要对心肌收缩和舒张起调节作用。cTn有三个亚单位，分别为 cTnT、cTnI 和 cTnC，目前认为 cTn 是反映心肌损伤的高敏感和特异性的标志物，常用的指标是 cTnT 和 cTnI。

（1）心肌肌钙蛋白 T（cTnT）：Katus 于 1989 年首先建立一种夹心酶免疫分析法来测定 cTnT。近 10 年的临床研究表明它是一种高度敏感、高度特异反映心肌损伤的非酶类蛋白标志物。CTnT 是心肌细胞特有的一种抗原，与骨骼肌中的 TnT 几乎没有交叉反应，而心肌细胞中的 CK-MB 与骨骼肌中的 CK-MB 却有 12% 的同源性，存在一定的交叉反应，也就是说血清 CK-MB 增高对判断心肌损伤可有假阳性，所以 cTnT 的特异性高于 CK-MB。心肌细胞内的 TnT 94% 呈复合体状态，6% 游离在胞浆中且为可溶性。在心肌细胞膜完整的情况下不能透过。正常人血清中 cTnT 含量很少（0～0.3 μg/L，一般＜0.1μg/L），几乎测不到。当心肌细胞受损时，cTnT 分子量较小容易透过细胞膜释放入血，使血清中 cTnT 迅速增高。有资料表明若心肌发生急性重度损伤（如心肌梗死）血清 cTnT 可明显升高，常达正常参考值上限的 40 倍左右（15～200 倍），而 CK、CK-MB 的增高幅度多为正常参考值上限的数据。在心肌损伤急性期血清 cTnT 浓度均高于正常上限，敏感性可达 100%。也有资料显示发生心肌轻度损伤时血清 cTnT 就明显升高而 CK-MB 活性仍可正常，因此它对检测心肌微小病变的敏感性高于 CK-MB，这一点对诊断心肌炎有重要意义。CTnT 半衰期为 120min。在急性重度损伤时，发病后 2～3h 血清 cTnT 开始升高，1～4d 达高峰，2/3 病例持续 2 周左右才降至正常，约 1/3 病例可持续 3 周以上。CTnT 与 CK-MB、LDH 相比持续时间长，存在一个"长时间诊断窗"。

（2）心肌肌钙蛋白 I（cTnI）：cTnI 与 cTnT 一样是心肌肌钙蛋白的一个亚单位，属抑制性蛋白。它有自己独立的基因编码，为心肌所特有，仅存在于心房肌和心室肌中。在心肌细胞膜受损前 cTnI 不能透过胞膜进入血液中，只有当心肌细胞发生变性、坏死时 cTnI 才能被释放入血。正常人血清中 cTnI 含量很少，用不同检测方法测得的正常值上限也有差异，0.03～0.5μg/L。较常用的方法有放射免疫法（RIA）、酶免疫测定法（EIA）、酶免疫化学发光法（CLIA）等。在急性重度心肌损伤时多呈阳性或强阳性，发病 2 周后开始转阴，少数可延至 3 周后，但未见阳性持续 1 个月以上者；病毒性心肌炎时多数呈弱阳性，常于发病 1 个月后转阴，少数可持续 3 个月以上。有资料显示，对心肌病变较轻微、损伤持续时间较长者 cTnI 的敏感性明显高于心肌酶学。同时 cTnI 对心肌损伤诊断的特异性优于 CK-MB。它是反映心肌损伤的高度敏感、特异性指标。

（四）超声心动图

超声心电图可显示心房和心室大小、收缩和舒张功能的受损程度、心肌阶段性功能异常和心室壁增厚（心肌水肿）以及心包积液和瓣膜功能情况。超声心电图在病毒性心肌炎诊断中的重要价值在于其能很快排除瓣膜性心脏病（左房室瓣脱垂）、心肌病（肥厚性心肌病）、心脏肿瘤（左心房黏液瘤）和先天性心脏病等心脏结构病变。

（五）放射性核素显像

放射性核素心肌灌注显像对小儿病毒性心肌炎有着较高的灵敏度和特异性。心肌的坏死、损伤以及纤维化，使局部病变心肌对 ^{201}TI 或 ^{99m}Tc-MIBI 的摄取减少，由于这一改变多呈灶性分布，与正常心肌相间存在，因此在心肌平面或断层显像时可见放射性分布呈"花斑"样改变。断层显像优于平面显像。^{67}Ga 心肌显像是直接显示心肌炎症病灶，因 ^{67}Ga 能被心肌炎症细胞摄取，对心肌炎的诊断具有重要意义。

（六）心肌活检

目前沿用的诊断标准是美国心脏病学会提出的 Dallas 标准。虽然它对规范心肌炎的诊断标准起了重要作用,但由于其临床阳性率过低,限制了其临床广泛使用。为此,近年来提出应用免疫组织学来诊断心肌炎,通过相应的单克隆抗体来检测心肌组织中具有各种标志的浸润淋巴细胞,可明显提高诊断阳性率。曾有学者对 359 例临床诊断病毒性心肌炎的患者,依据 Dallas 标准进行病理形态学分析,发现阳性率(包括确诊和临界)仅为 10%,而应用免疫组织学分析,阳性率达到 50% 以上。对心肌活检组织进行原位杂交和 PCR 方法检测,可使病毒的检出率明显提高。

(七)病毒学检查

可以通过咽拭子、粪便、血液、心包穿刺液和心肌进行病毒分离、培养、核酸和抗体检测等。

六、诊断标准

(一)临床诊断依据

(1)心功能不全、心源性休克或心脑综合征。

(2)心脏扩大(X 线、超声心动图检查具有表现之一)。

(3)心电图改变。以 R 波为主的 2 个或 2 个以上主要导联(Ⅰ、Ⅱ、aVF、V_5)的 ST-T 改变持续 4 天以上伴动态变化,窦房传导阻滞、房室传导阻滞,完全性右或左束支阻滞,成联律、多形、多源、成对或并行性早搏,非房室结及房室折返引起的异位性心动过速,低电压(新生儿除外)及异常 Q 波。

(4)CK-MB 升高或心肌肌钙蛋白(cTnI 或 cTnT)阳性。

(二)病原学诊断依据

1.确诊指标

自患者心内膜、心肌、心包(活检、病理)或心包穿刺液检查,发现以下之一者可确诊心肌炎由病毒引起:①分离到病毒。②用病毒核酸探针查到病毒核酸。③特异性病毒抗体阳性。

2.参考依据

有以下之一者结合临床表现可考虑心肌炎系病毒引起:①自患者粪便、咽拭子或血液中分离到病毒,且恢复期血清同抗体滴度较第 一份血清升高或降低 4 倍以上。②病程早期患者血中特异性 IgM 抗体阳性。③用病毒核酸探针自患者血中查到病毒核酸。

(三)确诊依据

(1)具备临床诊断依据 2 项,可临床诊断为心肌炎。发病同时或发病前 1~3 周有病毒感染的证据支持诊断

(2)同时具备病原学确诊依据之一,可确诊为病毒性心肌炎,具备病原学参考依据之一,可临床诊断为病毒性心肌炎

(3)凡不具备确诊依据,应给予必要的治疗或随诊,根据病情变化,确诊或除外心肌炎

(4)应除外风湿性心肌炎、中毒性心肌炎、先天性心脏病、结缔组织病以及代谢性疾病的心肌损害、甲状腺功能亢进症、原发性心肌病、原发性心内膜弹力纤维增生症、先天性房室传导阻滞、心脏自主神经功能异常、β受体功能亢进及药物引起的心电图改变

(四)分　　期

(1)急性期:新发病,症状及检查阳性发现明显且多变,一般病程在半年以内。

(2)迁延期:临床症状反复出现,客观检查指标迁延不愈,病程多在半年以上。

(3)慢性期:进行性心脏增大,反复心力衰竭或心律失常,病情时轻时重,病程在 1 年以上。

七、分　型

自 1978 年国内九省市 VMC 协作组首先提出 VMC 诊断标准以来,其后虽经全国小儿心血管会议几次修订,但始终未涉及 VMC 的分型问题。临床上常简单地按病情分为轻型、重型,或按病程分为急性型、迁延型、慢性型,缺乏统一标准。1984 年美国达拉斯标准曾就心肌炎的定义和病理分类进行过如下描述:心肌炎即为心肌以炎细胞侵润为特征,并有心肌细胞坏死和(或)变性(但不如冠状动脉疾病的缺血性改变那么典型)。心肌炎病理类型按首次活检分为三类。①心肌炎:有炎症细胞侵润,有(或)纤维化;②可疑心肌炎:病理检查为临界状态,可能需重做心内膜心肌活检 (EMB);③无心肌炎:活检正常。治疗后 EMB 复查,结果也可分三类。①进行性心肌炎:病变程度与首次检查相同或恶化,有或无纤维化;②消散性心肌炎:炎症侵润减轻,并有明显的修复改变;③已愈心肌炎:无炎细胞侵润或细胞坏死溢流。

然而,Dallas 病理分类标准存在着一定的不足和局限性。因为 EMB 需要较高的设备条件和操作技术,而且是创伤性的,有一定危险性,患者及其家属常难以接受。此外,该标准比较粗糙,分类与分期未明确区分,也未与临床表现相对照,缺乏直接的临床指导意义。因此近 20 年以来,除非研究需要,绝大多数临床医师并未使用。

1991 年美国 Lieberman 首次根据根据 35 例患者的临床表现和 EMB 组织学改变,参照病毒性肝炎的分型方法,提出 VMC 的临床病理分型法,将 VMC 分为暴发型、急性型、慢性活动型和慢性持续型四种。

1.暴发型心肌炎

起病急骤,先有(或无)短暂的非特异性临床表现,病情迅速恶化,短时间内出现严重的血流动力学改变、心源性休克、重度心功能不全等心脏受累征象。心肌活检显示广泛的急性炎细胞侵润和多发性(≥5 个)心肌坏死灶。免疫抑制剂治疗不能改变自然病程,1 个月内完全康复或死亡(少数)。

2.急性心肌炎

起病为非特异性临床表现,逐渐出现心功能降低征象,可有轻度左室增大及心力衰竭表现。心肌活检早期显示 Dallas 病理诊断标准中的急性活动性或临界性心肌炎改变,持续 3 个月以上转为消散性改变,无纤维化。免疫抑制剂治疗部分有效。多数预后好,可完全康复,少数无反应者继续进展,或恶化,或转为终末期扩张型心肌病(DCM)。

3.慢性活动型心肌炎

起病不典型,以慢性心功能不全为主要临床表现,有反复性、发作性、进行性加重的特点。心肌细胞活检早期显示活动性心肌炎改变,但炎性持续(1 年以上),可见巨细胞、有心肌细胞肥大和广泛纤维化。免疫抑制剂治疗无效。预后差,最终转为终末期 DCM。

4.慢性持续型心肌炎

起病为非特异性临床表现,可有胸闷、胸痛、心动过速等心血管症状,但无心力衰竭,心功能检查正常。心内膜心肌活检显示持续性(1 年以上)轻微炎性侵润,可有灶性心肌细胞坏死,无纤维化。免疫抑制剂治疗无效。预后较好。

上述临床病理分型是否恰当,尚待进一步探讨。

八、鉴别诊断

病毒性心肌炎主要应与以下疾病鉴别。

1.风湿性心肌炎

多见于 5 岁以后学龄前和学龄期儿童,有前驱感染史,除心肌损害外,病变常累及心包和心内膜,临床有发热、大关节肿痛、环形红斑和皮下小结,体检心脏增大,窦性心动过速,心前区可听到收缩期反流性杂音,偶可听到心包摩擦音。抗链"O"增高,咽拭子培养 A 族链球菌生长,血沉增快,心电图可出现 I 度房室传导阻滞。

2.β受体功能亢进症

多见于 6～14 岁学龄儿童,疾病的发作和加重常与情绪变化(如生气)和精神紧张(如考试前)有关,症状多样性,但都类似于交感神经兴奋性增高的表现。体检心音增强,心电图有 T 波低平倒置和 S-T 改变,普萘洛尔试验阳性,多巴酚丁胺负荷超声心动图试验心脏β受体功能亢进。

3.先天性房室传导阻滞

多为 III 度阻滞,患者病史中可有晕厥和 Adams-Stokes 综合征发作,但多数患者耐受性好,一般无胸闷、心悸、面色苍白等。心电图提示 III 度房室传导阻滞,QRS 波窄,房室传导阻滞无动态变化。

4.自身免疫性疾病

多见全身型幼年类风湿关节炎和红斑狼疮。全身型幼年型类风湿性关节炎主要临床特点为发热、关节疼痛、淋巴结、肝脾肿大、充血性皮疹、血沉增快、C反应蛋白增高、白细胞增多、贫血及相关脏器的损害。累及心脏可有心肌酶谱增高,心电图异常。对抗菌素治疗无效而对激素和阿司匹林等药物治疗有效。红斑狼疮多见于学龄儿童,可有发热,皮疹,血白细胞、红细胞和血小板减低,血中可查到狼疮细胞,抗核抗体阳性。

5.皮肤黏膜淋巴结综合征

多见于 2～4 岁幼儿,发热,眼球结膜充血,口腔黏膜弥散性充血,口唇皲裂,杨梅舌,浅表淋巴结肿大,四肢末端硬性水肿,超声心动图冠状动脉多有病变。需要注意的是,重症皮肤黏膜淋巴结综合征并发冠状动脉损害严重时,可出现冠状动脉梗死心肌缺血,此时心电图可出现异常 Q 波,此时应根据临床病情和超声心动图进行鉴别诊断。

6.癫　痫

急性心肌炎合并 III 度房室传导阻滞发生阿-斯综合征应与癫痫区分。由于儿科惊厥很常见,年长儿无热发生的未明原因惊厥者常想到癫痫。这两种惊厥发作时症状不同,癫痫无明确感染史,发作时因喉痉挛缺氧而发绀,过后面色苍白。阿-斯综合征发作是心脏排血障碍脑血流中断,发作时面色苍白,无脉,弱或缓,过后面色很快转红。

7.甲状腺机能亢进

儿科较为少见,由于近年来对心肌炎较为重视,因此一见到不明原因窦性心动过速,就想到心肌炎,常将甲状腺机能亢进误为心肌炎。当心脏增大时诊断为慢性心肌炎。但患者心功能指数不是减少而是增加,和心肌炎不一样。有青春发育期女孩出现不明原因窦性心动过速时,应常规除外甲状腺机能亢进。

九、治　疗

本症目前尚无特殊治疗。应结合患者病情采取有效的综合措施,可使大部患者痊愈或好转。

(一)休　息

急性期至少应卧床休息至热退 3～4 周,有心功能不全或心脏扩大者,更应强调绝对卧床休息,以减轻心脏负荷及减少心肌耗氧量。

（二）抗生素的应用

细菌感染是病毒性心肌炎的重要条件因子之一，为防止细菌感染，急性期可加用抗生素，青霉素 1～2 周。

（三）维生素 C 治疗

大剂量高浓度维生素 C 缓慢静脉推注，能促进心肌病变恢复。用 10%～12.5% 溶液，每次 100～200mg/kg，静脉注射，在急性期用于重症病例，每日 1 次，疗程 1/2～1 个月；抢救心源性休克时，第一日可用 3～4 次。

（四）心肌代谢酶活性剂

多年来常用的如极化液、能量合剂及 ATP 等均因难进入心肌细胞内，故疗效差，近年来多推荐下列药物。①辅酶 Q10：存在于人细胞线粒体内，参与能量转换的多个酶系统，但需特殊的脱辅基酶的存在才能发挥作用，而其生物合成需 2～3 个月时间。剂量：每天 1mg/kg，口服。②1,6-二磷酸果糖（FDP）：是一种有效的心肌代谢酶活性剂，有明显的保护心肌的作用，减轻心肌所致的组织损伤。剂量为 0.7～1.6ml/kg 静脉注射，最大量不超过 2.5ml/kg（75mg/ml），静注速度 10ml/min. 每日 1 次，每 10～15d 为一疗程。

（五）免疫治疗

（1）肾上腺皮质激素：应用激素可抑制体内干扰素的合成，促使病毒增殖及病变加剧，故对早期一般病例不主张应用。仅限于抢救危重病例及其他治疗无效的病例可试用，一般起病 10d 内尽可能不用。口服泼尼松每日 1～1.5mg/kg，用 3～4 周，症状缓解后逐渐减量停药。对反复发作或病情迁延者，依据近年来对本病发病机制研究的进展，可考虑较长期的激素治疗，疗程不少于半年，对于急重抢救病例可采用大剂量，如地塞米松每日 0.3～0.6mg/kg，或氢化可的松每日 15～20mg/kg，静脉滴注。 环孢霉素 A，环磷酰胺目前尚无肯定疗效。

（2）抗病毒治疗：动物试验中联合应用三氮唑核苷和干扰素可提高生存率，目前欧洲正在进行干扰素治疗心肌炎的临床试验，其疗效尚待确定。

（3）丙种球蛋白：动物及临床研究均发现丙球丙种球蛋白对心肌有保护作用。从 1990 年开始，在美国波士顿及洛杉矶儿童医院已将静脉注射丙种球蛋白作为病毒性心肌炎治疗的常规用药。

（六）控制心力衰竭

心肌炎患者对洋地黄耐受性差，易出现中毒而发生心律失常，故应选用快速作用的洋地黄制剂。病重者用地高辛静脉滴注，一般病例用地高辛口服，饱和量用常规的 2/3 量，心衰不重，发展不快者，可用每日口服维持量法。

（七）抢救心源性休克

（1）镇静；

（2）吸氧；

（3）大剂量 VitC；

（4）扩容：为维持血压，恢复循环血量，24h 总液量 1 000～1 200ml/m²。可先用低右 10ml/kg 或 2∶1 液 10ml/kg；有酸中毒者可用 5% NaHCO₃ 5ml/kg 稀释成等渗液均匀滴入。其余液量可用 1/3～1/2 张液体补充，见尿补钾；

（5）激素；

（6）升压药：常用多巴胺和多巴酚丁胺各 7.5μg/kg·min，加入 5% 葡萄糖维持静滴，根据血压调整速度，病情稳定后逐渐减量停药；

（7）改善心功能；

（8）改善心肌代谢；

(9)近年来,应用血管扩张剂硝普钠取得良好疗效,常用剂量 5 ～ 10mg,溶于 5% Glucose 100ml 中,开始 0.2μg/kg · min 滴注,以后每隔 5min 增加 0.1μg/kg,直到获得疗效或血压降低,最大剂量不超过每分钟 4 ～ 5μg/kg。

第二节　重症暴发性心肌炎

Section 2

病毒性心肌炎是临床上较为常见的心血管疾病之一,引起心肌炎的病毒以柯萨奇病毒乙组最常见,但确切的发病机制目前尚不完全清楚。心肌炎的临床表现及预后不一,轻者可无自觉症状,严重者可表现为心源性休克或(和)心力衰竭、恶性心律失常、猝死。重症暴发性心肌炎(Fulminant Myocarditis,FM)起病急,病情重,变化快,约占急性心肌炎总数的 4.6%,预后较差,急性期病死率可高达 10%～ 20%。如迅速识别,同时给予强化支持、对症治疗,超过 90%者可以完全恢复而很少遗留后遗症。

一、机械辅助支持治疗

对于 FM 至今无特效治疗,一般都是采用对症及支持疗法。有血流动力学不稳定或反复心力衰竭发作者应积极给予一线支持治疗。正性肌力药物使用的同时合并或不合并使用激素对心肌的恢复提供了可能,但也可导致血流动力学的失代偿甚至死亡。因此,在急性期,特别是对于难治性心力衰竭患者目前建议可进行机械辅助支持,包括:经主动脉内球囊反搏(Intra-Aortic Balloon Pump,IABP),经皮心肺支持系统(Percutaneous Cardiopulmonary Support System,PCPS),心室辅助装置,包括左心室辅助装置(1eft Ventricular Assist Device,LVAD)或双心室辅助装置(Biventricularassist Device,Bi-VAD),体外膜肺氧合(Extracorporeal Membrane Oxygenation,ECM0)。

1.IABP

IABP 是通过动脉系统在左锁骨下动脉以远和肾动脉开口近端的降主动脉内置入 1 根装有气囊的导管,导管的远端连接反搏仪。在心脏舒张期气囊冲气,收缩期气囊排气,从而起到辅助心脏泵的作用,使被抑制或缺血的心肌重新恢复功能。IABP 的适应证包括:左心室泵衰竭、心源性休克、顽固的不稳定型心绞痛、急性心肌梗死(AMI)、心肌梗死并发症(室间隔穿孔、二尖瓣反流及乳头肌断裂)、心肌缺血引发的顽固心律失常、在高危外科手术或经皮腔内冠状动脉成形术(PTCA)前使用对患者心肌进行保护、感染性休克、体外循环脱机困难、冠状动脉搭桥/换瓣手术或 PTCA 中、后发生意外的患者。IABP 的临床应用指征:心脏指数 < 2 L/min,平均动脉压 < 60 mmHg(1 mmHg = 0. 133 kPa),体循环阻力 > 2 100 dyn/S · cm,左心房压 > 20 mmHg,中心静脉压 > 15 cmH$_2$O,尿量 < 20 ml/h,末梢循环差,四肢发凉者。禁忌证是:主动脉瓣关闭不全、动脉夹层动脉瘤、主动脉瘤、窦瘤破裂及主动脉大动脉有病理改变或大动脉有损伤者,全身有出血倾向、脑出血者,不可逆脑损害者,心室颤动及终末期心肌病者,内脏畸形纠正不满意者;周围血管疾患放置气囊导管有困难者,恶性肿瘤有远处转移者。对于经过积极治疗血流动力学仍不稳定患者,建议尽早应用 IABP 辅助。2004 年,AHA/ACC 将 IABP 推荐为 AMI 并发心源性休克患者的 I 类适应证。SHOCK 研究结果表明,AMI 并发心源性休克患者 IABP 使用辅助治疗可使住院病死率下降近 20%。目前关于 IABP 的使用时机尚无明确定论,国外有研究指出预防性早期应用 IABP 较补救性使用 IABP 更能改善高危 AMI 患者 PCI 预后。FM 并发心源性休克是病毒严重损伤心脏导致心脏泵衰竭引起的原发性心输出量减低,使维持生命的器

官得不到足够血液灌注而产生的临床综合征。Marks 等通过研究发现，IABP 可以降低室内最高压力，左心室做功上升，同时可降低后负荷。IABP 可增加心源性休克状态下冠状动脉血流和终末器官灌注，增加心排血蕈，降低心率、左心室舒张末压、平均左心房压及心脏后负荷，至少降低心肌耗氧量 20%～ 30%，从而起到稳定病情、抑制病情恶化的作用。对高危患者积极应用 IABP 辅助治疗，甚至是预防性应用，可明显降低病死率。

2.PCPS

PCPS 是一种近年来开展的有效的床旁辅助循环支持系统，是体外循环（心肺转流）的形式之一。该系统通过经皮穿刺方法建立管路，用氧合器对红细胞进行氧合，替代肺的功能；用离心泵产生循环动力，替代左心室的收缩功能，以帮助患者渡过危险期。PCPS 适应证：心脏术后低心排、肺动脉栓塞、急性呼吸窘迫综合征、急性重症心肌炎、呼吸心跳骤停、AMI 并心源性休克、高危冠状动脉球囊扩张等；禁忌证为：心、肺、肝、脑等不可逆病变的终末期，多脏器功能衰竭末期，恶性肿瘤末期，不能控制的持续出血等。Oshima 等报道了 4 例 FM 的患者，生存者与死亡者间应用 PCPS 平均支持持续的时间为（241 ± 79）h，应用 PCPS 5 d 后 3 例 FM 者成功移除，治疗的生存率达到 75%，有效地的维持了血流动力学的稳定。总结影响其预后的主要原因是患者临床症状出现后至 PCPS 置入的时间。我国亦报道了应用 PCPS 成功救治 1 例 FM 患者的病例，该支持系统建立过程在 20min 内完成，持续心肺支持 92h 58min，患者最后康复出院。

3.LVAD，Bi-VAD

心室辅助装置在过去 20 年里，已成为治疗终末期心力衰竭患者的重要选择，是在挽救等待供心时面临死亡威胁的终末期心脏病患者的过程中逐步发展和成熟起来的。在目前，应用辅助装置作为心脏移植的替代方法进而作为终末期心脏病的一种目的性治疗或心脏移植的过渡，其在临床的应用正在逐渐增多。血泵（Hemopump，HP）是由 Wampier 设计的一种新的 LVAD，HP 可以减少左心室收缩负荷，并且使左心室舒张末期压力降低，而动脉压却能很好维持，从而减轻左心室做功，降低了心肌氧耗量，使受损心肌得以恢复。实验结果还表明，该血泵能够增加缺血心肌的血液灌注量。根据 Nils 等应用血流动力学的指标作为 FM 患者进行机械辅助循环的入选的标准：儿茶酚胺及磷酸二酯酶抑制剂已经用至极量，但平均动脉压仍 < 50 mmHg，心脏指数 < 2.0 L/minl·m，体循环阻力 ≥ 1 000 dyn/S·cm，中心静脉压或左心房压 ≥ 20 mmHg，尿量 < 20 ml/h。患有主动脉瓣病变或动脉瘤的患者，具有明确的血恶液质，准备接受心脏移植的患者，修复的主动脉瓣及主动脉闭锁性疾病患者，禁忌应用。关于 FM 患者心室辅助装置的安装时机问题，Masood 等认为，当心脏对极量的药物无反应时，应及时进行心室辅助装置辅助循环，应用得越早，心功能完全恢复的可能性越大。Tetsuya 等认为，在进行 FM 患者心室辅助时很重要的一点是单纯使用 LVAD 还是 Bi-VAD，大多数学者倾向于单纯使用 LVAD，这样可以减少由于 Bi-VAD 置入所带来的潜在并发症。Jett 等姑 33 对 1 例 FM 患者进行了 Bi-VAD，因患者存在严重的右心房及右心室扩张，术前右心室心内膜活组织检查证实心肌存在淋巴细胞浸润和肌细胞溶解。Farrar 等总结了 213 例 Thoratec 泵置入的患者，提出存在严重肾功能、肝功能及呼吸功能障碍的患者倾向于使用 Bi-VAD。同时指出心室辅助装置置入的越早，往往单独使用 LVAD 就可达到预期的效果。

4.ECMO

ECMO 技术是一种持续体外生命支持疗法 手段，可较长时间全部或部分代替心肺功能，为心脏、肺脏病变治愈及功能的恢复争取时间，具有人工心和人工肺的功能。其总体发展始于 20 世纪 80 年代末。基本原理是一路管道将体内血液引流至储血罐，然后由机械泵将血泵入氧合器，经膜肺将血液氧合、排出 CO_2 并加温后再通过另一路管道回输体内。引流体外和泵人体内的管道之间有一备用的短路，其作用是一旦回路或机械故障时可迅速将机体与 ECMO 系统脱离，从而确保临床使用安全。ECMO无论对成人或婴幼儿心脏术后的严重急性心肺功能障碍均可提供持续有效的呼吸循环支持。ECMO临床应用的适应证有：心室辅助为心脏手术做准备或为心脏移植过渡；心脏手术重建右心室衰竭并发可逆性肺动脉高压；可恢复性心肌病变，如心肌炎、冠状动脉痉挛等；心脏手术后左心室功能顿抑；先天性心脏病手术重建后单或双室心功能衰竭；急性呼吸窘迫综合征等。绝对禁忌证：禁忌抗凝者；无救治希望的终末期疾病，潜在的中重度慢性肺部疾病；高龄多器官功能衰竭综合征；对治疗无反应的脓毒性休克；无法控制的代谢性酸中毒；中枢神经系统损伤；重度免疫抑制等。FM呈暴发性经过，病毒感染后较短时间内即可出现心脏方面的严重表现，不及时治疗可在数天至数周内死亡姐钌。文献报道表明，ECMO是一种重要的体外生命支持形式，对于体外循环心脏手术或心脏移植术后发生的用其他方法治疗无效的心功能衰竭，其疗效确切，操作方便，心功能恢复后亦可在床旁拔管，在拔管前可以暂时停止辅助以评估患者。Bi-VAD，可同时心肺支持，改善全身氧合，相比于心室辅助装置费用较低，且不用切开胸骨，可应用于婴幼儿，也可在行心肺复苏术的情况下使用，应用上比较机动，特别适用于对不能确定脑功能恢复而需延长心肺复苏术者。

二、非机械辅助支持治疗

在循环衰竭的FM患者，有很高的死亡率，急性期应根据患者的具体情况、医院的具体条件、医务人员对技术掌握的熟练程度，合理地选择机械辅助支持的方式，对改善患者症状、提高生存率、缩短病程或作为移植前的过渡是非常重要的，但基础治疗亦不能忽视。在急性毒血症期间，应当强调卧床休息，限制体力活动，因其可增加病毒的复制和缩短生存时间。FM患者应该接受标准的抗心力衰竭治疗包括利尿剂、β受体阻滞剂、血管紧张素转化酶抑制剂或血管紧张素Ⅱ受体抑制剂、正性肌力药物等，如并发心律失常则根据具体情况使用抗心律失常药物或置入起搏器、埋入式心脏复律除颤器，抗感染治疗、抗病毒治疗、营养心肌治疗、自由基清除剂、免疫调节治疗等这些措施对FM者亦是重要的。如果要阻断疾病的进程或可能向扩张型心肌病发展，基本的病原机制，如病毒感染或持续与自身免疫介导的心肌损伤应该重视。治疗这些首要机制的挑战在于要求对病原详细的诊断与明确导致心力衰竭的病理生理机制。因长期以来认为心肌炎的预后是与细胞免疫、体液免疫相关性的疾病，许多学者认为免疫调节治疗，尤其是免疫抑制治疗可能对其有益，支持的证据大部分来自于非严格对照的临床试验。也有学者认为尽管免疫抑制剂能有效下调心肌炎所致的自身免疫损伤，但是同时也可以促进病毒的播散和心肌细胞的溶解。实际上，临床试验和病毒性心肌炎的鼠科动物模型已证实激素和其他免疫抑制剂治疗并未带来益处，而且有可能加重病情和增加死亡率，欧洲心脏炎症性疾病的流行病学与治疗研究试验（European Study on the Epidemiology and Treatment of Cardiac Inflammatory Disease，ESETCID）也表明，免疫抑制治疗并未显示多大益处。由于在病毒性心肌炎各病理生理阶段可能重叠，因此，制定一个合理的治疗方案也是有挑战的，一个治疗方案对某个阶段有益但对另一个阶段可能就无益。

FM患者起病急、病情重，进展迅速，常有严重心律失常、心源性休克或（和）心力衰竭等发生，导致急性期死亡。因此在发病早期及时识别并给予恰当的支持治疗，经随访发现其长期预后是好的。新的治疗方法。如血浆置换、在已证明免疫激活的患者应用超免疫球蛋白与免疫抑制治疗、抗细胞因子、T细胞受体疫苗及诱导特异性自身抗原的免疫耐受也显示了可以减缓疾病的发展过程并且将可能是未来治疗的方向。由于FM表现缺乏特异性，明确的诊断和有效治疗方法的研究仍将是今后努力的方向。

第十九章
Chapter 19

心源性休克

心源性休克（Cardiogenic Shock, CS）是由于各种原因所致心功能异常从而导致动脉血压下降，组织灌流不足的一种状态。

心源性休克的临床概念是心脏输出功能降低及血管容量不足出现的组织低氧血症表现，床旁诊断包括少尿、皮肤花斑、四肢皮肤湿冷等。血流动力学标准是低血压、收缩压≤90mmHg至少30min、心脏指数（CI）降低（≤2.2L/（min · m²））及肺毛细血管楔压升高（>15mmHg）。

心源性休克最常见的原因是急性心肌梗死（AMI）。心源性休克是AMI的严重并发症之一，也是AMI患者的主要致死原因之一，其死亡率为50%～80%。目前尽快评价并及时采取有效措施将改善心源性休克患者早期及长期预后。

一、病　　因

（一）急性心肌梗死（AMI）

心源性休克最常见的病因是AMI（广泛性），而原梗死血管再阻塞、梗死范围扩大或因代谢异常非梗死区域心肌功能减退时休克可延迟发生。

在急性心肌梗死患者中，心源性休克多发生在老年、糖尿病及曾有动脉梗死的患者、周围血管病变及脑血管病变的患者。患者可能在急性心肌梗死一开始即出现心源性休克，但通常休克发生在症状出现后几个小时；心源性休克最常发生在前壁AMI患者中。

心源性休克还多见于心绞痛患者和合并有心力衰竭的患者。在住院患者中，合并心源性休克的患者，年龄较大，血中心肌酶含量更高，左室收缩功能降低更明显。

（二）其他原因

心源性休克其他原因包括急性心肌梗死机械并发症、心肌炎、终末期心肌病、感染性休克伴严重心脏损伤、瓣膜性心脏病、梗阻性肥厚型心肌病等（表19-1）。

表 19-1　心源性休克常见原因

急性心肌梗死	乳头肌功能不全
左室心肌大面积坏死	乳头肌断裂
右室泵衰竭	室间隔穿孔
急性心肌梗死机械并发症	游离壁穿孔
二尖瓣关闭不全	左室室壁瘤
其他	二尖瓣狭窄
终末心肌病	左房黏液瘤

续表 19-1

心肌炎	二尖瓣球状血栓
心肌挫伤	严重心律失常
左室流出道梗阻	急性心脏压塞
主动脉瓣狭窄	急性大块肺栓塞
肥厚型梗阻性心肌病	心肺移植的并发症
左室流入道梗阻	慢性心衰的终末期

其他原因中急性重症心肌炎可引起急性心衰和心源性休克,多见于儿童和青年,老年人则较少见。各种心肌病和心脏瓣膜病晚期可引起心力衰竭,严重时或合并快速心律失常时可导致心源性休克。各种严重心律失常本身也是导致心源性休克发生的常见诱因。

二、发病机制和病理生理

(一)发病机制

心源性休克的发病机制错综复杂,相互影响,现以急性心肌梗死合并心源性休克为例,阐明其发病机制。

在没有进行干预的急性心肌梗死合并心源性休克的发生、发展中,心肌缺血或梗死造成的心肌氧供求失衡是一系列变化的中心环节,而心肌泵血功能衰竭是其主要原因。

当发生大面积急性心肌梗死时,左室功能严重受损,每搏量及心输出量下降,动脉血压降低,冠状动脉灌注压亦降低,使心肌缺血加重(心肌缺血将产生 1 个向下盘状的瀑布反应)。当心肌缺血或坏死和泵功能衰竭进一步加重时,每搏量及心输出量下降更明显。心肌的灌注依赖于冠状动脉与左室的压力阶差及舒张期时间,由于低血压及心动过速而减少灌注并加重心肌缺血泵功能衰竭,根据 Frank-Starling 原理,左室舒张末压代偿性增加,进一步降低冠脉灌注压而加重心肌缺血。心输出量降低也减少体循环灌注,引起乳酸酸中毒而进一步损害左室做功。

当心肌功能受抑制时将激活一系列代偿机制,包括刺激交感神经而增加心率及心肌收缩并使肾脏体液潴留而增加前负荷,前负荷增加使左房压力升高并扩大,心房肽分泌增加,从而加强了肾脏的排水排钠功能,这些代偿机制最初的和局部的作用包括血管活性物质的堆积和引起小动脉和毛细血管扩张,机体自动调节机制时血流重新分配,皮肤、胃肠道、骨骼肌血流供应减少,以保证心脏、脑及肾脏的血供。但因这些代偿机制心肌氧耗增加而加重心肌缺血。心动过速及心肌缺血引起的体液潴留及左室舒张充盈受损将导致肺充血及低氧血症;血管收缩维持血压而增加的心脏后负荷,将进一步损害心脏做功及增加心肌氧耗。这种消耗增加并导致不适应的灌注,从而加重心肌缺血,可形成一种恶性循环。

(二)心脏结构和功能变化

急性心肌梗死患者在梗死部位有大片心肌凝固性坏死,心肌间质充血、水肿伴炎性细胞浸润,冠状动脉内常有血栓和粥样硬化斑块形成。

上述变化可造成心脏收缩及舒张功能异常。梗死区周围有一缺血边缘带,含有坏死细胞和不同程度受损但仍存活的细胞。这些受损但仍存活的心肌细胞对再缺血发作更敏感,所以梗死邻近区域心肌特别危险。而距梗死区域远的心肌细胞对心源性休克患者心脏收缩功能特别重要。心源性休克患者的心脏舒张功能也将受损,心肌缺血导致顺应性降低,舒张末期容量增加而升高左室充盈压,为维持每搏量则左室容量代偿性增加,进一步升高充盈压,左室压力升高导致肺水肿及低氧血症。此外心脏做功异常、瓣膜功能异常将增加肺充血,缺血引起的乳头肌功能异常将显著升高左房压,减少二尖瓣反流程度,伴随肺水肿及心源性休克发生将出现乳头肌完全断裂。

（三）心脏细胞的变化

组织低灌注及随之发生的细胞低氧血症引起无氧糖酵解而耗竭三磷酸腺苷及细胞内能量储备，无氧糖酵解导致乳酸堆积而引起细胞内酸中毒，而能量依赖离子转运泵耗竭引起转换膜电位降低而致细胞内钠钙堆积及心肌细胞"痛饮"，细胞缺血及细胞内钙堆积将激活细胞内保护酶。

三、临床分型

心源性休克的病因不同，其临床表现亦不尽相同。以急性心肌梗死合并心源性休克为例，除一般休克的表现外，还存在心肌梗死的相应症状和体征。

（一）急性心肌梗死合并心源性休克按起病方式分型

1.早发型休克

指急性心肌梗死后即刻或最初数小时内发生的休克，一般见于大面积急性心肌梗死后，心肌坏死、损伤、缺血和顿抑，使左室功能严重受损，心排血量骤然降低所致，死亡率极高。

2.迟发型休克

指急性心肌梗死数小时后乃至数天，在治疗期内发生的休克，多见于梗死相关动脉未再通，心肌梗死的面积进一步扩大或出现机械并发症等所致，如发生乳头肌功能不全或断裂及室间隔穿孔时血流动力学发生严重障碍，可导致晚发型休克的发生。

（二）急性心肌梗死合并心源性休克根据病因和病理生理分型

1.原发性休克

原发性休克大多发生在心肌梗死后数小时至 24h 内，主要由于大块心肌梗死，心室收缩成分减少所致。心肌梗死主要累及左心室，但右心室可同时发生梗死，并发右心室梗死的患者，病情较为严重，容易发生心源性休克。

2.继发性休克

多发生在心肌梗死后 24h 至 1～2 周内，发生休克主要原因是急性心肌梗死后出现机械性并发症，包括乳头肌梗死或断裂导致急性二尖瓣反流、室间隔穿破发生左向右分流、心室壁瘤形成、室壁矛盾运动；以及心室壁破裂等。另外，梗死面积扩大和急性心肌梗死介入治疗时及治疗后的并发症如急性冠状动脉再闭塞或急性冠状动脉夹层等造成的急性心肌再梗死也是导致继发性休克的原因之一。

（1）乳头肌功能不全或断裂：通常发生在起病后第一周内，前者较多见，后者较少见但病情严重，多见于下壁心肌梗死。

（2）室间隔破裂：发生在起病 1～2 周内尤其是 0.5～5d 内，多见于高龄、高血压和抗凝治疗的患者。

（3）左室游离壁穿破：多发生于心梗后 3～5d，导致急性心包填塞，心源性休克，死亡率极高。多见于高龄和前壁心肌梗死患者。

（4）室壁瘤：室壁瘤按病变性质可分为急性、慢性。心肌梗死急性期如室壁瘤形成较快，则为急性，可显著影响左心室射血功能。慢性主要引起慢性心力衰竭，室性心律失常，体循环栓塞等。

另外，根据心源性休克发展过程可将其分为休克早期、休克中期、休克晚期。根据心源性休克的严重程度又可大致分为轻度休克、中度休克、重度休克、极重度休克。

四、临床表现

心源性休克的病因、发展过程及严重程度不同，其临床表现亦有不同。心源性休克的早期临床征象是由于心脏泵功能衰竭，心脏排血量下降，动脉血压开始降低，使交感神经兴奋，儿茶酚胺释放增多并出现早期血灌注不足所致。表现有心率增快、面色苍白、烦躁不安、出汗、四肢皮肤温度正常或稍低、尿量稍减少等。此时神志尚清晰、动脉压变化尚不明显，收缩压正常或偏低，舒张压略升高，脉压小。但休克早期征象可因心肌梗死其他症状较明显而不引起注意。

休克早期若未能及时纠治，则休克症状进一步加重，主要表现为动脉压继续下降，收缩压 < 80mmHg，脉压小（< 20mmHg），脉细速（> 120 次/min），无力，心音低钝，有室性奔马律或有第四心音，组织与器官灌注不足。表现为神志欠清或意识模糊，表情淡漠、反应迟钝，面色及皮肤苍白，口唇及肢端青紫，可出现大理石样花纹改变，肢体湿冷，出冷汗；少尿或无尿，尿量 < 20ml/h。

在休克晚期或极重度休克时，可出现弥散性血管内凝血和多脏器功能衰竭的症状，前者可出现皮肤、黏膜和内脏广泛出血，后者可表现为急性肾、呼吸、脑及肝脏等重要器官功能衰竭的相应症状，可表现为少尿或无尿、尿毒症，呼吸困难或发绀，两肺有湿啰音，严重时可有急性肺水肿，昏迷，抽搐，黄疸、出血等。

心源性休克的病因不同，临床上可出现原发病及其并发症的表现。急性心肌梗死合并心源性休克时，可同时出现严重胸痛等典型或不典型的急性心肌梗死的症状和体征。伴有右心室梗死时可表现为右心衰竭体征，肺瘀血不明显，动脉压降低。可有三尖瓣反流体征（收缩期杂音，颈静脉 V 波明显），急性心肌梗死合并机械性并发症时，可同时出现机械性并发症的临床表现，如室间隔穿破或乳头肌断裂引起的响亮全收缩期杂音和假性心衰症状，左室游离壁穿破所致的心包填塞发展迅速，诊断不易，临床上可有电机械分离现象，即突然出现休克，血压与心音消失，而心电活动仍存在，依据上述表现可考虑有心室壁穿破可能。

五、实验室检查及临床监测

（一）血、尿常规

（1）血常规可表现为白细胞增多，中性粒细胞增多，嗜酸粒细胞减少或消失，血细胞压积和血红蛋白增高常提示血液浓缩。并发弥散性血管内凝血时，血小板计数是进行性降低，出、凝血时间延长。

（2）尿常规检查可出现蛋白尿，红、白细胞和管型。并发急性肾衰竭时，尿比重为低而固定在 1.010 ~ 1.012。尿渗透压降低，尿钠可增高。

（二）肝、肾功能和电解质

血尿素氮和肌酐增高，尿/血肌酐比值降低，血清钠可偏低，血清钾高低不一，少尿时血清钾可明显增高。休克早期可有代谢性酸中毒和呼吸性碱中毒的改变，休克中、晚期常为代谢性酸中毒并呼吸性酸中毒，血 pH 降低，氧分压和血氧饱和度降低，二氧化碳分压和二氧化碳含量增加。严重休克时，可出现血乳酸和游离脂肪酸明显增高，肝功能异常、黄疸等。

（三）血清学改变

急性心肌梗死合并心源性休克时，血清谷草转氨酶、乳酸脱氢酶及其同工酶、肌酸磷酸激酶及其同工酶均明显增高，尤其是同工酶敏感性和特异性均很高。另外，肌钙蛋白 T 或 I，是比血清心肌酶更特异更敏感的心肌损伤标记物,尤其是在急性冠脉综合征的患者。心肌损伤后4～6h内血中即出现cTnT,急性心肌梗死患者cTnT峰值通常在胸痛发作后18～24h达高峰,持续到14甚至21d消失,具有诊断时间"窗口"长的优点。cTnI心肌损伤后4～6h释放入血,心肌缺血症状发作后12～18h出现高峰,持续7～10d。CTnT和cTnI是判断急性心肌缺血和梗死患者优势互补的一个重要的、独立的危险标志物。另外肌红蛋白mvoglobin(Mb)、肌球蛋白轻链(MLC)和重链蛋白(MHC)也是急性心肌梗死早期诊断、判断梗死相关动脉是否再通及有无再梗死的重要指标。

(四)有关弥散性血管内凝血(DIC)的检查

在休克晚期并发DIC时,血小板计数继续下降,凝血酶原时间延长,纤维蛋白原降低,出现继发性纤溶亢进时,可检测到纤维蛋白降解产物(FDP),血浆鱼精蛋白副凝集试验(3P试验)阳性。

(五)心电图检查

心电图是确定休克尤其是心源性休克病因的重要检查手段,可判断是否存在急性冠脉综合征尤其是急性心肌梗死。典型心电图改变可表现为ST段下移、病理性Q波、ST段抬高、T倒置等。心电图可明确心肌缺血或梗死的部位、范围、病情演变及预后,并可发现特殊部位的梗死,如下壁和(或)后壁梗死时易合并右室梗死,其心电图可见V_4R导联ST段抬高。心电图检查还可发现室上性心律失常、室性心律失常和不同程度的房室传导阻滞,如窦性静止、房性早搏、心房颤动、室性心动过速、室颤等。

(六)超声心动图检查

超声心动图可直接观察患者心腔大小、室壁动度和厚度、心脏瓣膜的结构和功能,并可测定心脏收缩和舒张功能。对明确病因、估计病情、判断预后有非常重要的价值。

在急性心肌缺血和梗死、受累的心室壁可出现室壁节段性运动不良、运动消失或矛盾运动,梗死的室壁变薄或膨出,可形成室壁瘤,非梗死心肌常有代偿性运动增强。心腔可扩大,射血分数降低。当出现乳头肌功能不全、断裂或室壁穿孔等急性心肌梗死机械并发症时,超声心动图及多普勒超声可观察到二尖瓣关闭不全及反流量的大小、室间隔回声中断及左室向右室的分流量、心室游离壁破裂造成的心包填塞等。另外还可判断有无原发性心肌病、瓣膜性心脏病等其他心肌病变。

(七)放射性核素心肌显像

心肌显像是利用某些放射性核素或其标记物直接显示心肌形态的技术。因使用的显影剂不同而有两类心肌显像方法:一类是能在正常心肌浓聚,反映有功能的心肌组织的放射性核素如铯、铊等。如局部心肌血流受损,心肌细胞坏死或瘢痕组织形成,则无吸收此类放射性核素的功能,病灶处表现为放射性"冷区",故称为"冷区"显像。另一类相反,能被新鲜梗死的心肌组织所摄取,而正常心肌不显影,如^{99}锝——焦磷酸盐等,在病灶部位显示放射性"热区",故称"热区"显像。核素心肌显像能直接显示梗死区的部位、大小和形态,是对心电图和酶学等检查的重要补充。此外,通过核素心血管造影,尚能对心功能状态做出评价。

(八)X线检查

X线检查包括X线胸片、CT、选择性冠状动脉造影及心室造影等,对心肌梗死的病情估计和治疗有重要价值。此外,还可发现有无肺瘀血、肺水肿征象,以评价心功能状态,对鉴别诊断如肺梗死、心肌炎、心肌病、主动脉夹层动脉瘤和肺炎等,也有一定帮助。

(九)动脉内血压监测

袖带血压不可靠,尤其在严重休克、周围血管收缩或已用缩血管药物者。通常桡动脉插管送至主动脉内监测血压,主动脉压正常较肱动脉或股动脉高10～20mmHg。根据脉压可估计心搏量,根据平均动脉压可估计冠脉灌注情况。

（十）血流动力学监测

心源性休克患者需插入 Swan-Ganz 漂浮导管,监测血流动力学,监测指标如下:

1.肺毛细血管楔嵌压(PCWP)

当肺血管阻力正常时,它相当于左室舒张末压(LV-EDP),是评价左室功能的可靠而敏感的指标,正常为 6～12mmHg。在 18～20mmHg 时轻度肺瘀血,21～25mmHg 时中度肺瘀血,26～30mmHg 时重度肺瘀血,>30mmHg 时将发生急性肺水肿。监测 PCWP 有利于调整适当的左室前负荷,通常在 15～18mmHg 时可获得最大心排出量。

2.心排出量(CO)和心脏指数(CI)

是估价预后的重要指标。正常 CI 为 $2.6～4.0L/(min \cdot m^2)$,>$2.3L/(min \cdot m^2)$ 预后较好,当 <$1.8L/(min \cdot m^2)$ 时预后较差。

3.中心静脉压(CVP)

正常 6～12cmH_2O。<6cmH_2O,提示循环血容量不足;>15～20cmH_2O 通常提示右心衰竭或右室梗死,在休克时也可见于加压药物的过度血管收缩。

4.右房压(RAP)

正常平均值为 0～6mmHg,若 >10mmHg,右房压大于左房压(或肺毛细血管楔嵌压)或右房压/肺毛细血管楔嵌压 >0.8 时,则高度提示为右室梗死。

5.右心导管检查

氧饱和度"逐级升高"(step-up)见于室间隔穿孔,巨大"V"波可见于严重二尖瓣反流。

六、临床诊断与评价

心源性休克是急症,临床医师必须在重要器官不可逆损伤之前开始治疗,同时必须对休克的原因及治疗目标提出临床评价,因此,应对心源性休克患者做出及时、准确的诊断。

心源性休克的诊断主要根据临床表现和实验室及有关检查,其诊断标准包括以下两点:

1.动脉压降低

一般收缩压 <80 mmHg,或较心肌梗死前降低 30mmHg 以上,并持续至少 30min。血流动力学监测指标心脏指数 <$2.2 L/(min \cdot m^2)$,肺毛细血管楔嵌压 >18mmHg。

2.组织器官血灌注不足

现象脑:烦躁不安或神志淡漠。肾:尿量 <20 ml/h。皮肤:湿冷。

急性冠脉综合征并心源性休克有时应与急性心包炎,尤其是急性非特异性心包炎、急性肺栓塞、主动脉夹层动脉瘤,以及某些急腹症如急性胰腺炎、消化道穿孔、急性胆囊炎和胆石症等疾病作鉴别。

另外还应排除以下情况:

(1)迷走神经兴奋所致的低血压和窦性心动过缓,主要见于下壁心肌梗死,给予阿托品,血压可很快回升。

(2)低血容量,呕吐出汗、饮食摄入过少均可引起的血压下降,也可能与血液重新分布有关,此种变化老年人更容易发生,此时作血流动力学检查,左室充盈压及心脏指数均降低。

七、治　疗

（一）一般措施

(1)给氧及保持气道畅通常规监测血压、心律、心电图、必要时监测中心静脉压、动脉内血压。

（2）补液（除外肺水肿）右室梗死患者的支持治疗应是补液维持右室的前负荷。然而部分患者的补液治疗将增加肺毛细血管嵌楔压而并不增加心输出量，而且右室过度扩张将损伤左室充盈及降低心输出量。出现肺水肿时，应适当利尿。

（3）矫正电解质紊乱（低钾低镁是室性心律失常的促发因素）、纠正酸碱平衡（酸中毒降低心脏收缩功能）。

（4）止痛盐酸吗啡能缓解疼痛及焦虑且减少交感神经的过度兴奋并降低氧耗及前负荷、后负荷。

（5）心律失常及心脏阻滞常影响心输出量、应及时使用抗心律失常药、心电复律或起搏器。

（6）此外 MI 后的药物治疗如硝酸盐制剂、β受体阻滞剂及血管紧张素转换酶抑制剂可能加重心源性休克患者的低血压，所以在患者血流动力学稳定之前这些药物要慎用或尽量避免使用。

（二）血管活性药物治疗

血管活性药物包括血管扩张剂和收缩剂两大类。应用哪一类血管活性药物应按血流动力学变化、小血管舒缩状况及器官灌注等进行有针对性的治疗。

（1）为了正确合理使用血管活性药物，应当注意以下几点：

1）必须首先纠正患者的低血容量状态。否则升压药及扩血管药难以发挥治疗作用。判断低血容量的可靠依据是测定左室充盈压（LVFP），如 LVFP ＜ 8mmHg（一般是通过 Swan-Ganz 导管测出肺动脉楔压作为代表）则可定为低血容量，也可测定中心静脉压（CVP）来加以判断，如 ＜ 6cmH$_2$O 也提示血容量不足，应首先给予扩容治疗，然后再给予升压药及扩血管药，当 LVFP ＞ 20mmHg，CVP ＞ 15cmH$_2$O 时应停止输液。

2）必须及时纠正酸中毒，因为一切血管活性药物在酸性环境下（pH ＜ 7.3）均不能发挥应有的作用。

3）原无高血压的患者收缩压以维持在 90 ～ 100 mmHg、原有高血压者收缩压以维持在 100 ～ 120 mmHg 为宜，脉压维持在 20 ～ 30 mmHg 为宜，切忌盲目加大剂量，导致血压过度升高。

4）儿茶酚胺类药物其药理作用与剂量及用法有关，并且存在个体差异。应当注意根据具体病情及个体对药物的不同反应，及时调整药物的用量和用法。

5）应用血管扩张剂后，由于淤积于毛细血管床的酸性代谢产物可大量地进入体循环加重机体酸中毒，因此必须及时补碱。

6）应用血管扩张剂的初期可能会出现一过性血压下降，若此时休克症状并无加重，可稍待观察，微循环改善后血压多能逐渐回升，若血压持续偏低，患者烦躁不安，应适当加用血管收缩剂如多巴胺、间羟胺或少量去甲肾上腺素等提升血压。

（2）常用的血管收缩性药物如下。

1）多巴胺：为首选药物：本药小剂量 2 ～ 5μg/（kg·min）主要兴奋多巴胺受体，扩张肾及内脏血管；中等剂量 6 ～ 15μg/（kg·min）兴奋心脏β$_1$受体，增加心肌收缩力和增加心排出量；大剂量 ＞ 20μg/（kg·min）主要兴奋α受体而使外周血管收缩。通常用 5 ～ 15μg/（kg·min）静滴。应用多巴胺时心动过速及周围血管阻力增加可能加重心肌缺血。对某些情况联合应用多巴酚丁胺比单用时更有效。

2）多巴酚丁胺：为选择性心脏β$_1$受体兴奋剂，正性肌力作用是多巴胺的 4 倍。常用量 5 ～ 15μg/（kg·min），多巴胺无效时可以选用或二者并用。多巴酚丁胺可能加重某些患者的低血压并诱发室性心律失常。多巴酚丁胺具有正性肌力及血管收缩作用，最好用于收缩压 ＜ 80 mmHg 以下时。

3）间羟胺或去甲肾上腺素：目前此两种药很少应用。在心源性休克时仅用于严重低血压而多巴胺及多巴酚丁胺无效或效果较差者。因此类药使外周阻力显著增高,心排出量反而减少。可与多巴胺或多巴酚丁胺合用,一旦血压回升应尽早减量或撤除。

(3)常用的血管扩张剂如下:

1)硝普钠:同时扩张小动脉和小静脉,降低心脏前、后负荷,使左室充盈压下降和心排出量增加,尤适合于心源性休克伴肺水肿者。常用 25 ~ 50 mg 加 10%葡萄糖液 500 ml,按 20 ~ 100μg/min 速度静滴。应从小剂量开始,逐渐增加滴速。用药过程中舒张压较低时应与多巴胺(或多巴酚丁胺)或 IABP 合用。

2)酚妥拉明:为α受体阻滞剂,仅用于外周阻力显著增高者。可使全身小动脉扩张,降低心脏后负荷,使心排出量增加。

3)硝酸甘油:主要扩张容量血管,早期能改善心肌缺血,适用于伴有持续心绞痛或伴有肺水肿者。也须先从小剂量开始,逐渐增加滴速。

(三)正性肌力药物的应用

急性冠脉综合征所致的泵衰竭以应用吗啡或盐酸哌替啶和利尿剂为主,亦可选用血管扩张剂以减轻心脏前后负荷。若经上述治疗后,泵衰竭仍难以控制,可考虑应用非洋地黄类正性肌力药物,如多巴酚丁胺,对羟苯心安,氨力农,米力农等。

常用的非洋地黄类药物如下:

1.多巴胺和多巴酚丁胺

多巴胺中等剂量兴奋心脏β$_1$受体,增加心肌收缩力和增加心排出量;多巴酚丁胺的主要作用是正性肌力作用,正性肌力作用大小与患者心脏β$_1$受体水平有关,长期使用大剂量外源性儿茶酚胺药物,会促使心脏β$_1$受体水平下调,应引起重视。

2.磷酸二酯酶抑制剂

常用的磷酸二酯酶抑制剂氨力农具有正性肌力及血管扩张作用,半衰期较长,可引起低血压及血小板减少,因此仅用于其他药物无效的情况下。米力农的正性肌力作用比氨力农大 30 倍,且有直接的血管扩张作用,可扩张冠状动脉增加心肌灌注,并可改善左室舒张功能,不良反应相对较少,可短期应用。

(四)溶栓治疗

溶栓治疗是通过溶栓药物溶解冠脉内血栓使其再通的一种方法。早期成功的溶栓治疗能明显降低 AMI 患者的死亡率,但对心源性休克患者的疗效仍不确切。

常用的溶栓药物有链激酶(STK)、尿激酶(UK)和组织型纤溶酶原激活剂(tPA)。三种药物在清除率、药物半衰期、纤维蛋门选择性、纤溶酶原结合力、及潜在的变态反应方面均有不同,临床疗效也不尽相同。主要的不良反应都是出血和再灌注心律失常。

(五)主动脉内气囊反搏(IABP)

IABP 是最常用、最有效的机械辅助循环之一,目前广泛用于严重心功能减退的治疗尤其是心源性休克的抢救。

1.原理及方法

IABP 主要由气囊导管和反搏机器两部分组成,其原理及具体方法是通过一根柱形气囊导管,经股动脉插入降主动脉胸段左锁骨下动脉水平,气囊导管近端接在压力气囊上,由心电图 R 波和 T 波自动程序控制气囊的充气和放气,使气囊与心动周期同步进行反搏。在心脏舒张期主动脉瓣关闭时气囊充气 30 ~ 40 ml 自动膨胀,通过突然增加主动脉内容量使主动脉压力上升,且气囊充气时挤压主动脉血流,使之流向冠状动脉,从而提高冠脉灌注压以增加冠脉供血;另外,主动脉压力上升可刺激主动脉压力感受器,反射性引起外周阻力降低。心脏收缩前气囊迅速放气,气囊自动塌陷,使主动脉内容量突然减少而压力下降,后负荷降低,促进左室排空,减少左室做功。所以 IABP 能降低体循环后负荷及增加舒张期灌注压,增加心输出量及改善冠脉血流,与正性肌力药及血管活性药相比,这些有益作用不增加心肌氧耗。IABP 对稳定心源性休克患者的病情十分有益。

2.适应证和并发症

IABP 的适应证主要是急性冠脉综合征并发心源性休克包括原发性和继发于机械并发症的休克,如急性室间隔穿孔、乳头肌功能不全或腱索乳头肌断裂、急性室壁瘤、心脏破裂等,伴有明显血流动力学障碍,或需紧急手术时,可作 IABP 治疗,并在 IABP 支持下进行手术。如心脏直视于术后睢;现低排综合征时,亦应及早使用 IABP。另外,急性冠脉综合征需作紧急冠状动脉造影、溶栓治疗、经皮冠状动脉介入治疗、冠状动脉搭桥术等,而血流动力学不稳定者,可在 IABP 支持下进行手术。但在严重主动脉瓣关闭不全、主动脉夹层等有主动脉损伤者或周围血管病变妨碍插管者,禁止应用 IABP。IABP 的并发症发生率为 5%~20%,主要有插入气囊侧的下肢缺血性损伤和主动脉的损伤或撕裂,后者发生率为 5%~10%。应用更小的血管鞘可减少这些并发症的发生。

(六)心室辅助循环治疗(VAD)

目前,常用的循环支持装置包括 IABP 和心室辅助泵。心室辅助循环可分为左心室辅助循环(LVAD)、右心室辅助循环(RVAD)及双心室辅助循环(BVAD)。应用较多的是左心室辅助循环。

1.原　　理

左室辅助循环装置主要由维持血液血泵的组成,目前主要有三类,即隔膜型泵、滚压泵及离心泵,以隔膜型泵最为常用。其原理是以周期性充、放二氧化碳气体驱动囊内血液。将左心室或左心房的血液引流至动脉系统,可减轻左心负荷,提高舒张压,增加冠脉血流。

2.适应证和并发症

左室辅助循环主要适用于左室泵衰竭合并心源性休克。经常规治疗和 IABP 治疗后、动脉血压仍 < 70 mmHg、左房压或肺嵌顿压 > 20 mmHg、心脏指数 < 1.51/(min·m²)时,应考虑此种治疗。左室辅助循环主要并发症为栓塞、出血及右心衰竭。另外,当出现右心衰或全心衰时,可给予右心室辅助循环(RVAD)及双心室辅助循环(BVAD)。

(七)直接经皮腔内冠状动脉成形术(PTCA)

经皮冠状动脉成形术,是冠心病治疗史上的一个重大突破,也是救治心源性休克非常重要的措施。大部分研究结果都显示,急性心梗合并心源性休克的患者,行 PCI 治疗,死亡率明显降低。

1.原理及方法

PTCA 的原理主要是在球囊压力作用下,使硬化斑块纵行裂开,这种作用占 80%~90%,其次是斑块被压缩和粥样物质被挤压流失。具体方法是通过带有气囊的导管插入冠状动脉狭窄部位,通过气囊充气扩张狭窄的冠状动脉,以恢复受累血管的再灌注。

2.临床应用

接受 PCI 治疗的患者,冠脉再通、成功心肌再灌注即恢复梗死相关血管的血流(TIMI3 级)是急性心梗后改善左室功能提高生存率的重要因素,对急性心梗心源性休克患者行 PTCA 术,阻塞血管再通成功者住院期存活率可达 69.3%,然而对再通失败者,生存率仍 < 30%。

对急性心梗心源性休克患者,如果医院导管设备齐全,操作熟练,应立即直接 PTCA 治疗(1h 内),必要时可放置血管内支架(PCI),最好能常规预防性应用 IABP,这样可避免再闭塞的危险。若无导管设备或经验不足,应先溶栓,然后根据具体情况决定是否做 PTCA 治疗。

（八）外科冠状动脉旁路移植术（CABG）

冠状动脉旁路移植术就是用患者自身的乳内动脉或大隐静脉等，跨过严重狭窄的冠状动脉病变部位，将其吻合到管腔尚好的远端冠状动脉，恢复远端冠状动脉血流及心肌灌注。一般来说，多支冠状动脉严重狭窄，左侧冠状动脉主干病变，以及 PTCA 失败者是 CABG 的主要适应证。

PTCA 和 CABG 是目前最为有效的再灌注治疗方法，近年来已广泛应用于临床。而且确实有益于中止或逆转休克状态下心肌缺血及坏死的进展，因此被广泛提倡应用，特别是早期 PTCA 因为能获得较快速的再灌注，可作为第一线的治疗措施。

（九）急诊心肺旁路（CPB）

CPB 是近期治疗心源性休克中备受关注的一种方法。它能迅速改善患者的急诊状况，使患者获得等于或超过正常的心输出量。与 IABP 相似，这项技术也适用于作为手术血管再通的桥梁。

（十）其他外科手术治疗

急性心梗出现机械性并发症即合并继发性休克时应在药物和辅助循环支持下尽早进行相应的手术治疗，不宜拖延，以免丧失手术时机。但若病情相对稳定，则可择期在 6 ~ 8 周后手术，后者成功率较高。

1.急性二尖瓣反流瓣膜修补术或置换术

下壁心肌缺血及梗死或后乳头肌梗死常致缺血性二尖瓣反流。乳头肌断裂常发生在 AMI 后 2 ~ 7d，可出现肺水肿、低血压及心源性休克。应急症做心电图、超声心动图、心导管血流动力学监测。治疗包括硝酸甘油降低后负荷及 IABP 支持，需要正性肌力药及血管活性药物治疗维持心输出量及血压。然而应尽可能接受二尖瓣瓣膜修补术或置换术治疗。

2.室间隔穿孔修补术

室间隔穿孔的患者，左向右心内分流量较大者，血流动力学迅速恶化，可发生严重心衰或心源性休克，超声心动图容易诊断。需立即手术治疗方可挽救生命。在手术治疗之前应给予药物及 IABP 支持，应尽快行室间隔穿孔修补术。

3.游离壁破裂修补术

心室游离壁破裂常发生在急性心梗后第一周，多为老年、女性及高血压患者。早期使用溶栓治疗降低心脏破裂的发病率，而较晚使用可能增加心脏破裂的危险。游离壁破裂非常凶险，应尽快明确诊断，并尽早给予心包穿刺引流缓解急性心包填塞并尽快开胸修补游离壁破裂处。

4.室壁瘤切除术

心肌梗死急性期如室壁瘤形成较快，则为急性，可显著影响左心室射血功能并且急性室壁瘤容易破裂，心室游离壁破裂有时可形成假性室壁瘤，亦容易破裂，因此，室壁瘤伴有顽固性心衰和心源性休克时或有破裂危险时，应给予室壁瘤切除术。

5.心脏移植术

个别病例如条件许可，可以考虑作心脏移植。

（十一）其他治疗及进展

快速心律失常所致的心源性休克，必须迅速纠正心律失常，药物治疗无效时，应及早作心脏直流电复律。

体外膜氧合疗法（ECMO），最早是用来治疗急性呼吸衰竭的一种辅助法，又称为长期床边体外循环，可用来辅助治疗心源性休克，目的是提供暂时的心肺支持，以利于采取进一步的措施。

L-NMMA 是非选择性 NO 合成抑制剂，是最有效的血管收缩剂。在治疗心源性休克的临床试验中,有良好的临床和血流动力学效果。

总之,在治疗措施中,目前对急性心梗并发心源性休克的患者除常规治疗外主张应用 IABP 和早期血管成形术。无条件急症进行导管检查和治疗的患者,对其中适宜者应考虑进行溶栓治疗,有条件者随即进行介入治疗。急诊经皮心肺旁路和经瓣膜左室辅助泵等新技术有助于稳定心源性休克患者的初始状态,可作为再灌注治疗的桥梁,具有良好的发展前景。条件许可者,必要时可做心脏移植。

八、预　防

一旦发生心源性休克,即使采用了冠脉血运重建术,其预后仍是不良的。50%以上心梗的死亡率与休克发生有关,所以,急性心梗后最大的努力和降低死亡率的最好措施应该是预防心源性休克的发生。

(一)确定临床前状态及高危因素

根据入院时的病史、体检及辅助检查,对患者进行评价,及早发现可能发生休克的高危患者及心源性休克的临床前状态。

(1)老年人及女性;

(2)糖尿病;

(3)曾有动脉栓塞史者如陈旧性心梗、脑血管疾病或周围血管疾病;

(4)心绞痛;

(5)心率增快和外周血管收缩,是休克前期的早期临床表现;

(6)心功能 Killip 分级Ⅲ级以上;

(7)心电图为大面积心梗尤其是前壁或合并右室梗死者;

(8)心肌酶谱或肌钙蛋白明显增高者;

(9)超声心动图显示左室射血分数明显降低或有机械性并发症出现者;

(10)冠状动脉造影显示为多支病变者。如果入院时同时存在多种高危因素,则该患者发生休克的可能性更大。

(二)积极治疗高危患者

(1)减轻心肌缺血;

(2)积极预防或控制心律失常;

(3)给以正性肌力药物,维持较好的血流动力学状态;

(4)给予葡萄糖、钾、胰岛素等营养心肌药物,改善心功能;

(5)累及右室的心梗,预后较差,应在无创监测下,调整好右室及左室的前负荷。

(6)早期应慎用影响血压的药物如血管紧张素转换酶抑制剂、硝酸盐制剂、β受体阻滞剂及钙拮抗剂。治疗心源性休克的临床前状态,主要目标是纠治低血压,低血压导致的进一步冠状动脉低灌注的恶性循环,结果导致更低的血压,上述药物影响血压,可促进心源性休克的发生,因此应慎用。

(三)再灌注治疗

一旦发现高危患者,应积极进行再灌注治疗,然后确定是否适于进行介入治疗,这可能是制定预防措施最困难的一步,因为易发生休克的高危患者,在侵袭性介入治疗中也具有高度的危险性。然而,据此对高危患者不进行有益的治疗也是不恰当的。

多数学者认为,急性心梗的高危患者最好进行早期血管成形术。在高危患者进行早期 PTCA 治疗的效果优于溶栓治疗。因此在设备和人员条件具备的情况下,高危患者应首选 PTCA。

九、预　　后

心源性休克起病急，发展快、病情凶险。尽管目前应用内科综合处理和先进的介入及手术治疗，死亡率有所下降，但是总的预后仍然很差，死亡率仍然很高（50%～80%）。预后不良的主要因素有：①心肌广泛损伤；②进行性心肌坏死；③冠脉血流受累严重；④同时存在其他并发症如心力衰竭和心律失常；⑤对现有治疗的反应欠佳。及时发现心源性休克的高危因素和临床前状态，并积极预防和治疗，可减少心源性休克的发生。一旦发生心源性休克，采取内科综合治疗及合适的再灌注治疗，可降低死亡率，改善预后。

第二十章

感染性心内膜炎

感染性心内膜炎（Infective Endocarditis, IE）是指病原微生物（如细菌、真菌、立克次体、衣原体等）直接侵犯心内膜、心瓣膜或大动脉内膜所引起伴赘生物形成的感染性炎症。根据发病情况、病程、致病微生物和临床表现分为急性和亚急性心内膜炎，其中以后者多见。若不给予治疗，急性患者多在 6～8 周内死亡，而亚急性者病程常超过 3 个月。但自抗生素广泛应用以来，尤其是近年来新型抗生素不断问世，使急性感染性心内膜炎预后大为改观，病程延长。同时，由于病原微生物的多样性和患者的个体差异性，急性和亚急性感染性心内膜炎的临床特点彼此交叉，因此，目前要严格区分急性与亚急性感染性心内膜炎颇为困难。

第一节　急性感染性心内膜炎
Section 1

急性感染性心内膜炎（AIE）多为全身严重感染的一部分，致病微生物毒性强，如金黄色葡萄球菌（最常见，占 50% 以上）、溶血性链球菌、脑膜炎球菌和大肠杆菌等。临床上较亚急性感染性心内膜炎少见，且患者多无心脏病史。由于本病全身感染症状严重，可掩盖急性感染性心内膜炎的临床表现。

一、诊　　断

（一）临床表现
本病常有以下特点：

（1）常有急性化脓性感染、近期手术、外伤、产褥热或器械检查史。

（2）起病急骤，主要表现为败血症的征象，如寒颤、高热、多汗、衰弱、皮肤黏膜出血、休克、血管栓塞和迁移性脓肿，且多能发现原有感染病灶。

（3）心脏方面：短期内可出现杂音，且性质多变，粗糙。由于瓣膜损坏一般较严重，可产生急性瓣膜关闭不全的征象，临床上以二尖瓣和/或主动脉瓣最易受累，少数病例可累及肺动脉瓣和/或三尖瓣，并产生相应瓣膜关闭不全征象。此外，也常引起急性心功能不全，若病变主要侵犯二尖瓣或主动脉瓣，则表现为急性左心功能不全，出现肺水肿；若病变累及三尖瓣和肺动脉瓣，则可表现为右心衰竭的征象；若左、右心瓣膜均受累，可产生全心衰竭的征象。

（4）若赘生物脱落，带菌的栓子可引起多发性栓塞和转移性脓肿，并引起相应临床表现。

（二）实验室及器械检查
（1）血白细胞明显增多，中性粒细胞核左移，可有中毒颗粒。此外，可出现进行性贫血。

（2）血培养易获阳性致病菌，且多为化脓性细菌。

（3）超声心动图可见心内膜上赘生物形成瓣膜损害，以及由此产生的血流动力学紊乱的征象。

（三）诊断参考

根据以上临床表现，结合超声心动图和血培养结果多能做出诊断。

二、鉴别诊断

本病主要须与活动期风湿性心脏病以及金黄色葡萄球菌革兰阴性杆菌所引起的败血症相鉴别。当以并发症栓塞为突出表现时，应与脑血管意外、急性肾小球肾炎、脉管炎、冠心病或心绞痛等疾病进行鉴别。

三、治　疗

1.抗生素治疗

及早采用足量有效抗生素是治疗能否获得成功的关键。治疗原则是早期、大剂量、长疗程经静脉给予杀菌药。所谓早期治疗是指在病原学检查后（如连续血培养 2～3 次）立即给予抗生素治疗，大剂量是指血药浓度必须达到血清有效杀菌浓度 6～8 倍以上，长疗程是指用药至少 4～6 周以上。

在未获血培养结果之前，应根据临床征象检查、推测最可能的病原菌使用抗生素。考虑到AIE 的感染谱，一般运用针对金葡菌、链球菌或革兰阴性杆菌均有效的广谱抗生素，常用萘夫西林（新青Ⅲ）或苯唑西林（新青Ⅱ）2g，每 4h 静注或静滴一次，加氨苄西林 2g，每 4h 静滴或静注一次，庆大霉素 1mg/kg，每 8h 静滴一次。如培养出病原菌，应根据抗菌谱选用抗生素，使峰血清药物杀菌浓度保持在 1∶8 或以上，疗程 4～6 周。如果感染菌为耐甲氧西林金葡萄（MRSA）或患者对青霉素过敏，则需选用万古霉素 0.5g，每 6h 静滴一次；或 1.0g，每 12h 静滴一次。

对于革兰阴性杆菌、肠球菌性心内膜炎，可采用一种氨基糖苷类与一种β内酰胺药物联用，前者包括庆大霉素 16 万～24 万 U/d，妥布霉素 240mg/d，卡那霉素 1～1.5g/d，丁胺卡那霉素 400mg/d，乙基西梭霉素 200～400mg/d，核糖霉素 1～2g/d 等；后者包括氨苄青霉素 4～8g/d，羧苄青霉素 10～20g/d，磺苄青霉素 8～12g/d，呋苄青霉素 8～12g/d 等，静滴或静注。

2.加强支持，对症治疗

可少量多次输鲜血、冻干血浆或人体白蛋白、多种氨基酸等，以改善全身状况，增强机体抵抗力。适当应用营养心肌药物，注意水、电解质平衡，有急性心功能不全者按心力衰竭处理。

3.手术治疗

感染性心内膜炎并发急性主动脉瓣或二头瓣关闭不全，导致严重血流动力学障碍而内科治疗无效者，应在积极抗感染同时，掌握手术时机，争取施行瓣膜置换术。

第二节　亚急性感染性心内膜炎

Section 2

一、概　述

亚急性感染性心内膜炎（心血管内科）常发生于风湿性心脏瓣膜病，室间隔缺损，动脉导管未闭等心脏病的基础上,原无心脏病者也可发生。病原体主要为细菌,其次为真菌,立克次体,衣原体及病毒。主要表现为低中度发热、进行性贫血、乏力、盗汗、肝脾肿大、杵状指(趾),可出现血管栓塞现象,青壮年患者较多。草绿色链球菌是该病的最主要致病菌,但近年来已明显减少,各种葡萄球菌、溶血性链球菌、肠球菌及革蓝氏阴性菌已成为主要致病菌。

二、病　　因

亚急性感染性心内膜炎多发生于风湿性心瓣膜病,如二尖瓣与主动脉瓣关闭不全,及某些先天性心脏病,如室间隔缺损,动脉导管未闭与二叶主动脉瓣等器质性心脏病。个别亦有发生于原无心脏病的基础上,本病病原多为条件性致病菌,如草绿色链球菌、白色葡萄球菌、产碱杆菌和肠球菌等。少数为霉菌感染,其中以念珠菌为多。感染途径:草绿色链球菌感染常与口腔手术有关,肠球菌常发生于泌尿道手术或流产分娩后,葡萄球菌,革兰氏阴性杆菌、霉菌感染常发生于心内手术后。

三、发病机理

口腔局部手术、流产、分娩或泌尿道手术,心脏手术或呼吸道感染,细菌均可进入血流,由于机体防御机制,多不产生危害。但当细菌附着在已有病损的心瓣膜或心内膜时,则局部有血小板,纤维蛋白的沉积,包绕细菌,形成赘生物,吞噬细胞对细菌难以发挥吞噬作用,当赘生物破裂、脱落、细菌多次释放入血流,形成反复慢性菌血症过程。

感染性心内膜炎有一定的好发部位,多发生于血流冲击或局部产生涡流的部位,如二尖瓣关闭不全的心房面,主动脉瓣关闭不全的心室面,室间隔缺损的右心室面动脉导管未闭的肺动脉内膜面等。

亚急性感染性心内膜炎系慢性病程,赘生物上的细菌难以消灭,能长期生存,由于细菌毒力低,较少发生迁移性感染。

四、病　　理

基本病理变化有病损的心瓣膜或心内膜上有赘生物形成,赘生物由纤维蛋白,血小板及白细胞聚集而成,细菌隐藏于其中,该处缺乏毛细血管,较少吞噬细胞浸润,因而药物难以达到深部,且细菌难以被吞噬,此为细菌得以长期存在的原因。

赘生物所附着的瓣膜有炎性反应及灶性坏死,其周边有淋巴细胞,纤维细胞及巨细胞浸润。坏死细胞周围有新生毛细血管,结缔组织及肉芽组织,当炎症消退,赘生物纤维化,表面为内皮细胞所覆盖,经治疗痊愈的病例,三个月才能完全愈合,未治愈的病例,愈合与炎症反应交叉存在。赘生物大而易碎,脱落可致脏器及周围动脉栓塞,如肾、脑、脾、肠系膜及四肢等,先心病并感染性心内膜炎病例,多并发肺栓塞,局部细菌滋长可使瓣叶产生溃疡或穿孔,腱索及乳头肌断裂及细菌性动脉瘤。抗原－抗体复合物在肾血管球沉积,可发生肾血管球性肾炎,由于免疫反应引起小动脉内膜增生,阻塞及小血管周围炎,表现为皮肤及黏膜的淤点,发生于手指、足趾末端的掌面,稍高于皮面,有压痛,5～15mm大小,称奥氏(Osler)结节,后掌及足趾有数毫米大小的紫红色斑点,称为 Janeway 氏结节。

五、临床表现

大多数病例起病缓慢,低热、乏力、疲倦,少数起病急,有寒战、高热或栓塞现象,部分患者起病前有口腔手术,呼吸道感染,流产或分娩的病史。

(一)全身性感染

发热最常见,常呈原因不明的持续发热一周以上,不规则低热,多在 37.5 ~ 39℃,也可为间歇热或弛张热,伴有乏力、盗汗、进行性贫血、脾肿大,晚期可有杵状指。

(二)心脏表现

固有的心脏病的体征,由于赘生物的增长或脱落,瓣膜、腱索的破坏,杂音多变,或出现新的杂音。若无杂音时也不能除外心内膜炎存在,晚期可发生心力衰竭。当感染波及房室束或室间隔,可引起房室传导阻滞及束支传导阻滞,心律失常少见,可有早搏或心房纤颤。

(三)栓塞现象及血管病损

1. 皮肤及黏膜病损

由感染毒素作用于毛细血管使其脆性增加而破裂出血,或微栓塞所引起。可在四肢以皮肤及眼睑结合膜、口腔黏膜成批出现瘀点,在手指、足趾末节掌面可出现稍高于表面的紫或红色的奥氏(Osler)结节,也可在手掌或足部有小结节状出血点(Janewey 结节),无压痛。

2. 脑血管病损

可有以下几种表现:①脑膜脑炎:类似结核性脑膜炎,脑脊液压力增高,蛋白及白细胞计数增加,氯化物或糖定量正常。②脑出血:有持续性头痛或脑膜刺激症状,系由于细菌性动脉瘤破裂引起。③脑栓塞:患者发热,突然出现瘫痪或失明。④中心视网膜栓塞可引起突然失明。

3. 肾栓塞

最常见,约占 1/2 病例,有肉眼或镜下血尿,严重肾功能不全常由于细菌感染后,抗原-抗体复合物在肾血管球内沉积,引起肾血管球性肾炎的结果。

4. 肺栓塞

常见于先天性心脏病并感染性心内膜炎的病例,赘生物多位于右心室或肺动脉内膜面,发病急,胸痛,呼吸困难,咳血,紫绀或休克。若梗塞面积小,也可无明显症状。

此外,还可有冠状动脉栓塞,表现为急性梗塞,脾栓塞有左上腹痛或左季肋部痛,有发热及局部摩擦音。肠系膜动脉栓塞,表现为急腹症,血便等。四肢动脉栓塞可有栓塞肢体苍白发冷,动脉搏动减弱或消失,肢体缺血疼痛等。

六、辅助检查

1. 血 培 养

阳性可确定诊断,并为选择抗生素提供依据。为了提供培养的阳性率,需注意以下几点:①抗生素应用前,连续培养 4 ~ 6 次。②每次抽血量 10 ml,同时做需氧及厌氧培养。③培养时间要长,≥3 周。④培养结果阳性,应做药敏试验。

2. 血 象

有进行性贫血,白细胞计数正常或增高。

3. 血沉增快

4. 尿 常 规

有蛋白尿及血尿,约 1/3 晚期患者有肾功能不全。

5. 超声心动图

心瓣膜或心内膜壁有赘生物,及固有心脏病的异常表现。

七、诊断及鉴别诊断

早期诊断主要靠提高对本病的警惕,凡有器质性心脏病患者有不明原因发热持续一周以上,需考虑本病的可能。并应立即连续送血培养及药敏试验。血培养阳性可确诊本病及其病原。若多次血培养阴性,需注意风湿热复发或左心房黏液瘤,非细菌性心内膜炎进行鉴别。只有心脏杂音,发热,而血培养阴性,也需与长期发热病如结核、布氏杆菌瘤、淋巴瘤、肝脓肿等鉴别。若出现出血点或栓塞现象虽对诊断本病有帮助,但多数已进入病的较晚期。

八、治 疗

(一)抗生素的应用

选择抗生素要根据致病菌培养结果或对抗生素的敏感性。由于细菌多被纤维蛋白、血小板所掩盖,细菌位于赘生物的深层,抗生素只能通过血浆渗透进入赘生物。应用抗生素的原则:①选用杀菌剂,如青霉素、链霉素、先锋霉素、万古霉素等。②剂量要大。按体外杀菌浓度的 4～8 倍给药。若作杀菌滴价测定,以患者血清二乘积稀释加入血培养出来细菌,如 1:8 或更高滴价无菌生长,表示抗生素有效和剂量已足。③疗程要够。一般需 4～6 周,对抗生素敏感性差的细菌或有并发症的顽固病例可延长至 8 周。④尽早治疗。在连续血培养 4～6 次后即开始试验治疗,根据临床特点及可能的感染途径,致病菌可选用两种不同抗菌谱的抗生素联合应用。

(二)药物选择

(1)致病菌不明确者:β-内酰胺环类抗生素(青霉素、头孢霉素)和氨基式类抗菌素(链霉素、卡那霉素、庆大霉素)联合应用对大多数细菌有杀灭作用,故可首先选用,先以青霉素 G1 000 万～2 000 万 U 静脉滴入,链霉素每日 1.0g 肌注,有效时,可连续应用 6 周左右。若上述治疗无效时,可改用苯甲异恶唑青霉素,每日 6～12g 或二甲氧苯青霉素,每日 6～12g,静脉滴注,亦可用万古霉素每日 2～3g,分 4～6 次静脉注射,或静脉滴注。头孢霉素抗菌范围较广,对青霉素有耐药性者亦可选用此类抗生素。第一代头孢霉素对革兰氏阳性球菌作用较强,第二、三代头孢霉素除前述作用外对革兰氏阴性杆菌也有较强的抗菌作用。如环乙烯胺头孢霉素(先锋霉素Ⅵ),复达新(头孢他定)等,每日 4～8g,分 3～4 次静脉注射,西力欣(头孢呋新),每日 1.5～4.5g,分 3～4 次,静脉注射。若血培养阳性,可根据药敏情况调整抗生素种类和剂量。

(2)致病菌为革兰氏阳性球菌时,可选用前述药物联合治疗,在应用大剂量青霉素 G 时需注意:①可加用丙磺舒以减慢青霉素由肾脏排泄,可使青霉素浓度提高 4 倍,对无明显肾功能损害者,可予以丙磺舒每次 0.5g,口服,每日 3～4 次;②青霉素 G 钾盐,每 100 万 U 含钾离子 39.1mg,大剂量应用时,需注意高血钾。

(3)革兰氏阴性杆菌感染,可参考表 20-1,亦可选用头孢霉素。

(4)霉菌感染可用二性霉素,首次 10 mg 加入液体中静滴,后每次增加 5～10 mg/d,直到 0.5～1 mg/kg/d,总剂量达 3.0 g,共 6 周。大蒜液,5-氟胞嘧啶,密康唑或酮康唑均有一定作用,但疗效均不如二性霉素。

革兰氏阴性杆菌心内膜炎的抗生素治疗如表 20-1。

表 20-1　革兰氏阴性杆菌心内膜炎的抗生素治疗

致病菌	抗生素(每日剂量,分 2-3 次静注)	疗程(周)
(1)大肠杆菌	①氨苄青霉素 6 ～ 8g ＋卡那霉素 1 ～ 1.5g	4 ～ 6
	②氨苄青霉素 6 ～ 8g ＋庆大霉素 24 万～ 32 万 U	4 ～ 6
(2)变形杆菌	氨苄青霉素 6 ～ 8g ＋卡那霉素 1 ～ 1.5g	4 ～ 6
(3)肺炎杆菌	先锋霉素 I 4 ～ 6g ＋庆大霉素 24 万～ 32 万 U	4 ～ 6
(4)绿脓杆菌	①羧苄青霉素 20 ～ 40g ＋庆大霉素 24 万～ 32 万 U	4 ～ 6
	②羧苄青霉素 20 ～ 40g 妥布霉素 150 ～ 250mg	4 ～ 6
(5)产碱杆菌	链霉素 1.5 ～ 2g ＋氯霉素 2g 肌注	6
(6)厌氧杆菌	①林可霉素 1.8 ～ 2.4g ＋氯霉素 2g	4 ～ 6
	②红霉素 1 ～ 1.5g ＋氯霉素 2g	4 ～ 6
(7)沙门氏菌属	①氯霉素 2g+增效磺胺*2g 口服	4 ～ 6
	②氨苄青霉素 6g+增效磺胺*2g 口服	4 ～ 6

注:增效磺胺系磺胺甲基异恶唑 0.4g ＋甲氧苄氨嘧啶 0.08g 合剂。

一般用药 3 ～ 5d 后,若体温有下降,白细胞下降,心率减慢,说明治疗有效,如经充分剂量抗生素治疗仍无效果,则需停药数天观察,再送血培养。

赘生物存在是抗生素彻底控制本病的难点,但抗凝治疗不能抑制赘生物形成,且疗效也难上肯定,并有导致脏器出血的危险。

(三)治愈标准及复发

治疗后体温恢复正常,脾脏缩小,症状消失者,在抗生素疗程结束后的第一、第二及第六周分别作血培养,如临床未见复发,血培养阴性,则可认为治愈。本病复发率 5%～ 10%,多在停药后 6 周复发, 复发多与下列情况有关:①治疗前病程长;②抗生素不敏感, 剂量或疗程不足;③有严重肺、脑或心内膜的损害。有上述情况者治疗时抗生素剂量应增大,疗程应延长,复发病例再治疗时,应采取联合用药,加大剂量和延长疗程。

(四)手术治疗

下述情况需考虑手术治疗:①瓣膜穿孔,破裂,腱索离断,发生难治性急性心力衰竭。②工人瓣膜置换术后感染, 内科治疗不能控制。③并发细菌性动脉瘤破裂或四肢大动脉栓塞。④先天性心脏病发生感染性心内膜炎,经系统治疗,仍不能控制时,手术应在加强支持疗法和抗生素控制下尽早进行。

九、并发症

1.心　　　脏

(1)充血性心力衰竭是最常见的并发症,瓣膜穿孔及腱索断裂导致急性心力衰竭;

(2)心肌脓肿常见于急性可以引起传导阻滞;

(3)急性心肌梗死大多由冠状动脉栓塞所致以主动脉瓣感染者多见;

(4)化脓性心包炎;

(5)心肌炎。

2.细菌性动脉瘤

多见于亚急性者受累动脉依次为近端主动脉脑内脏和四肢。

3.转移性脓肿

急性 IE 多见亚急性者少见常发生于肝脾骨骼和神经系统。

4.神经系统

(1)脑栓塞占半数大脑中动脉及其分支最易受累及；

(2)脑细菌性动脉瘤除非破裂出血多无症状；

(3)脑出血由于脑栓塞或细菌性动脉瘤破裂引起；

(4)中毒性脑病可有脑膜刺激征；

(5)脑脓肿；

(6)化脓性脑膜炎不常见后三者主要见于急性 IE 特别是金黄色葡萄球菌性心内膜炎。

5.肾　　　脏

多数患者有肾损害包括：

(1)肾栓塞和肾梗死；

(2)免疫复合物所致局灶性和弥漫性肾小球肾炎后者可致肾功能衰竭常见于亚急性 IE；

(3)肾脓肿：不多见。

十、预　　防

有风湿性瓣膜病或先天性心脏病，需注意口腔卫生，及时处理各种感染病灶，施行手术或器械检查前应给予抗生素预防。心内膜炎往往发生在术后两周左右。

本病预后和治疗的早晚，抗生素对病原菌的控制能力，心脏瓣膜的损伤程度及患者抵抗力有关。术后发生的人工瓣膜感染，尤其是革兰氏阴性杆菌和霉菌性感染预后最差。多次复发者预后不佳。

第二十一章
Chapter 21

主动脉夹层

主动脉夹层是一种危险的高死亡率疾病,在我国的发病有逐年增高之势。近年来,其诊断和治疗技术均发展迅猛。经食道彩色超声(Transesophageal Ech-Oaortography,TEE)、磁共振血管造影 (Magnetic Resonance Angiography, MRA)、CT 血管造影 (Computed Tomography Angiography, CTA)等影像学检查技术使我们可以在疾病的早期做出准确的诊断,腔内隔绝术 (Endovascular Stentgraft Exclusion,EVE)的丰富了主动脉夹层的治疗手段并且使手术的创伤减小,安全性增加。为了指导新技术的应用普及,使该疾病的诊疗疾病能够在我国快速、规范的发展,学组根据国内外经验提出一套完整的、与现代新技术相适应的诊断和治疗策略,供国内同道参考。遗憾的是,目前世界范围内均缺乏关于主动脉夹层内治疗的大规模前瞻性随机对照研究,因此本指南暂以学组内专家的共识为基础。

一、概　　述

主动脉夹层是指血液通过主动脉内膜裂口进入主动脉壁并造成动脉壁的分离, 是最常见的主动脉疾病之一,年发病率为(5 ~ 10)/100 000,是腹主动脉瘤破裂发生率的 2 ~ 3 倍,死亡率约 1.5/100 000,男女发病率之比为(2 ~ 5):1。常见与 45 ~ 70 岁人群,男性发生平均年龄为 69 岁,女性发生平均年龄为 76 岁,目前报道最年轻的患者只有 13 岁,尤其好发于马凡综合征患者,在 40 岁前发病的女性中 50%发生于孕期。从发生部位上看,约 70%内膜撕裂口位于升主动脉,20%位于降主动脉,10%发生于主动脉弓部三大血管分支处。

二、病　因　学

主动脉夹层是主动脉异常中膜结构和异常血液动力学相互作用的结果。主动脉中膜是由网状弹力纤维、间隔支撑胶原纤维和规律排列平滑肌细胞组成。平滑肌细胞形成弹力纤维和胶原纤维,本身亦是支持营养层;弹力纤维维持着血管的顺应性;胶原纤维决定了血管横向阻力,同时也影响着血管的顺应性。影响血液动力学的主要因素是血管的顺应性、离心血液的初始能量。而血液动力学对主动脉管壁的主要作用因素是血流的应力(包括剪切应力与残余应力),常用可测指标是血压变化率(dp/dt max)。当各种原因造成血管顺应性的下降,使得血液动力学对血管壁的应力增大,造成血管管壁的进一步损伤,又再次使血液动力学对血管壁的应力增大,从而成为一个恶性循环,直至主动脉夹层形成。

1.遗传性疾病

这里主要是指一些可以引起结缔组织异常的遗传性疾病。马凡综合征是目前较为公认的易患主动脉夹层的主要遗传病。据文献报道75%的马凡综合征患者可发生主动脉夹层。其次包括 Turner 综合征、Noonan 综合征和 Ehlers-Danlos 综合征均易发生主动脉夹层。均为常染色体遗传性疾病,患者发病年龄较轻。主要病变为中膜的纤维素样病变坏死,这与中膜结构先天性发育缺陷有关。病变造成中膜层的缺损薄弱,壁内血肿形成,使得血管顺应性的下降,血液动力学中的应力作用增大,损伤内膜直至破裂,导致血液涌入,形成主动脉夹层。

2.先天性心血管畸形

文献统计主动脉夹层患者中 9%合并有先天性主动脉瓣畸形。先天性主动脉缩窄的患者其夹层的发病率是正常人的 8 倍。在先天性主动脉瓣二瓣化畸形中,主动脉中膜层常有囊性坏死的结构性改变,而主动脉缩窄的中膜有退行性变。血管形状的改变导致了血液动力学的变化,使得应力在某点集中,累积效应造成此点中膜结构的改变,直至主动脉夹层形成。以主动脉缩窄为例,缩窄的近端主动脉承受了异常的血流,而远端血流因素减弱,主动脉夹层多出现在缩窄的近端,几乎不发展至缩窄以下的主动脉。

3.高 血 压

高血压在主动脉夹层形成中的作用是不容置疑的,约 80%的主动脉夹层患者合并有高血压。Prokop 等发现,血压变化率（dp/dtmax）愈大,主动脉夹层也就愈易发生且进展愈快。他们还发现,非波动性高血压即使高达 400mmHg 也不会引起夹层,波动性血压在 120mmHg 时就可引起。

4.特发性主动脉中膜退行性变化

中膜退行性变化主要出现于高龄患者的夹层主动脉壁中,包括囊性坏死和平滑肌退行性变化。这两种变化往往不是单独存在发展的,但不同年龄段有不同的特征。文献报道小于 40 岁以中膜囊性变为主,随着年龄的增大平滑肌细胞的退行性病变渐为主要。无论何种变化,导致的结果都是中膜结构的中空化,弹力板层的功能缺陷或丧失。这种中膜中空化在使得管壁对抗血液动力学应力作用下降的同时,也造成了由于血管管壁顺应性的变化而导致的血液动力学改变,相互作用最终形成主动脉夹层。

5.主动脉粥样硬化

主动脉粥样硬化曾被想当然地认为因破坏内膜而使得内膜撕裂引起主动脉夹层。但现代尸检表明,夹层往往在主动脉巨大粥样硬化斑块处停止。粥样硬化斑块出血曾一度被认为是内膜撕裂的罪魁祸首,现有研究表明,其实粥样硬化斑块与夹层动脉瘤形成的最大可能是堵塞了动脉滋养血管,引起壁内血肿,斑块的出血对夹层形成的影响不大。当然还是有人认为粥样硬化斑块破坏了主动脉壁的顺应性,导致血流力学的改变,使得斑块周围的内膜易被撕裂。

6.主动脉炎性疾病

主动脉炎性疾病造成主动脉夹层较为罕见,主要是一些结缔组织病变,如:巨细胞动脉炎、系统性红斑狼疮、肾性胱氨酸病等。其中,巨细胞动脉炎,通过免疫反应引起主动脉壁损害与主动脉夹层形成被认为有较密切的关系。而梅毒性主动脉炎与主动脉夹层的关系有较大争议。有人认为只要对主动脉壁中膜有损伤,就必然与夹层动脉瘤形成有关,另一些人则认为梅毒性动脉炎不仅与夹层动脉瘤发生无关,甚至可以防止夹层动脉瘤的发生。因为,主动脉壁细胞浸润后形成的疤痕及主动脉外周纤维化可能修补了中膜损害,防止夹层动脉瘤的形成。

7.损　　伤

外力撞击引起的主动脉夹层并不罕见,由于位于固定与相对不固定交界处的主动脉中膜内膜在瞬间外力的冲击下发生扭曲断裂,血液涌入导致夹层动脉瘤形成。但有关研究表明若无中膜层的病变基础,顶多形成局限性血肿或夹层,甚至部分夹层血栓化,而不会导致广泛性的主动脉夹层。

8.妊　　娠

妊娠期好发主动脉夹层,一些学者通过实验已否认了雌激素对血管壁的影响,认为最大可能是由于妊娠期血流动力学变化引起的,但有些学者仍坚持是与妊娠期间结缔组织的变化有关。

三、病理学

(一)临床病理学

1.分　　型

主动脉夹层的分型的根据是夹层内膜裂口的解剖位置和夹层累及的范围。其中使用最广泛和最著名的分型是 1965 年 DeBakey 等人提出的三型分类法。Ⅰ型:主动脉夹层累及范围自升主动脉到降主动脉甚至到腹主动脉。Ⅱ型:主动脉夹层累及范围仅限于升主动脉。Ⅲ型:主动脉夹层累及降主动脉,如向下未累及腹主动脉者为ⅢA 型;向下累及腹主动脉者为ⅢB 型。

1970 年,Stanford 大学的 Daily 等人提出了一种更简捷分型方法,Stanford A 型相当于 DeBakeyⅠ型和Ⅱ型,Stanford B 型相当于 DeBakeyⅢ型。近年来,随着腔内血管外科技术的发展,使得 Stanford 分型与临床手术方法关系越来越密切。

2.分　　类

Ⅰ类(典型的主动脉夹层,即撕脱的内膜片将主动脉分为真假两腔)(见图 21-1)主动脉夹层发病的特征性病理改变是主动脉内中膜撕裂(通常撕裂起于中外膜之间),所形成的隔膜将主动脉管腔分为真假两个腔。由于两腔压力不同,假腔周径常大于真腔,真假腔经内膜的破裂口相交通。夹层病变可从裂口开始向远端或近端发展,病变累及主动脉的分支时可导致相应并发症的发生。Ⅱ类(主动脉中膜变性,内膜下出血并继发血肿)由于主动脉内外膜弹力系数不同,加之主动脉中层变性等综合因素,易造成主动脉壁内滋养动脉破裂出血,并继发壁内血肿。影像学检查中往往不能发现其内膜存在破损或裂口。该类病变占主动脉夹层的 10%～30%。该类夹层又可分为两个亚类。A 亚类表现为主动脉内壁光滑,主动脉直径≤3.5cm,主动脉壁厚≤0.5cm。在超声检查中约 1/3 的该类患者可发现主动脉壁内低回声区,低回声区内无血流信号,血肿的平均长度约 11cm,该类常见于升主动脉。B 亚类多发生于主动脉粥样硬化患者,主动脉内壁有粗糙的粥样斑块及钙化区,主动脉直径超过 3.5cm,主动脉壁厚平均约 1.3cm,约 70%的该类患者可在超声检查中发现低回声区。该类病变发生于降主动脉的几率大于升主动脉。随访资料证实主动脉壁内出血及血肿形成的患者中 28%～47%会发展为Ⅰ类主动脉夹层,10%的患者可以自愈。Ⅲ类(微夹层继发血栓形成)指微小的主动脉壁内膜破损且有附壁血栓形成。这种病变在随访中呈现两种预后。如果内膜破损在继发血栓基础上愈合则称为不完全性微小夹层;如果破损扩大

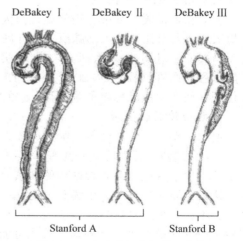

DeBakey Ⅰ　　DeBakey Ⅱ　　DeBakey Ⅲ

Stanford A　　　　　Stanford B

图 21-1　主动脉夹层分型示意图

血流进入已经破坏的中膜则形成典型Ⅰ类主动脉夹层。Ⅳ类(主动脉斑块破裂形成的主动脉壁溃疡)主动脉粥样硬化斑块溃疡可经 CTA、MRA、腔内超声等得以诊断。这种病变主要局限于胸降主动脉和腹主动脉,一般不影响主动脉的主要分支,溃疡病变的持续发展可导致主动脉破裂、假性动脉瘤或主动脉夹层形成。Ⅴ类(创伤性主动脉夹层,同病因 6)(见图 21-2)

3. 分　　期

传统的主动脉夹层的分期,是以 14d 为界。发生夹层 14d 以内为急性期, > 14d 为慢性期。分类的原因是 14d 以内主动脉夹层的并发症发生率,尤其是破裂率远远 > 14d 以上的夹层。De Bakey 等人又根据主动脉壁结构炎症程度,将慢性期中两周到两月之间定义为亚急性期,在此期间主动脉壁脆性和炎症程度较前两周轻。

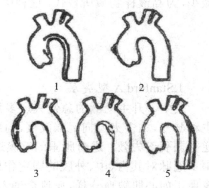

图 21-2　主动脉夹层分类示意图

(二)组织病理学

1. 大体变化

在急性夹层动脉瘤中,夹层的内、外壁组织水肿,脆弱,夹层中可见血栓及流动的血液。大体上看可见主动脉壁呈蓝色,伴肿胀,在外壁薄弱处可见有血液渗出。这里有一点需注意的就是大多数急性主动脉夹层的主动脉直径并没有扩大。而慢性夹层动脉瘤的主动脉直径是扩大的,其主动脉夹层外壁可见洋葱状板层结构。

主动脉夹层可以沿主动脉顺行撕裂,也可以逆行撕裂,还可以同时向两个方向撕裂。撕裂可以发生在裂口形成后的数秒钟内,也可以发生在血压波动无法控制的情况下。Stanford B 型夹层较少发生逆行撕裂,逆行撕裂波及主动脉弓部的几率 10%～15%。顺行撕裂通常呈螺旋状,并累及了降主动脉圆周的外 1/2～2/3,并且很少局限于降主动脉上部。由于膈肌主动脉裂口有比较僵硬的纤维连接组织附着,引起顺行撕裂停止在膈肌水平,形成ⅢA 型夹层;但是大多顺行撕裂夹层累及了整个腹主动脉甚至达到髂动脉水平,形成ⅢB 型夹层。胸腹主动脉夹层往往累及主动脉的左后外侧部位,常出现内脏动脉和右侧肾动脉真腔供血,左肾动脉假腔供血。夹层的出口(再入口)往往在肋间动脉、腰动脉或内脏动脉根部附近并伴有这些动脉的断裂,有的出口在夹层的远端。假腔内血流的速度是造成夹层破裂,缺血并发症及血栓形成的主要因素之一。

62%的原发性撕裂位于升主动脉,离主动脉环距离越远撕裂出现的频率越低。50%以上的撕裂位于升主动脉起始段的 2cm 以内。另外,主动脉峡部即闭合的动脉导管(动脉韧带)附着处,亦是内膜撕裂率较高的地方。撕裂方向往往是横向的,与纵向之比是 5∶1。内膜撕裂后血液经过此破口进入主动脉中膜,劈开中膜,沿板层薄弱处顺行或逆行方向向远处发展。在发展过程中,有时会在夹层内层继发裂口,形成通道,可减轻假道内的血流压力。

主动脉夹层向腔外破裂的位置,主要取决于腔内原发性撕裂的位置。心包积血是主动脉夹层瘤死亡的主要原因。其中,升主动脉向心包内破裂的占 70%;主动脉弓向心包内破裂的就降至 35%;胸降主动脉为 12.3%;而原发裂口在腹主动脉的仅占 7%。除心包积血外,胸腔段破裂出血最易发生的部位以左侧为主,其与右侧的比例约为 5∶1,可能与胚胎发育及血液动力学因素相关。

2. 组织学变化

夹层动脉瘤组织病理学上最突出的变化是中膜的退行性变化。这也是人们之所以得出夹层动脉瘤的发病基础为中膜结构缺损的原因。急性期,主动脉壁出现严重的炎症反应,慢性期,可见新生的血管内皮细胞覆盖于夹层腔表面。

弹力纤维的退行性变化主要出现在 40 岁以下的患者,大多数与遗传性疾病有关。光镜下表现为弹力纤维消失,为黏多糖所取代,血管壁结构消失,平滑肌排列紊乱,也就是所谓的"囊性坏死"。

平滑肌的退行性变化多见于老年人,尤以高血压患者多见。光镜下主要表为,平滑肌细胞减少，为黏液样物质所替代。这种所谓的黏液样物质可能是平滑肌细胞凋亡后残留的细胞液。

四、病理生理学

1.Stanford A 型夹层

发生于升主动脉的急性夹层多累及整个主动脉弓，仅有 10% 的患者会局限于升主动脉或主动脉弓，大多夹层向远端发展，内脏动脉有不同程度受累。冠状动脉所在的瓣叶常会因夹层逆行撕裂而失效，进而脱垂的瓣膜进入左心室导致急性主动脉衰竭。主动脉瓣另外两叶瓣膜由于冠脉对其内、中、外膜的固定作用而免遭破裂螺旋力的撕裂。夹层累积冠脉所致的猝死其表现正如心肌缺血一样，血流会涌入心包造成填塞或破入纵隔，均可导致猝死。

夹层累及降主动脉及锁骨下动脉开口远端时，可进而累及锁骨下动脉及头臂干，并常可累及主动脉远端。夹层的多个出口并不少见，内脏动脉常同时受累，其开口常来自假腔。急性升主动脉夹层往往导致主动脉衰竭或血液进入心包导致填塞。另外，夹层也可以引起不同程度的冠脉或脑皮质功能不全。

一般认为 Stanford A 型夹层的早期死亡率高于 Stanford B 型夹层，后者更常见具有慢性病程。在我国，夹层发病高峰在 50～60 岁，平均发病年龄约比腹主动脉瘤年轻 10～15 岁，男性多于女性。Stanford A 型患者约 2/3 在急性期内死于夹层破裂或心包填塞、心率失常、主动脉功能衰竭、冠状动脉闭塞等并发症。据报道 Stanford B 型夹层约 75% 可以度过急性期，但其 5 年生存率≤15%，其中多数患者死于夹层的破裂。

2.Stanford B 型夹层

B 型急性期主要的并发症是夹层破裂和脏器缺血，其中急性期死亡率＞30%。尽管主动脉外膜是主动脉壁三层中最坚固的一层，但是夹层假腔破裂率仍然非常高。夹层破裂的诱发因素包括高血压控制不良，假腔高速血流，夹层出口过小和主动脉直径增大。由于夹层裂口和假腔的位置特殊，使得急性期 B 型夹层破裂发生于左侧胸腔，同时发生胸膜的破裂和血胸形成，往往造成患者死亡。有时由于主动脉外膜和胸膜连接紧密，血胸量不多，可能有良性的结局。另外，破裂可以发生在纵隔、右侧胸腔、腹膜后或者腹腔。有少数报道夹层破裂进入心包、食管、气管和肺内。

缺血并发症是急性ⅢB型夹层主要的特征性临床表现，由夹层累及降主动脉和腹主动脉分支引起。大多数夹层患者发生主动脉闭塞并非裂口瓣膜所致，而是由于假腔对真腔压迫形成，并常见与胸腹主动脉交界部位。某些急性期时，由于夹层进展导致真腔进行性狭窄，引起血压升高，增加了夹层破裂和远端缺血的几率，进而影响脊髓、肾脏、消化道和下肢供血，如果夹层出口能够扩大到可以重新恢复腹主动脉血供，夹层进展可以自行停止。如果出口不够大，夹层持续进展，就需要采用外科手段来解决。

夹层发生缺血并发症的原因有三种机制：①假腔压迫真腔造成分支动脉开口狭窄②夹层延伸进入分支动脉壁造成分支动脉管腔狭窄；③夹层裂口（入口和出口）撕裂的内膜活瓣封闭了分支动脉开口。缺血并发症的严重程度取决于分支动脉阻塞的程度，缺血的时间，侧支循环的功能和器官或肢体对缺血的耐受程度。解剖学和临床研究对解释这些多因素病因学提供了依据。Hirst 等人对累及腹主动脉的夹层破裂死亡患者进行病理解剖分析，发现 27.7% 伴有内脏动脉受累，26.1% 伴有下肢动脉受累。而 Cambria 等人根据临床资料统计的结果是内脏动脉受累率 8.7%，下肢动脉受累 11.7%。

缺血的临床症状因受累的器官而不同。脊髓缺血可以引起肢体麻木、瘫痪或部分神经功能障碍，如 Brown-Sequard 综合征。下肢缺血的症状比较少见，通常表现为一侧或双侧股动脉搏动的消失。在 B 型夹层中，由于左侧锁骨下动脉开口的闭塞造成左上肢无脉。肠道缺血可以没有特殊表现，除非重要的内脏动脉（髂动脉或肠系膜上动脉）受累可以出现肠道缺血的症状，如肠梗就是一种严重的危及生命的并发症。如果单侧肾动脉受累，对侧肾动脉功能正常，肾脏缺血也可能没有任何症状。对于伴有高血压和肾功能不全的急性夹层患者，有一系列复杂因素的影响，如肾脏和肾动脉基础病变，降压药物对肾脏的影响等。

通过内科药物治疗，大多 B 型夹层可以度过急性期到达慢性期。

CT 发现少数 B 型夹层可以自行愈合，但多数 B 型夹层由 CT 影像发现存在假腔内血栓形成和主动脉中度扩张，约 85%出现假腔血栓后部分再通。假腔的进行性扩张会造成动脉瘤的形成，几率约 35%。

动脉瘤的形成主要局限于降主动脉上方与裂口相对的位置或在肾动脉以下的腹主动脉段。最近对夹层动脉瘤的扩张率进行了研究，发现慢性 B 型的扩张速度直径平均每年增加 0.59cm，相当每年体积增加 94.1ml。大多肾动脉以下夹层动脉瘤的形成与中膜退行性病变有关，进一步扩张可能造成胸腹主动脉瘤的形成。

动脉瘤的形成是夹层晚期破裂并造成降主动脉夹层死亡率的主要原因，假腔的完全血栓化，预示着愈后良好，一旦血栓化的夹层再复发夹层或后发的动脉瘤形成，仍有较高的破裂几率。

当急性夹层形成造成的短暂和局部的缺血，随着侧支循环建立并代偿了分支动脉近端的闭塞，缺血症状由急性转为慢性。慢性缺血主要的表现有间歇性跛行、肠绞痛、肾血管性高血压或缺血性肾功能不全。

五、主动脉夹层的诊断

（一）主动脉夹层影像学检查方法的选择和应用

1.主动脉 Duplex 彩超

包括经胸主动脉彩超（TTE）和经食道主动脉彩超（TEE）。其优点是无创，无需造影剂，可定位内膜裂口，显示真、假腔的状态及血流情况，并可显示并发的主动脉瓣关闭不全、心包积液及主动脉弓分支动脉的阻塞。对于 A 型主动脉夹层，TTE 的敏感性为 70%～100%，特异性可达 80%～90%，而 TEE 的敏感性和特异性均可达到 95%以上。对 B 型各区主动脉夹层，超声诊断的准确性只有 70%左右，尤其在并存慢性阻塞性肺疾患、肥胖等情况下，其诊断的准确性更低。TEE 的缺点是可能引起干呕、心动过速、高血压等，有时需要麻醉。

2.主动脉 CTA

CTA 断层扫描可观察到夹层隔膜将主动脉分割为真假两腔，SSD、MIP、MVR 等重建图像可提供主动脉全程的二维和三维图像，是目前最常用的术前影像学评估方法，其敏感性达 90%以上，其特异性接近 100%。其主要缺点是造影剂产生的副作用和主动脉搏动产生的伪影干扰。

3.主动脉 MRA

MRA 无创，可从任意角度显示主动脉夹层真、假腔和累及范围，其诊断主动脉夹层的准确性和特异性均接近 100%，有替代动脉造影成为主动脉夹层诊断金标准的趋势。其缺点是扫描时间较长，用于循环状态不稳定的急诊患者有一定限制；另外，磁场周围有磁性金属时干扰成像，因而不适用于体内有金属植入物的患者。

4.主动脉 DSA

尽管无创诊断技术发展迅速，主动脉 DSA 仍然保留着诊断主动脉夹层"金标准"的地位。目前常在腔内隔绝术中应用。其常规方法是采用经动脉穿刺，将 6F 造影导管送至升主动脉或弓部,以 20 ～ 25ml/s 的速度注射造影剂 40 ～ 50ml 以正、斜位片全面评估主动脉夹层裂口的数量、分布、大小及与重要分支动脉的关系,结合术前 MRA 和/或 CTA 精确评估瘤颈的口径、长度及扭曲度等,以最终选定腔内移植物和确定隔绝方案。经股动脉插管有时不易进入夹层真腔,导致造影困难,此时可改用经肱动脉插管造影。新一代三维 DSA 造影对准确判断夹层裂口的大小和位置有其他各项检查难以企及的效果。DSA 的缺点是其有创操作及造影剂均有导致并发症的可能。

5.血管腔内超声

血管腔内超声可清楚显示主动脉腔内的三维结构,对主动脉夹层诊断的准确性高于 TTE 和 TEE。目前腔内超声探头的口径已可减小至 8.2F,可通过 0.035 的导丝经穿刺导入。常在腔内隔绝术中应用,对评判夹层裂口和内漏具有较高使用价值。

(二)主动脉夹层的确定性诊断步骤

1.确定是否有主动脉夹层

典型的主动脉夹层容易明确诊断,但应该注意和动脉粥样硬化性主动脉瘤鉴别(见表21-1)。

表21-1　主动脉夹层与动脉粥样硬化性动脉瘤的鉴别

	主动脉直径	主动脉壁厚	管腔表面	附壁血栓	血流速度减慢	主动脉双管征
主动脉夹层	轻度扩张	正常	光滑	仅见于假腔内	仅见于假腔内	存在
动脉粥样硬化性动脉瘤	明显扩张	显著增厚	粗糙	管腔内	管腔内	不存在

2.确定主动脉夹层的病因、分型、分类和分期

主动脉夹层的病因、分型、分类和分期是决定其治疗策略的重要依据,在获得完整的病史和 CTA 或 MRA 等影像学资料后应尽快做出综合判断。其中确定主动脉夹层裂口的位置和数量是其手术治疗的主要基础。传统开放手术旨在以人工血管置换病变动脉段;腔内隔绝术的原则是通过腔内移植物隔绝封闭破裂口以彻底消除主动脉夹层破裂的后患。

3.鉴别夹层的真假腔

夹层真假腔的鉴别是腔内隔绝术治疗成功的关键,但有时鉴别比较困难,应根据多种影像学检查的发现综合判断,常用的判别指标见表21-2。

表21-2　主动脉夹层真假腔的鉴别

	口径	搏动时相	血流方向	位置	血流速度	附壁血栓
真腔	常小于假腔	收缩期扩张	收缩期正向血流	常位于主动脉弓内圈	多数正常	少见
假腔	常大于真腔	收缩期压缩	收缩期正向血流减少或逆向血流	常位于主动脉弓外圈	常减慢	常见

4.确定有无主动脉夹层外渗和破裂预兆

夹层外渗导致的心包腔积液是急性主动脉夹层死亡的主要原因之一。MRA 和 CTA 检查中经常能发现纵隔和胸膜腔积液。夹层进行性外渗常常是其破裂的预兆,也是急诊行手术或腔内隔绝术的主要指征。

5.确定有无主动脉瓣返流及心肌缺血

脉压差增大和心脏舒张期杂音常提示主动脉瓣返流,彩超可确定诊断。如彩超发现主动脉返流应同时测量返流量和主动脉瓣环直径,以作为判断有无手术指征的依据。主动脉夹层累及冠状动脉开口时可导致心肌缺血,但需要排除并存的冠脉疾病,TEE 可发现冠状动脉的开

口是否被夹层遮蔽,DSA冠脉造影仍然是金标准。

6.确定有无主动脉分支动脉受累及

主动脉分支动脉受累可导致受累靶器官缺血的各种临床症状,同时主动脉的重要分支动脉受累导致的脏器急性缺血也是主动脉夹层急诊手术的指征之一。无名干或颈总动脉受累可导致脑梗死,肾动脉受累可导致肾梗死或肾缺血性高血压,髂动脉受累可导致急性下肢缺血,肋间动脉受累可导致截瘫。

六、急性主动脉夹层的急诊初步处理

1.临床表现

症状:对怀疑主动脉夹层的患者最重要的是尽快明确诊断。在急诊室遇到的典型的主动脉夹层患者往往是60岁左右的男性,90%伴有高血压病史和突发剧烈胸背痛史。如果并存主动脉瓣严重返流可迅速出现心衰、心包填塞,导致低血压和晕厥。主动脉分支动脉闭塞可导致相应的脑、肢体、肾脏、腹腔脏器缺血症状,如脑梗死、少尿、截瘫等。主动脉壁损伤导致致热源释放引起发热的发生率并不高,但需要注意和其他炎症性发热相鉴别。

体征:周围动脉搏动消失可见于20%的患者,左侧喉返神经受压时可出现声带麻痹,在夹层穿透气管和食道时可出现咯血和呕血,夹层压迫上腔静脉出现上腔静脉综合征,压迫气管表现为呼吸困难,压迫颈胸神经节出现Horner综合征,压迫肺动脉出现肺栓塞体征,夹层累及肠系膜和肾动脉可引起肠麻痹乃至坏死和肾梗死等体征。在A型夹层患者中50%有舒张期主动脉瓣返流性杂音。胸腔积液也是主动脉夹层的一种常见体征,多出现于左侧。伴有难控性高血压的急性期患者常出现意识改变等高血压脑病的体征。

2.急诊初步辅助检查

急诊心电图可鉴别主动脉夹层和心梗,但在主动脉夹层累及冠脉开口时可同时存在心梗,约20%的急性A型主动脉夹层心电图检查可出现心肌缺血或心梗的表现,此类患者不宜溶栓治疗。胸部X-线平片可在60%以上的主动脉夹层患者中发现主动脉影增宽。急诊CT扫描可发现主动脉双管征。

3.急诊初步治疗

对血流动力学稳定的急性主动脉夹层患者,急诊的初步治疗措施主要是控制疼痛和血压。止痛常用硫酸吗啡。理想的控制性降压是将血压控制在120/70mmHg,β受体阻滞剂是主动脉夹层急性期最常用的降压药物,该类药物可减弱左室收缩力、降低心率,减轻血流对动脉壁的冲击。如果单用该类药物血压控制不理想可加用血管扩张剂,最常用的是硝普钠,但单用硝普钠会增强左室收缩力,因此最好和β受体阻滞剂合并使用。对于血流动力学不稳定的患者应急诊气管插管,机械通气,立即行经食道超声检查,如果发现有心包填塞应急诊开胸手术。如发现进行性增大并不断外渗的B型主动脉夹层,可急诊行腔内隔绝术。

七、主动脉夹层的治疗

（一）内科治疗

1.一般治疗

（1）监护:急性主动脉夹层威胁生命的并发症有严重的高血压、心包填塞、主动脉破裂大出血、严重的主动脉瓣返流及心脑肾等重要脏器的缺血。因此,所有被高度怀疑有急性主动脉夹层分离的患者必须严格卧床休息，予以急诊监护，监测血压、心率、尿量、意识状态及神经系统的体征，稳定血液动力学，维护重要脏器的功能，为适时进一步治疗，避免猝死提供客观信息和机会。

血液动力学稳定的患者，自动充气的无创袖带式血压监护即可，如患者有低血压和心力衰竭，应当考虑放置中心静脉或肺动脉导管以监测中心静脉压或肺动脉嵌压及心排量。血流动力学不稳定的患者应当插管通气，迅速送入手术室，术中经食道心动超声检查明确诊断。

监测人员必须认真负责，既不放过任何有意义的临床变化，又应保证患者安静和休息。密切观察心率、节律和血压，心率维持在 60 ～ 80 次/min，做好病情记录；血压不稳定期间 5 ～ 10 min 测量 1 次，避免血压过低或过高，使血压控制在理想水平。

（2）建立静脉通道和动脉通道：动脉通道最好建立在右上肢，这样术中主动脉被钳夹时，它还能发挥作用。但当左上肢血压明显高于右侧时，则应建立在左侧。应尽量避免股动脉穿刺或抽取血，在可能的动脉修补术中可将其留作旁路插管部位。如果不得已，急诊建立了股动脉通道，应避免对侧动脉穿刺。

一般需建立两路静脉通道，一组输入抢救用药，另一组输入支持用药，用输液泵严格控制输液速度，根据血压调整输液速度，注意用药后的反应，严密监测心率和节律，预防心率过慢和出现房室传导阻滞。使用硝普钠个别患者会引起精神不安，出现烦躁不安，不合作，自拔输液管等类似精神症状的表现，应加强安全防范措施，防止坠床和其他意外。

（3）镇痛：动脉夹层的进展与主动脉内压力变化的速率有关（dP/dt），疼痛本身可以加重高血压和心动过速，对主动脉夹层患者极为不利，因此须及时静注吗啡或哌替啶止痛，也可选择心血管副作用较少的镇静药，如安定、氟哌啶醇等。所用药物均应静脉或肌内注射，以便尽快发挥药效。应严密观察疼痛变化，按脸谱评分法，定时进行疼痛评估，掌握疼痛规律和疼痛缓解方法。注射时速度要慢，注意观察呼吸、神志，尽量避免呼吸抑制发生。有时，疼痛剧烈，难以缓解，尚需要使用其他的麻醉药物。

降低血压是缓解疼痛的有效方法，血压下降后，疼痛减轻或消失是夹层分离停止扩展的临床指征之一。

（4）饮食：内科治疗的第一日最好给予静脉营养。治疗 2 ～ 3d，病情稳定后可以开始进食。三日后可以开始逐渐将静脉使用的抗高血压药改为口服，没有并发症者可以移出重症监护室并开始活动。内科治疗对于没有并发症的 B 型夹层患者，85% ～ 90% 在两周左右可以出院。有复杂并发症者，如不进行外科或介入治疗，极少能存活。

（5）加强心理护理：急性夹层动脉瘤起病急、凶险，预后差，患者和家属都有不同程度的恐惧忧虑，主动给患者和家属讲解疾病康复过程，认真分析患者的心理状态，注意患者的情绪变化，稳定心态，使患者有安全感。同时给予患者安慰、同情、鼓励，避免消极的暗示，讲解密切配合、保持平静心态的重要性，增强患者战胜疾病的信心。

2.降压治疗

（1）降压治疗的意义及目标值：药物治疗的原则是降低左室射血速度（dp/dt max）和降低收缩压。充分控制血压是主动脉夹层抢救的关键，降低血压能减少血流对主动脉壁的应切力、减低心肌收缩力，特别是降低 dp/dt（左室射血速度），可减少左室搏动性张力，能有效稳定和中止夹层的继续分离。因为对患者产生致命影响的不是夹层本身，而是血肿进展引起的一系列变化，如严重的高血压、心包填塞、主动脉破裂大出血、严重的主动脉瓣返流及心脑肾等重要脏器的缺血。因而，主动脉夹层患者应严格控制血压和心率，降低 dp/dt，治疗目标值是将收缩压降至 100 ～ 120mmHg、心率 60 ～ 80 次/min，血压应降至能保持重要脏器（心、脑、肾）灌注的最低水平，避免出现少尿（< 25 ml/h）、心肌缺血及精神症状等重要脏器灌注不良的症状。

约80%的主动脉夹层的发生与高血压有关,有高血压的主动脉夹层患者必需降压治疗,血压正常者降压也是有益的。研究表明,夹层动脉瘤迟发破裂在血压控制不良的患者中明显增加,几乎是血压控制良好患者的10倍。

(2)选择降压药物的原则:药物治疗的关键是降低心室dp/dt和使收缩压降低,因此要求扩张阻力血管和抑制心脏收缩的药物配伍使用。在选择降压药物最好使用能同时降低血管阻力和抑制心脏收缩的药物,无论疼痛和收缩期高血压存在与否,如无药物使用的禁忌证,均应使用β受体阻滞剂,它是目前临床最常用、最为有效的控制主动脉夹层患者血压的药物,急性期应静脉给药,可迅速降低心室dP/dt。通常β受体阻滞剂已足以控制血压,当单用β受体阻滞剂降压效果不佳时,可加用硝普钠。如果单独使用硝普钠,则可升高dP/dt,这一作用可能潜在的促进夹层分离的扩展。因此,应同时使用足量的β受体阻滞剂。当存在使用β受体阻滞剂禁忌证,应当考虑使用其他降低动脉压和dP/dt的药物如钙通道阻滞剂地尔硫卓等。有时为了控制血压,必要时使用其他的降压药如α受体阻滞剂、血管紧张素转换酶抑制剂、利尿剂等药物。

如果患者血压正常而非高血压,可单独使用β受体阻滞剂降低dP/dt,如果存在禁忌证,可选择地尔硫卓或维拉帕米。

(3)常用降压药物的应用方法主要有以下几种。

β受体阻滞剂:β受体阻滞剂是通过竞争性与各器官肾上腺素β受体的结合,发挥可逆性的β受体拮抗作用,其作用是拮抗各组织β受体激动后的作用。因此,在生理状态下,静息时对心率和心肌收缩力没有影响;但在交感神经过度兴奋的心血管疾病中,可以减慢心率,降低心肌收缩力。β受体阻滞剂发挥药效的具体作用机制目前还不完全明了,但其对抗儿茶酚胺的心脏毒性,是它的核心作用。除此而外,还与以下机制有关:①降血压:机制包括降低心输出量,抑制肾素和血管紧张Ⅱ的产生和释放,抑制交感神经对去甲肾上腺素释放,降低缩血管神经的活性。②通过降低心率,降低心肌收缩力和收缩压而减少心肌耗氧量,缓解心肌缺血。③阻断肾脏入球动脉的$β_1$受体,减少肾素和血管紧张素Ⅱ的分泌。④改善左室功能和结构,增加射血分数。⑤抗心律失常。其他的机制还有:减少β受体途径引起的心肌凋亡;抑制血小板聚集;防止斑块破裂;防止心肌细胞基因表达的变化等。由于上述功能,使它成为主动脉夹层治疗中必不可少的药物。在此对主动脉夹层最有利的作用为减慢心率、降低血压、减弱心肌收缩力,减低dp/dt(左室射血速度),并且可以对抗其他降压药物继发性的交感兴奋,还有助于恢复受损的神经调节功能,有利于血压的稳定。虽然β受体阻滞剂在主动脉夹层治疗中的作用缺乏足够的大样本随机研究,但目前它是临床最常用,也最为有效的控制主动脉夹层患者血压的药物。无论疼痛和收缩期高血压存在与否,都应使用β受体阻滞剂来降低左室收缩力,因为β受体阻滞剂可降低心室dp/dt。为迅速降低dp/dt,急性期应静脉递增的使用β受体阻滞剂,直至出现满意的β阻滞效应,即急性患者心率控制在60～80次/min左右,收缩压降至100～120mmHg。β受体阻滞剂禁忌证:①支气管哮喘;②心源性休克;③心脏传导阻滞(Ⅱ～Ⅲ度房室传导阻滞);④重度或急性心力衰竭;⑤窦性心动过缓。

α受体阻滞剂:α受体阻滞剂乌拉地尔(Urapidil,又名压宁定)具有独特的外周和中枢降压的双重降压机制,在外周有阻断突触后$α_1$受体,从而扩张动静脉血管的作用,可降低外周循环阻力,在中枢则通过兴奋中枢5-羟色胺-1A受体,降低延髓心血管中枢的交感反馈调节,抑制交感张力而使血压下降,且在降低外周血管阻力时不引起反射性心率增加,故可广泛扩张动脉和静脉,对心脑肾等重要脏器血流无明显影响,有利于降压同时维持重要脏器的灌流,且不增加颅内压。乌拉地尔还可通过刺激组织细胞释放降钙素基因相关肽(CGRP),有效拮抗内皮素(ET)的生物效应,调节CGRP/ET的比例;以及通过降低血浆神经肽Y含量,降低外周阻力而使血压下降。由于这些特点乌拉地尔非常适合治疗主动脉夹层,尤其合并肾功能不全的主动脉夹层患者。乌拉地尔既可静脉推注，又可静脉滴注，或二者合用。可据血压准确调整剂量，不导致颅内压升高及反射性心动过速者血压异常下降。参考用法：注射液初始剂量为12.5～25mg加入生理盐水或5%～10%葡萄糖注射液20ml内，5～10min静脉注射，观察血压变化，为维持疗效或平稳降压需要，可将注射液溶解在生理盐水或葡萄糖液中以100～400μg/min速度静脉滴注。病情稳定后可改为口服药物维持。

硝普钠（Nitroprusside）：通常β受体阻滞剂已足以控制血压，当单用β受体阻滞剂降压效果不佳时，可加用硝普钠。硝普钠是一种强力血管扩张剂，可强烈地扩张小动脉、小静脉，使周围的血管阻力减低，对于紧急降压十分有效。其作用特点是：起效快，持续时间短，对光敏感，易失效，降压的程度与剂量有相关性。剂量应个体化。参考用法：开始滴速每分钟20μg，根据血压的反应渐增剂量，直至血压正常或降至适当水平，最高可达每分钟800μg。如果单独使用硝普钠，会升高dp/dt，这一作用可能潜在的促进夹层分离的扩展。因此，应同时使用足量的β受体阻滞剂。治疗过程需在ICU中连续监测血压、心率、心电图，并用输液泵调节用药剂量。症状缓解后，再逐渐减量至停药。硝普钠不能突然停用，因有血压反跳的危险，应逐渐减量停药。未见中毒及其他副作用发生，在无严重肾功能不全的情况下小剂量的使用1周左右应该是安全的。密切观察患者神志、尿量及疼痛情况。硝普钠的副作用有恶心、烦躁、嗜睡、低血压等，停药后会很快消失。长时间静滴（＞48h）偶可发生硫氰酸盐中毒，表现为神志障碍、肌肉痉挛、反射亢进和抽搐等，最早的临床表现为代谢性酸中毒，如果血中硫氰酸盐含量＞0.12g/L，应立即停药，否则将发生氰化物蓄积中毒。

钙拮抗剂：当存在使用β受体阻滞剂禁忌证，包括窦缓，二度或三度房室传导阻滞，充血性心衰，支气管痉挛时，应当考虑使用其他降低动脉压和dp/dt的药物。钙通道阻滞剂，这类被证实能有效治疗高血压危象的药物，正越来越多的用于治疗主动脉夹层分离，特别是静脉药物撤出后，长效钙拮抗剂成为降压的重要药物。钙通道阻滞剂可分为两大类：①非二氢吡啶类钙拮抗剂，主要为地尔硫卓，具有减低心率作用，可降低心肌耗氧量，同时可扩张冠状动脉，因此适合于主动脉夹层的治疗，可静脉及口服给药。②二氢吡啶类钙拮抗剂，国外有研究报道，该类药物由于激活交感神经，增加心肌耗氧量，因而不能单用于主动脉夹层的治疗，但舌下含服硝苯地平可成功治疗急性主动脉夹层相关的顽固性高血压，所以在可应用其他药物的同时应用。

血管紧张素转换酶抑制剂（Converting Enzyme Inhibitor, ACEI）：夹层可损害一侧或双侧肾动脉，导致肾素大量释放，引起顽固性高血压。此时，对于一侧肾动脉受累最有效的降压药物可能是静脉内注射血管紧张素转换酶抑制剂类药物（注意对于双侧肾动脉狭窄禁用ACEI）。作用机制包括抑制肾素—血管紧张素—醛固酮系统，扩张血管（同时扩张动、静脉），改善心脏功能，减少心律失常，增加肾血流量。临床治疗主动脉夹层现在常用的血管紧张素转换酶抑制剂是依那普利静脉内注射，通常首先4～6h 0.625mg，然后加大剂量。与高血压相关的动脉粥样硬化是主动脉夹层的主要病因，ACEI具有稳定动脉粥样硬化斑块，对于此类患者的中长期降压治疗可选用ACEI。

三甲噻酚（trimethaphan：又名阿方那特）： 为神经结阻滞剂。它同时具有降压和降低左心室dp/dt的作用。起效快，停药3～5min后血压可恢复到用药前水平。用法：三甲噻酚500mg加入5%葡萄糖液500ml中，开始以1mg/min的速度静滴，然后根据血压水平逐步增加滴速。该药副作用较多，包括严重低血压、呼吸暂停、嗜睡、尿潴留、便秘、瞳孔扩大和视物模糊等，且在48h内可产生耐药性。所以，只有当硝普钠不能使用或无效时，三甲噻酚才作为二线药物使用。

利尿剂：利尿剂是一类温和降压药，可减少血容量及细胞外液，减少心输出量，从而降低动脉压和dp/dt。但利尿剂能减少肾血流量，使肾小球滤过率降低，血浆肾素活性增强，血管紧张素II及醛固酮含量升高，对降压不利，所以应与β受体阻滞剂合用。利尿剂的剂量宜大，否则易发生继发性的钠潴留，影响血压的控制，常用呋塞米片 40 ～ 80 mg/d。

（4）急性主动脉夹层常用的药物治疗方案有以下几种。

伴有高血压主动脉夹层的治疗方案：①血压治疗目标值为收缩压降至 100 ～ 120 mmHg 左右。②硝普钠〔2.5 ～ 5.0 μg/（kg·min）〕＋普奈洛尔（每 4 ～ 6 h1mg），静脉滴注。硝普钠〔2.5 ～ 5.0 μg/（kg·min）〕＋艾司洛尔或美托洛尔或阿替洛尔，静脉滴注。美托洛尔剂量为 5mg，稀释为 5ml 溶液后静脉注射 5min，可给三个剂量；阿替洛尔剂量为 5mg，稀释后静脉注射 5min，观察 10min，收缩期血压未降至 120mmHg 以下者，可再给 5mg，然后尽早开始口服给药。③拉贝洛尔静脉滴注。

血压正常的治疗方案：普奈洛尔 1mg 静脉滴注，每 4 ～ 6h1 次，或 20 ～ 40mg 口服，6h 一次（也可用美托洛尔、阿替洛尔或拉贝洛尔代替普奈洛尔）。

如果可疑主动脉夹层的患者表现为严重低血压，考虑可能存在心包填塞或主动脉破裂，须迅速扩容。在采取积极治疗前必须仔细排除假性低血压的可能性，这种假性低血压是由于测量了被夹层累及的肢体动脉的血压引起的。如果迫切需要升压药治疗顽固性低血压，最好选用去甲肾上腺素或苯肾上腺素（新福林），而不用多巴胺。因多巴胺可增加 dp/dt，当须改善肾灌注时应小剂量使用多巴胺。

3.早期处理中应注意的问题

主动脉夹层的死亡率高，临床误诊率高，导致早期治疗不明确，阜外医院对 179 例主动脉夹层病例的临床资料分析发现，误诊 57 例，其中误诊为心绞痛者占 10.1%、误诊为心肌梗死者占 5%。所以早期处理中应格外注意以下几点。

（1）目前，溶栓和抗凝已普遍用于急性心肌梗死的治疗，对急性胸痛的患者，如果怀疑有主动脉夹层的可能，不要急于溶栓和抗凝治疗，否则后果不堪设想。溶栓治疗可促成主动脉夹层患者的主动脉破裂出血。抗凝治疗不利于夹层假腔内血栓形成，假腔内血栓形成对阻止血肿扩大，防止主动脉破裂具有重要意义。因此，溶栓制剂、肝素、华法令、阿司匹林等药物禁用于主动脉夹层。

（2）根据血压变化，随时调整降压药的剂量，使收缩压稳定在 100 ～ 120mmHg，避免较大的波动。如果患者有液体潴留，降压药效果将会削弱，此时应给予利尿剂。如果出现难于控制的高血压或需很大剂量降压药才能控制血压时，应考虑一侧或双侧肾动脉受累的可能，须尽早进行主动脉造影和外科手术治疗。

（3）避免单独使用正性肌力作用的药物，应使用足量β受体阻滞剂后再用。

（二）外科手术治疗

1.Stanford A 型主动脉夹层的治疗

手术主要针对升主动脉撕裂口，并根据夹层病变累及和扩展的范围而采用不同的方法。手术的常规步骤：全麻成功后，患者仰卧，取胸骨正中劈开切口，切开心包，检查病变的范围和程度，全身肝素化（2 ～ 3mg/kg 体重）后，在右股动脉插入供血管，右心房插入引血导管，分别连接人工心肺机，并将体温降至 25℃，心包腔内注入冰生理盐水作心脏局部深降温，左心房放入减压导管，开始体外循环。在靠近无名动脉起点阻断升主动脉，沿升主动脉作纵切口，切开主动脉，经左右冠状动脉开口灌注冷心停搏液，探查内膜撕裂部位和夹层动脉瘤是否累及主动脉瓣窦。

（1）Bentall 手术：适合于 Marfan 综合征合并 Stanford A 型夹层，并有主动脉瓣病变者。手术时找到内膜裂口，切除病变部分，用 Teflon 垫片以"三明治"法关闭假腔，再用带瓣涤纶血管行主动脉瓣替换、升主动脉移植及左右冠状动脉移植。

（2）wheat 手术：适合于高血压或动脉硬化所致的 Stanford A 型主动脉夹层，并有主动脉瓣病变者。该方法与 Bentall 手术类似，但手术时仅需切除病变主动脉瓣，行常规主动脉瓣替换，然后于左右冠状动脉开口上方,用涤纶血管在升主动脉作间置移植。

(3)Cabrol手术:适合整个主动脉根部受累,或存在主动脉瓣环扩大,或夹层累及室间隔,需行带瓣的人工血管置换术者。于主动脉瓣环上方环状切除升主动脉,切除受累的主动脉瓣,升主动脉远切端位于无名动脉起点前,选择合适人工血管与主动脉远切端吻合,将10mm涤纶人工血管吻合在左主动脉窦周围,选择合适的带瓣人工血管缝合固定于主动脉瓣环上。将10mm人工血管轻绕于带瓣人工血管周围,然后与人工血管之间行侧侧吻合。

(4)升主动脉移植术:适合于Stanford A型主动脉夹层主动脉瓣正常者。将生主动脉游离后于主动脉瓣膜连接处及右主动脉窦上方1cm处切断升主动脉,远切端位于无名动脉起点前。将升主动脉远切端间断或连续缝合以闭锁假腔,注意结扎时不要撕裂脆弱的内膜。选用合适口径的涤纶人工血管与升主动脉远切端连续端端吻合,同样方法处理人工血管与升主动脉的近切端,术中注意在吻合右冠状动脉附近时,勿缝到其起始部。

(5)主动脉弓移植术:适合于Stanford A型主动脉夹层合并主动脉弓分支狭窄者。手术时切开主动脉弓,保留弓部三分支"瘤壁岛",用Teflon垫片以"三明治"法分别关闭近、远端主动脉和主动脉弓三分支假腔,再以涤纶血管作主动脉弓移植。

2.Stanford B型主动脉夹层的治疗

Stanford B型主动脉夹层的手术方法很多,一些是主动脉病变修复技术,另一些则为解决主动脉夹层所致的缺血并发症,这些方法可以单独应用,也可合并使用。

(1)人造血管置换术:主动脉置换术适用于急性B型夹层,目标包括:切除病变最严重,风险最大的主动脉段;关闭夹层远端出口;重建远端主动脉和分支血流。B型夹层中降主动脉上段是最常见的置换部位,术中维持主动脉远端的血供是减少脊髓缺血发生的重要原因。对于降主动脉下端伴有扩张性动脉瘤的患者,需要置换降主动脉全程。如果夹层远端吻合口的重建位于膈肌水平,就需要行胸腹联合切口。急性期夹层不适合行全胸腹主动脉置换,对于慢性期夹层可采用Crawford技术置换胸腹主动脉,以预防Crawford I型和II型胸腹主动脉瘤的形成。如夹层累及主动脉分支血管,可以行局部主动脉置换术,不但可以预防主动脉的扩张、破裂,而且可以重建受累主动脉分支的动脉血供。

(2)胸主动脉夹闭术:胸主动脉夹闭术由Carpentier提出,适用于B型夹层,主要包括两个阶段:第一阶段将人造血管移植物通过胸腹正中切口行升主动脉和腹主动脉旁路术,第二个阶段是自左侧锁骨下动脉远端阻断主动脉。由于腹主动脉返流血促使夹层的真腔和假腔的贴合。降主动脉近端,包括入口和夹层主动脉的近端,被形成的血栓所隔绝,理论上对脊髓血供的影响很小。

(3)"象鼻"技术:Borst等提出了"象鼻"技术,由于其避免了技术上的困难和降主动脉置换术中移植物近端吻合的风险,因此被广泛的用于慢性胸主动脉瘤和I型主动脉夹层的治疗。近来逐渐拓展到III型主动脉夹层的治疗中。该方法采用胸骨正中切口,心脏停跳深低温麻醉,将人造血管插入降主动脉并将其近端锚定于相对正常的主动脉壁组织上,主动脉切口可以取纵行或者横行,将10~15cm长的人造血管插入降主动脉。对大多急性夹层,真腔一般可以容纳移植物并恢复远端正常的血流,夹层隔膜往往完整,假腔不再由远端再入口供血。

(4)夹层开窗术:开窗术的原理在于使假腔获得一个足够大的流出道进入真腔。一般的方法是夹层累及主动脉显露、控制、切开,主动脉夹层的隔膜被切除,主动脉重新关闭缝合。以往观点通过分析主动脉夹层自然发生过程,认为当真假腔的血流达到了平衡,就能够避免主动脉的破裂。现在这种观点被证明是错误的,只有通过主动脉置换才能解决主动脉破裂问题。但是开窗术的价值在于通过重建侧支和主动脉远端分支血流,达到解决缺血并发症的作用。因此开窗术仍属于处理主动脉夹层的一种方法。

（5）主动脉分支重建术：如果主动脉夹层开窗术失败，可以选择特殊主动脉分支重建术。理想的供血动脉应该开口于夹层的近端，甚至可以来自锁骨下动脉、腋动脉或升主动脉。这类手术比较复杂，远期通畅率不高。某些情况，可以选择供血动脉来自无夹层的髂动脉（股股旁路、髂—肾动脉旁路、髂—肠系膜上动脉旁路）或其他内脏动脉（肾—肠系膜上动脉旁路、肠系膜上动脉—肾动脉旁路或肾—肝动脉旁路）。肾下开窗术用的人造血管移植物，可以作为旁路的开口，特别对开窗术失败的情况，更加有用。

（三）腔内隔绝术治疗

1.适 应 证

腔内隔绝术要求主动脉夹层有适当长度和强度的瘤颈以固定移植物，隔绝的动脉段无重要的分支。因此，根据主动脉夹层的 Stanford 分型，慢性期 B 型主动脉夹层只要瘤颈长度＞1.5cm，即完全适合腔内隔绝术治疗，也能获得较好的临床治疗效果。目前对腔内隔绝术治疗主动脉夹层的手术适应证的争论在于：

（1）急性期 B 型夹层腔内隔绝术：在开胸主动脉重建时代，因急性期夹层主动脉壁炎症水肿明显，缝合困难，且急性期死亡率不高。因此多数学者均不主张急性期或亚急性期手术。近期开始有人报道腔内隔绝术治疗急性期及亚急性期 B 型夹层，近期效果良好，因病例数量较小，与慢性期的治疗效果缺乏大样本和长期随访结果的对照。

（2）A 型夹层腔内隔绝术：A 型夹层除了在急性期破裂率高外，还可能因心包填塞、主动脉瓣返流、心率失常等并发症导致患者死亡，一般主张急性期行升主动脉置换术。近期腔内隔绝术对此的研究有：①用于治疗夹层内膜破口在降主动脉的逆行撕裂至升主动脉和主动脉弓的A 型主动脉夹层，治疗方法同 B 型夹层腔内隔绝术；②在开胸行胸主动脉弓置换术治疗累及降主动脉的 A 型主动脉夹层，经主动脉弓的远端切口向降主动脉内植入腔内移植物，以增强主动脉弓的置换术的效果，类似传统手术中的象鼻技术，其治疗方法和效果有待进一步拓展。国内已经有 A 型夹层腔内隔绝术的成功病例，但病例数尚少，并发症率较高，还不宜作为常规方法。有许多问题如导入动脉的选择、输送器弯曲后移植物的释放、心脏和脑缺血的保护，以及该段高速高压血流对移植物的影响，都还有待深入研究。

本学组专家现在的共识是，B 型夹层只要血压控制平稳，一般在发生后的三周，主动脉壁充血水肿基本消退，适合行腔内隔绝术。对有经验的治疗者，急性期 B 型夹层也可以行腔内隔绝术，但术中不宜在弓部进行过多操作，尤其球囊扩张技术要谨慎使用。Crawford 等提出 B 型夹层动脉瘤的手术指征是，急性期药物控制血压疗效不佳或合并分支血管阻塞，慢性期夹层瘤体直径＞5cm 或直径增加＞1cm/年。腔内隔绝术由于较传统手术有明显的微创特性，手术安全性大大提高，因此不必拘泥于传统的慢性期 B 型夹层手术指征的限制，即往提出的手术指征是在权衡瘤体破裂几率与手术危险性之后得出的被动结论，其实主动脉夹层并不会自愈，手术是唯一有效治疗方法，而腔内隔绝术更加安全和微创。

2.禁 忌 证

腔内隔绝术技术及器具的进步使过去曾经被作为禁忌的导入动脉问题，瘤颈长度问题不再是现在的手术禁忌证。瘤颈长度的问题可通过弓上血管重建或分支移植物来解决，腹主动脉或髂动脉的重建可解决导入动脉的问题，呼吸功能不全的患者可采用局麻或硬膜外麻醉，肾功能不全的患者可辅助以手术前后的血透或 CRRT。因此技术的进步使只有那些连微创手术也不能耐受的患者或并存恶性肿瘤或其他疾病预期寿命已经不长的患者才不适宜行腔内隔绝术。

3.主动脉夹层腔内隔绝术前影像学评估

术前可选用 MRA 或 CTA，并结合术中 DSA 进行全面精确评估测量。需要测评的参数主要有：近端瘤颈（左锁骨下动脉开口与夹层裂口之间的胸主动脉）的长度、内径；主动脉扭曲度；

分支动脉的通畅度;最重要的是精确定位裂口和判别夹层真假腔。当需要封闭左锁骨下动脉时,还应认真评估双侧椎动脉,以便于决定是否需要在隔绝主动脉夹层之前或同时重建左侧椎动脉。另外,还应常规行彩超评估双侧股总动脉和髂动脉直径,以便根据导入系统的口径选择导入动脉。近来,随着 MRA 和 CTA 的旋转显示、腔内仿真技术的采用,能够更加精确分析夹层裂口,提供腔内隔绝术重要的信息。

4.腔内移植物的选择

目前用于治疗主动脉夹层的腔内移植物主要由直管型不锈钢或记忆合金支架与人工血管共同组成。所选移植物需满足两个要求:①需要有足够的周向支撑力以保证移植物与主动脉之间紧密贴合,这主要靠选择移植物直径大于瘤颈直径 10%来实现;②为使移植物释放后能适应主动脉弓的弯曲度而不至于损伤主动脉内膜,移植物必须维持良好的轴向柔顺性。这主要靠节段支架设计加置于主动脉弓大弯侧的纵向固定钢丝来实现。现有直管型腔内移植物虽然采用了各种方法试图完全满足以上要求,但仍有一定的移植物相关内漏发生率和继发 A 型夹层的报道。

5.B 型主动脉夹层腔内隔绝术的常规方法

(1)麻醉及体位的选择:因为术中需要大幅度的调控血压,麻醉应首选气管插管全麻。气管插管建议选择弹簧管,因为术中 DSA C 臂的运动可能会使增强器碰到气管插管,柔软的弹簧管增加了安全系数,另外在释放主动脉腔内移植物时,气管内显影良好的弹簧气管导管也可以为主动脉弓上分支血管的定位提供部分参考。手术中患者取平卧位,经右侧桡动脉穿刺监测有创血压,因为术中需要经左侧锁骨下动脉造影并且腔内支架移植物可能会覆盖左锁骨下动脉开口,所以左上肢不能用来监测有创动脉血压;而移植物释放过程中和球囊扩张时的主动脉阻断干扰及夹层真假腔血流的不定型分布使下肢的动脉血压也不够准确。经右侧颈内静脉或锁骨下静脉穿刺放置中心静脉导管,在估计手术比较复杂时可放置双腔静脉导管,这样不仅便于给药和补液,术中漂浮在上腔静脉内的中心静脉导管有时也可为主动脉弓上血管的定位提供参考。每例患者均需留置尿管,无论患者性别,导尿管均需要从患者左大腿下方引致身体左侧,接延长管沿患者身体左侧上行,经患者左腋下引致床头,接尿瓶悬挂于床头下,这样即便于术中麻醉医师观察即时尿量,也可避免因移动 DSA 床导致尿管受压或牵拉而导致尿道损伤或者尿量不准确。

(2)造影方法的选择:根据患者术前的 MRA 或 CTA 图像,B 型夹层近端裂口距离左锁骨下动脉 4cm 之内建议选用左肱动脉穿刺插管造影,超过 4cm 的可以采用移植物导入动脉造影而减少一个伤口。左肱动脉穿刺时前臂旋前稍外展,肘部下方垫折叠的巾单使肘关节最大限度伸展。穿刺点取肘关节内侧肱动脉搏动明显处,穿刺成功后放置 5F 短鞘,以巾钳或缝线固定与皮肤。肱动脉直径较小,应尽量选择小口径的鞘管,因为 5F 的导管是能够满足主动脉弓上造影所需要流量最小口径导管,所以选择 5F 鞘。选用 5F 带刻度猪尾巴导管使导管头端先进入升主动脉,以左前斜 35°～50°造影,左前斜的具体角度应根据术前 MRA 或 CTA 使射线角度与主动脉弓平面垂直,造影剂的注射速度为 20 ml/s,总量 40ml。第一次造影应获得主动脉弓三支分支血管的清晰影像,双侧颈动脉分叉部及双侧椎动脉的近端清晰影像。选择导管在影像中心部分作为参照进行测量,因为该部分导管与射线方向垂直,误差最小,测量左锁骨下动脉开口处主动脉弓的最大直径及左锁骨下动脉与与夹层近端裂口间的距离。将导管退至左锁骨下动脉开口附近,用 0.035 口径的软导丝引导导管进入夹层真腔,将导管头端引导至 T10 平面,将增强器转回正位,上移 DSA 床,使视野上端与第一次造影的视野下端相连接,视野下端可见 L2 椎体,以 15 ml/s 的速度注射造影剂 30 ml 第二次造影,此次造影的目的是获得腹主动脉主要分支血管,包括腹腔干、肠系膜上动脉及双肾动脉的影像,判断出这些主要分支的血供来源于真腔或假腔并观察远端裂口的位置和大小。大部分的夹层患者在这一平面可见到一个或多个远端裂口，而且远端裂口常位于主动脉的主动脉分支开口处。再次用导丝将导管引导至 L2 椎体平面，上移 DSA 床，使视野上端与第二次造影相连，下端显露出双侧股骨头，以 15 ml/s 的速度注射造影剂 30 ml 第三次造影，此次造影需明确夹层远端累及的范围，并观察髂动脉受累及情况，并测量双侧髂外动脉和股总动脉的直径。至此，对于一般身高的患者，分三次功用 100 ml 造影剂即可完成全主动脉造影，根据全主动脉造影的结果来选择移植物的口径、长度及导入动脉。

（3）导入动脉的选择：导入动脉的选择原则是：口径够大以避免导入动脉损伤导致的下肢并发症、易于进入夹层真腔避免误入夹层假腔、易于控制以便于输送器的交换。股动脉依然是首选的导入动脉，可根据全主动脉造影的结果选择髂动脉未受夹层累及且扭曲少的一侧股总动脉作为导入动脉，对于双侧髂动脉受累的病例应选择裂口小的一侧。显露股总动脉的切口应该选择腹股沟韧带之下、腹股沟横纹之上的纵行切口。过于肥胖的患者可在麻醉后使用宽胶布将腹部脂肪上拉，以减少此处皮下脂肪的厚度。切口长 3～4cm，根据患者皮下脂肪的厚度可适当延长或缩短，但不建议太小，否则缝合股总动脉时不易阻断。该部位是人体平卧时股动脉的最高点，从该部位进入可使输送器的路径减少一个弯曲。低于此切口则显露的是股浅动脉，口径不足以导入，高于此切口则需打断腹股沟韧带，显露的是髂外动脉，且髂外动脉的位置深在不易操作。如果患者双侧的股总动脉口径均小于输送器的口径，利用输送器头端的扩张器仍有可能导入输送器，这时需注意，如果估计夹层处理非常容易，不需要交换输送器可以尝试利用股动脉导入，如果估计需要球囊扩张或增加移植物建议选择更粗的动脉，因为反复交换输送器时，输送器与动脉内膜的摩擦会导致髂动脉的夹层形成或内膜完全撕脱，导致重建的困难。

在使用 COOK 公司的移植物时，在第一个移植物释放后可将输送器外鞘保留在位，再使用球囊时可经该鞘导入，既减少了出血也减少了导入动脉的损伤。股动脉之后的候选导入动脉是髂总动脉，因为髂外动脉与股总动脉的口径相差无几，使用髂外动脉的机会是不多的。髂总动脉的显露可使用经腹腔径路或腹膜外径路，笔者的经验腹膜外径路更为方便。切口可选择在腹直肌外侧缘纵行切口，切口上端超过脐平面 1cm，总长约 6cm。进入腹膜外间隙时不要将腹膜外脂肪完全剥离，在这个层面显露出髂总动脉时可将其前方脂肪组织和输尿管一起翻向内侧，不必显露输尿管，以减少输尿管的损伤，即所谓的'腹膜外肾后径路手法'，只是显露的范围不需要高到肾脏平面。在游离髂总动脉时要小心髂静脉的损伤。这时还需注意如果估计夹层处理是否非常容易，不需要交换输送器可以尝试直接经髂总动脉导入，估计需要多次交换的病例，建议在髂总动脉上端侧吻合一段口径 10mm 长 10cm 的人工血管，经人工血管导入输送器。由于目前使用的胸主动脉腔内移植物输送器口径多为 24F 上下，且没有如此大口径的带止血阀的鞘管，输送器反复扩张髂总动脉会造成切口扩大，带来不必要的失血。有极少数患者髂总动脉的直径仍不足以导入输送器，这时可选用肾下腹主动脉导入。

需要选用肾下腹主动脉作为导入动脉的情况有两种：①血管发育畸形腹主动脉及髂动脉纤细，此种患者可选用经腹路径显露肾下腹主动脉，环周解剖出腹主动脉约 3cm 即可；②腹主动脉段真腔完全闭塞，双侧髂动脉完全由假腔供血，此类患者经股动脉切口进入导丝后如果能在腹主动脉段夹层隔膜成功开窗，可经过部分髂动脉及腹主动脉假腔将输送器导入夹层真腔完成腔内隔绝术，同时需要远端隔膜裂口，维持下肢血供，如果导丝无法进入夹层真腔则需要改用腹主动脉作为导入动脉，方法是开腹行腹主动脉及髂动脉分叉型人工血管置换，术中将夹层真腔远端与人工血管吻合，假腔远端缝闭，人工血管远端一侧先与髂动脉吻合，另一侧作为导入动脉完成主动脉夹层腔内隔绝术。

(4)术中夹层真假腔的判别：如果术中夹层真假腔判断失误，移植物将经过夹层裂口置入夹层假腔，使夹层真腔血流完全隔绝，将导致灾难性的后果。因此术中准确的判断夹层的真假腔是手术成功的基本条件之一。对于小部分无远端夹层裂口的患者，腔内隔绝术中夹层真假腔的判断并不困难，只要导丝从股动脉插入能顺利导入升主动脉就可保证导丝位于夹层真腔内。但对于有多个夹层裂口的患者，则有可能从股动脉插入的导丝先进入夹层假腔再经夹层裂口进入真腔，此时则有可能导致判断失误。术前精确的影像学检查是正确判断夹层真假腔的基础。目前可用的术前影像学检查方法有：经食道超声，MRA，CTA，DSA（二维、三维），笔者对经食道超声经验不多，而 DSA 因为属于有创检查，在术前单独进行常无必要，MRA 和 CTA 精确度相仿，阅读 MRA 或 CTA 时片时应首先判读三维重建（SSD）片，以获得对主动脉夹层的整体印象，再从其他切面图像获得更为准确的信息。横切面扫描图像有利于判断位于降主动脉的夹层裂口和真假腔，冠状切面和矢状切面有利于判断位于主动脉弓部的夹层裂口和真假腔，而多平面重建（MVR）图像则可选择适当的角度更为直观的显示夹层真假腔与裂口的关系。从术前准确的影像学检查获得夹层的立体构形后可减少术中导丝操作的盲目性。经左侧肱动脉穿刺插管至升主动脉造影，有效的避免了造影前相对盲目的从股动脉穿刺逆行上导丝对夹层假腔可能的干扰，多数夹层患者在造影时根据血流速度及官腔形态可以粗略的判断夹层的真假腔，但由于角度的关系，夹层真假腔常常会重叠，三维 DSA 可解决这个问题，但由于后续的手术操作均是在二维 DSA 监视下进行，因此三维 DSA 对后续操作帮助不大。此时，根据术前 MRA 判断夹层隔膜的角度，选择夹层隔膜的切线角度造影，即可将夹层真假腔从影像上完全分开。经股动脉穿刺上行的导丝在 DSA 全主动脉造影图像引导下估计进入真腔后，交换端侧孔导管，在端侧孔导管上升途中，推注造影剂 10ml（冒烟），再次证实导管在真腔内，然后再交换超硬导丝。笔者两次导丝从远端误入假腔，均用此法及时发现。在夹层累及髂股动脉时，从髂或股动脉穿刺有时导丝会直接进入假腔，此时不必从远端反复尝试，可以用一根 260cm 的泥鳅导丝从左肱动脉插管内进入主动脉，沿夹层真腔向远端漂下，再从股动脉切口引出，沿此导丝导入端侧孔导管至夹层近端，再交换超硬导丝。该方法的成功也要建立在造影能够区分出夹层真假腔的基础上，操纵导丝顺真腔血流下降。该方法同时具有的另一优点是可使用肱股导丝牵引技术，牵引移植物进入降主动脉，而不必再交换超硬导丝。在夹层裂口距左锁骨下动脉开口较近时（瘤颈比移植物引导头短）时选用右肱动脉穿刺，可扩大肱股导丝技术的适应证，但使用右侧肱股导丝技术时牵拉更需谨慎，以免无名干动脉的碎屑脱落引起脑梗塞。

(5)输送器到位及移植物释放困难的处理：这是在主动脉夹层腔内治疗中特有的困难，在腹主动脉瘤腔内治疗中不会碰到，因为在移植物的血管部分到达左锁骨下动脉开口时输送器的头端已经进入了升主动脉，输送器已经形成了一个近180°的弯曲，在主动脉弓角度比较锐利且向左上方突出时，移植物输送器难以到位或输送器外鞘后撤困难是会经常遇到的情况。输送器到位困难是因为在弓上转弯时导鞘紧贴主动脉弓大弯侧内壁，向上推送输送器的力不能完全沿导丝向前释放，部分转化为与主动脉内壁的摩擦力，此时强力推送输送器可能导致内膜的撕裂，新夹层的形成。笔者经验：①更换硬度更强的超硬导丝，导丝尽量深入使导丝软头在主动脉瓣膜处向后反转，导丝的硬质部分最大限度的将主动脉弓撑开，使输送器沿更大的弧度前进，以减少向主动脉大弯侧的分力，减少摩擦力；②可以使用到丝后拽跳跃式前进技术，在输送器顶住主动脉大弯侧内壁不能前进时，左手握输送器保持向前的推力，右手短促发力后拽到丝，使输送器头端暂时离开主动脉大弯侧内壁，而向前的推力可使输送器向前弹跳少许，再次进导丝，反复操作可使输送器到位。这个技术在释放第一个移植物后发现内漏，需要再次向前方释放移植物尤其有效，因为第一个移植物的内支架及血管绉折使第二个移植物输送器前进的阻力更大。

在主动脉弓锐利时,有时移植物到位后外鞘后撤困难,使移植物无法释放。这是因为无论移植物还是输送器在体外时都是直的圆柱体,在弓上转弯时,输送器外鞘和移植物的小弯侧都会出现绉折,当这些绉折互相嵌合时输送器外鞘自然无法后退,在腹主动脉瘤的手术中因为不存在这么大的扭曲所以不存在这个困难。笔者的经验这时可适当后撤输送器使移植物到达相对平直的地方,此时绉折消失,后撤外鞘便不再困难。可稍许后撤外鞘使原本嵌合的绉折松动再将输送器上升到位然后再次释放。

当然解决这两个难最有效的方法是改进移植物输送系统,比如现在已经有 RallyTM 胸主动脉移植物,其移植物分两步释放,硬质外鞘只到达降主动脉,然后有膜状软质导鞘输送移植物到达主动脉弓,就完全解决了移植物到位困难和释放困难。在现有移植物输送系统仍然作为主流在应用的时候,希望我们的操作经验仍然能够为广大同道提供借鉴。

(6)隔绝后再次造影:经左肱动脉预置猪尾造影导管再次行主动脉造影,注意观察左锁骨下动脉是否通畅,移植物是否通畅,有无扭曲、移位,移植物近端或远端是否存在内漏。如造影证实主动脉夹层已被完全隔绝,假腔不再显影,则退出导管,缝合导入动脉及切口。

(7)近端锚定区的拓展:近端锚定区的拓展是主动脉夹层腔内隔绝术的重要进展之一,它基本克服了原来瘤颈长度必须 > 1.5cm 的手术禁忌。近端锚定区的拓展方法有两类:①杂交技术,既以外科手术重建弓上血管以保护大脑血供;②以开窗或分支型移植物来保留大脑血供,后者虽然理论上更为合理、微创,但移植物需要个体化定做,目前尚无法得到已经商品化的移植物。

瘤颈长度 < 1.5cm 的 B 型区主动脉夹层可将腔内移植物近端放置于左颈总动脉开口与左锁骨下动脉开口之间,解剖学研究发现,成人这两条动脉开口之间的距离为 1 ~ 1.5cm,可满足移植物近端固定的需要。对左椎动脉为优势椎动脉且 Willis 环不完整的患者在全麻后先行左椎动脉或左锁骨下动脉与左颈总动脉旁路术并结扎左锁骨下动脉近心端,然后行主动脉夹层腔内隔绝术,对右侧椎动脉为优势动脉且 Willis 环完整的患者可不重建左锁骨下动脉或左椎动脉。对于左颈总动脉与左锁骨下动脉之间的主动脉弓仍不足以锚定移植物的患者,可进一步向前拓展锚定区至无名干与左颈总动脉之间,但在行腔内隔绝术前需要先行右颈总动脉—左颈总动脉—左锁骨下动脉旁路术,以保证大脑的血供,并结扎左颈总动脉和左锁骨下动脉的近心端以防止内漏。类似的各种转流手术扩大了主动脉夹层腔内隔绝术的指征,近来应用日益增多。

(8)多裂口主动脉夹层的处理:多数主动脉夹层患者不止一个夹层裂口,以 B 型为例,近端的夹层裂口常常靠近主动脉夹部,是夹层假腔的入口,假腔在向远端发展的过程中遇到较大的分支血管时常常使内膜从分支血管开口处断裂,形成第二个甚至第三个夹层裂口,从病理生理学上来讲,远端的夹层裂口通常是夹层假腔的出口。在腔内隔绝术中,对远端的夹层裂口是否处理、如何处理取决于其与近端裂口的距离和血流量大小,对于远端裂口位于肾动脉以上且裂口较大者,应与近端裂口同期处理。对累及重要分支血管的远端夹层裂口经腔内放置一裸支架于裂口周围,使夹层隔膜与假腔外膜贴合是一种较为常用的处理方法。在夹层远端裂口位于内脏动脉时使用 Wallgraft 等移植物对远端裂口行腔内隔绝术即可封闭远端裂口又可改善内脏的血供。对于与近端裂口距离较远,返流量不大的远端裂口可暂不处理,根据对此类患者的随访发现,主动脉夹层的假腔近端已经形成血栓,而远端假腔仍然存在,但假腔的直径无明显扩大,与传统手术中只置换夹层近端的效果相似。

(9)内脏动脉由假腔供血的主动脉夹层的腔内治疗:随着 CTA、MRA 等无创影像学检查技术的应用,在主动脉夹层的术前评估中经常会发现有内脏或下肢的血供主要甚至完全来源于假腔,类似于夹层开窗术后的效果,因此在夹层腔内治疗中恢复了真腔供血后原来由假腔供血的脏器是否会缺血是一个值得关注的问题。从夹层的病理生理学来分析：在夹层的影像学上表现为假腔供血的内脏或下肢动脉可能有以下几种机制。①内脏动脉仍由真腔供血，但真腔被压瘪，因为在夹层形成过程中由于夹层远端是盲腔或有小的出口，因此假腔内的压力常高于真腔内的压力，在影像上表现为假腔大而真腔细小，在夹层隔膜分离到内脏动脉开口时，内脏动脉的内膜并未随之撕裂，而是被夹层隔膜压向一侧，因此虽然在影像学上可能表现为假腔供血，其实事实上仍是由真腔供血，这一点在 DSA 下动态观察常常可得到证实，这种原本即由真腔供血的内脏动脉在封闭夹层近端裂口后真腔的血流只会增加；②内脏动脉由假腔和真腔同时供血，在夹层假腔发展至内脏动脉开口时，内脏动脉的内膜被部分撕裂，形成一个远端裂口（夹层的出口），假腔血流经此进入下肢或内脏动脉的真腔，但内脏动脉的内膜并未完全断裂，即夹层的真腔仍然与内脏动脉相通，但在假腔压力高的情况下，可能主要由假腔供血，在夹层近端裂口封闭后，真腔压力增高，内脏动脉可恢复由真腔供血，但此时原来的夹层出口可变入口，虽然不影响内脏动脉的血供，但会使夹层远端在术后不能完全血栓机化；③内脏动脉完全由假腔供血，这可能是因为在夹层发展过程中，内脏动脉的内膜随夹层隔膜从其开口处完全撕裂，这种情况下在腔内隔绝术后发生内脏动脉缺血的可能性也不大，因为此时必然存在夹层的远端裂口，在夹层近端裂口被封闭后，真腔血流可经夹层远端裂口进入夹层假腔远端，仍可保持内脏动脉的血供。因此术前由假腔供血的内脏在腔内隔绝术后发生内脏缺血的几率不高。

6.夹层腔内隔绝术后并发症的预防及处理

（1）腔内隔绝术后内漏：内漏是指腔内隔绝术后从各种途径继续有血液返流入瘤腔的现象。内漏的危害是可以导致胸主动脉夹层动脉瘤继续增大甚至破裂。内漏分为以下四型。Ⅰ型内漏是指血流经腔内移植物近心端与自体动脉之间的裂隙流入瘤腔的现象。Ⅰ型内漏是最需要认真消除的内漏，因为腔内隔绝术后，Ⅰ型内漏就使瘤腔变成了只进不出的高压型瘤腔，使夹层动脉瘤破裂的几率明显增高。Ⅰ型内漏的处理一般是在近端再加一段或多段移植物，以彻底隔绝内漏。Ⅱ型内漏是指腔内隔绝术后血液经腔内移植物远端与自体动脉之间的裂隙返流入瘤腔的现象。Ⅱ型内漏若返流量不大，可先不处理，留待随访观察中自闭。若返流量大，则需再加一段腔内移植物将内漏隔绝封闭。Ⅲ型内漏是指从肋间动脉返流入夹层假腔的现象。一般返流量较小，术后在随访观察中往往能够自闭。Ⅳ型内漏是指从腔内移植物破损处血液流入夹层假腔的现象。Ⅳ型内漏的处理一般是再选一段较短的且口径合适的腔内移植物将原先的破损处隔绝封闭。内漏的处理是衡量腔内隔绝术技术水平最重要的标志，也往往是评价腔内隔绝术效果的最重要的标志之一，也往往是引起各种术后并发症的最重要的原因。因此，应高度重视内漏的处理，应根据内漏的具体情况，积极稳妥地处理好各种内漏及内漏引起的各种并发症。

（2）腔内隔绝术中截瘫的预防：传统胸降主动脉重建术的一个典型并发症是术后截瘫，发生率约 10%。腔内隔绝术具有同样的危险。因同样可能影响脊髓动脉血供，脊髓血供成节段性，胸腰段脊髓的血供主要来源于相应肋间动脉及腰动脉后分支所形成的脊髓前动脉，其中根最大动脉（Arteria Radicularis Magna），是脊髓前动脉的主要滋养血管，保留它可避免截瘫。但该动脉的起源位置不固定，发自左侧第 6 肋间动脉至第 12 间动脉的几率是 75%，发自上三个腰动脉之一的几率是 15%，起源于胸六以上肋间动脉的几率较小。故笔者主张在行腔内隔绝术治疗胸主动脉夹层动脉瘤时，移植物选择应选用能完全隔绝夹层裂口的最短长度，必要时还应行脊髓液测压和减压处理，以降低截瘫发生率。

（3）腔内隔绝术后综合征：腔内隔绝术后短期内患者会出现一过性 C-反应蛋白升高，发热（常见于术后第二天起，午后发热，体温一般≤38.5°C），红细胞、白细胞、血小板三系轻度下降（一般无需输血治疗）等表现。体检时无感染症状，因原因不明故暂且称之为腔内隔绝术后综合征。可能的原因为移植物的异物反应、瘤腔内血栓形成后的吸收、移植物对血细胞的机械破坏及造影剂和 X 线辐射的影响等。均在短期小剂量使用肾上腺糖皮质激素及消炎镇痛类药物对症处理后缓解。

（4）B 型夹层腔内隔绝术后继发 A 型夹层：在主动脉夹层的腔内治疗中，由于夹层的近端裂口多位于主动脉夹部，即主动脉弓—降交界的地方，此处主动脉本身有一个角度较大的生理弯曲，植入其腔内的金属支架在主动脉的脉动中必然对其内膜产生机械损伤，而且已经有作者观察到在植入支架一段时间后，支架对主动脉有一个塑型作用。因此有作者担心支架对主动脉内膜的损伤有可能导致新的夹层出现。在我们的 100 余例患者中，有 2 例在术后再发夹层。1 例马凡综合征患者术后 8 个月腹主动脉出现新的夹层裂口，予保守治疗，术后 24 个月再发 Stanford A 型夹层行 Bentall 手术后治愈。1 例术后 14 个月再发 Stanford A 型夹层行升主动脉置换术后治愈。但这两例均无充足的证据证实患者再发的夹层均与前次植入的支架相关，因此我们认为目前没有充足的理由证实主动脉腔内的支架会诱发新的夹层。但需要指出的是在我们治疗的 3 例马凡综合征造成的 Stanford B 型主动脉夹层患者中，1 例 2 次再发新的夹层，1 例于术后 1 年不明原因猝死，其疗效远不如高血压造成的夹层。因为马凡综合征患者往往全主动脉均有扩张性病变，最终导致患者死亡的主要还是心包腔内的升主动脉病变，因此对马凡综合征患者的单纯以腔内技术治疗降主动脉病变可能难以达到预期的疗效。

（5）B 型夹层腔内隔绝术后中风。

（6）B 型夹层腔内隔绝术后支架远端动脉瘤形成。

（7）夹层急性缺血并发症的腔内处理。

参考文献

[1]刘光辉,张铭.心血管科医师日记与点评[M].北京:人民军医出版社,2010.01.

[2]李欣,熊艳,黄钊阳.内科危重症诊治指南[M].北京:人民军医出版社,2010.03.

[3]吴立玲,张幼怡.心血管病理生理学(第2版)[M].北京:北京大学医学出版社,2009.08.

[4]陈国伟,麦炜颐.心血管疾病规范化与个体化治疗[M].北京:清华大学出版社,2009.09.

[5]胡大一,黄峻.实用临床心血管病学[M].北京:科技文献出版社,2009.09.

[6]刘德铭.心血管疾病症状鉴别诊断学[M].北京:科学出版社,2009.07.

[7]陈敏生,刘世明,罗健东.心血管病学前沿:基础与临床[M].广州:广东科技出版社,2009.08.

[8]张连东,杨兴易.实用急救技术:危重病急救医学[M].上海:上海科学技术出版社,2009.08.

[9]赵水平,胡大一.心血管病诊疗指南解读(第3版)[M].北京:人民卫生出版社,2008.10.

[10]高润霖,胡大一.心血管病学(附盘)[M].武汉:华中科技大学出版社,2008.07.

[11]谢惠民,胡大一.新编心血管临床合理用药[M].北京:中国协和医科大学出版社,2008.09.

[12]何庆.危重急症抢救流程解析及规范[M].北京:人民卫生出版社,2007.12.

[13]Leonard S.Lilly.心血管病理生理学[M].北京:人民军医出版社,2006.04.

[14]张波,李伟锋,王秀梅,等.现代内科危重病治疗学[M].北京:军事医学科学出版社,2006.10.

[15]张松峰.急救医学[M].郑州:河南科学技术出版社,2006.05.

[16]吕志前.专家解答心血管疾病[M].上海:上海科学技术文献出版社,2005.05.

[17]魏保生.心血管病学[M].北京:科学出版社,2005.02.

[18 秦永文.现代心血管病药物治疗学[M].北京:人民军医出版社,2005.05.

[19]马业新.心血管病诊疗指南[M].北京:科学出版社,2005.06.

[20]方宁远.专家解答高血压病[M].上海:上海科学技术文献出版社,2005.05.

[21]向定成,黎檀实.心血管急危重症快速诊治指南[M].北京:清华大学出版社,2005.11.

[22]高润霖.心血管病治疗指南和建议[M].北京:人民军医出版社,2004.01.

[23]王成.小儿心血管病手册[M].北京:人民军医出版社,2002.07.